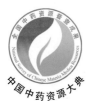

"十三五"国家重点图书出版规划项目

国家新闻出版改革发展项目

国家出版基金项目

科技基础性工作专项

中央本级重大增减支项目

神农架
中药资源图志

第四卷

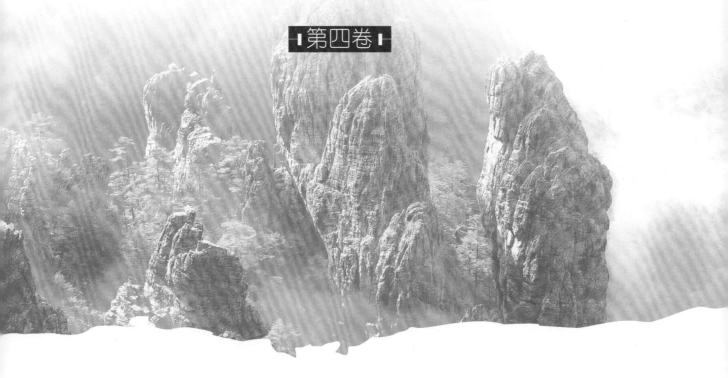

| 主 | 编 |

黄璐琦　詹亚华　张代贵

海峡出版发行集团　福建科学技术出版社
THE STRAITS PUBLISHING & DISTRIBUTING GROUP　FUJIAN SCIENCE & TECHNOLOGY PUBLISHING HOUSE

目录

第四卷

五加科 Araliaceae

多为木本。茎常具刺。叶多互生，单叶、羽状复叶或掌状复叶，常具托叶。花小，辐射对称，两性或杂性，稀单性异株；伞形或头状花序，常集成圆锥状复花序；萼齿 5 枚；花瓣 5 片，稀 10 片，常分离；雄蕊与花瓣同数互生，稀为花瓣的 2 倍或无定数，常着生于花盘边缘；上位花盘；心皮 2~15 个，常合生，通常 2~5 室，子房下位，每室含胚珠 1 枚，倒生。浆果或核果。

50 属，1350 多种；我国 23 属，180 种；湖北 13 属，36 种；神农架 13 属，26 种，可供药用的 10 属，23 种。

■ 分属检索表

1. 叶互生。
　2. 藤本植物；茎上具气生根·····································2. 常春藤属 Hedera
　2. 乔木或灌木，少数蔓生状灌木或草本。
　　3. 木本；叶为单叶、掌状复叶或羽状复叶。
　　　4. 茎无刺。
　　　　5. 叶为单叶·····································5. 通脱木属 Tetrapanax
　　　　5. 叶为掌状复叶、羽状复叶，或掌状分裂的单叶与不分裂的单叶混生。
　　　　　6. 叶为掌状复叶或掌状分裂的单叶与不分裂的单叶混生。
　　　　　　7. 花柱仅合生至中部·····································6. 梁王茶属 Nothopanax
　　　　　　7. 花柱全部合生成柱状·····································8. 大参属 Macrpopanx
　　　　　6. 叶为羽状复叶。
　　　　　　8. 叶为三出羽状复叶·····································9. 萸叶五加属 Gamblea
　　　　　　8. 叶为一回羽状复叶·····································4. 羽叶参属 Pentapanax
　　　4. 茎具刺。
　　　　9. 叶为单叶，掌状分裂·····································7. 刺楸属 Kalopanax
　　　　9. 叶为掌状复叶或羽状复叶。
　　　　　10. 叶为一至数回羽状复叶·····································3. 楤木属 Aralia
　　　　　10. 叶为掌状复叶，小叶 3~5 枚·····································1. 五加属 Eleutherococcus
　　3. 草本·····································3. 楤木属 Aralia
1. 草本植物；叶轮生，掌状复叶·····································10. 人参属 Panax

（一）五加属 Eleutherococcus Maximowicz

灌木或小乔木，常有刺。掌状复叶，小叶 3~5 枚。花两性或杂性；伞形花序或头状花序通常组成复伞形花序或圆锥花序；花萼 5 齿裂；花瓣 5 片，稀 4 片；雄蕊与花瓣同数；子房下位，2~5 室，花柱分离或合生成柱，宿存。果近球形，核果状，具 2~5 条棱。

40 种；我国 18 种；湖北 12 种；神农架 6 种，均可药用。

■ **分种检索表**

1. 子房 5 室，稀 3~4 室。
  2. 花柱离生或合生至中部，伞形花序单生。
    3. 小叶片边缘有不整齐的细重锯齿；花柱基部合生····················1. 红毛五加 **E. giraldii**
    3. 小叶片边缘有钝齿；花柱合生至中部····················2. 匙叶五加 **E. rehderianus**
  2. 花柱合生成柱状，伞形花序组成复伞形或短圆锥形花序。
    4. 枝刺细长，直而不弯····················3. 藤五加 **E. leucorrhizus**
    4. 枝刺粗壮，通常弯曲····················4. 糙叶五加 **E. henryi**
1. 子房 2 室，稀 3 室。
  5. 叶有小叶 5 枚····················5. 细柱五加 **E. nodiflorus**
  5. 叶有小叶 3 枚，稀 4~5 枚····················6. 白簕 **E. trifoliatus**

1   红毛五加 Eleutheroccus giraldii (Harms) Nakai

灌木。小枝密生下向的细针刺。叶有小叶 5 枚，稀 3 枚，无毛，稀有细刺，倒卵状长圆形，稀卵形，先端尖或短渐尖，基部狭楔形，两面均无毛，边缘有不整齐细重锯齿，侧脉约 5 对，网脉不

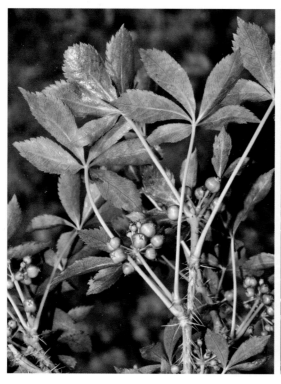
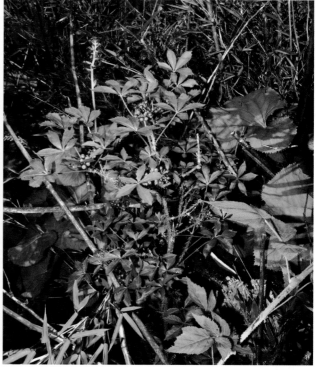

明显。伞形花序单个顶生；总花梗粗短，有时几无总花梗；花白色；萼长约 2mm，无毛；花瓣 5 片；雄蕊 5 枚；子房 5 室，花柱 5 个，基部合生。果实球形，具 5 条棱。花期 6~7 月，果期 8~9 月。

　　分布于神农架各地，生于海拔 2500~2900m 的山坡冷杉林下。常见。

　　树皮（红毛五加皮）祛风湿，通关节，强筋骨。

2　匙叶五加 Eleutheroccus rehderianus (Harms) Nakai

　　灌木。枝铺散而拱形下垂，小枝有淡棕色微毛，疏生下向刺。叶有小叶 5 枚，稀 4~3 枚；叶柄基部通常有 1 枚刺；小叶卵状披针形，先端尖至短渐尖，两面均无毛，上表面有光泽，边缘除下部 1/3~1/2 外有钝齿，侧脉 5~6 对，上表面明显，网脉不明显。伞形花序单个顶生，结实后延长至 4cm；萼无毛；花瓣 5 片，开花时反曲；子房 5 室，稀 4 室，花柱 5 个，合生至中部，先端离生，反曲。果实球形，有浅棱。花期 6~7 月，果期 7~8 月。

　　分布于神农架各地，生于海拔 1500~2200m 的山坡。常见。

　　根皮及茎皮（白五加皮）祛风湿，通关节，止痛。

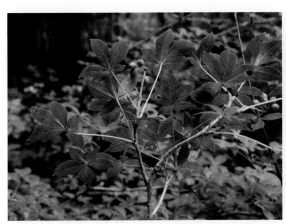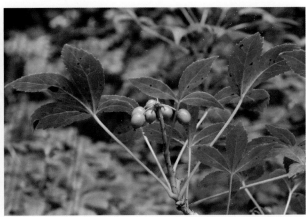

3　藤五加 Eleutherococcus leucorrhizus Oliver

■ 分变种检索表

1. 叶通常有小叶 3 枚，稀 4~5 枚··················3b. **蜀五加** E. leucorrhizus var. **setchuenensis**
1. 叶有小叶 5 枚，稀 3~4 枚。
　　2. 小叶上表面粗糙或有糙毛，下表面叶脉上有黄色短柔毛。
　　　　3. 中脉和小叶柄密生黄色短柔毛··············3c. **糙叶藤五加** E. leucorrhizus var. **fulvescens**
　　　　3. 中脉及小叶柄有刺··················3d. **狭叶藤五加** E. leucorrhizus var. **scaberulus**
　　2. 小叶两面均无毛··················3a. **藤五加** E. leucorrhizus var. **leucorrhizus**

3a **藤五加**（原变种）*Eleutherococcus leucorrhizus* var. *leucorrhizus*

灌木。有时蔓生状，节上有下向细长刺 1 枚至数枚或无刺。叶有小叶 5 枚，稀 3~4 枚；叶柄长 5~10cm 或更长，无毛；小叶长圆形至披针形，先端渐尖，基部楔形，两面均无毛，边缘有锐利重锯齿，侧脉 6~10 对，两面隆起而明显，网脉不明显。伞形花序单个顶生或数个组成短圆锥花序；花绿黄色；萼无毛；花瓣 5 片，开花时反曲；雄蕊 5 枚；子房 5 室，花柱全部合生成柱状。果实卵球形，具 5 条棱；宿存花柱长 1~1.2mm。花期 7~8 月，果期 8~10 月。

分布于神农架大九湖、红坪、木鱼、下谷，生于海拔 1100~1800m 的山坡。常见。

根皮（藤五加皮）强筋骨，祛风湿。

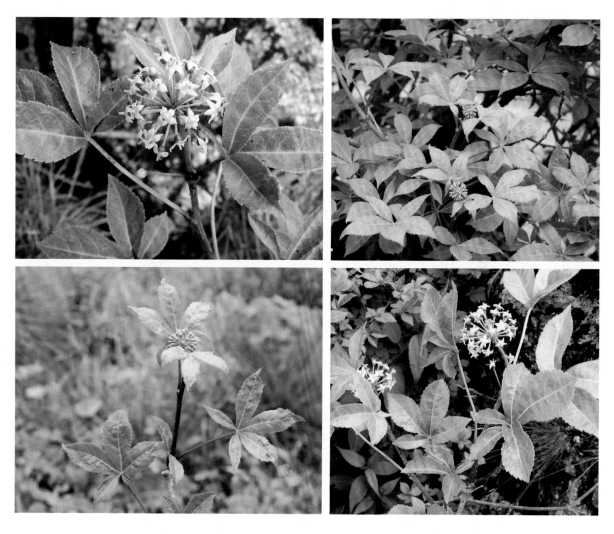

3b **蜀五加**（变种）*Eleutherococcus leucorrhizus* var. *setchuenensis* (Harms) C. B. Shang & J. Y. Huang

灌木。枝无刺或节上有 1 枚至数枚细长刺。叶通常有小叶 3 枚，稀 4~5 枚，长圆状椭圆形至长圆状卵形，先端渐尖至尾尖，下表面灰白色，全缘或边缘疏生牙状锯齿或不整齐细锯齿，侧脉约 8 对，网脉不甚明显。伞形花序单个顶生或数个组成短圆锥状花序；花白色；花瓣 5 片，开花时反曲；雄蕊 5 枚；子房 5 室，花柱合生成柱状。果实球形，具 5 条棱，黑色；宿存花柱长 1~1.2mm。花期 6~8 月，果期 9~10 月。

分布于神农架各地，生于海拔 1500~1900m 的山坡疏林地。常见。

根皮（蜀五加皮）祛风湿，通关节，强筋骨。

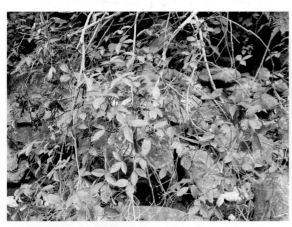
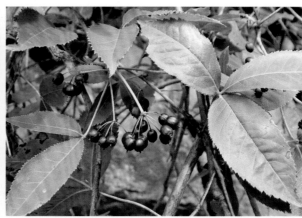

3c **糙叶藤五加**（变种）**Eleutherococcus leucorrhizus** var. **fulvescens** (Harms & Rehder) Nakai

本变种与藤五加（原变种）的区别为小叶片边缘有锐利锯齿，稀重锯齿状，上表面有糙毛，下表面脉上有黄色短柔毛，小叶柄密生黄色短柔毛。花期 6~8 月，果期 9~10 月。

分布于神农架红坪、木鱼，生于海拔 1700~2600m 的山坡疏林中。常见。

茎皮及根皮（藤五加皮）祛风湿，强筋骨。

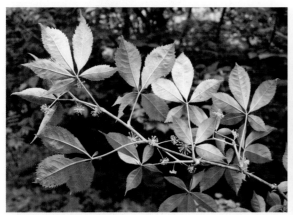
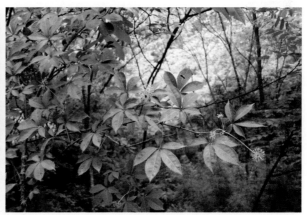

3d **狭叶藤五加**（变种）**Eleutherococcus leucorrhizus** var. **scaberulus** (Harms & Rehder) Nakai

本变种与糙叶藤五加（变种）的区别为小叶上表面粗糙，中脉及小叶柄有刺。花期 6~8 月，果期 9~10 月。

分布于神农架红坪，生于海拔 1700~2600m 的山坡疏林中。少见。

茎皮及根皮（藤五加皮）祛风湿，强筋骨。

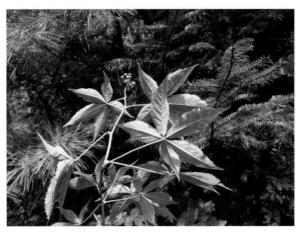
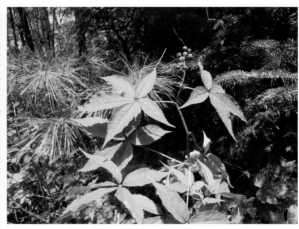

4 糙叶五加 Eleutherococcus henryi Oliver

　　灌木。枝疏生下曲粗刺，小枝密生短柔毛。叶有小叶 5 枚，密生粗短毛，椭圆形，先端渐尖，基部狭楔形，上表面粗糙，脉上有短柔毛，中部以上有细锯齿，侧脉 6~8 对，两面隆起，网脉不明显。伞形花序数个组成短圆锥花序；总花梗粗壮，有粗短毛；花梗长 0.8~1.5cm，或疏生短柔毛；萼近无毛；花瓣 5 片，开花时反曲；雄蕊 5 枚；子房 5 室，花柱合生成柱状。果实椭圆球形，具 5 条浅棱，黑色；宿存花柱长约 2mm。花期 6~8 月，果期 9~10 月。

　　分布于神农架各地，生于海拔 1000~2000m 的山坡灌丛中或林下。常见。

　　茎皮及根皮祛风湿，强筋骨。

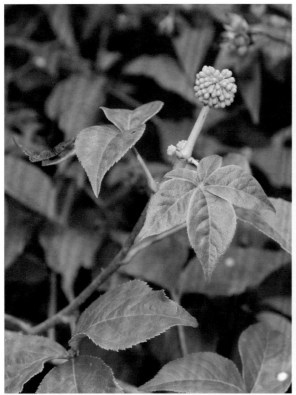
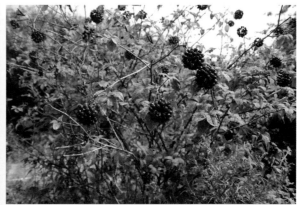
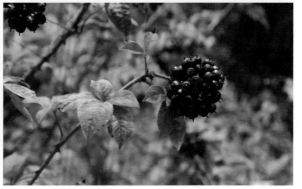

5 | 细柱五加 *Eleutherococcus nodiflorus* (Dunn) S. Y. Hu

落叶灌木。小枝、叶常有疏生反曲的扁刺。掌状复叶，在长枝上互生，在短枝上簇生；小叶常5枚；叶无毛或仅在叶脉上疏生刚毛。伞形花序，腋生或顶生于短枝上；花黄绿色；花柱2个，丝状，分离。浆果近球形，熟时黑色。花期6~7月，果期8~10月。

分布于神农架各地，生于海拔400~800m的山坡林缘或灌丛中。常见。

根皮（五加皮）祛风湿，强筋骨，逐瘀活血。

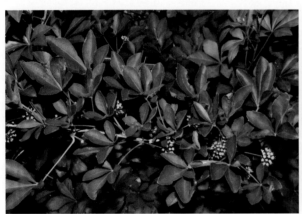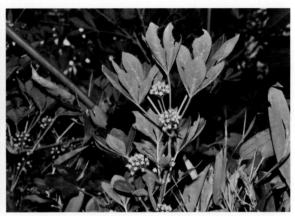

6 | 白簕 *Eleutherococcus trifoliatus* (Linnaeus) S. Y. Hu

灌木。枝软弱铺散，常依持他物上升，疏生下向刺，先端钩曲。叶有小叶3枚，稀4~5枚；椭圆状卵形，先端尖至渐尖，基部楔形，两面无毛或上表面脉上疏生刚毛，边缘有细锯齿或钝齿，侧脉5~6对，网脉不明显。伞形花序3~10个，稀数个至20个组成顶生复伞形花序；总花梗长2~7cm；萼齿5枚；花瓣5片，开花时反曲；雄蕊5枚；子房2室，花柱基部或中部以下合生。果实扁球形，黑色。花期8~11月，果期9~12月。

分布于神农架各地，生于海拔500~1300m的山坡林缘或灌丛中。常见。

根及根皮（刺三加）清热解毒，祛风利湿，舒筋活络。

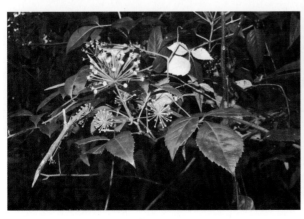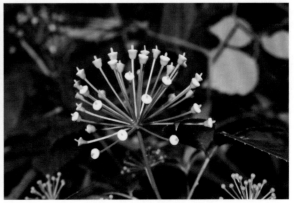

（二）常春藤属 Hedera Linnaeus

常绿藤本，有气生根。叶为单叶，叶片在不育枝上的通常有裂片或裂齿，在花枝上的常不分裂；叶柄细长；无托叶。伞形花序单个顶生或数个组成顶生短圆锥形花序；苞片小；花梗无关节；花两性；萼筒近全缘或具5枚小齿；花瓣5片，在花芽中呈镊合状排列；雄蕊5枚；子房5室，花柱合生成短柱状。果实球形。种子卵圆形。

约5种；我国1种；湖北1种；神农架1种，可供药用。

常春藤（变种）Hedera nepalensis K. Koch var. sinensis (Tobler) Rehder

攀缘灌木，有气生根。枝疏生锈色鳞片，鳞片有10~20条辐射肋。叶革质，在不育枝上通常为三角状卵形或三角状长圆形，花枝上的叶片通常为椭圆状卵形，略歪斜而呈菱形，先端渐尖，基部楔形，全缘或有1~3浅裂，有时疏生鳞片。伞形花序单个顶生或2~7个总状排列或伞房状排列成圆锥花序；花淡黄白色或淡绿白色；萼密生棕色鳞片；花瓣5片，外面有鳞片；雄蕊5枚，花药紫色；子房5室。果实球形，红色或黄色。花期7~11月，果期翌年3~6月。

分布于神农架各地，生于海拔1700m以下的山地林下或路旁。常见。

全株舒筋散风。茎、叶止血。

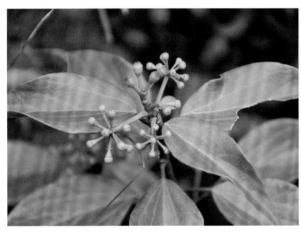 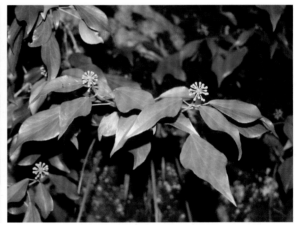

（三）楤木属 Aralia Linnaeus

小乔木、灌木或多年生草本，通常有刺。叶大，一至二回羽状复叶；托叶和叶柄基部合生。花杂性，聚生为伞形花序，稀为头状花序，再组成圆锥花序；花梗有关节；萼筒边缘具5枚小齿；花瓣5片，在花芽中呈覆瓦状排列；雄蕊5枚；子房5室，稀4~2室；花柱2~5个，离生或基部合生；花盘小。果实球形，具棱。种子白色。

40种；我国29种；湖北9种；神农架8种，可供药用。

■ 分种检索表

1. 灌木或小乔木。
　2. 小枝具刺，无白粉。
　　3. 花有明显的花梗，聚生为伞形花序，再组成圆锥花序。
　　　4. 圆锥花序的主轴长，一级分枝在主轴上总状排列。
　　　　5. 叶下表面灰白色，无毛………………………………………1. 棘茎楤木 A. echinocaulis
　　　　5. 叶下表面密生黄色或灰色绒毛…………………………………2. 黄毛楤木 A. chinensis
　　　4. 圆锥花序的主轴短，一级分枝在主轴上指状或伞房状排列…………3. 楤木 A. elata
　　3. 花无梗或几无梗，聚生为头状花序，再组成圆锥花序…………4. 头序楤木 A. dasyphylla
　2. 小枝近无刺，花序主轴和分枝具短柔毛…………………………5. 披针叶楤木 A. stipulata
1. 草本，无刺。
　6. 小叶两面脉上有毛。
　　7. 地下茎粗短；茎疏生长柔毛；小叶两面脉上疏生长柔毛………6. 柔毛龙眼独活 A. henryi
　　7. 地下茎肥厚而长；茎无毛；小叶两面脉上有糙毛………………7. 龙眼独活 A. fargesii
　6. 小叶上表面无毛，下表面脉上疏生短柔毛………………………8. 食用土当归 A. cordata

1　棘茎楤木 **Aralia echinocaulis** Handel-Mazzetti

　　小乔木。小枝密生细长直刺。叶为二回羽状复叶，疏生短刺；托叶和叶柄基部合生；羽片有小叶 5~9 枚，长圆状卵形至披针形，先端长渐尖，无毛，下表面灰白色，边缘疏生细锯齿，侧脉 6~9 对，上表面较下表面明显，网脉在上表面略下陷。圆锥花序顶生，主轴和分枝有糠屑状毛；苞片卵状披针形，小苞片披针形；花白色，5 基数；子房下位，5 室，花柱 5 个，离生。果实球形，有 5 条棱；宿存花柱长 1~1.5mm，基部合生。花期 6~8 月，果期 9~10 月。
　　分布于神农架各地，生于海拔 1500m 以下的山地灌丛中。常见。
　　根皮（红楤木）祛风解毒，活血止血，利尿止痛。

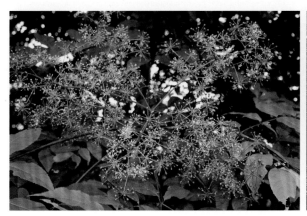
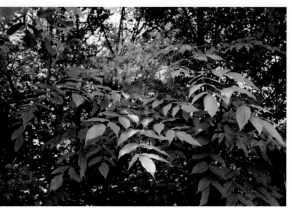

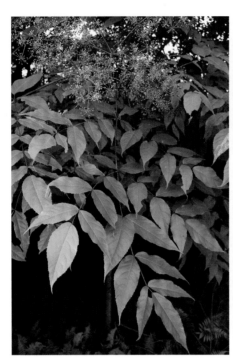
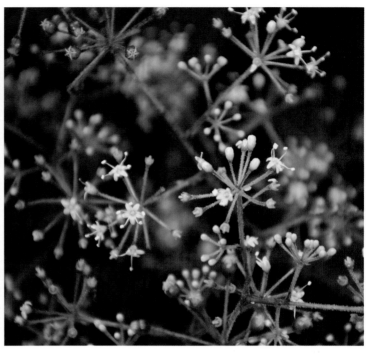

2 | 黄毛楤木 **Aralia chinensis** Linnaeus

灌木或乔木，疏生直刺。小枝有黄棕色绒毛。二回或三回羽状复叶；托叶与叶柄基部合生；羽片有小叶 5~11 枚；小叶卵形、阔卵形或长卵形，先端渐尖或短渐尖，上表面疏生糙毛，下表面有淡黄色或灰色短柔毛，脉上更密，圆锥花序密生淡黄棕色或灰色短柔毛；伞形花序密生短柔毛；苞片锥形，外面有毛；花瓣 5 片；雄蕊 5 枚；子房下位，5 室，花柱离生或基部合生。果实球形，有 5 条棱；宿存花柱长 1.5mm。花期 7~8 月，果期 8~9 月。

分布于神农架各地，生于海拔 1900m 以下的山地灌丛中。常见。

根皮祛风胜湿，疗损伤。

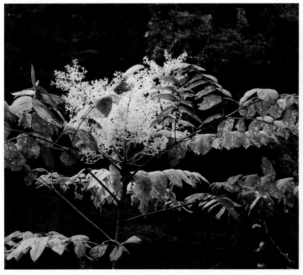
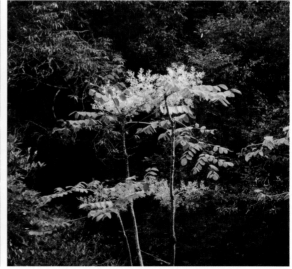

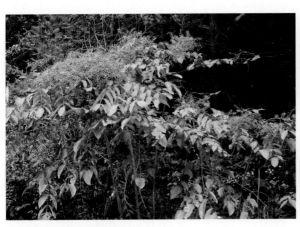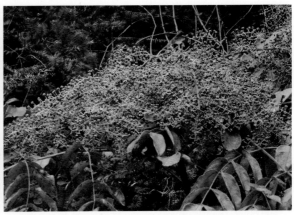

3　楤木 *Aralia elata* (Miquel) Seemann

　　灌木，疏生细刺。嫩枝上常有细长直刺，长达 1.5cm。叶为二回或三回羽状复叶，无毛；托叶和叶柄基部合生，先端离生部分线形，边缘有纤毛；小叶片 7~11 枚，阔卵形、卵形至椭圆状卵形，先端渐尖，基部圆形至心形，无毛或两面脉上有短柔毛和细刺毛，边缘疏生锯齿，侧脉 6~8 对，两面均明显。圆锥花序，密生灰色短柔毛；苞片和小苞片披针形；花黄白色；萼卵状三角形；花瓣 5 片，开花时反曲；子房 5 室，花柱离生或基部合生。果实具 5 条棱。花期 7~8 月，果期 9~10 月。

　　分布于神农架红坪，生于海拔 1900m 的山坡林缘。常见。

　　根皮补气活血，祛风除湿，止痛，利水。

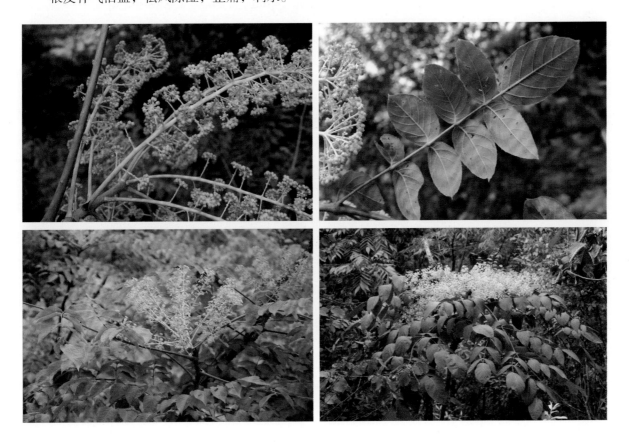

4 头序楤木 *Aralia dasyphylla* Miquel

灌木或小乔木，高 2~10m，小枝有刺，新枝密生淡黄棕色绒毛。叶为二回羽状复叶；托叶和叶柄基部合生；羽片有小叶 7~9 枚，小叶片薄革质，卵形至长圆状卵形，先端渐尖，基部圆形至心形，侧生小叶片基部歪斜，边缘有细锯齿，齿有小尖头，小叶柄密生黄棕色绒毛。圆锥花序大，苞片和小苞片都呈长圆形，花无梗，花瓣 5 片，雄蕊 5 枚。果实球形，紫黑色。花期 8~10 月，果期 10~12 月。

分布于神农架各地，生于海拔 1300m 的山沟、溪边或林缘。常见。

根皮祛风除湿，活血散瘀，健胃，利尿，镇痛消炎，接骨等；用于肝炎、肝硬化腹水、肾炎水肿、淋巴结炎、糖尿病、胃痛等。此外，根、茎皮、叶、花亦入药。

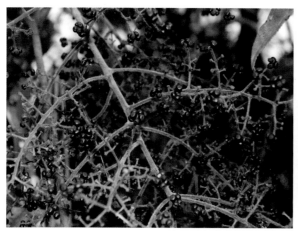
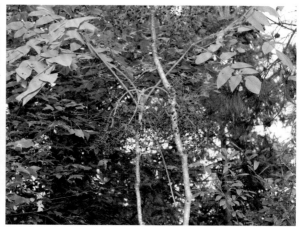

5 披针叶楤木 *Aralia stipulata* Franchet

灌木或小乔木。枝近无刺，仅老枝疏生圆锥形皮刺。叶二回羽状复叶，无毛，无刺；羽片有 3~11 枚小叶，卵形至狭卵形。圆锥花序顶生，无刺；雄花和两性花同株；末级花序轴具 1 个两性花的顶生伞形花序和 1 个至数个雄花的侧生伞形花序，具短柔毛；苞片披针形；子房 5 室，花柱 5 个，顶部离生。果球状；花柱宿存，下弯。

分布于神农架红坪、木鱼，生于海拔 1500~2500m 山坡疏林中。少见。

根皮祛风胜湿，利水消肿。

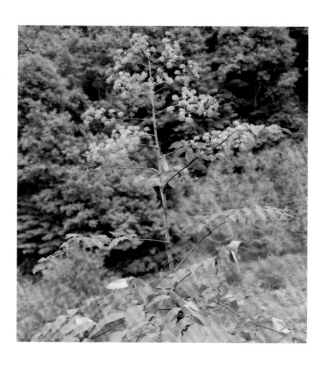

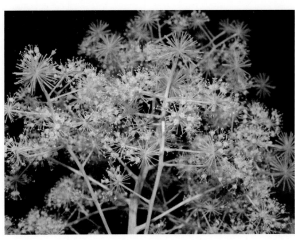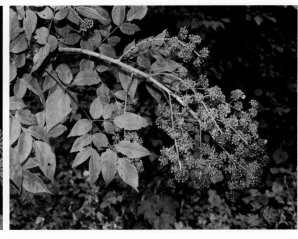

6 | 柔毛龙眼独活 Aralia henryi Harms

多年生草本，有纵纹，疏生长柔毛。根茎短。叶为二回或三回羽状复叶；羽片有 3 枚小叶，长圆状卵形，先端长尾尖，基部钝形至浅心形，两面脉上疏生长柔毛，边缘有钝锯齿，侧脉 6~8 对，网脉不明显。伞房状圆锥花序，顶生；花序轴有长柔毛，基部有叶状总苞；花瓣 5 片；雄蕊 5 枚；子房 5 室，花柱离生。果实近球形，具 5 条棱；花柱宿存；果梗丝状。花期 6~7 月，果期 7~9 月。

分布于神农架大九湖、红坪、木鱼，生于海拔 1400m 的山坡密林下。罕见。

根茎、根祛风胜湿，散寒止痛。

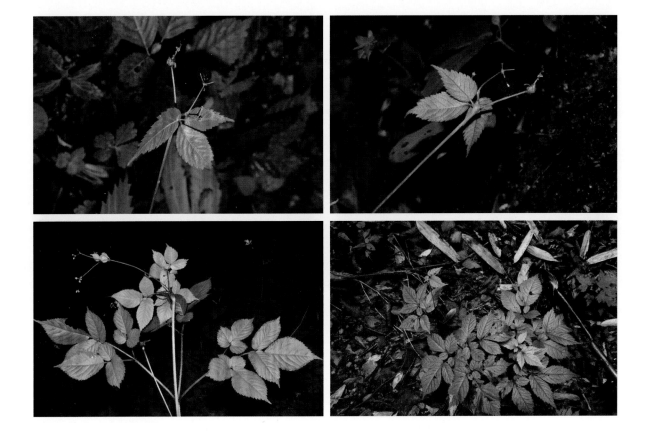

分布于神农架的柔毛龙眼独活在叶腋间具不规则的球形珠芽，应属于后河龙眼独活 *A. houheensis*，《Flora of China》将后河龙眼独活与柔毛龙眼独活作归并处理，其合理性有待进一步研究。

7 龙眼独活 **Aralia fargesii** Franchet

草本。茎有纵纹，有肉质纺锤形根 1~2 条。茎上部叶为一或二回羽状复叶，下部叶为二或三回羽状复叶；羽片有小叶 3~5 枚，阔卵形或长圆状卵形，先端渐尖，基部心形，两面脉上有糙毛，下表面沿脉有短柔毛，边缘有重锯齿，侧脉 5~6 对。伞房状圆锥花序，无毛或疏生糙毛；基部有叶状总苞；花梗密生糙毛；花紫色；萼疏生糙毛；花瓣 5 片；雄蕊 5 枚；子房 5 室，花柱离生。果实近球形，具 5 条棱。花期 6~8 月，果期 7~9 月。

分布于神农架大九湖、红坪、松柏、宋洛，生于海拔 1400~2200m 的山坡草丛中。少见。

根、根茎（九眼独活）祛风，止痛。

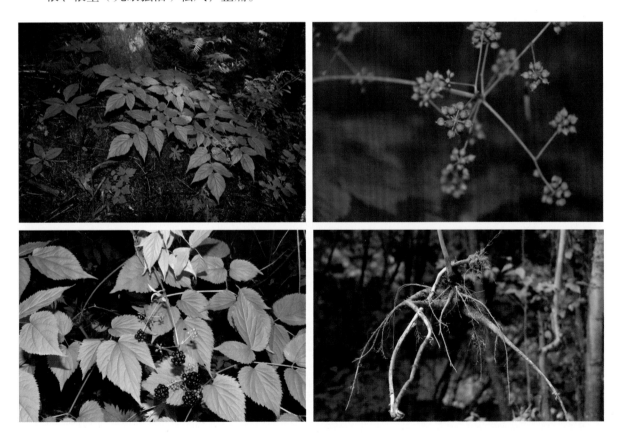

8 食用土当归 **Aralia cordata** Thunberg

草本。茎具纵条纹。叶为二或三回羽状复叶，无毛或疏生短柔毛；托叶和叶柄基部合生；羽片有小叶 3~5 枚，长卵形至长圆状卵形，先端突尖，基部圆形至心形，上表面无毛，下表面脉上疏生短柔毛。圆锥花序大，有短柔毛；花白色；萼无毛；花瓣 5 片，开花时反曲；雄蕊 5 枚；子房下位，5 室；花柱 5 个，离生。果实球形，具 5 条棱；宿存花柱长约 2mm。花期 6~9 月，果期 9~10 月。

分布于神农架宋洛，生于海拔 1200~1600m 的山坡草丛中或林中。少见。

根祛风活血。

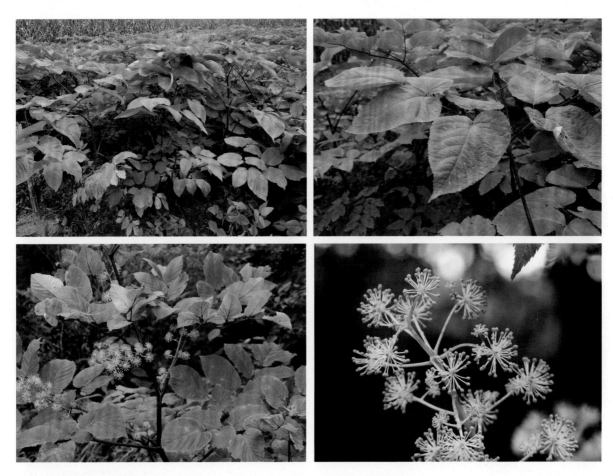

（四）羽叶参属 Pentapanax Seemann

无刺乔木或蔓生灌木。叶为一回奇数羽状复叶，有小叶 3~9 枚，无托叶。花两性或杂性，聚生成总状花序或伞形花序，再组成圆锥花序或复伞形花序；花序基部常有托叶状、革质、覆瓦状排列的苞片，苞片宿存；花梗有关节；萼筒边缘具齿 5 枚；花瓣 5 片，稀 7~8 片，在花芽中呈覆瓦状排列；雄蕊与花瓣同数；子房 5 室，稀 7~8 室，花柱合生成柱状或上部离生。果实球形，具 5 条棱。

约 18 种；我国约 16 种；湖北 1 种；神农架 1 种，可供药用。

锈毛羽叶参 Pentapanax henryi Harms

灌木或小乔木。叶有小叶 3~5 枚，卵形至卵状长圆形，先端尖或短渐尖，基部圆形至钝形，下表面脉腋间有簇毛，边缘有锯齿，齿有刺尖，侧脉 6~8 对，下表面隆起而明显，网脉不明显。圆锥花序顶生，主轴和分枝密生锈色长柔毛；苞片卵形，外面有锈色长柔毛；花白色；萼无毛；花瓣5片，开花时反曲；雄蕊5枚；子房5室，花柱5个，合生至中部，先端离生。果实卵球形，黑色，宿存花柱长约2mm。花期8~10月，果期11~12月。

分布于神农架木鱼，生于海拔1700m的山坡林下。少见。

根皮祛风除湿，活血化瘀。

分布于神农架的锈毛羽叶参为落叶小乔木，而云南所分布的则为常绿灌木，二者很可能不是同一物种，值得进一步研究。

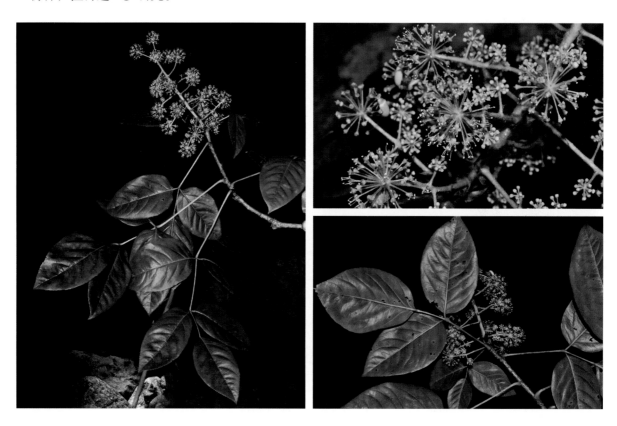

（五）通脱木属 Tetrapanax (K. Koch) K. Koch

无刺灌木或小乔木，地下有匍匐茎。单叶，叶片大，掌状分裂；叶柄长；托叶和叶柄基部合生，锥形。花两性，聚生为伞形花序，再组成顶生的圆锥花序；花梗无关节；萼筒全缘或有齿；花瓣4~5片，在花芽中呈镊合状排列；雄蕊4~5片；子房2室，花柱2个，离生。果实浆果状核果。

1种，我国特有，神农架亦有分布，可供药用。

通脱木 Tetrapanax papyrifer (Hooker) K. Koch

本种特征同通脱木属。花期10~12月，果期翌年1~2月。

分布于神农架木鱼、松柏、新华、阳日，生于海拔500~1500m山坡、沟谷林下或林缘。常见。

茎髓（大通草）清热利尿，通气下乳。

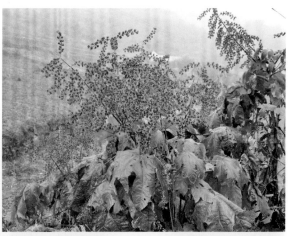

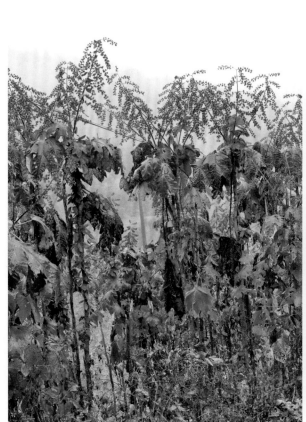

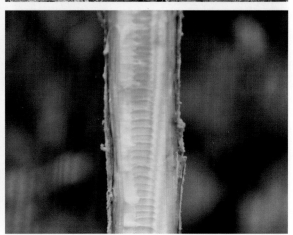

（六）梁王茶属 Metapanax J. Wen & Frodin

常绿无刺乔木或灌木。叶为单叶或掌状复叶，叶柄细长，无托叶或在叶柄基部有小型附属物。花聚生为伞形花序，再组成顶生圆锥花序；花梗有明显的关节；萼筒边缘全缘或有 5 枚小齿；花瓣 5 片，在花芽中呈镊合状排列；雄蕊 5 枚；子房 2 室，稀 3~4 室，花柱 2 个，稀 3~4 个，离生或中部以下合生。果实球形，侧扁。

2 种；我国 2 种；湖北 1 种；神农架 1 种，可供药用。

异叶梁王茶 Metapanax davidii (Franchet) J. Wen & Frodin

灌木或乔木。叶为单叶，稀在同一枝上有 3 枚小叶的掌状复叶；叶长圆状卵形至长圆状披针形，不分裂、掌状 2~3 浅裂或深裂，有主脉 3 条，边缘疏生细锯齿，侧脉 6~8 对。圆锥花序顶生；花梗有关节；花白色或淡黄色，芳香；萼齿 5 枚；花瓣 5 片；雄蕊 5 枚；子房 2 室，花盘稍隆起，花柱 2 个，上部离生，反曲。果实球形，侧扁，黑色；花柱宿存。花期 7~9 月，果期 8~11 月。

分布于神农架红坪、木鱼、松柏，生于海拔 1800m 的疏林或灌木林的林缘或路边。常见。

根祛风除湿，消肿止痛。

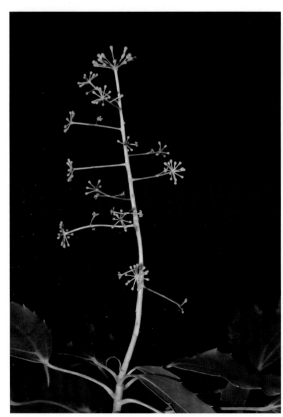

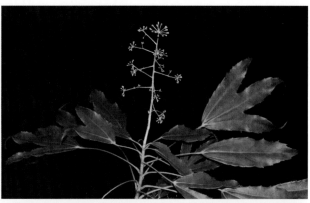

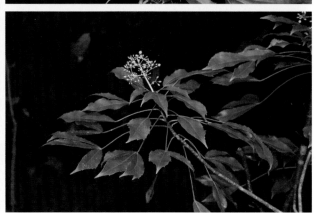

（七）刺楸属 **Kalopanax** Miquel

有刺灌木或乔木。叶为单叶，在长枝上疏散互生，在短枝上簇生；叶柄长；无托叶。花两性，聚生为伞形花序，再组成顶生圆锥花序；花梗无关节；萼筒边缘具 5 枚小齿；花瓣 5 片，在花芽中呈镊合状排列；子房 2 室，花柱 2 个，合生成柱状，柱头离生。果实近球形。种子扁平，胚乳匀一。

1 种，神农架有分布，可供药用。

刺楸 **Kalopanax septemlobus** (Thunberg) Koidzumi

本种特征同刺楸属。花期 7~8 月，果期 8~10 月。

分布于神农架各地，生于海拔 700~1800m 的山坡。常见。

茎皮（钉铜皮）祛风，除湿，杀虫，活血。根及根皮（钉铜皮根）凉血散瘀，祛风，除湿。

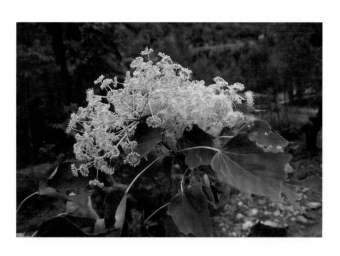

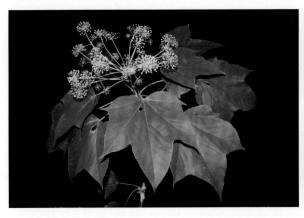 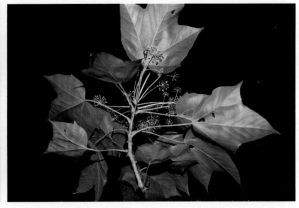

（八）大参属 **Macropanax** Miq.

　　常绿乔木或小乔木，无刺。叶为掌状复叶，托叶和叶柄基部合生或不存在。花杂性，聚生为伞形花序，再组成顶生圆锥花序；苞片小，早落；花梗有关节；萼筒边缘具小齿 5 枚，稀 7~10 枚，或近全缘；花瓣 5 片，稀 7~10 片，在花芽中呈镊合状排列；雄蕊与花瓣同数；子房 2 室，稀 3 室，花柱合生成柱状，稀先端离生。果实球形或卵球形。种子扁平。

　　20 种；我国 7 种；湖北 1 种；神农架 1 种，可供药用。

短梗大参 **Macropanax rosthornii** (Harms) C. Y. Wu ex G. Hoo

　　灌木或小乔木。叶有小叶 3~5 枚，稀 7 枚，倒卵状披针形，先端短渐尖或长渐尖，基部楔形，边缘疏生钝齿或锯齿，侧脉 8~10 对，两面明显，网脉不明显。圆锥花序顶生，主轴和分枝无毛；花白色；萼齿 5 枚；花瓣 5 片；雄蕊 5 枚，花丝长 2~2.5mm；子房 2 室，花盘、花柱合生成柱状。果实卵球形，宿存花柱长 1.5~2mm。花期 7~9 月，果期 10~12 月。

　　分布于神农架木鱼、阳日，生于海拔 600m 的山坡林中。少见。

　　根、叶（七角枫）祛风祛湿，化瘀生新。

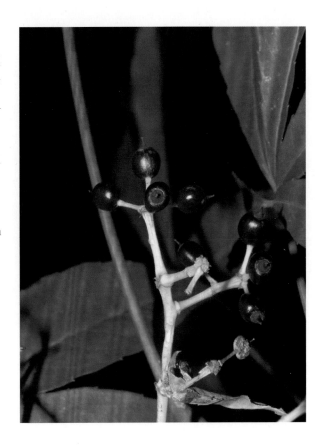

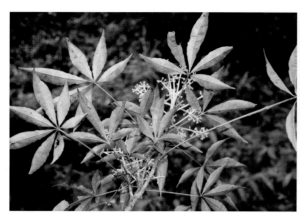
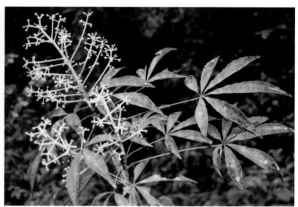

（九）萸叶五加属 Gamblea C. B. Clarke

灌木或乔木，无刺。叶有 3 枚小叶，在长枝上互生，在短枝上簇生，小叶片下表面脉腋有簇毛；叶柄长 5~10cm，仅叶柄先端和小叶柄相连处有锈色簇毛。伞形花序有多数或少数花，通常几个组成顶生复伞形花序，稀单生；花瓣 5 片，开花时反曲；子房 2~4 室，花柱 2~4 个，仅基部合生。果实球形或略长，直径 5~7mm，黑色，具 2~4 条浅棱；花柱宿存。

4 种；我国 1 种；湖北 1 种；神农架 1 种，可供药用。

萸叶五加（变种）Gamblea ciliata C. B. Clarke var. evodiifolia (Franchet) C. B. Shang et al.

灌木或乔木。枝暗色，新枝红棕色。叶有 3 枚小叶，在长枝上互生，在短枝上簇生，密生淡棕色短柔毛，仅叶柄先端和小叶柄相连处有锈色簇毛；中央小叶片椭圆形或倒披针形，下表面脉腋有簇毛，全缘或有锐尖小锯齿，侧脉 6~8 对，两面明显。复伞形花序顶生；花瓣 5 片，开花时反曲；雄蕊 5 枚；子房 2~4 室，花柱 2~4 个，基部合生，中部以上离生，反曲。果实球形或略长，黑色，具 2~4 条浅棱；花柱宿存。花期 5~7 月，果期 6~9 月。

分布于神农架大九湖，生于海拔 1700m 的山坡林缘。少见。

根皮（萸叶五加皮）祛风湿，解毒消痈，清热泻火。

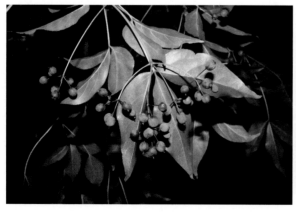
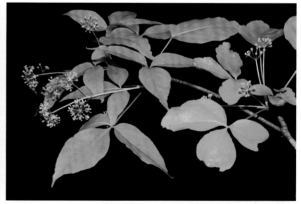

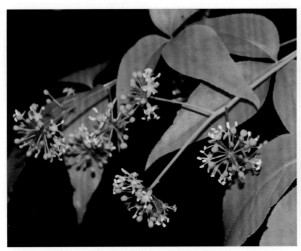
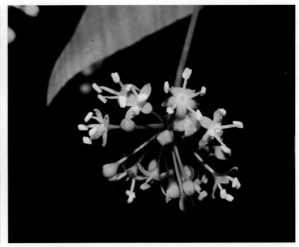

（十）人参属 **Panax** Linnaeus

多年生草本。具肉质根或肉质根不发达。根状茎直立而短，或长而呈竹鞭状或串珠状。地上茎单一。掌状复叶轮生于枝顶。花两性或杂性，排成顶生的伞形花序；花萼5枚；花瓣5片；子房下位，2室，花盘肉质。核果状浆果。

8种；我国7种；湖北2种；神农架2种，均可供药用。

■ 分种检索表

1. 根茎较短，有肥大的主根·······························1. **三七 P. notoginseng**
1. 根茎细长，节膨大成球状或串珠状······················2. **竹节参 P. japonicus**

1 | 三七 **Panax notoginseng** (Burkill) F. H. Chen ex C. Chow & W. G. Huang

多年生草本。肉质根圆柱形。根茎短。地上茎有纵纹，无毛。叶为掌状复叶，小叶片3~4枚，长圆形至倒卵状长圆形，两面脉上均有刚毛；托叶卵形或披针形。伞形花序单个顶生，具花80~100朵或更多；花梗被微柔毛；苞片不明显；花黄绿色；萼杯状；花瓣5片；雄蕊5枚；子房2室，花柱2个，离生，反曲。花期6~8月，果期8~10月。

原产于我国西南，神农架偶见栽培。

根散瘀止血，消肿定痛。

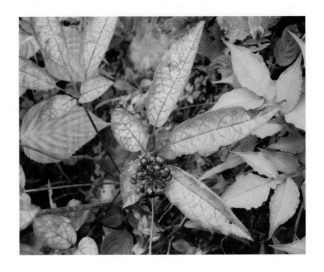

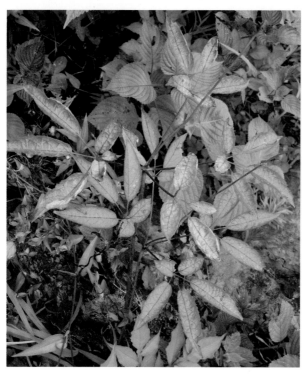
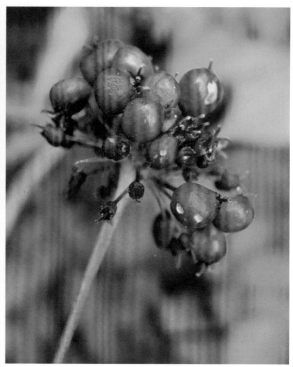

2 | 竹节参 Panax japonicus (T. Nees) C. A. Meyer

2a | 竹节参（原变种）Panax japonicus var. japonicus

　　草本。根通常不膨大，呈纤维状，稀侧根膨大成圆柱状肉质根。根茎竹鞭状、串珠状或兼有竹鞭状和串珠状。中央小叶片阔椭圆形、椭圆形、椭圆状卵形至倒卵状椭圆形，稀长圆形或椭圆状长圆形，最宽处常在中部，长为宽的 2~4 倍，先端渐尖或长渐尖，基部楔形、圆形或近心形，边缘有细锯齿、重锯齿或缺刻状锯齿，上表面脉上无毛或疏生刚毛，下表面无毛或脉上疏生刚毛或密生柔毛。花期 7~8 月，果期 8~9 月。

　　分布于神农架各地，生于海拔 1000~2000m 山坡沟谷林下。常见。

　　根活血去瘀，消肿镇痛。

　　本种及疙瘩七（变种）在神农架资源较多，而在全国其他地方，由于过度采挖，资源濒临枯竭。

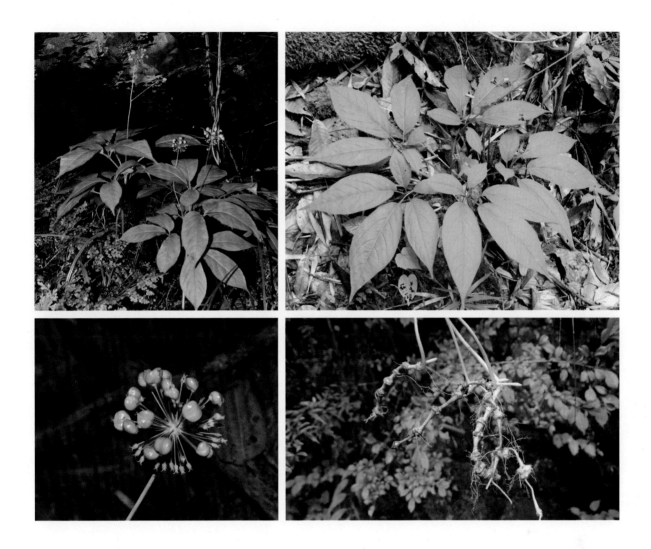

2b **疙瘩七**（变种）**Panax japonicus** var. **bipinnatifidus** (Seemann) C. Y. Wu & K. M. Feng

　　多年生草本。根茎多为串珠状，稀为典型竹鞭状，也有竹鞭状及串珠状的混合型。叶偶有托叶残存；小叶片长圆形，二回羽状深裂，稀一回羽状深裂，裂片又有不整齐的小裂片和锯齿。

　　分布于神农架红坪，生于海拔 2000m 山地林下。少见。

　　根强壮，疗伤，止血。

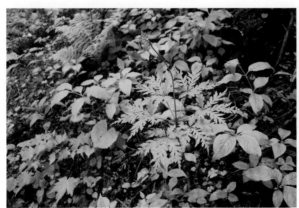
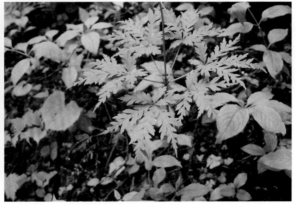

伞形科 Apiaceae

草本，常含挥发油。茎常中空，有纵棱。叶互生，多为羽状分裂或羽状复叶；叶柄基部膨大成鞘状。复伞形花序，有时单伞形或呈头状；花两性，辐射对称；萼齿 5 或不明显；雄蕊、花瓣均 5 枚；子房下位，2 个心皮，2 室，子房顶端有盘状或圆锥状的花柱基。双悬果，成熟时分裂为两个分果，分果外面有 5 条主棱（背棱 1 条、中棱 2 条、侧棱 2 条），有时主棱不发育而棱槽隆起成为副棱，合生面及棱槽下面有纵向油管 1 个至多个，分果背腹压扁或两侧压扁。

250~440（~455）属，3300~3700 种；我国 100 属，64 种；湖北 38 属，106 种；神农架 31 属，74 种，可供药用的 30 属，71 种。

■ 分属检索表

1. 单伞形花序。
  2. 植株矮小，有匍匐茎。
    3. 果实棱间有不明显的小横脉，表面无网纹 ·············· 1. 天胡荽属 Hydrocotyle
    3. 果实棱间有小横脉，表面网状 ·············· 2. 积雪草属 Centella
  2. 植株较高大，茎直立，无匍匐茎 ·············· 3. 马蹄芹属 Dickinsia
1. 复伞形花序。
  3. 子房和果实有刺毛、皮刺、小瘤、乳头状毛或硬毛。
    4. 子房和果实有钩刺、具倒刺的刚毛、皮刺或小瘤。
      5. 叶通常为掌状分裂；萼齿明显 ·············· 4. 变豆菜属 Sanicula
      5. 叶通常为羽状复叶；萼齿小或不明显。
        6. 子房和果实有海绵质的小瘤或皱褶，无刺 ·············· 5. 防风属 Saposhnikovia
        6. 子房和果实有钩刺。
          7. 总苞片和小苞片狭窄 ·············· 6. 窃衣属 Torilis
          7. 总苞片和小苞片羽状分裂 ·············· 7. 胡萝卜属 Daucus
    4. 子房和果实的刺状物不呈钩状，具刚毛状硬毛。
      8. 果实基部有尾 ·············· 8. 香根芹属 Osmorhiza
      8. 果实基部无尾 ·············· 10. 峨参属 Anthriscus
  3. 子房和果实无刚毛、皮刺，有时有小瘤或柔毛。
    9. 子房和果横剖面圆形或两侧压扁；果棱无明显的翅。
      10. 一年生植物，栽培或逸生植物。
        11. 花瓣白色，大而明显 ·············· 11. 芫荽属 Coriandrum
        11. 花瓣绿色，细小，几不可见。
          12. 叶一至二回羽状分裂，裂片卵形或圆形 ·············· 9. 芹属 Apium
          12. 叶三至四回羽状分裂，裂片线形至丝状 ·············· 12. 细叶旱芹属 Cyclospermum

10. 二年生或多年生植物，野生种，稀为栽培植物。

  13. 植株无茎或有短茎。

    14. 成熟的果皮层与种子贴合，果实的棱翅不皱褶……………14. 藁本属 Ligusticum

    14. 成熟的果皮层与种子分离，果棱皱褶……………15. 棱子芹属 Pleurospermum

  13. 植株具茎，有少数至多数的茎生叶。

    15. 叶片全缘，茎生叶通常无柄而抱茎……………13. 柴胡属 Bupleurum

    15. 叶片分裂，少有全缘，茎生叶通常有柄，不抱茎。

      16. 总苞片和小总苞片发达，大而宿存。

        17. 萼齿小而不明显，花柱短，开展至反折…………16. 白苞芹属 Nothosmyrnium

        17. 萼齿披针形，宿存，花柱伸长，直立…………17. 水芹属 Oenanthe

      16. 总苞片和小总苞片不发达，无或仅少数，狭小而凋落。

        18. 果实圆卵形至长卵形，通常呈双球状；花瓣顶端反折。

          19. 胚乳腹面凹陷成沟槽。

            20. 花杂性，花瓣中脉显著，花瓣深紫色……18. 紫伞芹属 Melanosciadium

            20. 花两性，花瓣中脉不显著，花瓣白色……19. 东俄芹属 Tongoloa

          19. 胚乳腹面平直或略凹陷。

            21. 花柱基分裂几近基部；茎空心……………20. 羊角芹属 Aegopodium

            21. 花柱基全部靠合卵；茎实心……………21. 茴芹属 Pimpinella

        18. 果实长圆形、卵圆形或长卵形；花瓣顶端尖锐，略向内弯。

          22. 末回裂片宽大或狭小，呈线状披针形。

            23. 叶一回三出分裂，裂片宽大……………22. 鸭儿芹属 Cryptotaenia

            23. 叶一至三回三出或三出式羽状分裂，裂片狭小…23. 囊瓣芹属 Pternopetalum

          22. 末回裂片呈线形……………24. 茴香属 Foeniculum

9. 子房和果实的横剖面背腹压扁或侧面略扁；果棱全部或部分有翅。

  24. 果实的背棱和侧棱都发育成翅或背棱凸起。

    25. 萼齿明显，呈三角形或线形，棱翅发育不均匀。

      26. 叶夏季生长，冬季枯死……………25. 羌活属 Notopterygium

      26. 叶冬季生长，入夏后枯死……………26. 川明参属 Chuanminshen

    25. 萼齿通常不明显或短小……………27. 蛇床属 Cnidium

  24. 果实背棱无翅或有翅，较侧棱的翅为窄，侧棱有明显或不明显的翅。

    27. 果实背腹压扁，背棱有翅，通常有花柱基，圆锥形。

      28. 侧棱的翅薄，与果体等宽或较宽……………28. 当归属 Angelica

      28. 侧棱的翅稍厚，较果体窄……………29. 前胡属 Peucedanum

    27. 果实背腹极压扁，背棱线形，无翅或不明显……………30. 独活属 Heracleum

（一）天胡荽属 Hydrocotyle Linnaeus

多年生草本。茎细长，匍匐或直立。叶片心形、圆形、肾形或五角形，有裂齿或掌状分裂；叶柄细长，无叶鞘；托叶细小，膜质。花序通常为单伞形花序，细小，有多数小花，密集成头状；花序梗通常生于叶腋，短或长过叶柄；花白色、绿色或淡黄色；无萼齿；花瓣卵形，在花蕾时呈镊合状排列。果实心状圆形，两侧压扁，背部圆钝，背棱和中棱显著，侧棱常藏于合生面，表面无网纹，油管不明显，内果皮有 1 层厚壁细胞，围绕着种子胚乳。

约 75 种；我国 14 种；湖北 7 种；神农架 5 种，可供药用的 4 种。

分种检索表

1. 花序梗短于叶柄，花序数个簇生于枝顶端叶腋，密生柔毛 ················1. 红马蹄草 H. nepalensis
1. 花序梗短或长于叶柄，花序单生，光滑或有毛。
　2. 叶较小；花序无梗或短于叶柄 ·················2. 天胡荽 H. sibthorpioides
　2. 叶较大；花序梗长于或近等长于叶柄。
　　3. 叶片 5~7 深裂，裂片基部与中部等宽或楔形。
　　　4. 叶片分裂至近基部，裂片基部楔形 ·················3. 裂叶天胡荽 H. dielsiana
　　　4. 叶片分裂至中部，裂片基部与中部等宽，有毛 ·················4. 鄂西天胡荽 H. wilsonii
　　3. 叶片 5~7 浅裂，裂片顶端略呈尾状或有短尖 ······5. 中华天胡荽 H. hookeri subsp. chinensis

1 红马蹄草 Hydrocotyle nepalensis Hooker

草本。叶圆形或肾形，5~7 浅裂，掌状脉 7~9 条，疏生短硬毛；叶柄长 4~27cm，上部密被柔毛；托叶膜质。伞形花序数个簇生于茎端叶腋；花序梗短于叶柄，有柔毛；小伞形花序具花

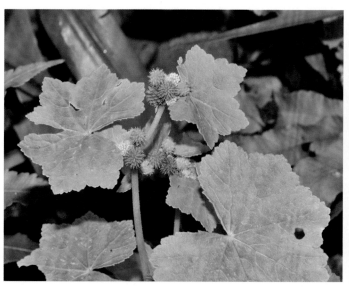
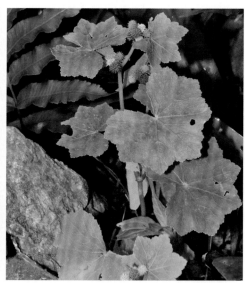

20~60 朵，常密集成球形的头状花序；花柄极短；小总苞片膜质、卵形或倒卵形；萼无齿；花白色，有时有紫红色斑点。果两侧压扁，光滑或有紫色斑点，中棱和背棱显著。花期 6~7 月，果期 8~9 月。

分布于神农架木鱼、新华、阳日，生于海拔 600m 的沟边潮湿处。少见。

全草（红马蹄草）用于跌打损伤、感冒、咳嗽痰血。

2 天胡荽 Hydrocotyle sibthorpioides Lamarck

■ 分变种检索表

1. 叶片不裂或掌状 5~7 浅裂·····················2a. 天胡荽 **H. sibthorpioides** var. **sibthorpioides**
1. 叶片掌状 3~5 深裂，几达基部·····················2b. 破铜钱 **H. sibthorpioides** var. **batrachium**

2a 天胡荽（原变种）Hydrocotyle sibthorpioides var. sibthorpioides

草本。叶圆形或肾圆形，下表面脉上疏被粗伏毛；叶柄长 0.7~9cm，无毛或顶端有毛；托叶略呈半圆形。伞形花序与叶对生；小总苞片卵形至卵状披针形，有黄色透明腺点，背部有 1 条不明显的脉；小伞形花序具花 5~18 朵；花无柄或有极短的柄；花瓣白色，有腺点。果实心形，两侧压扁，中棱在果熟时极为隆起，有紫色斑点。花期 6~7 月，果期 8~9 月。

分布于神农架各地，生于海拔 400~900m 的山坡或沟谷石缝中。常见。

全草（天胡荽）清热利尿，消肿，解毒。

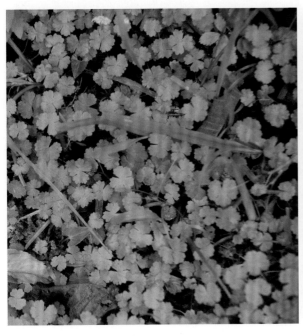 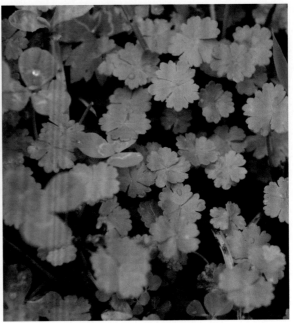

2b 破铜钱（变种）**Hydrocotyle sibthorpioides** var. **batrachium** (Hance) Handel- Mazzetti ex R. H. Shan

本变种与天胡荽（原变种）的区别为叶片较小，3~5 深裂几达基部，侧面裂片间有一侧或两侧仅裂达基部 1/3 处，裂片均呈楔形。花期 6~7 月，果期 8~9 月。

分布于神农架阳日，生于海拔 600m 的山坡林下或路旁沟边。少见。

全草用于石淋、黄疸、肝炎、肾炎、肝火头痛、火眼、百日咳等。

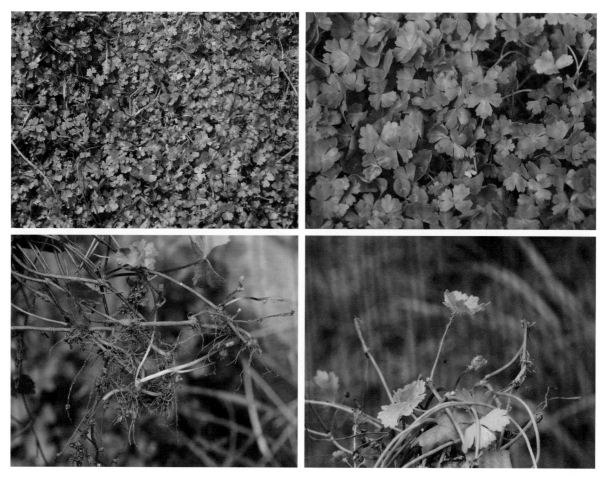

3 裂叶天胡荽 **Hydrocotyle dielsiana** H. Wolff

草本，密被白色柔毛。叶掌状 5~7 深裂，裂至近基部，两面疏被短粗伏毛；叶柄长 2.5~7cm；托叶膜质。花序与叶对生或近腋生，长于叶柄，密生白色柔毛；小伞形花序具花 20~35 朵；花白色，有 1 条不明显的脉；果熟时向外反曲。果实近心状圆形，幼时淡紫色，成熟时棕色或棕褐色，背棱及中棱明显凸起，合生面紧缩；果柄长 3~5mm。花期 6~7 月，果期 7~8 月。

分布于神农架红坪，生于海拔 1200m 的山坡路旁阴湿地。常见。

全草用于石淋、黄疸、肝炎、肾炎、肝火头痛、火眼、百日咳等。

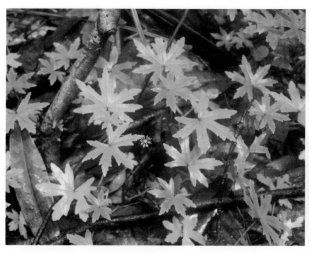
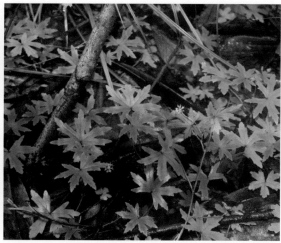

4 鄂西天胡荽 **Hydrocotyle wilsonii** Diels ex R. H. Shan & S. L. Liou

匍匐草本，密被短柔毛。叶革质，圆肾形或心状肾形，5~7深裂，裂口达叶片的中部至3/5，中部与基部等宽或较宽，两面均被粗伏毛；叶柄长4~12cm，被柔毛；托叶膜质，有紫色斑点。花序梗纤细，单生于茎上部，与叶对生，长于叶柄；小伞形花序具花多数；花瓣有紫红色斑点。果实紫黑色，中棱及背棱隆起。花期7月，果期8月。

分布于神农架红坪、下谷、新华，生于海拔400~1800m的山坡草丛中。常见。

全草（鄂西天胡荽）清热利尿，止血。

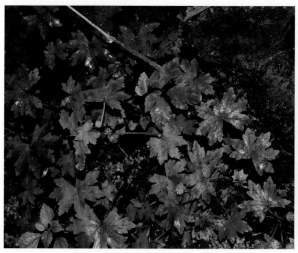
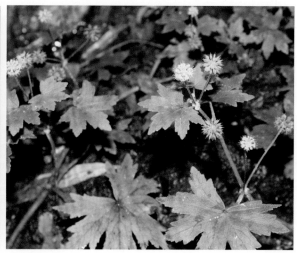

5 中华天胡荽（亚种） **Hydrocotyle hookeri** (C. B. Clarke) Craib subsp. **chinensis** (Dunn ex R. H. Shan & S. L. Liou) M. F. Watson & M. L. Sheh

匍匐草本，被反曲柔毛，有时在叶下表具紫色疣基的毛。叶圆肾形，掌状5~7浅裂，裂片阔卵形或近三角形；叶柄长4~23cm。伞形花序腋生或与叶对生；花序梗通常长于叶柄；小伞形花序具花

25~50 朵；小总苞片膜质；花白色，有淡黄色至紫褐色腺点。果实近圆形，两侧压扁，侧面 2 条棱明显隆起，表面平滑或皱褶。花期 6~7 月，果期 8~9 月。

分布于神农架宋洛，生于海拔 1600m 以下的路旁草丛中和沟边阴湿处。少见。

全草镇痛，清热，利湿。

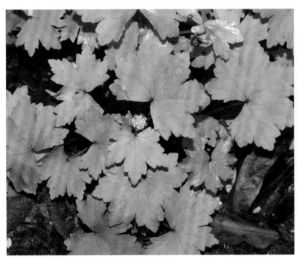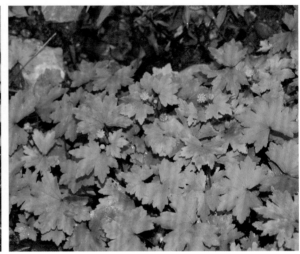

（二）积雪草属 Centella Linnaeus

多年生草本。具匍匐茎。叶有长柄，圆形、肾形或马蹄形，边缘有钝齿，基部心形；叶柄基部有鞘。单伞形花序，梗极短，伞形花序通常具花 3~4 朵；花草黄色、白色至紫红色；苞片 2 枚；萼齿细小；花瓣 5 片；雄蕊 5 枚，与花瓣互生；花柱与花丝等长。果实肾形或圆形，两侧压扁，分果有主棱 5 条，棱间有小横脉，表面网状。种子侧扁，棱槽内油管不显著。

约 20 种；我国 1 种；湖北 1 种；神农架 1 种，可供药用。

积雪草 Centella asiatica (Linnaeus) Urban

草本。茎匍匐，节上生根。叶片圆形、肾形或马蹄形，边缘有钝锯齿，基部阔心形，两面无毛或在背面脉上疏生柔毛；叶柄长 1.5~27cm，基部叶鞘透明，膜质。伞形花序梗 2~4 个，聚生于叶腋；苞片通常 2 枚；每 1 个伞形花序具花 3~4 朵，聚集成头状；花瓣卵形，紫红色或乳白色；花丝与花柱等长。果实两侧压扁，圆球形，每侧有纵棱数条，棱间有明显的小横脉，网状，表面有毛或平滑。花期 4~5 月，果期 6~7 月。

分布于神农架各地，生于海拔 1200m 以下的路旁、沟边阴湿处。常见。

全草清热利湿，消肿解毒。

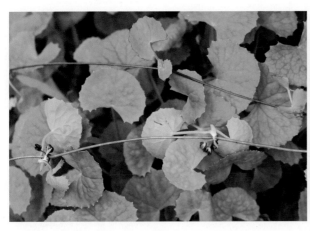
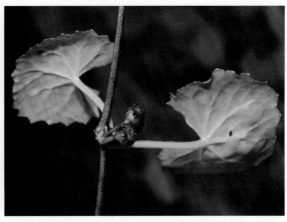

（三）马蹄芹属 Dickinsia Franchet

一年生草本。茎光滑。基生叶圆形或肾形；叶有长柄，叶柄基部有鞘。总苞片2枚，叶状，无柄，对生；花序梗3~6个，生于2枚叶状苞片之间；伞形花序具多数小花；萼齿不显著；花瓣覆瓦状排列；雄蕊5枚，花丝短于花瓣；花柱短，向外反曲，基部圆锥形。果实背腹压扁，近四棱形，分果近方形，背部稍突起，边缘扩大，呈翅状，背部主棱5条，丝状，中棱稍隆起，心皮柄宿存，无油管。

1种，我国特有，神农架有分布，可供药用。

马蹄芹 Dickinsia hydrocotyloides Franchet

本种特征同马蹄芹属。花、果期8~10月。

分布于神农架木鱼，生于海拔1200~1500m的山坡林下、沟边。少见。

全草祛风寒。

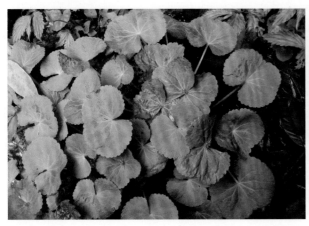
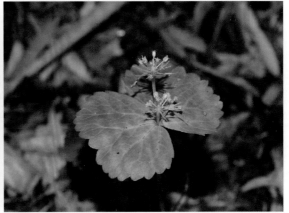

（四）变豆菜属 Sanicula Linnaeus

草本。叶柄基部有宽膜质叶鞘；叶近圆形或圆心形至心状五角形，掌状或三出式3裂。单伞形花序或为不规则伸长的复伞形花序；总苞片叶状；小伞形花序中有两性花和雄花；雄花有柄，两性花无柄或有短柄；萼齿卵形，线状披针形或呈刺芒状，外露或为皮刺所掩盖；花瓣顶端内凹而有狭窄内折的小舌片。果实表面密生皮刺或瘤状凸起，顶端尖直或呈钩状，果棱不显著或稍隆起，果实横剖面近圆形或背面扁平，通常在合生面有 2 个较大的油管。

40 种；我国 17 种；湖北 7 种；神农架 4 种，均可供药用。

■ 分种检索表

1. 植株高达 20~100cm；果实圆卵形或倒圆锥形，皮刺顶端钩状。
  2. 果实皮刺直立，顶端钩状，基部膨大······················1. 变豆菜 S. chinensis
  2. 果实下部皮刺短，上部的皮刺呈钩状··················2. 川滇变豆菜 S. astrantiifolia
1. 植株高 8~35cm；果实卵形，皮刺短而直立，顶端不呈钩状。
  3. 总苞片钻形；双悬果卵形，皮刺基部少连成薄膜··················3. 野鹅脚板 S. orthacantha
  3. 总苞片线状披针形；双悬果长卵形或卵形，皮刺基部连成薄片···4. 薄片变豆菜 S. lamelligera

1 变豆菜 Sanicula chinensis Bunge

多年生草本。基生叶近圆形、圆肾形至圆心形，通常 3 裂，中间裂片倒卵形，两侧裂片通常各有 1 深裂，裂深达基部 1/3~3/4，基部有透明的膜质鞘；茎生叶逐渐变小，通常 3 裂。伞形花序 2~3 出；总苞片叶状，常 3 深裂；小总苞片 8~10 枚；小伞形花序具花 6~10 朵；雄花 3~7 朵，稍短于两性花；萼齿窄线形；花白色，顶端内折；两性花 3~4 朵。果实顶端萼齿呈喙状突出，皮刺顶端钩状，基部膨大；果实的横剖面近圆形；油管 5 条。花期 6~7 月，果期 8~9 月。

分布于神农架各地，生于海拔 800~1600m 的山坡或溪边林下。常见。

全草（变豆菜）清热解毒。

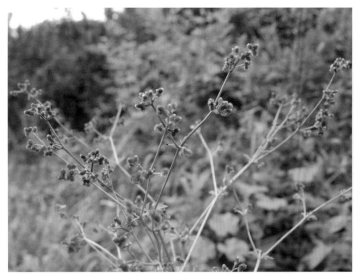
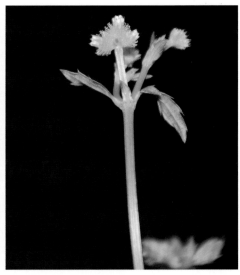

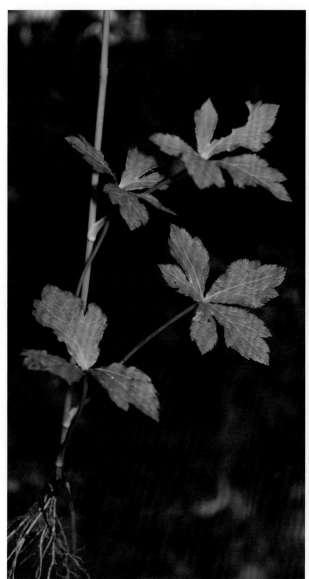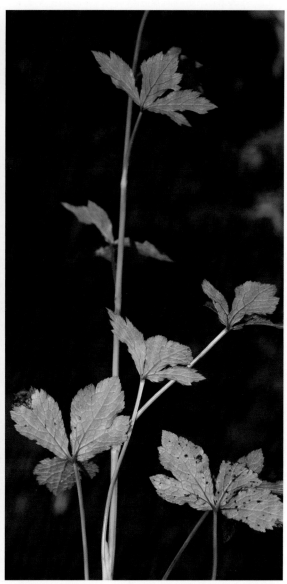

2 川滇变豆菜 Sanicula astrantiifolia H. Wolff

草本。基生叶圆肾形或宽卵状心形，掌状 3 深裂，基部有宽膜质鞘；茎生叶最上部的叶片小，3 深裂。伞形花序，呈二歧叉状分枝；总苞片 2 枚，边缘有 1~2 枚不规则的刺毛状锯齿；小总苞片 7~10 枚；小伞形花序具花约 10 朵；雄花 6~8 朵；萼齿线状披针形或呈喙状，基部稍连合；花瓣绿白色或粉红色；雄蕊略长于花瓣；两性花 2~3 朵，无柄。果实倒圆锥形，下部皮刺短，上部皮刺呈钩状，金黄色或紫红色；分生果的横剖面呈圆形；油管小。花期 6~7 月，果期 8~9 月。

分布于神农架木鱼，生于海拔 500~1200m 的山坡林下、草丛中。少见。

全草用于风湿关节疼痛、跌打损伤。

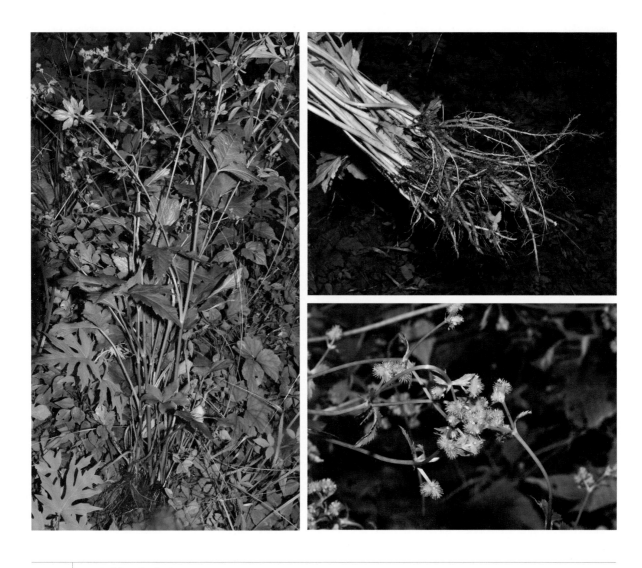

3 野鹅脚板 *Sanicula orthacantha* S. Moore

草本。基生叶圆心形或心状五角形，掌状
3 全裂，中间裂片楔状倒卵形或菱状楔形，通
常 2 裂至中部或近基部，边缘有不规则的锯齿
或刺毛状齿，叶柄基部有阔膜质鞘；茎生叶掌
状 3 全裂。伞形花序，伞幅长 3~8mm；小总
苞片线形或钻形；小伞形花序具花 6~7 朵；雄
花 5~6 朵；萼齿窄线形或刺毛状；花瓣顶端内
凹的舌片呈三角状；两性花 1 朵。果实卵形，
外面有直而短的皮刺；分生果侧扁；油管不明
显。花期 6~7 月，果期 8~9 月。

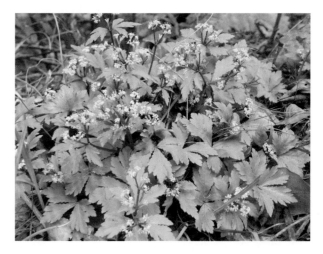

　　分布于神农架各地，生于海拔 600~2200m 的沟旁密林下。常见。

　　全草清热解毒；用于麻疹后热毒未尽、耳热瘙痒、跌打损伤。

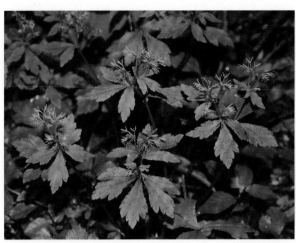 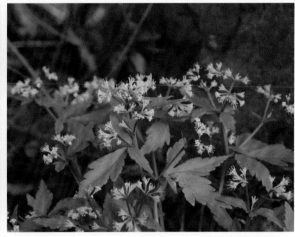

4 薄片变豆菜 Sanicula lamelligera Hance

　　草本。基生叶圆心形或近五角形，掌状 3 裂，中间裂片楔状倒卵形或椭圆状倒卵形至菱形，侧面裂片阔卵状披针形或斜倒卵形，叶柄基部有膜质鞘。花序通常二至多回二歧分枝或二至三叉；总苞片线状披针形；伞幅 3~7 个；小总苞片 4~5 枚，线形；小伞形花序具花 5~6 朵；雄花 4~5 朵；萼齿线形或呈刺毛状；花瓣顶端内凹；两性花 1 朵。幼果表面有啮蚀状或微波状的薄层，成熟后成短而直的皮刺，刺不呈钩状，基部连成薄片；分生果的横剖面呈圆形；油管 5 条。

　　分布于神农架各地，生于海拔 600~1700m 的沟旁密林下。常见。

　　全草（薄片变豆菜）散寒，止咳，行血通经。

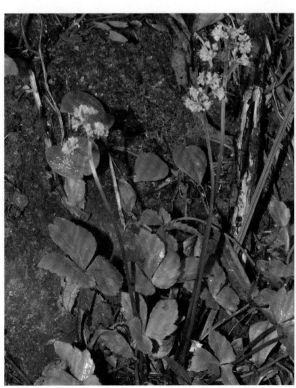 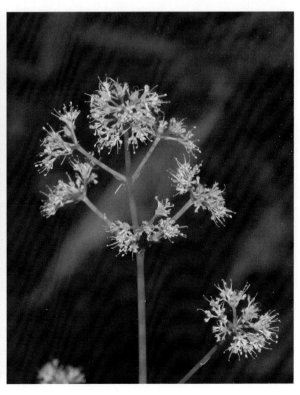

（五）防风属 Saposhnikovia Schischkin

多年生草本。茎多分枝。叶片二回或三回羽状全裂。复伞形花序，无总苞片；萼齿三角状卵形；花瓣白色，顶端有内折的小舌片；花柱基圆锥形；子房密被横向排列的小突起，果期逐渐消失，留有突起的痕迹。双悬果，背部压扁；分生果有明显隆起的尖背棱，侧棱呈狭翅状；主棱、棱槽内各有油管 1 条，合生面有油管 2 条。

1 种，神农架有分布，可供药用。

防风 Saposhnikovia divaricata (Turczaninow) Schischkin

本种特征同防风属。花期 8~9 月，果期 9~10 月。

分布于神农架松柏，生于海拔 1000m 以下的山坡或大石缝中，亦有栽培。常见。

根祛风解表，胜湿止痉。

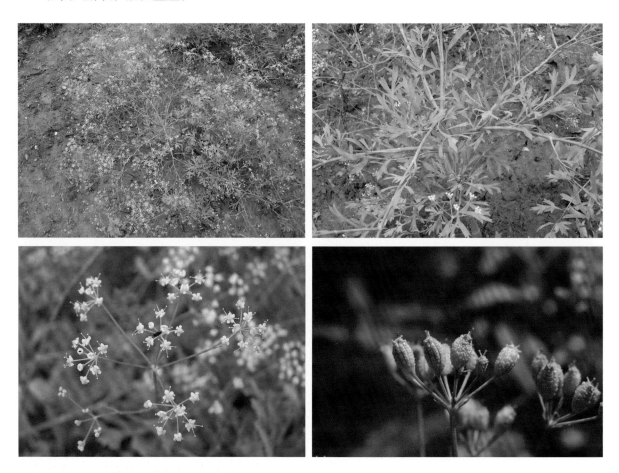

（六）窃衣属 Torilis Adanson

草本，全体被刺毛、粗毛或柔毛。叶一至二回羽状分裂或多裂，末回裂片狭窄。复伞形花序；

总苞片数枚或无；小总苞片 2~8 枚，线形或钻形；伞幅 2~12 个；花白色或紫红色，萼齿三角形；花瓣倒卵形，背部中间至基部有粗伏毛。果实主棱线状，棱间有直立或呈钩状的皮刺，皮刺基部阔展、粗糙；在每一次棱下方有油管 1 条，合生面油管 2 条。

　　20 种；我国 2 种；湖北 2 种；神农架 2 种，均可供药用。

■ **分种检索表**

1. 果实圆卵形，皮刺斜伸而向内弯或具弯钩·······························1. *小窃衣* **T. japonica**
1. 果实长圆形，皮刺长而开展···2. *窃衣* **T. scabra**

---

1 小窃衣 **Torilis japonica** (Houttuyn) de Candolle

　　草本。茎有纵条纹及刺毛。叶下部有窄膜质的叶鞘，叶长卵形，一至二回羽状分裂，两面疏生紧贴的粗毛，第一回羽片边缘羽状深裂至全缘。复伞形花序，有倒生的刺毛；总苞片 3~6 枚，通常线形；伞幅 4~12 个，有向上的刺毛；小总苞片 5~8 枚，线形或钻形；伞形花序；花白色、紫红或蓝紫色，有紧贴的粗毛。果实圆卵形，有内弯或呈钩状的皮刺；每棱槽有油管 1 条。花期 6~7 月，果期 8~9 月。

　　分布于神农架各地，生于海拔 1600~2000m 的高山草丛中。常见。

　　全草（破子草）用于牛皮癣、疮疖。果实（破子草籽）杀虫。

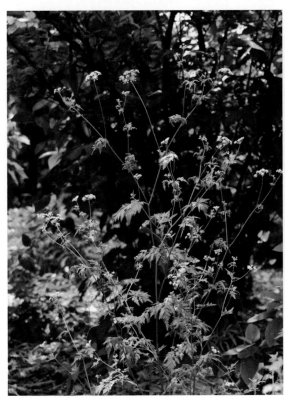 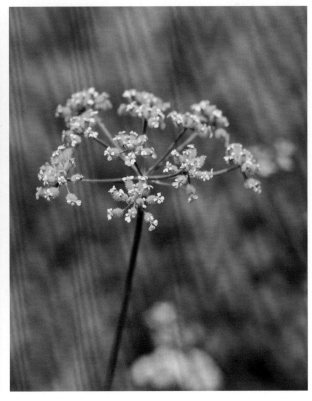

2 窃衣 Torilis scabra (Thunberg) de Candolle

本种与小窃衣的区别为总苞片通常无，很少有1枚钻形或线形的苞片；伞幅2~4个，粗壮，有纵棱及向上紧贴的粗毛。果实长圆形。花期4~9月，果期9~11月。

分布于神农架各地，生于海拔600~1500m的山坡或荒地中。常见。

果实（窃衣）清热解毒，祛风湿，杀虫。

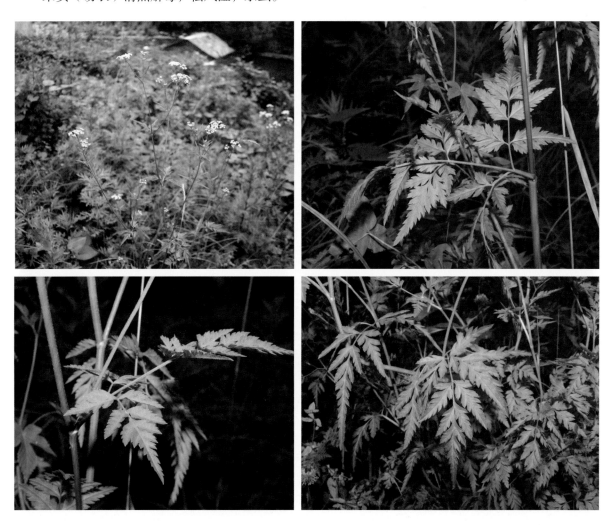

（七）胡萝卜属 Daucus Linnaeus

草本，具肥大肉质的圆锥根。叶二至三回羽状深裂，末回裂片窄小，叶柄基部扩大成鞘状。花序为疏松的复伞形花序；总苞具多数羽状分裂或不分裂的苞片；小总苞片多数，3裂、不裂或缺乏；花两性；萼齿不明显；花瓣5片，有1枚内折的小舌片，靠外缘的花瓣为辐射瓣。果实多少背腹压扁，主棱不显著，4条次棱翅状，棱上有刺毛；每棱槽内有油管1条，合生面油管2条。

20种；我国1种；湖北1种；神农架1种，可供药用。

1 野胡萝卜 Daucus carota Linnaeus

■ **分变种检索表**

1. 根小圆锥形，多分枝，近白色·······································1a. 野胡萝卜 **D. carota** var. **carota**

1. 根长圆锥形，粗壮，红色或黄色·································1b. 胡萝卜 **D. carota** var. **saitiva**

1a 野胡萝卜（原变种）Daucus carota var. carota

草本。全体有白色粗硬毛。基生叶长圆形，二至三回羽状全裂，末回裂片线形或披针形，光滑或有糙硬毛；茎生叶有叶鞘。复伞形花序，有糙硬毛；总苞有多数苞片，呈叶状，羽状分裂，裂片线形；伞幅多数；小总苞片 5~7 枚，线形，具纤毛；花白色，有时带淡红色。果实圆卵形，棱上有白色刺毛。花期 6~7 月，果期 7~8 月。

分布于神农架各地，生于海拔 1800m 以下的山坡、路旁。常见。

根、果实驱虫。

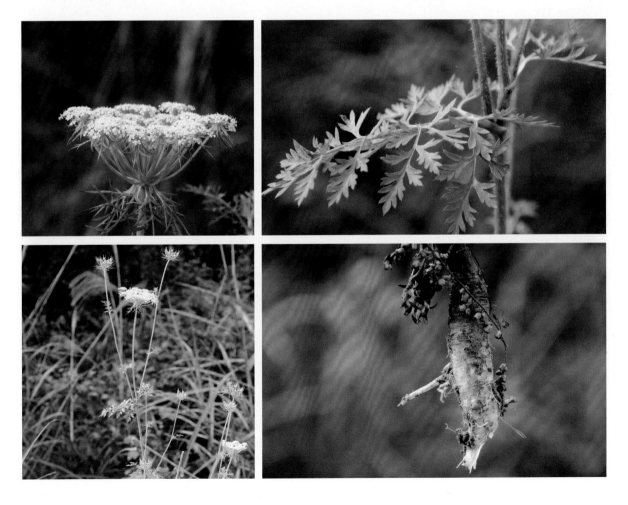

1b 胡萝卜（变种）**Daucus carota** var. **sativa** Hoffmann

本变种与野胡萝卜（原变种）的区别为根肉质，长圆锥形，粗壮，呈红色或黄色。

分布于神农架各地，栽培。常见。

根、果、根健脾，化滞。果实（南鹤虱）止痢。

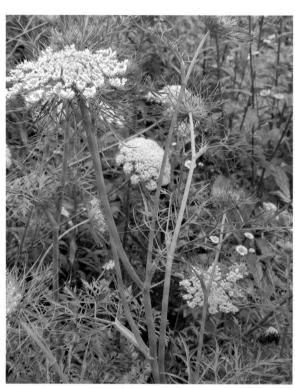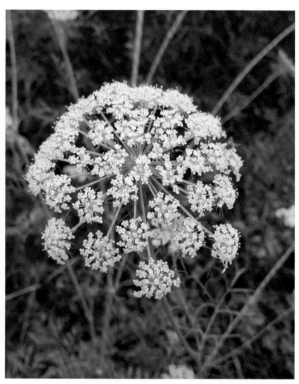

（八）香根芹属 Osmorhiza Rafinesque

多年生草本。叶片二至三回羽状分裂或二回三出式羽状复叶，二回羽片三角状卵形，长圆形至披针形，边缘有粗锯齿、缺刻或呈羽状浅裂或深裂。复伞形花序极松散；总苞片少数或无；伞幅少数；小总苞片通常 4~5 枚，线形至线状披针形；花多白色；萼齿不显；花瓣顶端有内折的小舌片。双悬果，两侧微扁，合生面有时略收缩，主棱纤细，棱上及基部被硬毛；分生果横剖面近圆形；棱槽油管不显。

约 10 种；我国 1 种；湖北 1 种；神农架 1 种，可供药用。

香根芹 Osmorhiza aristata (Thunberg) Rydberg

草本。基生叶阔三角形或近圆形，二至三回羽状分裂或二回三出式羽状复叶，末回裂片卵形或卵状披针形，两面均被白色粗硬毛。复伞形花序；总苞片 1~4 枚，早落；伞幅 3~5 个；小总苞片 4~5 枚，背面或边缘有毛，通常反折；小伞形花序有孕育花 1~6 朵；不孕花的花柄丝状，短小；花瓣顶端有内曲的小舌片；子房被白色而扁平的软毛。果实线形或棍棒状，果棱有刺毛，基部的刺毛较密；分生果横剖面圆状五角形。花期 4~5 月，果期 6~8 月。

分布于神农架木鱼、宋洛，生于海拔 800~1400m 的山坡草丛中。常见。

根发表散寒，止痛。

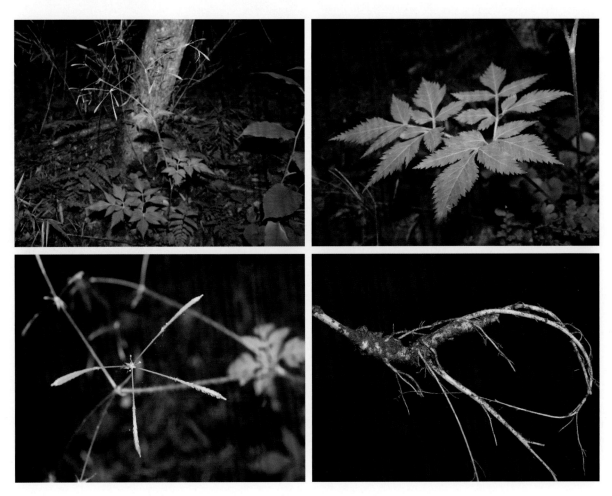

（九）芹属 Apium Linnaeus

一年生至多年生草本。叶膜质，一至二回羽状分裂，叶柄基部有膜质叶鞘。花序为疏松或紧密的单伞形花序或复伞形花序；总苞片和小总苞片缺乏或显著；花白色或稍带黄绿色；萼齿细小或退化；花瓣顶端有内折的小舌片；花柱基幼时通常压扁，花柱短或向外反曲。果实侧面压扁，合生面有时收缩；果棱尖锐或圆钝，每棱槽内有油管 1 条，合生面油管 2 条；心皮柄不分裂或顶端 2 浅裂至 2 深裂。

20 种；我国 1 种；湖北 1 种；神农架 1 种，可供药用。

旱芹 芹菜
Apium graveolens Linnaeus

草本。叶基部略扩大成膜质叶鞘，叶片长圆形至倒卵形，叶一至二回羽状分裂，裂片卵形或圆形，边缘 3 浅裂或 3 深裂；上部的茎生叶有短柄，阔三角形，通常分裂为 3 枚小叶，中部以上边缘疏生钝锯齿。复伞形花序顶生或与叶对生；萼齿小或不明显；花白色或黄绿色，顶端有内折的小舌片。果实圆形或长椭圆形，果棱尖锐，合生面略收缩；每棱槽内有油管 1 条，合生面油管 2 条。花期 5~6 月，果期 7~8 月。

原产于欧洲，神农架多有栽培。

全草清热止咳，健胃，利尿，降压。

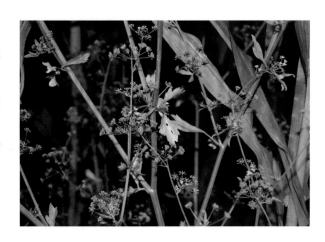

（十）峨参属 Anthriscus Persoon

二年生或多年生草本。叶膜质，三出式羽状分裂或羽状多裂；叶柄有鞘。复伞形花序疏散；无总苞片；小总苞片通常反折；花杂性；萼齿不明显；花瓣白色或黄绿色，顶端内折，外缘花常有辐射瓣；花柱基圆锥形，心皮柄通常不裂。果实顶端狭窄成喙状，两侧压扁，果棱不明显或仅上部明显；果柄顶端有白色小刚毛；油管不明显。

15 种；我国 1 种；湖北 1 种；神农架 1 种，可供药用。

峨参 Anthriscus sylvestris (Linnaeus) Hoffmann

草本。叶卵形，二回羽状分裂，一回羽片有长柄，卵形至宽卵形，二回羽片 3~4 对，卵状披针形，羽状全裂或深裂，末回裂片卵形或椭圆状卵形，有粗锯齿，下表面疏生柔毛；茎上部叶基部呈鞘状毛。复伞形花序；伞幅 4~15 个；小总苞片 5~8 枚，反折，边缘有睫毛或近无毛；花白色，通常带绿色或黄色。果实长卵形，光滑或疏生小瘤点，顶端渐狭成喙状，合生面明显收缩；果柄顶端常有一环白色小刚毛；油管不明显。花期 3~4 月，果期 5~6 月。

分布于神农架各地，生于海拔 2400m 以下的山坡林下、沟边。常见。

根强筋骨，利水消肿。

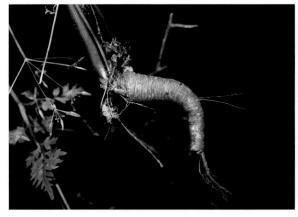 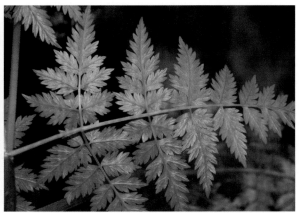

（十一）芫荽属 Coriandrum Linnaeus

草本，有强烈气味。叶一回或多回羽状分裂。复伞形花序顶生或与叶对生；总苞片通常无；小总苞片线形；伞幅少数，开展；萼齿小，大小不相等；在伞形花序外缘的花通常有辐射瓣；花柱基圆锥形，细长而开展。果实圆球形，背面主棱及相邻的次棱明显；油管不明显或有 1 条位于次棱的下方。

1 种，神农架有栽培，可供药用。

芫荽 Coriandrum sativum Linnaeus

本种特征同芫荽属。花期 5~7 月，果期 7~9 月。

原产于地中海，神农架各地均有栽培。

带根全草（胡荽）发汗透疹，消食下气。果实（胡荽子）健胃，透疹，祛痰。

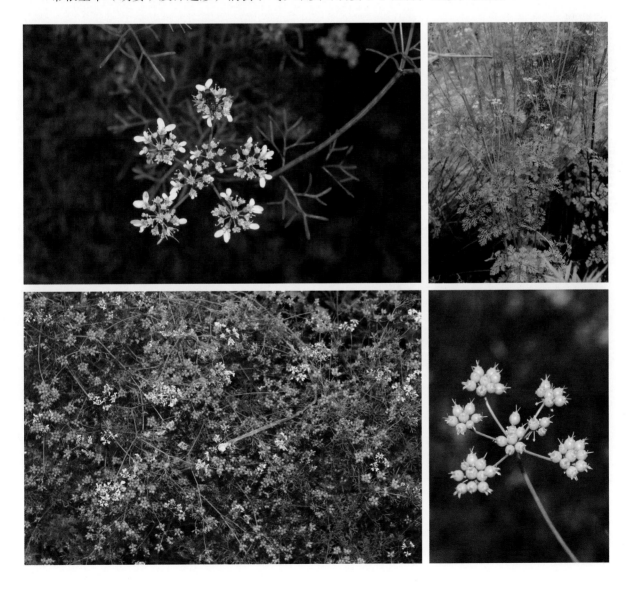

（十二）细叶旱芹属 Cyclospermum Lagascay Segura

一年生草本。叶长圆形至长圆状卵形，三至多回羽状分裂，裂片线形至丝状；茎生叶通常三出式羽状多裂，裂片线形。复伞形花序；花瓣白色或略带粉红色，顶端内折。果实圆心脏形或圆卵形，果棱 5 条，圆钝；每棱槽内有油管 1 条，合生面油管 2 条。花期 4~5 月，果期 5~6 月。

3 种；我国 1 种；湖北 1 种；神农架 1 种，可供药用。

细叶旱芹 Cyclospermum leptophyllum (Persoon) Sprague ex Britton & P. Wilson

草本。叶基部边缘略扩大成膜质叶鞘，叶长圆形至长圆状卵形，三至多回羽状分裂，裂片线形至丝状；茎生叶通常三出式羽状多裂，裂片线形。复伞形花序；无总苞片和小总苞片；小伞形花序具花 5~23 朵；无萼齿；花瓣白色或略带粉红色，顶端内折；花丝短于花瓣，很少与花瓣同长；花柱基压扁，花柱极短。果实圆心脏形或圆卵形；果棱 5 条，圆钝；每棱槽内有油管 1 条，合生面油管 2 条；心皮柄顶端 2 浅裂。花期 4~5 月，果期 5~6 月。

原产于美洲，神农架仅见于木鱼的路边草地上，为旅游车辆轮胎及旅客鞋底泥土所携带而来。

全草清热止咳，健胃，利尿，降压。

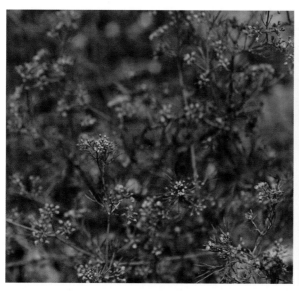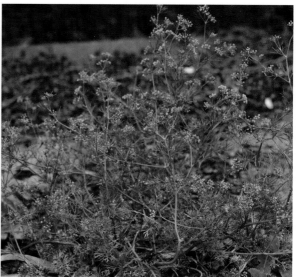

（十三）柴胡属 Bupleurum Linnaeus

草本。单叶，全缘，具叶鞘，叶脉平行或弧形。复伞形花序，总苞片叶状，花常黄色。双悬果卵状长圆形，两侧略扁平；每棱槽内有油管 1~3 条，稀 6 条，合生面具油管 2~4 条，稀 6 条，或全部不明显。

180 种；我国约 42 种；湖北 6 种；神农架 6 种，均可供药用。

■ **分种检索表**

1. 小总苞片大而阔似花瓣状，椭圆状长卵形、椭圆形或倒卵形。
 2. 茎生叶有明显叶柄，长披针形至披针形··················1. **有柄柴胡 B. petiolulatum**
 2. 茎生叶无柄，狭长、线形或披针形。
  3. 茎中部和顶部叶基部圆形或心形抱茎·················3. **长茎柴胡 B. longicaule**
  3. 茎中部和顶部叶基部不扩大成心形·················2. **贵州柴胡 B. kweichowense**
1. 小总苞片小而狭窄，多为披针形。
 4. 叶大，茎中部叶狭卵形至广卵形··················4. **紫花阔叶柴胡 B. boissieuanum**
 4. 叶较小，茎中部叶窄线形或披针形。
  5. 叶有白色软骨质边缘；总苞片短于花梗··············5. **竹叶柴胡 B. marginatum**
  5. 叶无白色软骨质边缘；小总苞片长于或等长于花梗·······6. **北柴胡 B. chinense**

---

1 | 有柄柴胡 **Bupleurum petiolulatum** Franchet

  草本。茎有细纵槽纹。茎下部叶狭长披针形或长椭圆形，中部以下渐狭成长柄，至基部再略扩大抱茎，7~9条脉；茎中、上部叶同形，但上部叶柄较短，叶片椭圆形或披针形，7~9条脉；茎顶

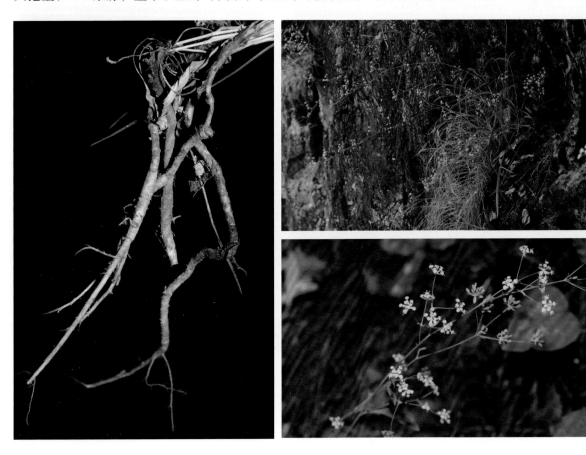

部叶更小而同形，无柄。复伞形花序少数；总苞片 1~3 枚，5~7 条脉；伞幅 8~11 个；小总苞片 5~7 枚；小伞形花序具花 8~16 朵；花瓣黄色，中脉不隆起，小舌片近方形；花柱基黄色，碟状，比子房宽。果棱色浅，极细；棱槽中油管 3 条，合生面具油管 4 条。

分布于神农架各地，生于海拔 1800m 以上的山坡草地。常见。

根疏肝解郁，升阳解表。

2 | 贵州柴胡 Bupleurum kweichowense R. H. Shan

草本。茎有细纵纹，带紫色，茎上部及节间紫色尤为显著。基生叶狭匙形至披针形，茎上部的叶渐短而小。复伞形花序顶生或腋生；伞幅 5~6 个，顶生小伞形花序常再生出 1 个伞形花序；小总苞片 5 枚，上部和边缘常带紫色，与果时小伞形花序等长或略短；小伞形花序具花 10~14 朵。果卵形或椭圆形，棱粗；棱槽油管 4~5 条，合生面具油管 4 条，稀 6 条。

分布于神农架红坪、木鱼，生于海拔 2600m 的山坡石缝中。少见。

全草疏肝解热。

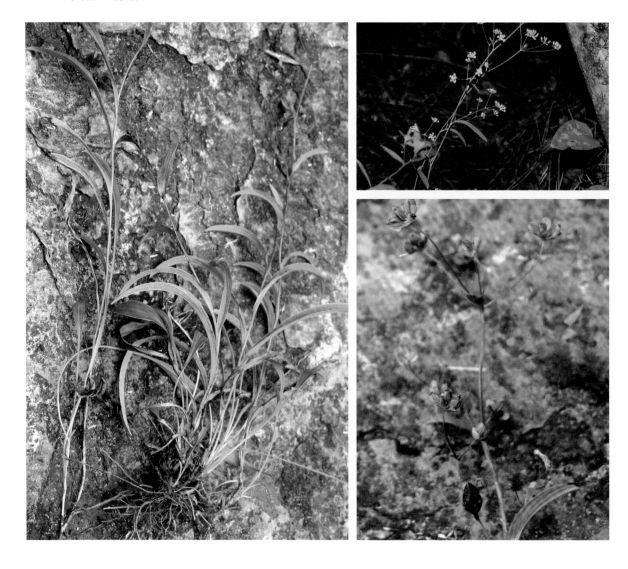

3　长茎柴胡 Bupleurum longicaule de Candolle

■ 分变种检索表

1. 茎通常单生；花瓣紫色····································3a. 长茎柴胡 B. longicaule var. longicaule
1. 茎丛生；花瓣黄色。
  2. 小总苞片 5 枚····································3b. 空心柴胡 B. longicaule var. franchetii
  2. 小总苞片 5~7 枚····································3c. 秦岭柴胡 B. longicaule var. giraldii

3a　长茎柴胡（原变种）Bupleurum longicaule var. longicaule

草本。茎有细纵条纹。叶稀疏，茎下部叶线形，先端渐尖，基部抱茎，11~13 条脉；茎中部叶长披针形，基部圆形或心形抱茎，21~27 条脉；上部叶狭卵形至卵形，叶顶端和下表面常带紫色，先端急尖或圆钝，基部深心形，29~35 条脉。复伞形花序，总苞片 1~4 枚，小总苞片等长或略长于小伞形花序，花瓣黄色。果实卵圆形，棱细。

分布于神农架各地，生于海拔 2500~2900m 的山坡草地或林下。

根（柴胡）解表和里，镇痛。

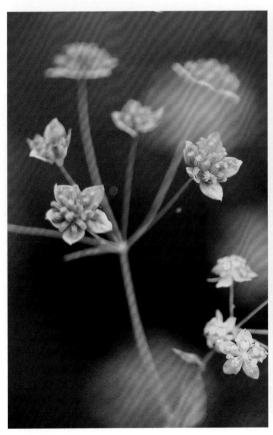
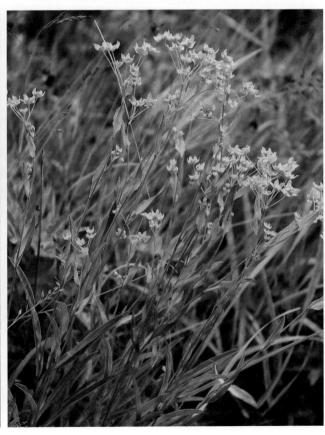

3b　**空心柴胡**（变种）**Bupleurum longicaule** var. **franchetii** H. de Boissieu

　　草本。茎挺直、中空，嫩枝常带紫色，节间长。叶稀少，基部叶狭长圆状披针形，长 10~19mm，宽 7~15mm，下部稍窄抱茎，无明显的柄；中部基生叶狭长椭圆形，13~17 条脉。总苞片 1~2 枚，不等大或早落；小伞形花序具花 8~15 朵。果实有浅棕色狭翼。花期 7~8 月，果期 9~10 月。

　　分布于神农架各地，生于海拔 1600~2700m 的山坡草地。常见。

　　全草及根（软柴胡）和解表里，疏肝解郁。

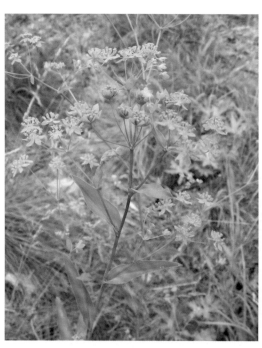 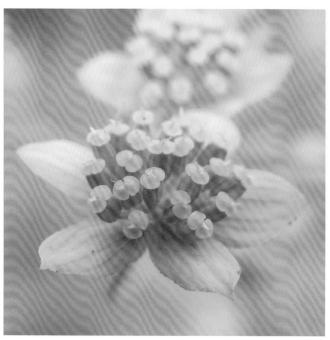

3c　**秦岭柴胡**（变种）**Bupleurum longicaule** var. **giraldii** H. Wolff

　　草本。茎多丛生，少分枝。叶稀疏，下部叶倒披针形，顶端钝或圆，中部以下收缩成长柄；茎生叶无柄，卵圆形到广卵形，上部近心形，先端钝尖，基部扩大成近心形，抱茎，11~15 条脉。伞幅 4~6 个；总苞片 2~3 枚，与茎上部叶相似而较小，不等大；小总苞片 5~7 枚，比花略长。花期 7~8 月，果期 9~10 月。

　　分布于神农架红坪，生于海拔 2800m 以上的山坡草丛中。少见。

　　根发散和里，镇痛，解毒。

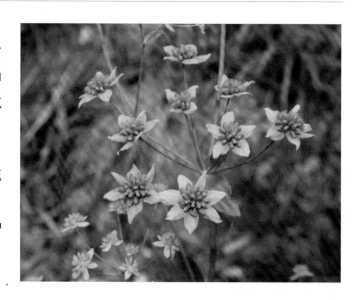

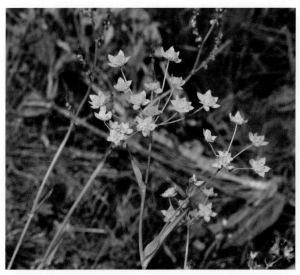
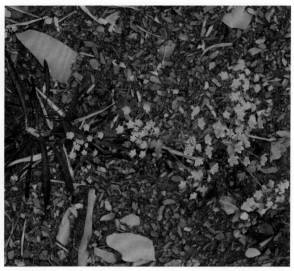

4 紫花阔叶柴胡 Bupleurum boissieuanum H. Wolff

　　草本。叶大。伞形花序宽大；花序梗、伞幅、花柄均较细长，花序梗长 3~10mm，伞幅长 25~55mm，花柄在花期长 8~10mm，结果时延长至 14~18mm，为果长的 3~4 倍；花瓣深紫色；花柱基暗紫色。果实长圆形，暗紫褐色。花期 7~8 月，果期 9~10 月。

　　分布于神农架各地，生于海拔 1300~1900m 的山坡林下。常见。

　　全草（大叶柴胡）解表，调经解郁。

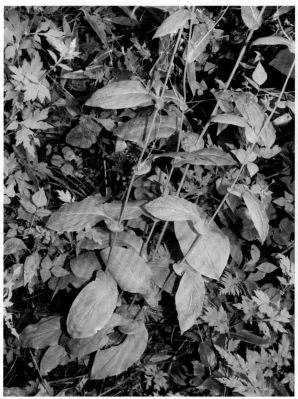
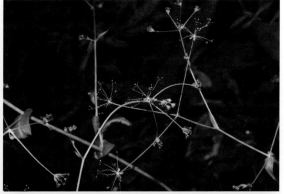
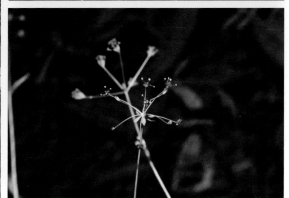

5 竹叶柴胡 **Bupleurum marginatum** Wallich ex de Candolle

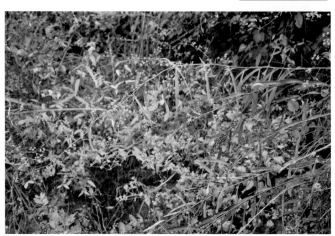

高大草本。根木质化，直根发达。茎基部常木质化，带紫棕色，茎上有淡绿色的粗条纹，实心。叶革质或近革质，叶缘软骨质，白色；下部叶与中部叶同形，长披针形或线形，基部微收缩抱茎，脉 9~13 条；茎上部叶同形，脉 7~15 条。复伞形花序；总苞片 2~5 枚，披针形或小如鳞片；小总苞片 5 枚，有白色膜质边缘；小伞形花序具花 6~12 朵；花浅黄色；花柱盘状。果长圆形，棱狭翼状，每棱槽中油管 3 条，合生面具油管 4 条。花期 7~8 月，果期 9~10 月。

分布于神农架松柏、宋洛、新华、阳日，生于海拔 700~1000m 的山坡林缘。常见。

全草（竹叶柴胡）疏风解表，和解退热。

6 北柴胡 **Bupleurum chinense** de Candolle

草本。根常分枝。茎直立，上部多分枝，略呈"之"字形。基生叶倒披针形或长圆状披针形，早枯，上部叶渐小，具平行脉 7~9 条，下表面具粉霜。复伞形花序；伞幅 4~10 个；总苞片 1~3 枚或无；小总苞片 5 枚，披针形；花黄色。果实卵圆形，略两侧压扁，果棱狭翅状；棱槽内常有 3 条油管，合生面具油管 4 条。花期 7~8 月，果期 9~10 月。

分布于神农架红坪，生于海拔 1200~2000m 的山坡草林下丛中。少见。

根（北柴胡）疏肝解郁，升阳解表。

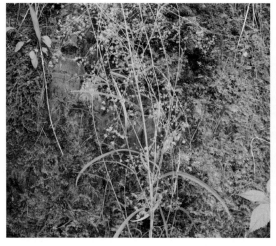
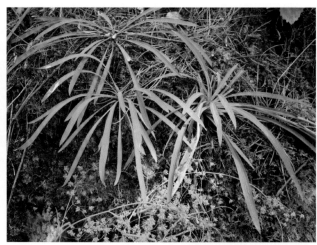

（十四）藁本属 Ligusticum Linnaeus

多年生草本。叶片二至多回羽状全裂，末回裂片卵形、长圆形至线形；茎上部叶简化。复伞形花序；总苞片少数，早落或无；伞幅后期常呈弧形弯曲；小总苞片多数，线形至披针形，或为羽状分裂；萼齿线形、钻形、卵状三角形或极不明显；花白色或紫色，先端具内折小舌片。分生果椭圆形至长圆形，横剖面近五角形至背腹压扁，主棱突起成翅状；每棱槽内油管1~4条，合生面油管6~8条。

60种；我国约40种；湖北12种；神农架4种，均可供药用。

■ 分种检索表

1. 叶为三至多回羽状全裂，末回裂片狭窄，常为线状披针形或线形。

  2. 小总苞片全缘，线形···1. 川芎 L. sinense 'Chuanxiong'

  2. 小总苞片一至二回羽状分裂。

    3. 萼齿不发育···2. 膜苞藁本 L. oliverianum

    3. 萼齿发育···3. 羽苞藁本 L. daucoides

1. 叶为二回羽状全裂，末回裂片较宽，常为卵形至长圆状披针形·····························4. 藁本 L. sinense

1   川芎 Ligusticum sinense 'Chuanxiong' S. H. Qiu et al.

草本。根茎呈不规则结节状，具浓烈香气。茎具纵纹，下部茎节膨大，呈盘状。茎下部叶具柄，基部扩大成鞘，叶片卵状三角形，三至多回三出式羽状全裂，羽片4~5对，末回裂片线状披针形至长卵形；茎上部叶渐简化。复伞形花序；总苞片3~6枚，线形；伞幅7~24个；小总苞片4~8枚，线形；萼齿不发育；花瓣白色，先端具内折小尖头。果两侧压扁；背棱槽内油管1~5条，侧棱槽内油管2~3条，合生面油管6~8条。花期8~9月，果期10~11月。

原产于我国四川、湖南，神农架各地均有栽培。

根茎行气开郁，祛风燥湿，活血止痛。

《中国药典》记载川芎 Ligusticum chuanxiong Hort.，认为其是独立的种。同时，笔者在湖南发现川芎的野生居群，其与藁本区别甚大，应为独立的种，名称处理有待进一步研究。

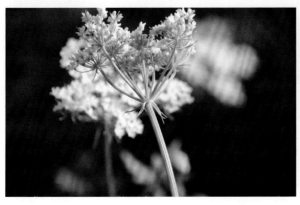
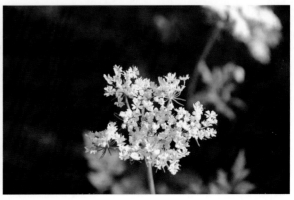

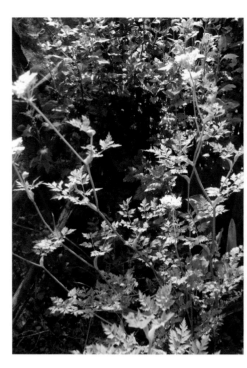
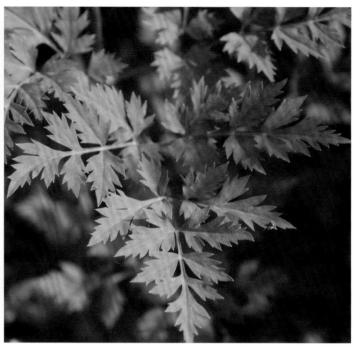

2 膜苞藁本 **Ligusticum oliverianum** (H. de Boissieu) R. H. Shan

草本。茎多簇生，具细条纹。基生叶及下部叶具长柄，基部略扩大成鞘，叶片长卵形至长圆状披针形，二至三回羽状全裂，羽片 5~7 对，末回裂片线形；茎上部叶极简化。复伞形花序；总苞片 1~3 枚，上部羽状分裂；伞幅 6~13 个；小总苞片 5~10 枚，长 4~7mm，边缘膜质，先端一至二回羽状分裂；萼齿不发育；花白色，先端具内折小舌片。分生果背腹压扁，背棱略突起，侧棱稍宽；每棱槽内油管 1 条，合生面油管 4 条。花期 7~8 月，果期 9~10 月。

分布于神农架各地，生于海拔 2600m 以上的山坡草地。常见。

全草发汗解表，疏风燥湿。

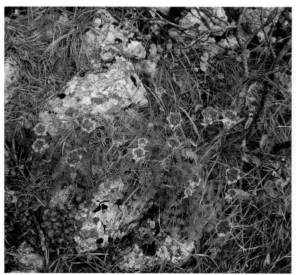
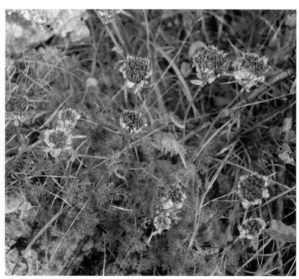

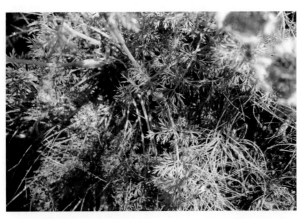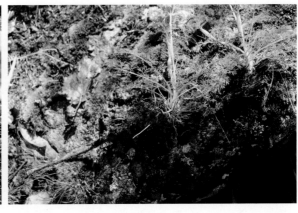

3 羽苞藁本 **Ligusticum daucoides** (Franchet) Franchet

草本。茎具纵沟纹。基生叶具长柄，叶片长圆状卵形，三至多回羽状全裂；茎生叶叶柄全部鞘状。复伞形花序；总苞片叶状，早落；伞幅 14~23 个；小总苞片 8~10 枚，长 1~2mm，二回羽状深裂；萼齿 1~2 枚；花瓣内面白色，外面常呈紫色，具内折小尖头；花丝白色，花药青黑色。分生果背腹压扁，背棱略突起，侧棱翅状；背棱槽内油管 1 条，侧棱槽内油管 2~3 条，合生面油管 4~6 条。花期 7~8 月，果期 9~10 月。

分布于神农架各地，生于海拔 2500~2800m 的山坡或岩石上。常见。

全草发汗解表，清热利尿，止血。

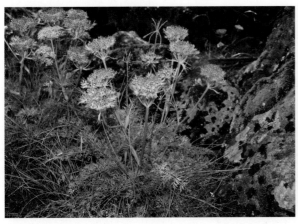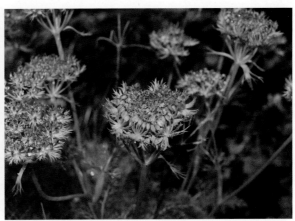

4 藁本 **Ligusticum sinense** Oliver

草本。茎具条纹。叶宽三角形，二回三出式羽状全裂，第一回羽片长圆状卵形，下部羽片具柄，基部略扩大，顶生小羽片先端渐尖至尾状；茎中部叶较大；上部叶简化。复伞形花序；总苞片 6~10 枚，线形；伞幅 14~30 个；小总苞片 10 枚，线形，长 3~4mm；花白色；萼齿不明显；花瓣具内折小尖头。分生果稍两侧压扁，

背腹压扁，背棱突起，侧棱略扩大呈翅状；背棱槽内油管 1~3 条，侧棱槽内油管 3 条，合生面油管 4~6 条。花期 7~8 月，果期 9~10 月。

分布于神农架各地，生于海拔 1800~2500m 的山谷、沟边或林下。常见。

根茎散风寒，燥湿。

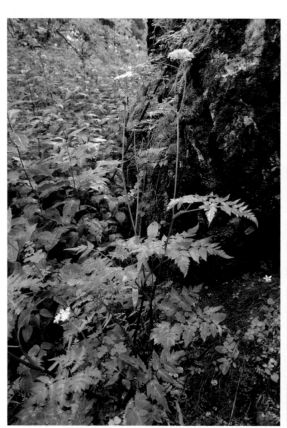

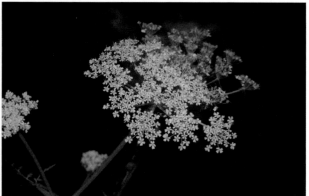

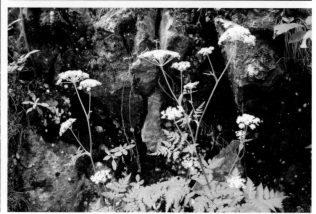

（十五）棱子芹属 Pleurospermum Hoffmann

多年生草本。叶一至多回羽状或三出式羽状分裂，末回裂片有缺刻状锯齿或条裂；叶柄基部常扩大成膜质鞘状而抱茎。复伞形花序；总苞片全缘或呈叶状分裂，通常有白色膜质边缘；萼齿明显或不明显；花瓣白色或带紫红色，顶端常有内曲的小舌片，基部有爪。果棱显著，锐尖，有时呈波状、鸡冠状或半翅状；棱槽中油管 1 条，稀 2~3 条，合生面 2 条，稀 4 或 6 条；心皮柄 2 裂，裂至基部。

50 种；我国 39 种；湖北 6 种；神农架 3 种，均可供药用。

■ 分种检索表

1. 果棱通常有平直或微波状的狭翅·····································1. 太白棱子芹 **P. giraldii**

1. 果棱具宽翅，翅呈波状褶皱或鸡冠状。

  2. 果棱的翅呈波状褶皱····································2. 松潘棱子芹 **P. franchetianum**

  2. 果棱的翅呈鸡冠状或有明显牙齿·································3. 鸡冠棱子芹 **P. cristatum**

1　太白棱子芹 *Pleurospermum giraldii* Diels

　　草本。基生叶或下部叶基部扩展成膜质鞘，叶三角状卵形，三至多回羽状全裂，末回裂片线形。复伞形花序通常单一，稀2~3个；总苞片5~7枚，白色膜质，顶端呈叶状细裂，常带紫色；伞幅9~15个；小伞形花序具花18~30朵；花瓣白色，顶端有尾状内曲的小舌片，基部有爪；雄蕊长于花瓣。果棱有翅；每棱槽有油管3条，合生面具油管6条。花期7~8月，果期9~10月。

　　分布于神农架各地，生于海拔2500m以上的山坡草地。常见。

　　全草温中，化食，止带。

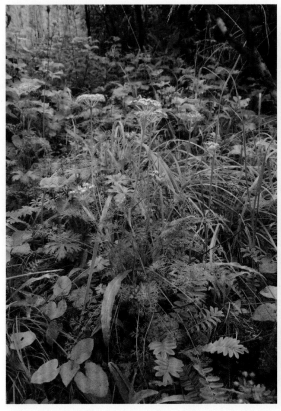
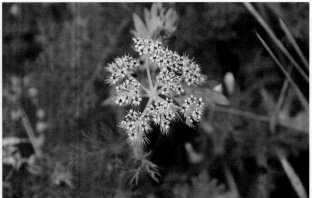
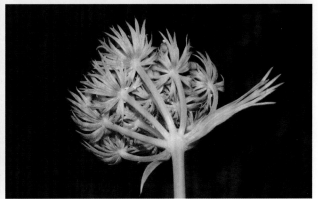

2　松潘棱子芹 *Pleurospermum franchetianum* Hemsley

　　草本。基生叶和茎下部叶有长柄，叶柄基部扩展成膜质鞘状，叶卵形，近三出式三回羽状分裂，末回裂片披针状长圆形，沿叶脉和边缘微被粗糙毛；茎上部叶简化成鞘状。复伞形花序，侧生复伞形花序的花不育；总苞片8~12枚，边缘白色；伞幅多数；小总苞片8~10枚，匙形，有宽的白色边缘；花瓣白色，基部明显有爪。果实表面密生泡状微突起，主棱波状，侧棱翅状；每棱槽中有油管1条，合生面2有油管条。花期7~8月，果期9月。

　　分布于神农架各地，生于海拔2800m以上的山坡草地。常见。

　　根、果实滋补健胃。

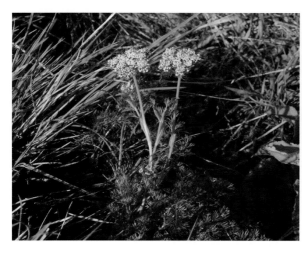
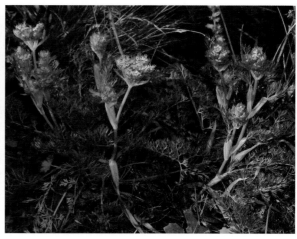

3 鸡冠棱子芹 **Pleurospermum cristatum** H. de Boissieu

　　草本。茎中空。基生叶或茎下部叶有长柄，叶三角状卵形，通常三出二回羽状分裂，末回裂片菱状卵形，叶柄基部扩展成鞘状；茎上部叶简化，有短柄或近于无柄。复伞形花序；总苞片 3~7 枚，匙形，具狭的白色边缘；小伞形花序具花 15~25 朵；花白色；花瓣顶端内凹而有明显内折的小舌片。果实表面密生水泡状微突起，果棱突起，呈明显鸡冠状；每棱槽中有油管 1 条，合生面油管 2 条。花期 7~8 月，果期 8~10 月。

　　分布于神农架大九湖、红坪、木鱼、宋洛，生于海拔 1600~1900m 的沟边潮湿处或草丛中。

　　根（棱子芹）祛风散寒，解表。

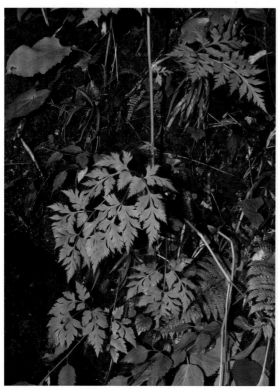
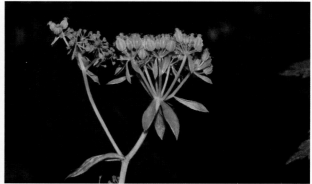
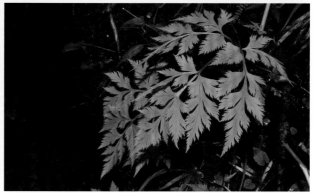

（十六）白苞芹属 Nothosmyrnium Miquel

多年生草本。茎有纵长条纹。叶二至三回羽状分裂，末回裂片卵形、长圆状卵形或披针状长圆形，边缘有不规则的锯齿；叶柄基部具鞘。复伞形花序；总苞数枚，披针形或卵形；小总苞数枚，圆卵形，边缘膜质；花白色；萼齿不显。果实双球状卵形，侧面扁平，合生面收缩，背棱和中棱线形，侧棱通常不明显；油管多数。

2种；我国2种；湖北1种；神农架1种，可供药用。

1 白苞芹 Nothosmyrnium japonicum Miquel

■ 分变种检索表

1. 末回小裂片卵形至卵状长圆形，边缘有重锯齿…………1a. 白苞芹 N. japonicum var. japonicum
1. 末回小裂片披针形或披针状椭圆形，边缘有不规则的深裂齿…………………………………
…………………………………………………1b. 川白苞芹 N. japonicum var. sutchuenense

1a 白苞芹（原变种）Nothosmyrnium japonicum var. japonicum

草本。茎有纵纹。叶卵状长圆形，二回羽状分裂，一回裂片有柄，长2~5mm，二回裂片有或无柄，卵形至卵状长圆形，边缘有重锯齿，下表面有疏柔毛，叶柄基部具鞘；茎上部叶羽状分裂，具鞘。复伞形花序；总苞片3~4枚，边缘膜质；小总苞片4~5枚，淡黄色；伞幅7~15个；花白色。果实球状卵形，果棱线形；油管多数；分生果侧面扁平。花、果期9~10月。

分布于神农架木鱼、宋洛，生于海拔1500m以下的山坡林下。常见。

根镇静止痛。

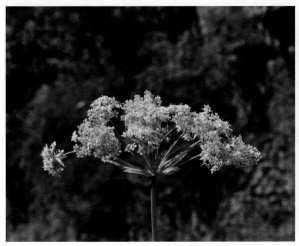
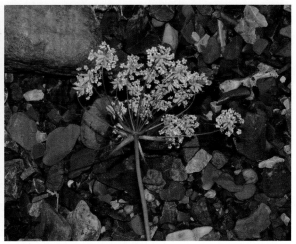

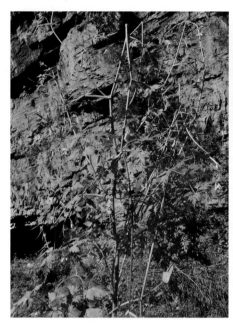
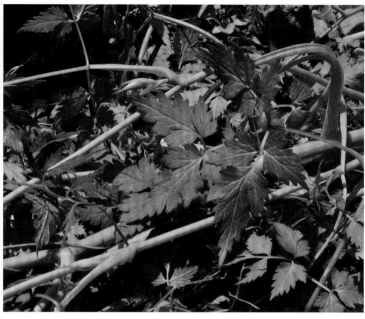

1b 川白苞芹（变种）Nothosmyrnium japonicum var. sutchuenense H. de Boissieu

　　本变种与白苞芹（原变种）的区别在于叶裂片为披针形或披针状椭圆形，边缘有不规则的深裂齿。花、果期9~10月。

　　分布于神农架大九湖、木鱼、下谷，生于海拔1500m以下的山坡林下或草丛中。

　　根镇静止痛。

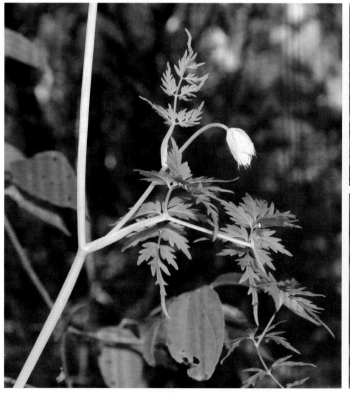
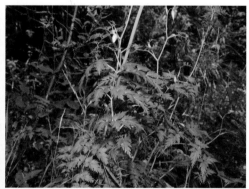
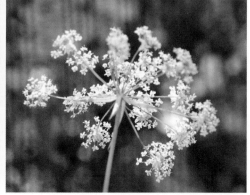

（十七）水芹属 Oenanthe Linnaeus

二至多年生草本。叶基部有叶鞘；叶片羽状分裂至多回羽状分裂，羽片或末回裂片卵形至线形，边缘有锯齿呈羽状半裂，或叶片有时简化成线形管状的叶柄。复伞形花序；总苞缺或有少数窄狭的苞片；小总苞片狭窄；花白色；萼齿披针形，宿存；小伞形花序外缘花的花瓣通常增大为辐射瓣。果实圆卵形至长圆形，果棱钝圆，木栓质，两个心皮的侧棱通常略相连，较背棱和中棱的宽为大，分生果背部压扁；每棱槽中有油管 1 条，合生面油管 2 条；无心皮柄。

25~30 种；我国 5 种；湖北 4 种；神农架 3 种，均可供药用。

■ 分种检索表

1. 果实棱槽不显著；叶裂片宽……………………………………1. 水芹 O. javanica
1. 果实棱槽显著；叶裂片狭窄，末回裂片线形。
　2. 叶片 2 回羽状分裂……………………………………2. 线叶水芹 O. linearis
　2. 叶片 3~4 回羽状分裂……………………………………3. 多裂叶水芹 O. thomsonii

1 水芹 Oenanthe javanica (Blume) de Candolle

■ 分亚种检索表

1. 叶裂片长 2~5cm，宽 1~2cm；小总苞片线形………1a. 水芹 O. javanica subsp. javanica
1. 叶裂片长 4~5cm，宽 2~3cm；小总苞片披针形………1b. 卵叶水芹 O. javanica subsp. rosthornii

1a 水芹（原亚种）Oenanthe javanica subsp. javanica

草本。叶片三角形，一至二回羽状分裂，末回裂片卵形至菱状披针形，边缘有牙齿或圆齿状锯齿。复伞形花序；无总苞；伞幅 6~16 个；小总苞片 2~8 枚，线形；小伞形花序具花 20 余朵；萼齿线状披针形；花瓣白色，有一长而内折的小舌片。果实近于四角状椭圆形或筒状长圆形，侧棱较背棱和中棱隆起，木栓质，分果横剖面近于五边状半圆形；每棱槽内油管 1 条，合生面油管 2 条。花期 7~8 月，果期 8~9 月。

分布于神农架各地，生于海拔 900m 以下的水沟边、水塘边。常见。

全草（水芹）清热解毒，利尿，消炎，降血压。

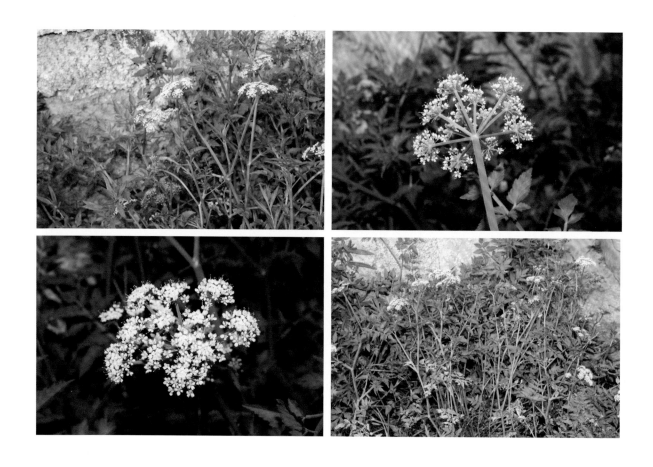

1b 卵叶水芹（亚种） *Oenanthe javanica* subsp. *rosthornii* (Diels) F. T. Pu

　　多年生草本。叶广三角形或卵形，末回裂片菱状卵形或长圆形，边缘有楔形齿和近于突尖。复伞形花序；无总苞；伞幅 10~24 个；小总苞片披针形；小伞形花序具花 30 余朵；萼齿披针形；花白色，顶端有一内折的小舌片。果实椭圆形或长圆形，侧棱较背棱和中棱隆起，木栓质；分生果每棱槽内油管 1 条，合生面油管 2 条。花期 8~9 月，果期 10~11 月。

　　分布于神农架阳日，生于海拔 500~800m 的山谷林下、沟边草丛中。少见。

　　根茎补气益血，止血。

　　本亚种具长匍匐茎，叶形也与水芹差别甚远，应作为独立的种为宜。

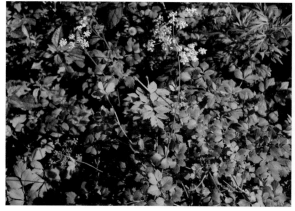

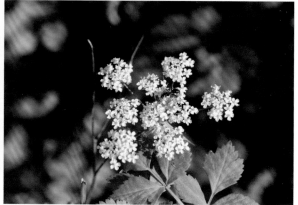

2 | 线叶水芹 Oenanthe linearis Wallich ex de Candolle

草本。叶广卵形或长三角形，二回羽状分裂，基部叶末回裂，宽片卵形；茎上部叶末回裂片线形，长 5~8mm，宽 2.5~3mm。复伞形花序；总苞片 1 枚或无，线形；伞幅 6~12 个；小总苞片少数，线形；每个小伞形花序具花 20 余朵；萼齿披针状卵形；花瓣白色。果实近四方状椭圆形或球形，侧棱较中棱和背棱隆起，背棱线形；每棱槽内油管 1 条，合生面油管 2 条。花期 6~8 月，果期 8~10 月。

分布于神农架红坪、木鱼、宋洛，生于海拔 600~1000m 的山坡阴湿林下。少见。

全草清热解毒，除湿。

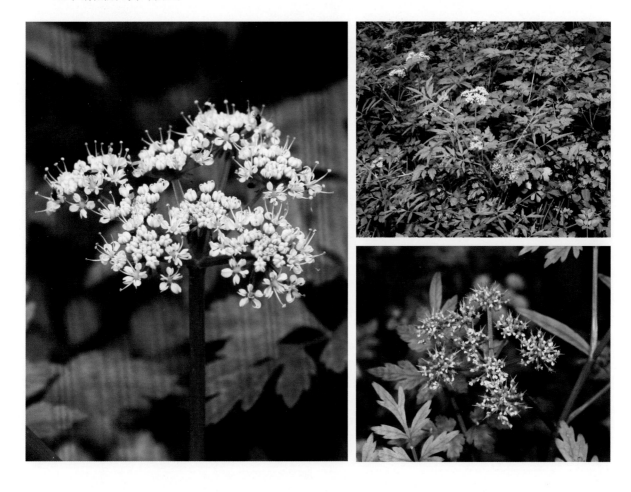

3 | 多裂叶水芹 Oenanthe thomsonii C. B. Clarke

多年生草本。茎细弱，匍匐并分枝。叶片三角形或长圆形，三至多回羽状分裂，末回裂片线形。复伞形花序；无总苞；伞幅 4~8 个；小总苞片线形；小伞形花序具花 10 余朵；萼齿卵形；花瓣白色，有一长而内折的小舌片。幼果近圆球形。花期 7~8 月，果期 8~10 月。

分布于神农架红坪、木鱼、宋洛，生于海拔 600~1000m 的山坡阴湿林下。少见。

全草清热解毒，利尿。

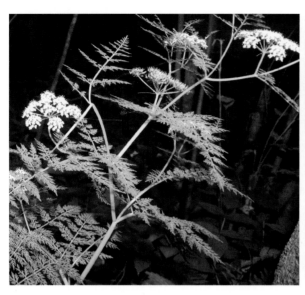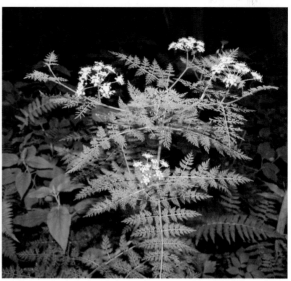

（十八）紫伞芹属 Melanosciadium H. de Boissieu

　　高大草本。茎下部叶有长柄，二回三出分裂。复伞形花序无总苞；伞幅短；小总苞片线形；无萼齿，或萼齿极细小；花瓣呈兜状，内折的小舌片呈长方形，深紫色。果实近圆球形，两侧压扁，果棱明显；花柱基扁圆锥形，边缘微波状，紫色，花柱与花柱基近等长，向两侧弯曲，紫色；棱槽中油管 2~4 条，合生面油管 6 条。

　　1 种，神农架有分布，可供药用。

紫伞芹 Melanosciadium pimpinelloideum H. de Boissieu

　　本种特征同紫伞芹属。花、果期 7~9 月。

　　分布于神农架红坪，生于海拔 1400~1800m 的沟谷、林缘草丛中。常见。

　　根用于风湿痹痛、四肢麻木。

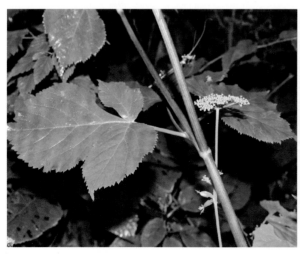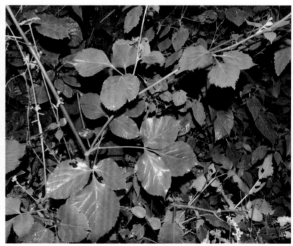

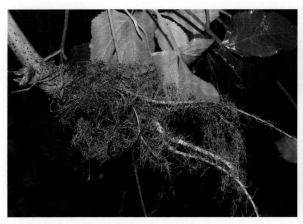
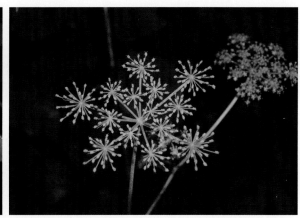

（十九）东俄芹属 Tongoloa H. Wolff

　　多年生草本。根圆锥形。叶柄下部扩大成膜质鞘；叶三出式三回羽状分裂或二至三回羽状分裂以至多裂，末回裂片狭窄。复伞形花序；总苞片和小总苞片少数，或无；花白色、红色至暗紫色；萼有齿；花瓣倒卵圆形，基部狭窄或呈爪状，顶端钝或向内微凹或有内折的小舌片；花柱基平压状，花柱短，向外反曲。双悬果卵圆形或阔卵形，基部心形，主棱 5 条，丝状；每棱槽有油管 2~3 条，合生面油管 2~4 条。

　　15 种；我国 15 种；湖北 3 种；神农架 3 种，可供药用的 1 种。

宜昌东俄芹 Tongoloa dunnii (H. de Boissieu) H. Wolff

　　草本。叶近阔三角形，二至三回羽状全裂或三出式二回羽状全裂；叶柄呈鞘状，边缘膜质。复伞形花序，无总苞片和小总苞片，伞幅 7~17 个，小伞形花序具花 10~25 朵，萼齿呈卵形或阔卵形，花瓣白色。分生果卵形至圆心形，主棱明显；果柄短而直。花期 8 月，果期 9 月。

　　分布于神农架红坪，生于海拔 2800m 的山坡草地。少见。

　　根（太白三七）止血镇痛，活血散瘀，祛风湿，强筋骨。

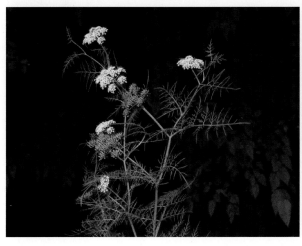
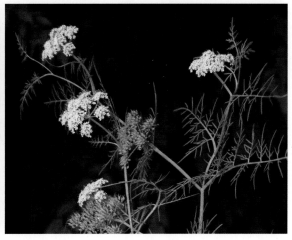

（二十）羊角芹属 Aegopodium Linnaeus

多年生草本，有匍匐状根茎。叶三出或三出式二至三回羽状分裂，末回裂片卵形或卵状披针形，边缘有锯齿或浅裂。复伞形花序顶生或侧生，伞幅略开展；无总苞片和小总苞片；萼齿细小或无；花瓣白色或淡红色，倒卵形，先端微凹，有内折的小舌片；花柱基圆锥形，花柱细长，顶端叉开，呈羊角状。果实长圆形或卵形，主棱丝状；油管无；心皮柄顶端 2 浅裂。

7 种；我国 5 种；湖北 2 种；神农架 1 种，可供药用。

巴东羊角芹 Aegopodium henryi Diels

直立草本。基生叶有长柄，柄下部具膜质叶鞘；叶阔三角形，长约 14cm，三出式二至三回羽状分裂，末回裂片披针形，边缘有不规则的锯齿；最上部的茎生叶一回羽状分裂，叶柄鞘状。复伞形花序顶生或侧生；无总苞片和小总苞片；伞幅 8~18 个；萼齿退化；花瓣白色，先端有内折的小舌片；花柱向下反折。果实长圆状卵形，主棱纤细；心皮柄顶端 2 浅裂。花、果期 6~8 月。

分布于神农架木鱼，生于海拔 2500~2700m 的山坡草丛中。少见。

全草用于头痛、目赤。

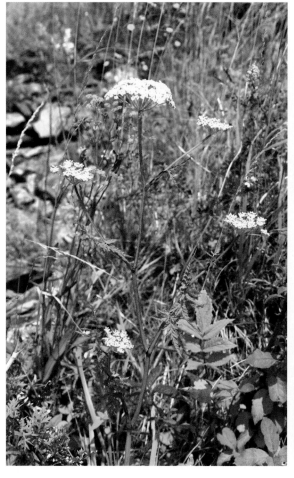
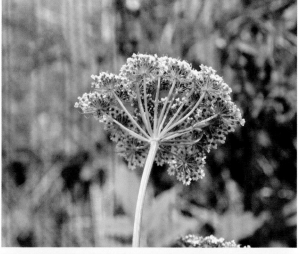
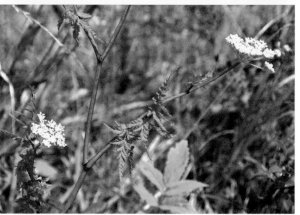

（二十一）茴芹属 Pimpinella Linnaeus

草本。基部有叶鞘，叶片不分裂、三出分裂、三出式羽状分裂或羽状分裂；茎生叶通常无柄，有叶鞘。复伞形花序；有或无总苞片及小总苞片，偶有 3 裂；伞幅近等长、不等长或极不等长；小伞形花序通常具花多数；萼齿通常不明显；花白色，稀为淡红色或紫色，有内折小舌片。果实卵形、长卵形或卵球形，基部心形，两侧压扁，有毛或无毛，果棱线形或不明显；分生果横剖面五角形或近圆形，每棱槽内油管 1~4 条，合生面油管 2~6 条。

150 种；我国 44 种；湖北 11 种；神农架 6 种，可供药用的 4 种。

■ 分种检索表

1. 果实有毛；无萼齿···1. 异叶茴芹 P. diversifolia
1. 果实无毛；萼齿明显或无。
　2. 萼齿三角形或披针形；果棱不明显··2. 锐叶茴芹 P. arguta
　2. 无萼齿；果棱明显或不明显。
　　3. 果棱明显···3. 尾尖茴芹 P. caudata
　　3. 果棱不明显···4. 菱叶茴芹 P. rhomboidea

1 异叶茴芹 Pimpinella diversifolia de Candolle

■ 分变种检索表

1. 茎直立，无匍匐茎·······································1a. 异叶茴芹 P. diversifolia var. diversifolia
1. 茎匍匐·······································1b. 走茎异叶茴芹 P. diversifolia var. stolonifera

1a 异叶茴芹（原变种）Pimpinella diversifolia var. diversifolia

草本。通常为须根。叶异形；基生叶有长柄，叶三出分裂；茎中、下部叶片三出分裂或羽状分裂；茎上部叶较小，具叶鞘，叶片羽状分裂或 3 裂。通常无总苞片；伞幅 6~15 个，稀 30 个；小总苞片 1~8 枚；小伞形花序具花 6~20 朵；无萼齿；花白色，小舌片内折，背面有毛。果实卵球形，果棱线形，每棱槽内油管 2~3 条，合生面油管 4~6 条。花期 9~10 月，果期 10~11 月。

分布于神农架各地，生于海拔 1800m 以下的山坡林下草丛中或沟边。常见。

全草用于腹泻、腹痛、毒蛇咬伤。

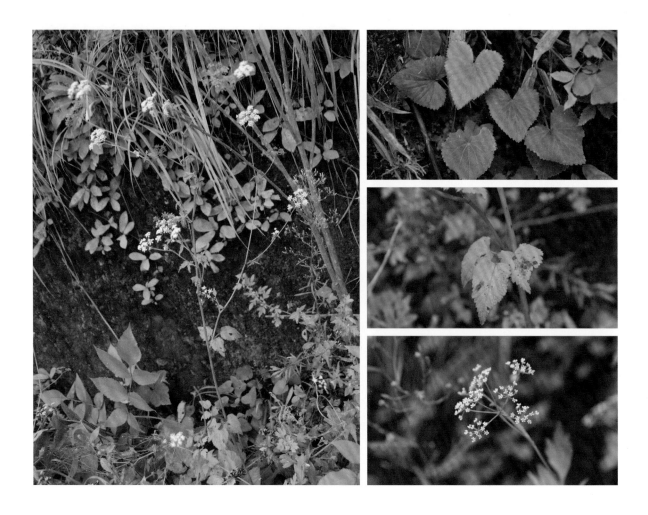

1b 走茎异叶茴芹（变种）**Pimpinella diversifolia** var. **stolonifera** Handel-Mazzetti

本变种与异叶茴芹（原变种）的区别为具长达 3~20cm 的匍匐茎。花期 9~10 月，果期 10~11 月。

分布于神农架木鱼（老君山），生于海拔 1800m 的山坡林下草丛中或沟边。少见。

全草用于腹泻、腹痛、毒蛇咬伤。

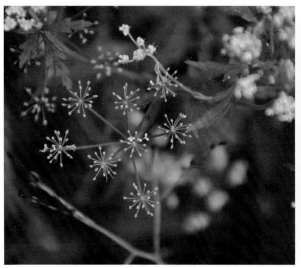

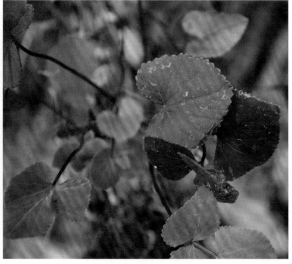

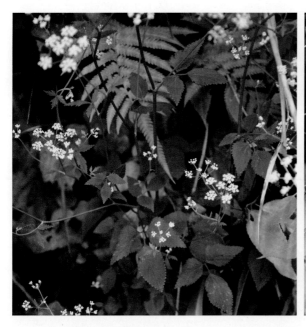
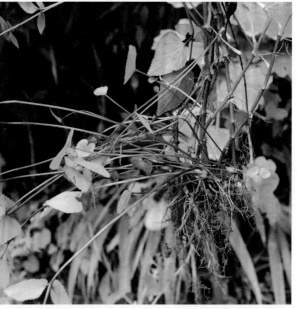

2 | 锐叶茴芹 Pimpinella arguta Diels

　　草本。叶二回三出分裂或三出式二回羽状分裂，末回裂片卵形，下表面叶脉上有毛；茎上部叶较小，无柄，叶片3裂，裂片卵状披针形或披针形。总苞片2~6枚；伞幅9~20个；小总苞片3~8枚，线形；小伞形花序具花10~25朵；萼齿三角形或披针形；花白色，有内折小舌片。果实卵形，有的仅1个分生果发育，无毛，果棱不明显；每棱槽内油管3条，合生面油管4条。花期8~9月，果期9~10月。

　　分布于神农架大九湖、木鱼、宋洛、新华，生于海拔1100~1800m的山坡沟旁。常见。

　　根清热解毒，止泻。

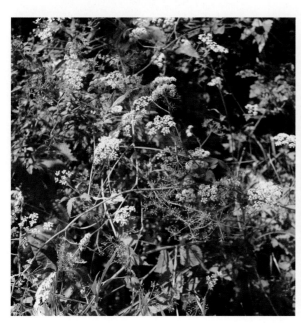
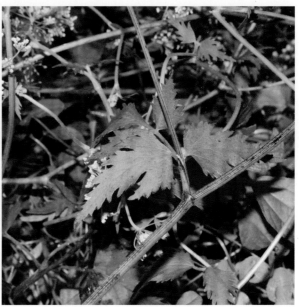

3 尾尖茴芹 Pimpinella caudata (Franchet) H. Wolff

　　多年生草本。基生叶及茎下部叶有柄，叶鞘长卵形，叶片二回三出分裂，末回裂片卵形；茎中部叶近于三出式二回羽状分裂；茎上部叶无柄，羽状分裂，裂片披针形。总苞片 2 枚，线形，或无；伞幅 10~15 个，长 2~3cm；小总苞片 1~6 枚，线形；小伞形花序具花 10~15 朵；无萼齿；花白色。果柄长不足 5mm；果实无毛；每棱槽内油管 3 条，合生面油管 6 条。花期 7 月，果期 9~10 月。

　　分布于神农架大九湖，生于海拔 1500m 以下的山坡草丛中。少见。

　　根用于风湿、跌打损伤、劳伤。

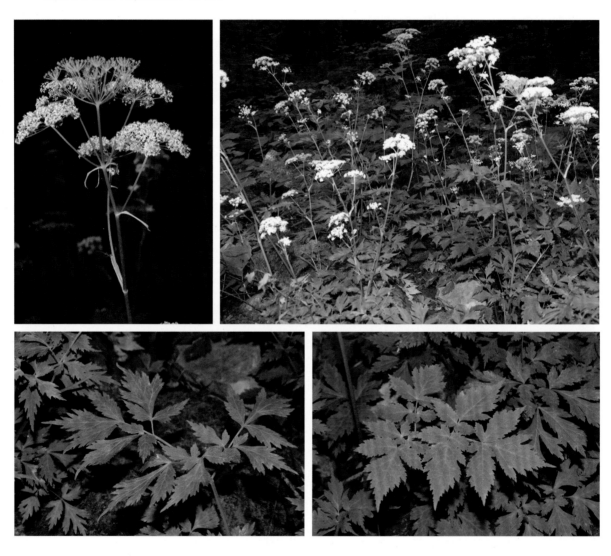

4 菱叶茴芹 Pimpinella rhomboidea Diels

　　多年生草本。基生叶少，叶二回三出分裂，两侧的裂片卵形或长卵形，中间的裂片宽卵形或菱形；茎中、下部叶向上逐渐变小；茎上部叶无柄，叶片 3 裂，沿叶脉具毛。无总苞片，或偶有 1~5 枚，线形；伞幅 10~25 个；小总苞片 2~5 枚，线形；花杂性，小伞形花序具花 15~30 朵；无萼齿；花白色。果实果棱不明显，无毛；每棱槽内油管 3 条，合生面油管 6 条；胚乳腹面微凹。花期 7~8 月，果期 9~10 月。

分布于神农架各地，生于海拔 1200~2400m 的山坡林下或沟边草丛中。常见。

根消肿止痛。

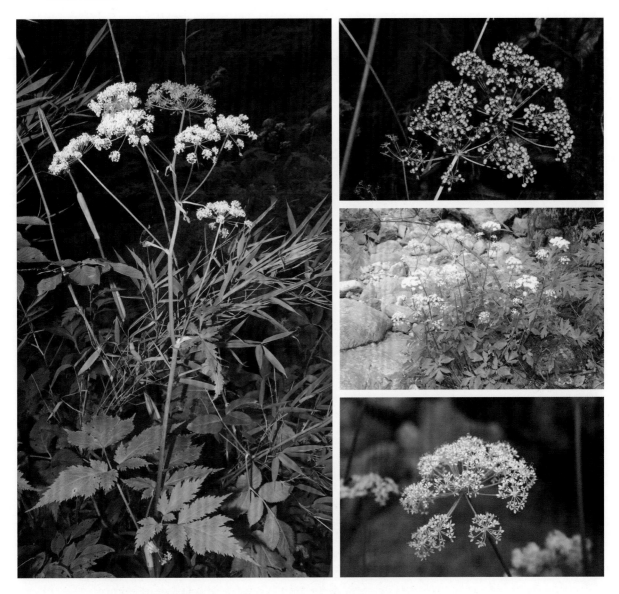

（二十二）鸭儿芹属 Cryptotaenia de Candolle

草本。叶柄下部具膜质叶鞘；叶三出式分裂，小叶片倒卵状披针形、菱状卵形或近心形，边缘有重锯齿、缺刻或不规则的浅裂。复伞形花序或呈圆锥状；总苞片和小总苞片有或无；伞幅少数，不等长；萼齿细小或不明显；花瓣白色，顶端内折；花柱基圆锥形。果实长圆形，主棱 5 条，圆钝，光滑；横剖面近圆形，每棱槽内油管 1~3 条，合生面油管 4 条。

5 种；我国 1 种；湖北 1 种；神农架 1 种，可供药用。

鸭儿芹 Cryptotaenia japonica Hasskarl

草本。基生叶或上部叶有柄；叶三角形至广卵形，通常具3枚小叶，中间小叶片呈菱状倒卵形或心形，两侧小叶片斜倒卵形至长卵形，近无柄，小叶片边缘有不规则的尖锐重锯齿。复伞形花序呈圆锥状；总苞片1枚，呈线形或钻形；伞幅2~3个，不等长；小总苞片1~3枚。小伞形花序具花2~4朵；萼齿细小；花瓣白色，顶端有内折的小舌片；花柱基圆锥形。分生果线状长圆形，合生面略收缩，每棱槽内油管1~3条，合生面油管4条。花期7~8月，果期8~9月。

分布于神农架各地，生于海拔600~1800m的山坡林缘、路旁草丛中。常见。

茎叶（鸭儿芹）消炎，解毒，活血，消肿。根发表散寒，止咳化痰。果实（鸭儿芹子）消积顺气。

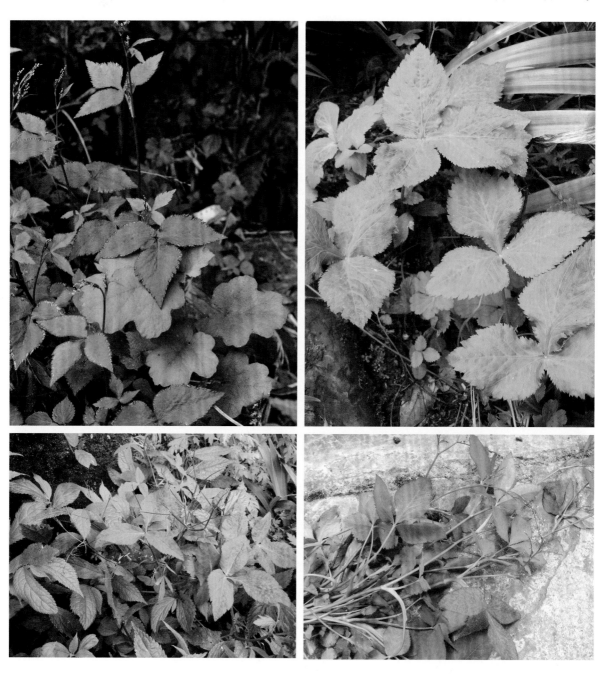

（二十三）囊瓣芹属 Pternopetalum Franchet

草本。叶片通常膜质，一至三回三出分裂或三出式羽状分裂；基生叶和茎生叶同形或异形。复伞形花序；无总苞；小总苞片 1~4 枚，呈线状披针形；伞形花序具花 2~4 朵；萼齿钻形、三角形；花瓣白色或带浅紫色，基部狭长，下端通常呈小袋状，有一内折的小舌片；花柱基圆锥形。果实圆卵形至长卵形，果棱光滑或粗糙，有的有丝状细齿；每棱槽内油管 1~3 条，合生面油管 2~6 条；心皮柄 2 裂至基部。

25 种；我国 23 种；湖北 8 种；神农架 7 种，可供药用的 4 种。

■ 分种检索表

1. 植株较高大；茎生叶和基生叶同形，一至二回三出分裂或三出式羽状分裂。
　2. 叶三出羽状分裂；萼齿钻形·······················1. 散血芹 P. botrychioides
　2. 叶一回三出分裂；萼齿大小不等·······················2. 五匹青 P. vulgare
1. 植株纤细；叶形变化大，茎生叶和基生叶通常异形，很少同形，一至二回三出或羽状分裂。
　3. 无基生叶，偶有 1 枚基生叶·······················3. 短茎囊瓣芹 P. longicaule var. humile
　3. 叶几乎全部基生·······················4. 膜蕨囊瓣 P. trichomanifolium

---

1	散血芹 Pternopetalum botrychioides (Dunn) Handel-Mazzetti

多年生草本。基生叶基部有褐色宽膜质叶鞘，叶三出羽状分裂，裂片卵形、长卵形或菱形；茎生叶通常 1 枚或 2~3 枚，与基生叶同形。复伞形花序 1~3 个；无总苞；伞幅 6~40 个；花通常 3 朵，少数 2 朵；萼齿钻形；花白色，有内折小舌片；花柱基圆锥形，花柱较花柱基长。果实广卵形，每棱槽内油管 1~2 朵。花期 4~5 月，果期 6~7 月。

分布于神农架新华，生于海拔 800m 的山坡灌丛中或沟谷阴湿处。少见。

根用于刀伤、烫伤。

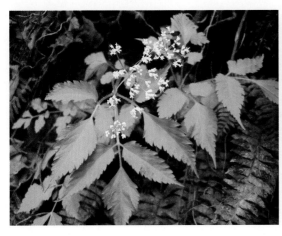
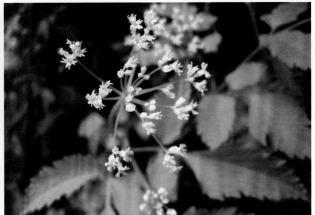

2 ┃ 五匹青 Pternopetalum vulgare (Dunn) Handel-Mazzetti

草本。基中部以上 1 枚叶片；基生叶通常 2~5 枚，基部有宽膜质叶鞘，叶片一回三出分裂，或近于二回三出分裂，沿叶脉和叶缘有粗伏毛；茎生叶和基生叶同形。复伞形花序；伞幅 15~30 个；小总苞片 1~4 枚，线状披针形；小伞形花序具花 2~5 朵；萼齿大小不等，基近等长或长于花柱基；花瓣白色至浅紫色。果棱微粗糙或有丝状细齿，每棱槽内油管 1~3 条。花期 4~5 月，果期 6~7 月。

分布于神农架阳日，生于海拔 900~1200m 的山谷林下灌丛中或沟谷阴湿处。少见。

全草泡酒用于腰痛。

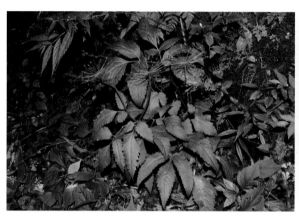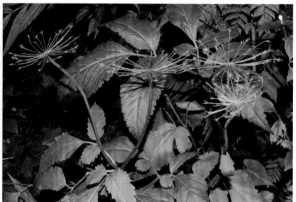

3 ┃ 短茎囊瓣芹（变种）Pternopetalum longicaule R. H. Shan var. **humile** R. H. Shan & F. T. Pu

多年生草本。偶有 1 枚基生叶，叶片阔卵形，三出分裂，裂片宽卵形或菱形；最上部茎生叶的裂片常略伸长成披针形。复伞形花序无总苞；伞幅 4~20 个，不等长，长 1~4mm；小总苞片 2~3 枚；小伞形花序具花 2~3 朵；萼齿狭窄，近于线形；花柱基短圆锥形。果实圆卵形，每棱槽内油管 1~3 条。花、果期 5~9 月。

分布于神农架各地，生于海拔 2500~2800m 的林下阴湿处。常见。

根除风祛湿，止痛。

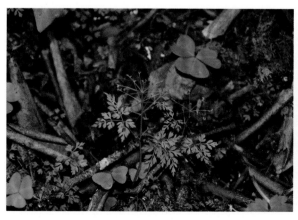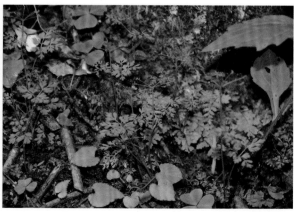

4 膜蕨囊瓣芹 **Pternopetalum trichomanifolium** (Franchet) Handel-Mazzetti

草本。茎基部微被柔毛。叶几乎全部基生，基部有深褐色阔膜质叶鞘；叶菱形，近于三出式三回至多回羽状分裂，末回裂片狭窄，宽不及 1mm。无总苞；伞幅 7~40 个；小总苞片 2~4 枚，线状披针形；小伞形花序通常具花 2~4 朵；萼齿钻形；花瓣白色，有内折的小舌片；花柱基圆锥形，花柱伸长。果实狭长卵形，仅 1 个心皮发育，每棱槽内油管 1~3 条。花、果期 4~8 月。

分布于神农架阳日，生于海拔 600m 的山地林下、沟边阴湿处。少见。

全草散寒，理气，止痛。

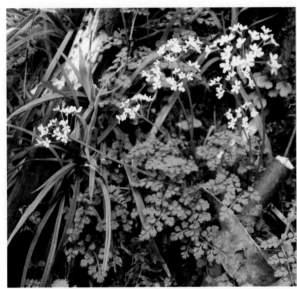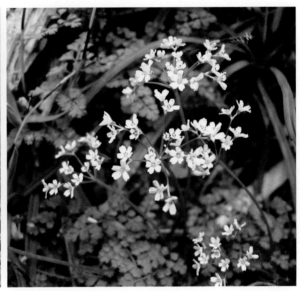

（二十四）茴香属 **Foeniculum** Miller

一年生或多年生草本，有强烈香味。茎光滑。叶多回羽状分裂，末回裂片呈线形。复伞形花序，花序顶生和侧生；无总苞片和小总苞片；伞幅多数；小伞形花序具花多数；萼齿退化或不明显；花瓣黄色，顶端有内折的小舌片；花柱基圆锥形。果实长圆形，光滑，主棱 5 条；每棱槽内油管 1 条，合生面油管 2 条；心皮柄 2 裂至基部。

1 种，神农架也有栽培，可供药用。

茴香 **Foeniculum vulgare** (Linnaeus) Miller

本种特征同茴香属。花期 5~6 月，果期 7~9 月。

原产于地中海，神农架各地均有栽培。常见。

根、果实祛风化痰，散寒，健胃，止痛。

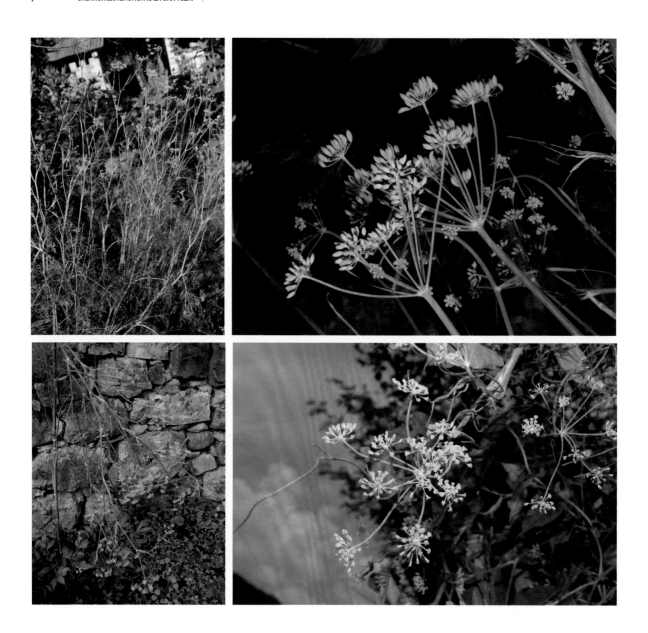

（二十五）羌活属 Notopterygium H. de Boissieu

多年生草本，有浓郁香气。叶三出式羽状复叶，叶柄基部有抱茎的膜质叶鞘，末回裂片长圆状卵形至披针形，边缘有锯齿至羽状深裂。复伞形花序；总苞片少数，线形；小总苞片线形；萼齿小，卵状三角形；花淡黄色或白色。分生果近圆形，背腹稍压扁，背棱、中棱及侧棱均扩展成翅，合生面窄缩；油管明显，每棱槽3~4条，合生面4~6条。

6种，我国特有；湖北产2种；神农架2种，均可供药用。

■ 分种检索表

1. 小叶边缘有缺刻状裂片至羽状深裂···1. 羌活 **N. incisum**
1. 小叶边缘仅有锯齿···2. 宽叶羌活 **N. franchetii**

1 | 羌活 Notoptergium incisum C. C. Ting ex H. T. Chang

　　草本。茎带紫色。叶为三出式三回羽状复叶，末回裂片长圆状卵形至披针形，边缘缺刻状浅裂至羽状深裂；茎上部叶常简化，叶鞘膜质，抱茎。复伞形花序，侧生者常不育；总苞片 3~6 枚，早落；伞幅 7~30 个；小总苞片 6~10 枚，线形；萼齿卵状三角形；花白色；花丝内弯。果背腹稍压扁，主棱扩展成翅；油管明显，每棱槽 3 条，合生面 6 条。花期 7 月，果期 8~9 月。

　　分布于神农架红坪（金丝燕垭），生于海拔 2900m 的林缘及灌丛中。

　　根止痛散寒，祛风除湿。

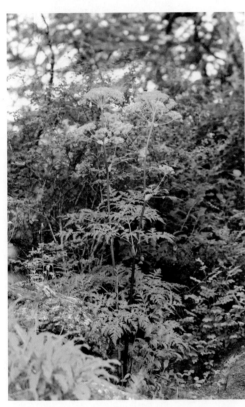
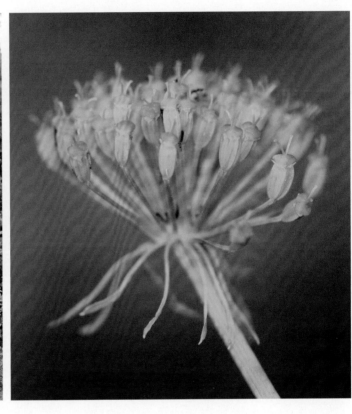

2 | 宽叶羌活 Notopterygium franchetii H. de Boissieu

　　草本。茎带紫色。叶大，三出式二至三回羽状复叶，一回羽片 2~3 对，末回裂片长圆状卵形至卵状披针形，叶缘有微毛；茎上部叶片简化，仅有 3 枚小叶，叶鞘发达。复伞形花序；总苞片 1~3 枚，线状披针形，早落；伞幅 10~20 个；小伞形花序具花多数；小总苞片 4~5 枚，线形；萼齿三角形；花瓣淡黄色；雄蕊的花丝内弯。分生果背腹稍压扁，背棱、中棱及侧棱均扩展成翅；油管明显，每棱槽 3~4 条，合生面 4 条。花期 7 月，果期 8~9 月。

　　分布于神农架红坪（红河），生于海拔 1200~2000m 的山坡林下草丛中。

　　根止痛散寒，祛风除湿。

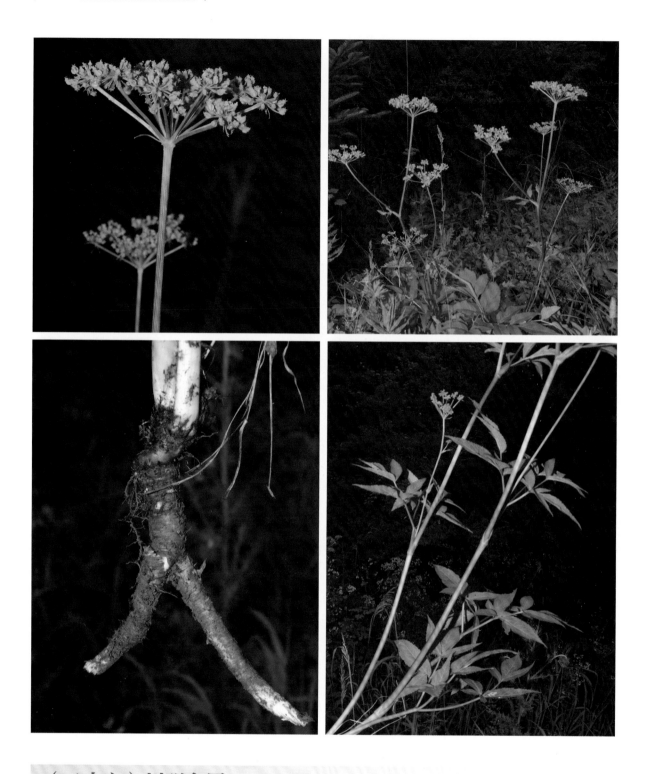

（二十六）川明参属 Chuanminshen M. L. Sheh & R. H. Shan

　　多年生草本。茎直立，多分枝。基生叶多数，叶片三出式二至三回羽状分裂。复伞形花序多分枝；无总苞和小总苞，或偶有1~3枚，早落；伞幅4~8个，不等长；花瓣紫色；花柱长，约为花柱基的2倍以上，向下弯曲，花柱基圆锥形；萼齿显著，狭长三角形或线形。果实长椭圆形，背腹压扁，背棱和中棱线形突起，侧棱稍宽，增厚；每棱槽内油管2~3条，合生面油管4~6条。

　　1种，我国特有，神农架亦有分布，可供药用。

川明参 Chuanminshen violaceum M. L. Shen & R. H. Shan

本种特征同川明参属。花期 3~4 月，果期 4~5 月。

分布于神农架木鱼至兴山一带，生于海拔 2000m 的溪边林下。

根利肺，和胃，化痰，解毒。

本种原始描述有误，其叶冬季长出，花期时叶开始枯萎，至果期时完全无叶。花瓣白色。

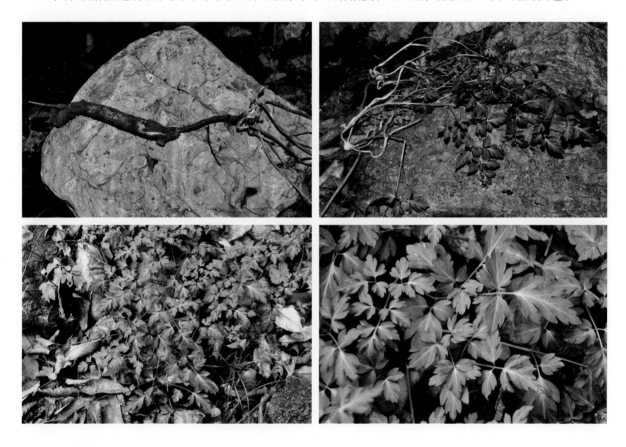

（二十七）蛇床属 Cnidium Cusson

一年生至多年生草本。叶通常为二至三回羽状复叶，稀为一回羽状复叶，末回裂片线形、披针形至倒卵形。复伞形花序顶生或侧生；总苞片线形至披针形；小总苞片线形、长卵形至倒卵形，常具膜质边缘；花白色，稀带粉红色；萼齿不明显；花柱 2 个，向下反曲。果实卵形至长圆形，果棱翅状，常木栓化；分生果横剖面近五角形，每棱槽内油管 1 条，合生面油管 2 条。

6 种；我国 5 种；湖北 2 种；神农架 1 种，可供药用。

蛇床 Cnidium monnieri (Linnaeus) Cusson

草本，表面具深条棱。下部叶具短柄，上部叶柄全部呈鞘状；叶卵形至三角状卵形，二至三回三出式羽状全裂,羽片卵形至卵状披针形,末回裂片线形至线状披针形。复伞形花序;总苞片6~10枚,线形至线状披针形,具细睫毛;伞幅8~20个,不等长;小总苞片多数,线形,边缘具细睫毛;小伞形花序具花15~20朵;花瓣白色,先端具内折小舌片;花柱向下反曲。果长圆状,横剖面近五角形,主棱5条,均扩大成翅;每棱槽内油管1条,合生面油管2条。花期7月,果期8~9月。

分布于神农架新华与兴山交界处,生于海拔200m的溪边河漫滩中。少见。

根、果实(蛇床子)燥湿,杀虫止痒,壮阳。

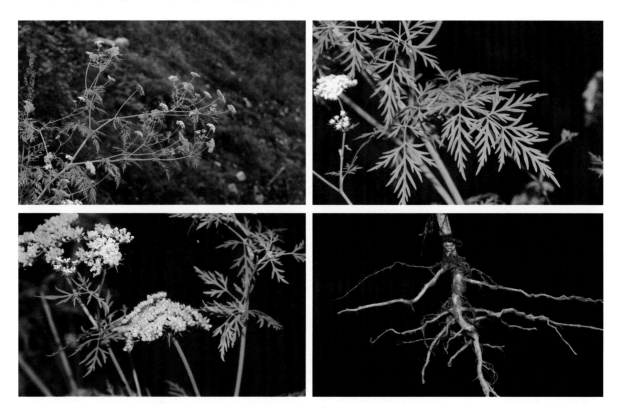

(二十八) 当归属 Angelica Linnaeus

大型草本。茎常中空。叶柄基部常膨大成囊状叶鞘,叶三出羽状分裂或羽状多裂,或羽状复叶。复伞形花序,多具总苞片和小总苞片;花白色或紫色。果背腹压扁,背棱及主棱多条,突起,侧棱有阔翅;分果横剖面半月形,每棱槽内油管1至多条,合生面2至数条。

约90种;我国45种;湖北10种;神农架7种,均可供药用。

■ 分种检索表

1. 茎顶部叶鞘为囊状或阔兜状。

  2. 花有萼齿···7. 紫花前胡 A. decursiva

  2. 花无萼齿。

    3. 小总苞片阔披针形···3. 重齿当归 A. biserrata

    3. 小总苞片线状披针形···1. 白芷 A. dahurica

1. 茎顶部叶鞘非囊状或阔兜状。
　4. 花有萼齿。
　　5. 叶轴及小叶柄膝曲或反卷·······································4. 拐芹 **A. polymorpha**
　　5. 叶轴及小叶柄不膝曲或反卷·······························5. 当归 **A. sinensis**
　4. 花无萼齿。
　　6. 花有小总苞片 6~10 枚·······································6. 疏叶当归 **A. laxifoliata**
　　6. 花无小总苞片···2. 大叶当归 **A. megaphylla**

1 白芷 Angelica dahurica (Fischer ex Hoffmann) Bentham & J. D. Hooker ex Franchet & Savatier

　　草本。基生叶一回羽状分裂，叶柄下部有抱茎叶鞘；茎上部叶二至三回羽状分裂，叶片卵形至三角形，末回裂片长圆形、卵形或线状披针形，沿叶轴下延成翅状。复伞形花序，花序下方有膨大的囊状叶鞘，花序有短糙毛；伞幅 18~40 个；总苞片通常缺；小总苞片 5~10 枚，线状披针形；花白色；无萼齿；花瓣顶端内曲成凹头状。果实背棱扁，较棱槽宽，侧棱翅状；棱槽中有油管 1 条，合生面油管 2 条。花期 7~8 月，果期 9~10 月。

　　原产于我国，神农架亦有栽培。少见。

　　根发表，祛风除湿。

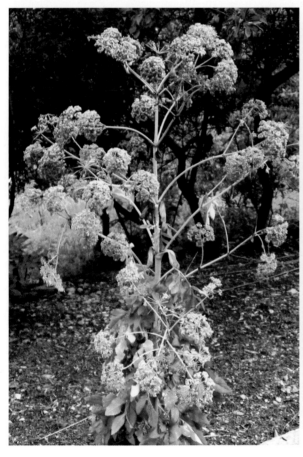 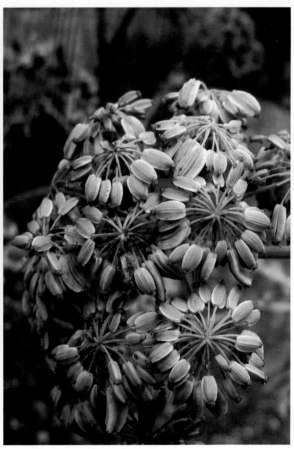

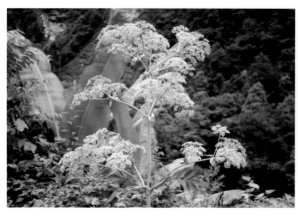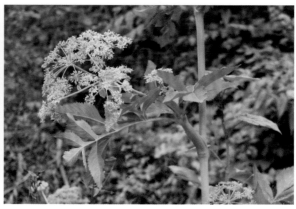

| 2 | **大叶当归** Angelica megaphylla Diels |

草本。茎带紫色，有细沟纹。叶三角状卵形，二回三出羽状分裂，羽片1~3对，末回裂片长圆形至长椭圆形，常有不规则2裂，边缘有近镰刀状的尖锯齿，沿叶脉有稀疏的短刚毛；茎顶部叶简化成具3枚小叶膨大的叶鞘。复伞形花序，密生褐色短刚毛；伞幅20~40个；无萼齿；花瓣白色；花柱基盘状。果实顶端和基部均内凹，背棱和中棱线形，侧棱翅状，宽于果体；棱槽内有油管1条，合生面油管2条。花期7~9月，果期8~10月。

分布于神农架下谷、板桥，生于海拔800~1200m的山坡。常见。

根（大叶独活）祛风胜湿，散寒止痛。

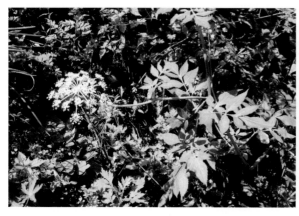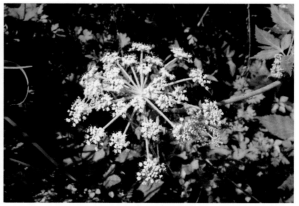

| 3 | **重齿当归** Angelica biserrata (R. H. Shan & C. Q. Yuan) C. Q. Yuan & R. H. Shan |

草本，有短糙毛。叶二回三出式羽状全裂；茎生叶基部膨大成半抱茎膜质叶鞘，下表面无毛或稍被短柔毛，边缘有尖锯齿或重锯齿，顶生的末回裂片多3深裂，基部常沿叶轴下延成翅状，两面沿叶脉及边缘有短柔毛。复伞形花序，伞幅10~25个，伞形花序具花17~30朵；小总苞片5~10枚；花白色；无萼齿；花瓣顶端内凹。果实椭圆形，侧翅与果体等宽或略狭，背棱线形，隆起；棱槽内油管1~3条，合生面油管2~4条，稀6条。花期7~8月，果期9~10月。

分布于神农架各地，生于海拔 900~2000m 的山谷沟边或草丛中。常见。

根（独活）用于风寒湿痹、腰膝酸痛、头痛、齿痛、痈疡等。

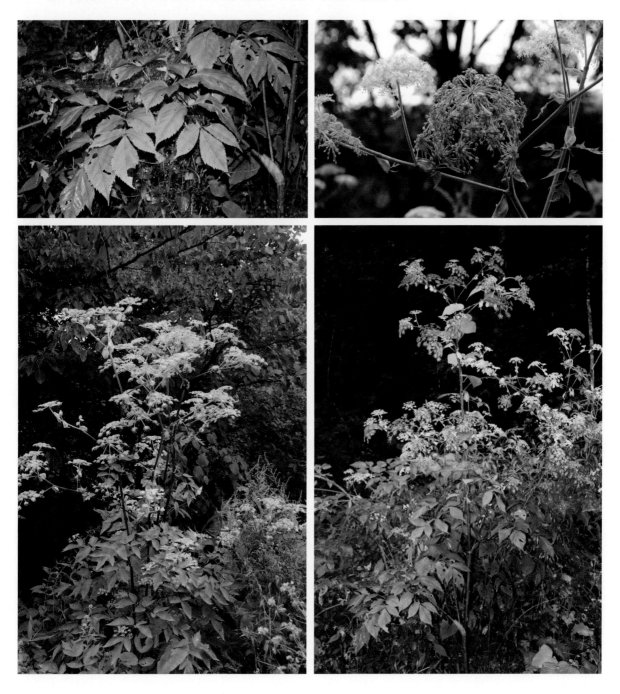

4 | **拐芹** 白根独活
Angelica polymorpha Maximowicz

　草本。茎节处常为紫色。叶二至三回三出式羽状分裂，叶卵形至三角状卵形；茎上部叶简化为略膨大的叶鞘，末回裂片有短柄或近无柄，卵形或菱状长圆形，3 裂，两侧裂片多为不等的 2 深裂，边缘有粗锯齿或缺刻状深裂，脉疏被短糙毛。复伞形花序，密生短糙毛；伞幅 11~20 个；总苞片 1~3 枚，或无；小苞片 7~10 枚，紫色，有缘毛；萼退化；花瓣白色。果实基部凹入，背棱短翅状，侧棱膨大成膜质的翅；每棱槽内油管 1 条，合生面油管 2 条，油管狭细。花期 7~8 月，果期 8~10 月。

分布于神农架各地，生于海拔 1000~2400m 的山地林下或沟边湿地。常见。

根补血调经，润燥滑肠，止痛。

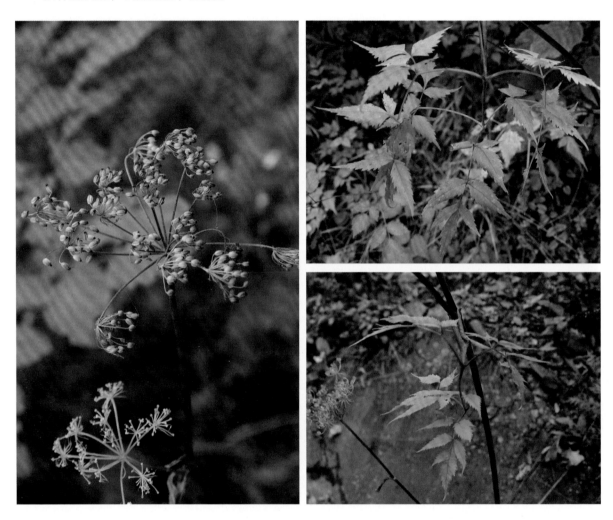

5　当归 Angelica sinensis (Oliver) Diels

草本。叶三出式二至三回羽状分裂，叶柄基部膨大成管状的薄膜质鞘，叶卵形，小叶片 3 对，末回裂片卵形或卵状披针形，2~3 浅裂，边缘有缺刻状锯齿；茎上部叶简化成囊状的鞘或羽状分裂。复伞形花序；伞辐 9~30 个；总苞片 2 枚，线形，或无；小总苞片 2~4 枚，线形；花白色；萼齿 5 枚；花瓣内折。果实椭圆形至卵形，侧棱成宽而薄的翅。花期 7~9 月，果期 8~10 月。

原产于我国华中地区，神农架各地均有栽培。

根（当归）补血，和血，调经止痛，润肠滑肠。

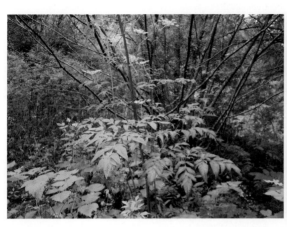
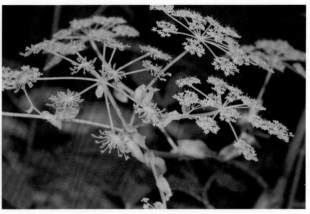

6 | 疏叶当归 Angelica laxifoliata Diels

　　草本。茎绿色或带紫色。叶为二回三出式羽状分裂，有排列较疏远的小叶片 3~4 对，小叶裂片披针形至卵状披针形，叶鞘半抱茎；茎顶端叶简化成长管状的膜质鞘，无毛，或脉上有时有微毛。复伞形花序；伞幅 30~50 个；总苞片 3~9 枚，带紫色；小总苞片 6~10 枚，有缘毛；无萼齿；花瓣白色，顶端内折，花柱基略凸出。果实黄白色，边缘常带紫色或紫红色，背棱和中棱线形，稍隆起，侧棱翅状；棱槽内有油管 1 条，合生面油管 2 条。花期 7~8 月，果期 9~10 月。

　　分布于神农架木鱼、下谷、阳日，生于海拔 1600~2800m 的山坡林缘。常见。

　　根（野独活）祛风胜湿，散寒止痛。

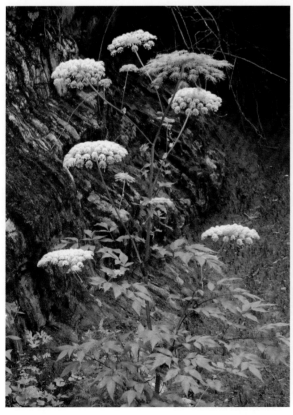
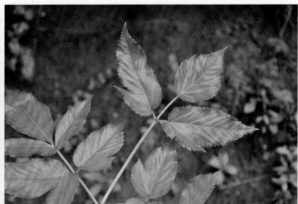
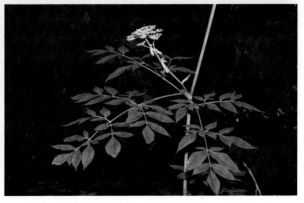

7 紫花前胡 *Angelica decursiva* (Miquel) Franchet & Savatier

　　草本。茎紫色。叶基部膨大成圆形的紫色叶鞘，叶三角形至卵圆形，三全裂或一至二回羽状分裂，末回裂片卵形或长圆状披针形，脉上有短糙毛，上表面脉上有短糙毛；茎上部叶简化成囊状膨大的紫色叶鞘。复伞形花序；伞幅 10~22 个；总苞片 1~3 枚，阔鞘状；小总苞片 3~8 枚，线形至披针形；伞幅及花柄有毛；花深紫色；萼齿明显。果实背棱线形隆起，尖锐，侧棱有较厚的狭翅，与果体近等宽；棱槽内有油管 1~3 条，合生面油管 4~6 条。花期 7~8 月，果期 9~11 月。

　　分布于神农架各地，生于海拔 800m 的山坡林下。常见。

　　根（前胡）解热，镇咳，祛痰。

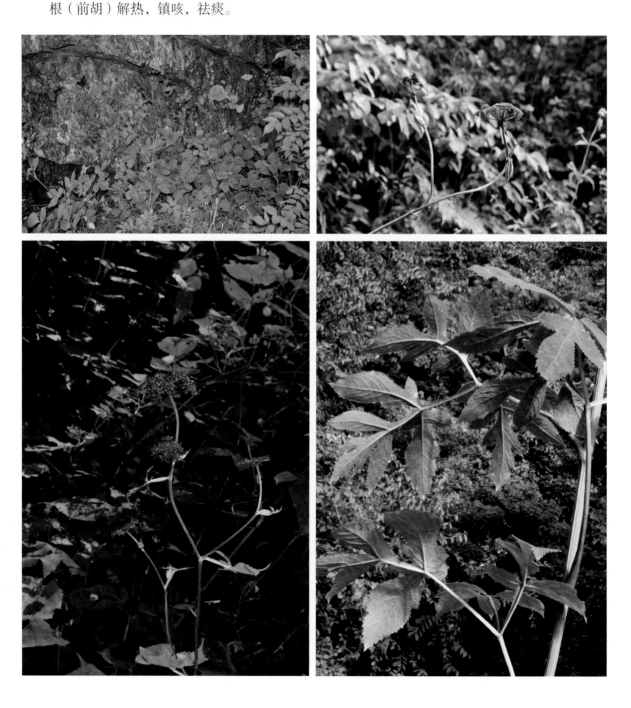

（二十九）前胡属 Peucedanum Linnaeus

多年生草本。茎有细纵条纹。叶基部有叶鞘，茎生叶叶鞘稍膨大。复伞形花序；伞幅多数或少数；总苞片多数或缺；小总苞片多数；花瓣顶端微凹，有内折的小舌片，白色，少为粉红色和深紫色；萼齿短或不明显；花柱基短圆锥形。果实椭圆形或近圆形，背部压扁，光滑或有毛，中棱和背棱丝线形稍突起，侧棱扩展成较厚的窄翅，合生面紧紧锁合，不易分离；棱槽内油管1至数条，合生面油管2条至多条。

100~200种；我国40种；湖北7种；神农架3种，均可供药用。

■ 分种检索表

1. 萼齿显著，形状各式。
  2. 叶三出式二至三回分裂或二回羽状分裂；花瓣白色……………………1. 华中前胡 P. medicum
  2. 叶三出式三回分裂；花淡黄色至黄绿色……………………………………2. 鄂西前胡 P. henryi
1. 萼齿无或细小不明显；叶三出式二至三回分裂……………………………3. 前胡 P. praeruptorum

1 | 华中前胡 Peucedanum medicum Dunn

草本。根茎有明显环状叶痕。叶片广三角状卵形，二至三回三出式分裂或二回羽状分裂，第一回羽片3全裂，两侧的裂片斜卵形，中间裂片卵状菱形，3浅裂或深裂，边缘具粗大锯齿，主脉上有短毛。伞形花序大；伞幅15~30个或更多；总苞大，早落；小总苞片多数，线状披针形；小伞形花序具花10~30朵；伞幅及花柄均有短柔毛；花瓣白色。果实椭圆形，背部压扁，中棱和背棱线形突起，侧棱呈狭翅状，每棱槽内油管3条，合生面油管8~10条。花期7~8月，果期9~10月。

分布于神农架木鱼、松柏，生于海拔600m的山坡疏林下或岩石上。常见。

根清风散热，降气化痰。

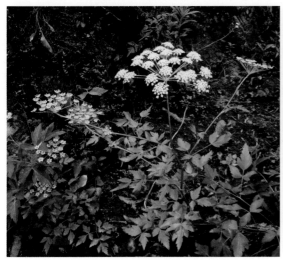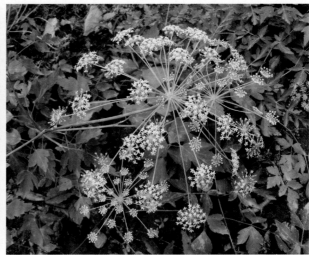

2 | 鄂西前胡 Peucedanum henryi H. Wolff

　　草本。茎略呈空管状。叶三出式三回分裂，小叶楔状倒卵形或卵形，无柄或具短柄，近于深裂。
伞形花序很少；花序梗和伞幅等长；无总苞片和小总苞片；伞幅 5~6 个；小伞形花序具花近 20 朵；
萼齿显著，细小；花淡黄色至黄绿色；花柱基非常发达，圆锥形。果实椭圆形，背部十分压扁，分
生果有时弯曲，略呈肾形，背棱线形，侧棱极狭窄；棱槽内油管 3~4 条，合生面油管 4 条。花期 7~8 月，
果期 9~11 月。

　　分布于神农架各地，生于海拔 1500m 以下的山坡草地。常见。

　　根清热，祛痰。

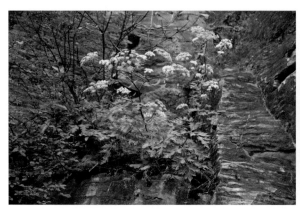
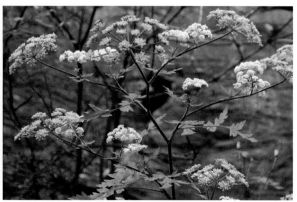

3 | 前胡 Peucedanum praeruptorum Dunn

　　草本。基生叶具长柄，叶宽卵形或三角状卵形，三出式二至三回分裂，末回裂片菱状倒卵形，
边缘具不整齐的 3~4 枚粗锯齿或圆锯齿；茎下部叶具短柄，叶片形状与茎生叶相似；茎上部叶三出
分裂，裂片狭窄。复伞形花序；总苞片无或 1 片至数片，线形；伞幅 6~15 枚，内侧有短毛；小总
苞片 8~12 枚；小伞形花序有花 15~20 朵；花白色；萼齿不显著。果实背部压扁，有稀疏短毛，背
棱线形，侧棱呈翅状；棱槽内油管 3~5 条，合生面油管 6~10 条。花期 8~9 月，果期 9~10 月。

　　分布于神农架木鱼（老君山），生于海拔 2000m 的山坡林缘或路旁。少见。

　　根解热，祛痰。

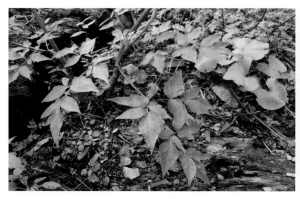
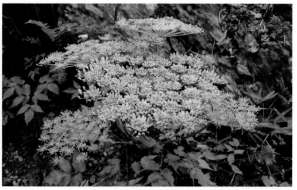

（三十）独活属 Heracleum Linnaeus

多年生草本。叶片三出式或羽状多裂，边缘有锯齿至不同程度的半裂和分裂；叶柄有宽展的叶鞘。复伞形花序；总苞片少数或无；小总苞数片；伞幅多数；花白色、黄色或淡红色；萼齿细小或不显；花瓣先端凹陷，有窄狭的内折小舌片。果实背部扁平，背棱和中棱丝线状，侧棱通常有翅；每棱槽内有油管 1 条，合生面具油管 2~4 条；心皮柄 2 裂，几乎裂达基部。

70 种；我国 29 种；湖北 7 种；神农架 6 种，均可供药用。

■ 分种检索表

1. 分生果油管棒状，宽度一致 ···1. 白亮独活 H. candicans
1. 分生果油管上部狭窄，向下逐渐为棒状。
　2. 叶片一至二回羽状或三出式羽状分裂。
　　3. 叶片一至二回羽状分裂。
　　　4. 无总苞，萼齿三角形或细小 ·······················2. 尖叶独活 H. franchetii
　　　4. 总苞少数，萼齿三角形或细小 ·······················5. 独活 H. hemsleyanum
　　3. 叶片三出式羽状分裂 ·····························6. 短毛独活 H. moellendorffii
　2. 叶片二回至多回羽状分裂或深裂。
　　5. 叶片二回羽状分裂或深裂 ·························3. 平截独活 H. vicinum
　　5. 叶片二至三回羽状分裂或深裂 ·············4. 永宁独活 H. yungningense

---

1 白亮独活 Heracleum candicans Wallich ex de Candolle

多年生草本。植物体被有白色柔毛或绒毛。叶宽卵形或长椭圆形，羽状分裂，密被灰白色软毛或绒毛；茎上部叶有宽展的叶鞘。复伞形花序；总苞片 1~3 枚，线形；伞幅 17~23 个；小总苞片少数，线形；每个小伞形花序具花约 25 朵，花白色；花瓣二型；萼齿线形细小。果实倒卵形，背部极扁平；分生果的棱槽中各具 1 条油管，合生面油管 2 条；胚乳腹面平直。花期 7~8 月，果期 9~10 月。

分布于神农架木鱼，生于海拔 1200~2500m 的山坡林下或草丛中。少见。

根活血调经，祛风止痒。

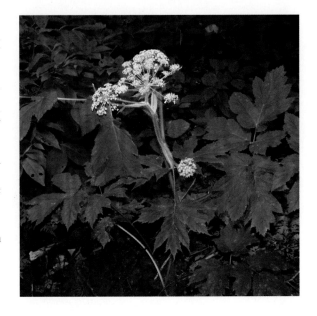

2 尖叶独活 Heracleum franchetii M. Hiroe

多年生草本。根圆锥形，粗壮，棕褐色。叶片轮廓三角形或阔卵状三角形，3 裂或羽状分裂，裂片长卵形或披针形，先端渐尖，边缘具卵圆齿，基部截形或心形；茎上部叶裂片较小，具宽展叶鞘。复伞形花序顶生或侧生；无总苞；伞幅 12~22 个；小总苞数枚，线形；花白色；萼齿三角形。果实倒卵形，扁平，背部每棱槽具油管 1 条。花期 6~8 月，果期 8~9 月。

分布于神农架大九湖、红坪、木鱼、宋洛，生于海拔 1100~2200m 的山坡或沟谷边。少见。

根祛风胜湿，散寒止痛。

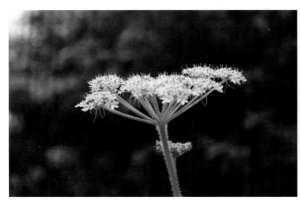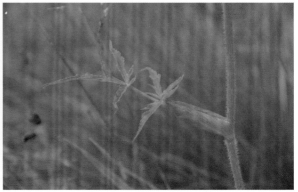

3 平截独活 Heracleum vicinum H. de Boissieu

草本。基生叶有长叶柄，基部具宽展的叶鞘，抱茎，叶片轮廓椭圆形，二回羽状分裂，两面均被有毛；茎中部叶基部有宽展叶鞘，顶端小叶近楔形；茎上部叶渐简化，叶柄基部呈宽鞘状。复伞形花序；无总苞；伞幅 15~20 个，被有粗糙毛；小总苞片线形，少数；小伞形花序具花 20 余朵；萼齿三角形；花瓣白色，二型；子房有毛。果实的每条棱槽中具油管 1 条，合生面油管 2 条。花期 7~8 月，果期 9~11 月。

分布于神农架下谷，生于海拔 2600m 的山坡林下、沟边。少见。

根祛风胜湿，止痛。

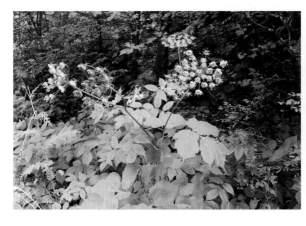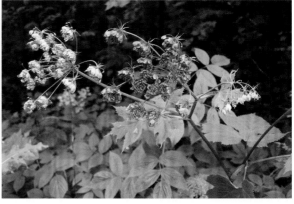

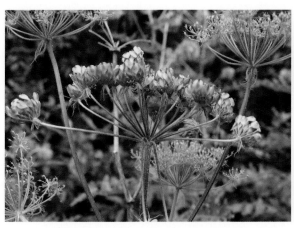 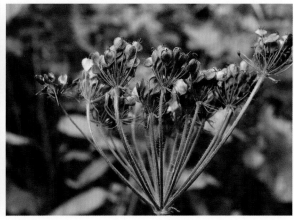

4 永宁独活 **Heracleum yungningense** Handel-Mazzetti

　　草本。茎表面有稀疏粗毛。叶长椭圆形，二至三回羽状分裂，长 15~20cm，宽 6~8cm，有粗毛。复伞形花序，被白色粗毛；总苞片少数，线形；伞幅 17~30 个；小总苞片少数，线形；每小伞形花序具花 25~30 朵；萼齿三角形；花瓣白色，二型。果实背部每棱槽中有油管 1 条，棒状，合生面有油管 2 条。花、果期 9~10 月。

　　分布于神农架大九湖，生于海拔 1800m 的山坡林下。少见。

　　根祛风胜湿，散寒止痛。

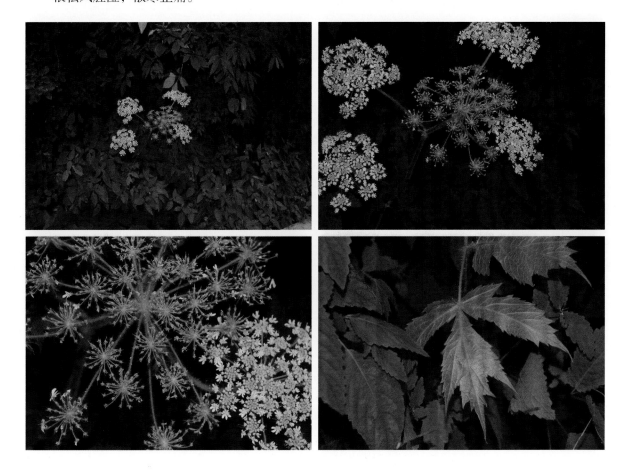

5 独活 Heracleum hemsleyanum Diels

草本。茎下部叶一至二回羽状分裂，具 3~5 枚裂片，被稀疏的刺毛，尤以叶脉处为多；茎上部叶卵形，3 浅裂至 3 深裂。复伞形花序；总苞少数，长披针形；伞幅 16~18 个，有稀疏的柔毛；小总苞片 5~8 枚，线状披针形，被有柔毛；每小伞形花序具花约 20 朵；萼齿不显；花瓣白色，二型。果实近圆形，背棱和中棱丝线状，侧棱有翅；背部每棱槽中有油管 1 条，棒状，合生面有油管 2 条。花期 7~8 月，果期 9~10 月。

分布于神农架下谷、新华、阳日，生于海拔 700~2400m 的山坡或沟边。常见。

根（毛独活）祛风胜湿，散寒止痛。

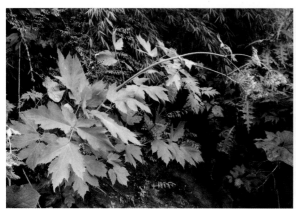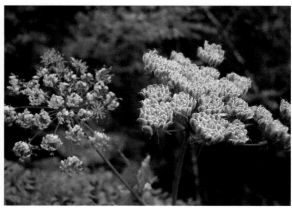

6 短毛独活 Heracleum moellendorffii Hance

草本。叶片轮廓广卵形，薄膜质，三出式分裂；茎上部叶有显著宽展的叶鞘。复伞形花序；总苞片少数，线状披针形；伞幅 12~30 个；小总苞片 5~10 枚，披针形；萼齿不显著；花瓣白色，二型；花柱叉开。分生果背部扁平，有稀疏的柔毛或近光滑，背棱和中棱线状突起，侧棱宽阔；每棱槽内有油管 1 条，合生面有油管 2 条，棒形。花期 7~8 月，果期 8~9 月。

分布于神农架木鱼、下谷、新华，生于海拔 1200~2500m 的山坡林下、草丛中。常见。

根祛风胜湿，散寒止痛。

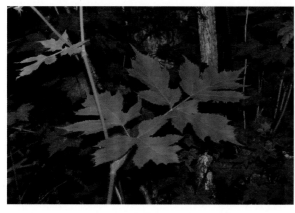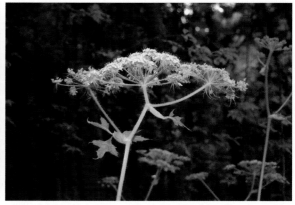

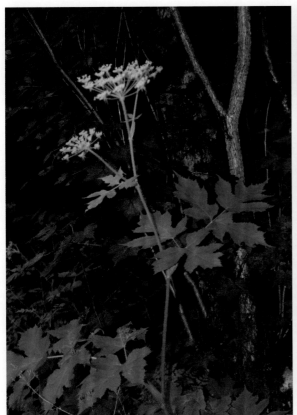
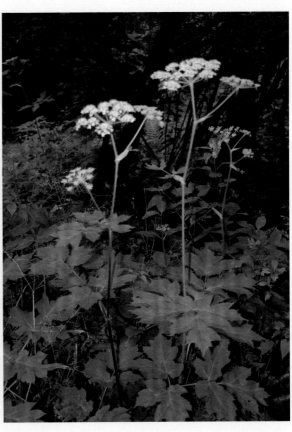

山茱萸科 Cornaceae

乔木或灌木。单叶，对生，稀互生或轮生。花两性或单性；聚伞花序、圆锥花序、伞房或伞形花序，顶生；花 4~5 基数或缺；花盘肉质；雄蕊与花瓣同数互生，雄蕊与花瓣着生于花盘的基部；子房下位，1~4 室，每室含胚珠 1 枚，花柱单一。浆果状核果。

1 属，55 种；我国 1 属，25 种；湖北 1 属，20 种；神农架 1 属，17 种，可供药用的 10 种。

山茱萸属 Cornus Linnaeus

本属特征同山茱萸科。

约 55 种；我国 25 种；湖北 20 种；神农架 14 种，可供药用的 10 种。

分种检索表

1. 头状花序，被大的花瓣状苞片 4 枚；聚合果。
  2. 叶纸质，卵形或卵状椭圆形·····································1. 四照花 C. kousa subsp. chinensis
  2. 叶薄革质，椭圆形、椭圆状卵形或披针形·····························2. 尖叶四照花 C. elliptica
1. 伞形花序、圆锥状或伞房状聚伞花序，苞片不艳丽；每个花序果实分离。
  3. 花序伞形；果长圆形，红色或黑红色。
    4. 合轴分枝，花序顶生，花序梗长 2~3mm·····················3. 山茱萸 C. officinalis
    4. 单轴分枝，花序侧生，花序梗长 5~12mm·················4. 川鄂山茱萸 C. chinensis
  3. 圆锥状或伞房状聚伞花序；果球形或卵形，白色、蓝色或黑色。
    5. 叶互生；果核先端明显凹陷·······························5. 灯台树 C. controversa
    5. 叶对生或近对生。
      6. 花柱圆柱形而非棍棒状。
        7. 叶革质，柱头近于头形·························6. 长圆叶梾木 C. oblonga
        7. 叶纸质，柱头头状或盘状·······················10. 红椋子 C. hemsleyi
      6. 花柱棍棒状。
        8. 叶大，叶下表面具乳头状突起·····················7. 梾木 C. macrophylla
        8. 叶较小，叶下表面无乳头状突起。
          9. 灌木，叶侧脉 2~3 对·····················8. 小梾木 C. quinquenervis
          9. 乔木，叶侧脉 4~5 对·····················9. 毛梾 C. walteri

1 四照花（亚种）**Cornus kousa** Bürger ex Hance subsp. **chinensis** (Osborn) Q. Y. Xiang

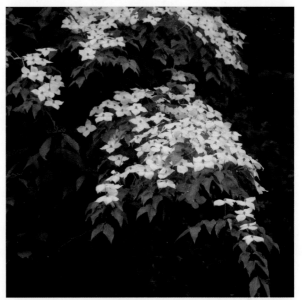

小乔木。叶对生，卵形或卵状椭圆形，先端渐尖，基部宽楔形或圆形，全缘或边缘有明显的细齿，上表面疏生白色细伏毛，下表面粉绿色，被白色贴生短柔毛，脉腋具黄色的绢状毛，中脉在上表面明显，下表面凸出。头状花序，由 40~50 朵花组成；总苞片 4 枚，白色；花小；花萼内侧有一圈褐色短柔毛；花盘垫状；子房下位。果序球形，成熟时红色。花期 5~7 月，果期 9~10 月。

分布于神农架各地，生于海拔 1200~2200m 的山坡或山脊灌丛中。常见。

果实（四照花子）消食导滞，除胀。

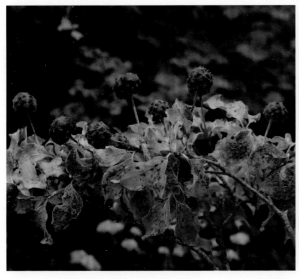

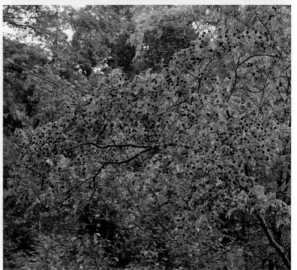

2 尖叶四照花 **Cornus elliptica** (Pojarkova) Q. Y. Xiang & Boufford

常绿小乔木。幼枝被白色贴生短柔毛。叶薄革质，椭圆形、卵状椭圆形或披针形，先端渐尖或尾尖，基部楔形或宽楔形，上表面微生细伏毛，下表面灰绿色，密被贴生白色短柔毛，侧脉每边 3~4 条，在两面均稍凸起。总苞片长卵形至倒卵形，初时淡黄色；花淡黄色。果序球形，熟时红色。花期 6~7 月，果期 10~11 月。

分布于神农架下谷、阳日，生于海拔 400~700m 的山坡林中。

果实（四照花子）消食导滞，除胀。

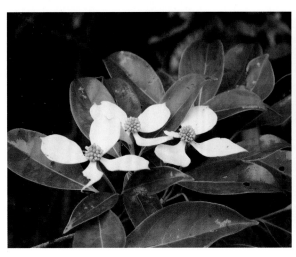
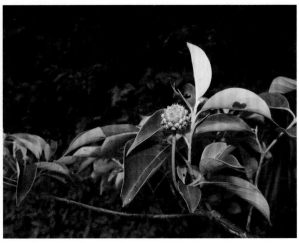

3 山茱萸 **Cornus officinalis** Siebold & Zuccarini

乔木或灌木。叶对生，卵状披针形或卵状椭圆形，先端渐尖，基部宽楔形或近于圆形，全缘，上表面无毛，下表面稀被白色贴生短柔毛，脉腋密生淡褐色丛毛。伞形花序；花小，先叶开放；花萼裂片4枚；花瓣4片，黄色，向外反卷；雄蕊4枚，与花瓣互生；子房下位，花托倒卵形，密被贴生疏柔毛；花梗密被疏柔毛。核果，红色至紫红色；核骨质，狭椭圆形，有几条不整齐的肋纹。花期3~4月，果期9~10月。

原产于我国华北，神农架有栽培。

果肉（枣皮）补益肝肾，收涩固脱。

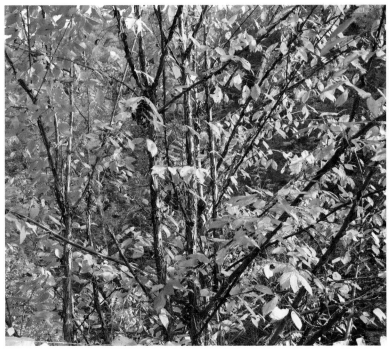
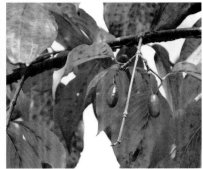
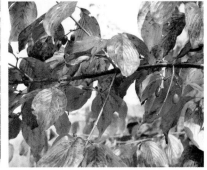

4 川鄂山茱萸 Cornus chinensis Wangerin

乔木。枝对生；幼枝紫红色，密被贴生灰色短柔毛；老枝褐色。叶对生，卵状披针形至长圆椭圆形，先端渐尖，基部楔形或近于圆形，全缘，上表面近于无毛。伞形花序侧生，有总苞片 4 枚；花两性，先于叶开放，有香味；雄蕊与花瓣互生，花丝短，紫色；花盘垫状；子房下位。核果长椭圆形，紫褐色至黑色；核骨质，长椭圆形，有几条肋纹。花期 4 月，果期 9 月。

分布于神农架各地，生于海拔 1300~1680m 的山坡。常见。

果肉（川鄂山茱萸）滋阴补肾，敛汗。

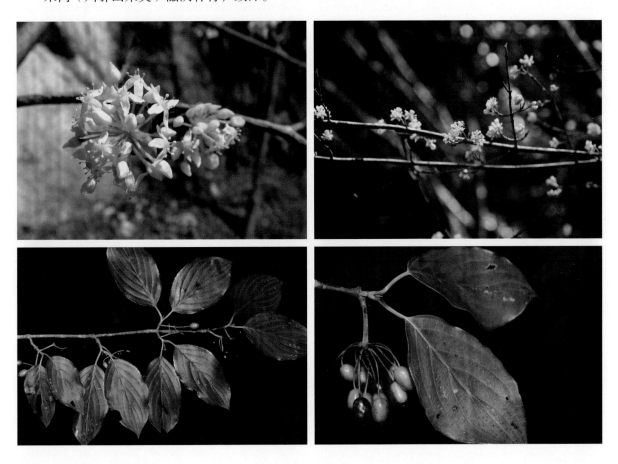

5 灯台树 Cornus controversa Hemsley

乔木。树皮光滑，暗灰色或带黄灰色。叶互生，阔卵形、阔椭圆状卵形或披针状椭圆形，先端突尖，基部圆形或急尖，全缘，上表面黄绿色，下表面灰绿色，密被淡白色平贴短柔毛；叶柄紫红绿色。伞房状聚伞花序，顶生；花白色；花盘垫状。核果球形，成熟时紫红色至蓝黑色；核骨质，略有 8 条肋纹，顶端有 1 个方形孔穴。花期 5~6 月，果期 7~8 月。

分布于神农架各地，生于海拔 900~2500m 的山坡或沟谷。常见。

果（灯台树子）润肠通便。

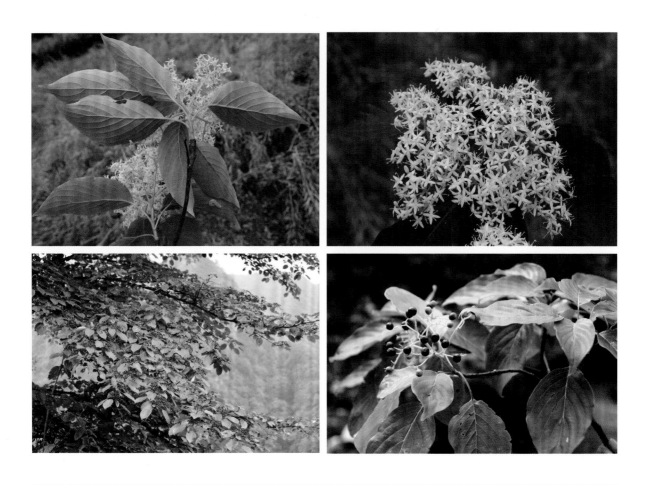

6 长圆叶梾木 Cornus oblonga Wallich

常绿小乔木。叶革质，长椭圆形，先端渐尖或尾尖，侧脉每边 4~5 条，在上表面下陷，下表面疏被灰色短柔毛及乳头状突起。圆锥状聚伞花序顶生；花白色；花药紫黄色；花柱圆柱形，柱头近于头形。核果长椭圆形，熟时黑色。花期 9~10 月，果期翌年 5~6 月。

分布于神农架新华，生于海拔 900~1400m 的山坡林中。

枝叶解毒敛疮；用于疮疖、皮炎。

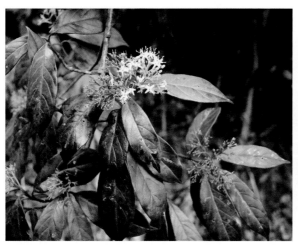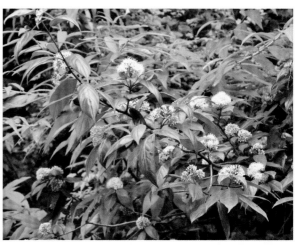

7 | **棶木 Cornus macrophylla** Wallich

乔木。树皮灰褐色或灰黑色。幼枝有棱角；老枝圆柱形，疏生灰白色椭圆形皮孔及半环形叶痕。叶对生，阔卵形或卵状长圆形，先端锐尖或短渐尖，基部圆形，边缘略有波状小齿。伞房状聚伞花序顶生；总花梗红色；花白色，有香味。核果近于球形，成熟时黑色；核骨质，扁球形，两侧各有1条浅沟及6条脉纹。花期6~7月，果期8~9月。

分布于神农架各地，生于海拔1600~1800m的山坡或沟谷。常见。

心材（椋子木）养血，安胎，活血，止痛，生肌。树皮（丁椰皮）用于水痢。

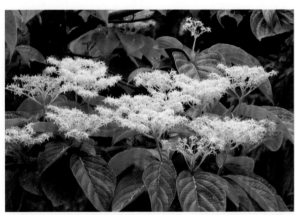
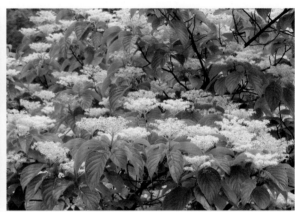

8 | **小棶木 Cornus quinquenervis** Franchet

灌木。树皮灰黑色。幼枝对生，或带紫红色，略具4条棱，被灰色短柔毛；老枝褐色，无毛。叶对生，椭圆状披针形、披针形，先端钝尖或渐尖，基部楔形，全缘。伞房状聚伞花序顶生，被灰白色贴生短柔毛；花白色至淡黄白色。核果圆球形，成熟时黑色；核近于球形，骨质，有6条不明显的肋纹。花期6~7月，果期10~11月。

分布于神农架各地，生于海拔600m以下的溪边灌丛中。常见。

全株（穿鱼藤）散瘀止痛，止血，接骨。

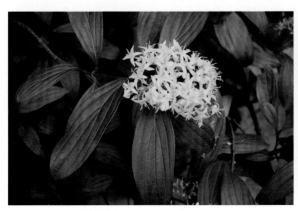
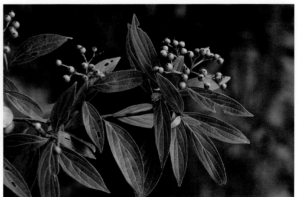

9 毛梾 Cornus walteri Wangerin

乔木。树皮厚，黑褐色，纵裂而又横裂成块状。叶对生，椭圆形、长椭圆形或阔卵形，先端渐尖，基部楔形，下表面密被灰白色贴生短柔毛。伞房状聚伞花序顶生；花白色，有香味，被灰白色短柔毛；花盘明显。核果球形，成熟时黑色；核骨质，扁圆球形，有不明显的肋纹。花期5月，果期9月。

分布于神农架下谷，生于海拔1500m的山坡林中。少见。

枝叶（毛梾）用于漆疮。

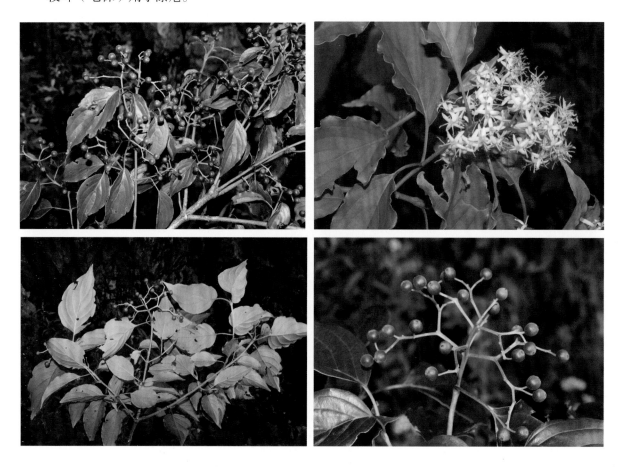

10 红椋子 Cornus hemsleyi C. K. Schneider & Wangerin

小乔木。幼枝红色，略有4条棱，被贴生短柔毛；老枝紫红色至褐色，有圆形黄褐色皮孔。叶对生，卵状椭圆形，先端渐尖或短渐尖，基部圆形，边缘微波状，下表面密被白色贴生短柔毛及乳头状突起，侧脉脉腋具灰白色及浅褐色丛毛；叶柄淡红色。伞房状聚伞花序顶生，被浅褐色短柔毛；花白色。核果，黑色，疏被贴生短柔毛；核骨质，扁球形，有不明显的肋纹8条。花期6月，果期9月。

分布于神农架各地，生于海拔1200~1600m的山坡。常见。

树皮（红椋子皮）祛风止痛，舒筋活络。

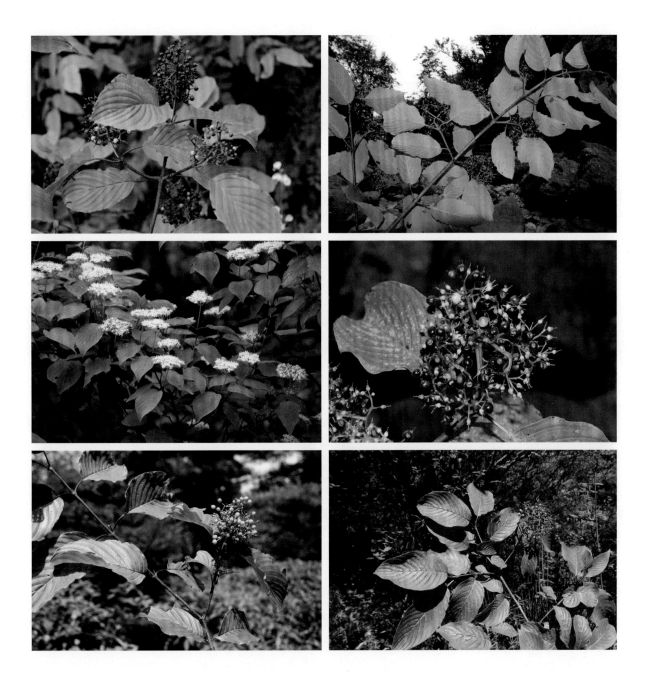

桃叶珊瑚科 Aucubaceae

乔木或灌木。叶对生，少数有黄白色斑纹，厚革质至纸质，被短柔毛或无毛，边缘有齿，稀全缘。总状或圆锥花序，顶生；雌雄异株；花4基数，单性，包藏在1~2枚小苞片内；雄蕊4枚；子房下位，1个心皮，1小室，胚珠1枚，花柱短而粗，柱头头状，稍2~4裂。核果肉质，顶端宿存有萼齿、花柱和柱头。

1属，10种；我国1属，10种；湖北1属，7种；神农架1属，4种，可供药用的1属，3种。

桃叶珊瑚属 Aucuba Thunberg

本属特征同桃叶珊瑚科。

10种；我国10种；湖北7种；神农架4种，可供药用的3种。

■ 分种检索表

1. 叶披针形或卵状披针形·····································1. 喜马拉雅珊瑚 A. himalaica
1. 叶倒卵形或距圆形。
   2. 叶倒心形或倒卵形·····································2. 倒心叶珊瑚 A. obcordata
   2. 叶椭圆形或阔椭圆形·····································3. 桃叶珊瑚 A. chinensis

1 喜马拉雅珊瑚 Aucuba himalaica J. D. Hooker & Thomson

■ 分变种检索表

1. 叶片下表面仅沿叶脉被毛·····················1a. 喜马拉雅珊瑚 A. himalaica var. himalaica
1. 叶片下表面密被短柔毛及硬毛·················1b. 密毛桃叶珊瑚 A. himalaica var. pilossima

1a 喜马拉雅珊瑚（原变种）Aucuba himalaica var. himalaica

小乔木或灌木。叶痕显著；叶椭圆形、长椭圆形，边缘1/3以上具7~9对细锯齿。雄花序为总状圆锥花序，生于小枝顶端，各部分均为紫红色；萼片被柔毛；花瓣4片；雄蕊4枚；花盘肉质。雌花序为圆锥花序，密被粗毛及红褐色柔毛，各部均为紫红色；子房下位，被粗毛，柱头微2裂，花下具关节及2枚小苞片。幼果被疏毛，熟后深红色，花柱及柱头宿存于果实顶端。花期3~5月，果期10月至翌年5月。

分布于神农架木鱼、宋洛、新华，生于海拔 800~1200m 的山坡或沟边岩石上。常见。

叶（紫竹叶）止血散瘀。

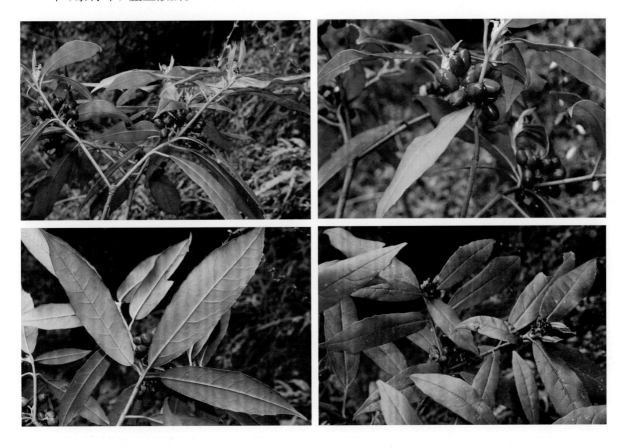

1b 密毛桃叶珊瑚（变种）Aucuba himalaica var. pilossima W. P. Fang & T. P. Soong

本变种与喜马拉雅珊瑚（原变种）的区别为叶片呈披针形或长圆状披针形，先端锐尖或急尖，基部楔形或阔楔形，下表面密被短柔毛及硬毛，沿叶脉较密，边缘具稀疏锯齿。雄花序长约12cm。果序长 2~3cm，果近于椭圆形。花期 3~5 月，果期 10 月至翌年 5 月。

分布于神农架木鱼、新华，生于海拔 1200~1500m 的沟谷。少见。

根（桃叶珊瑚根）用于腿痛。叶（桃叶珊瑚叶）止血散瘀。果实（桃叶珊瑚子）止带。

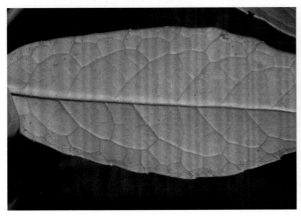
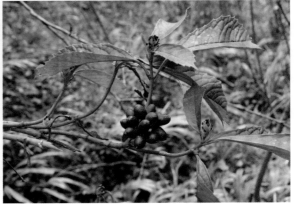

2 倒心叶珊瑚 Aucuba obcordata (Rehder) Fu ex W. K. Hu & T. P. Soong

常绿灌木或小乔木。叶常为倒心形或倒卵形，先端截形或倒心形，具急尖尾，基部窄楔形，上表面侧脉微下凹，下表面突出，边缘具缺刻状粗锯齿。雄花序为总状圆锥花序，花紫红色，花瓣先端具尖尾，雄蕊花丝粗壮；雌花序短圆锥状。果较密集，卵圆形。花期 3~4 月，果期 11 月。

分布于神农架木鱼，生于海拔 600m 的山坡。少见。

叶（青竹叶）用于火烫伤。

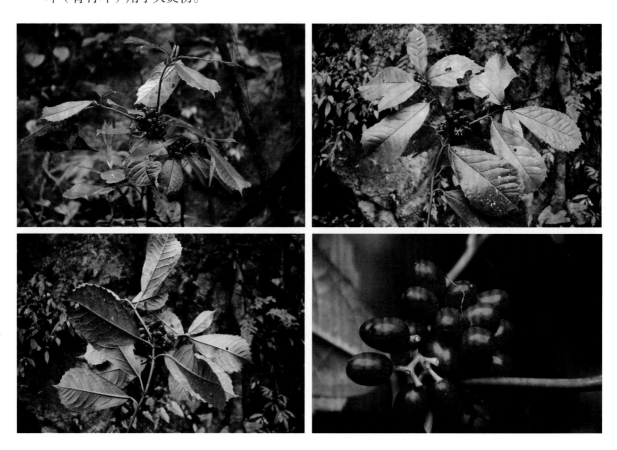

3 桃叶珊瑚 Aucuba chinensis Bentham

常绿小乔木或灌木。叶痕大，显著；叶椭圆形或阔椭圆形，先端锐尖或钝尖，基部阔楔形或楔形，常具 5~8 对锯齿或腺状齿，下表面中脉突出。圆锥花序顶生；雄花花萼先端 4 齿裂，花瓣 4 片，雄蕊 4 枚，着生于花盘外侧，花盘肉质；雌花序较雄花序短，花萼及花瓣与雄花的相近，子房圆柱形，柱头头状，花盘肉质，花下具关节。果成熟时为鲜红色，萼片、花柱及柱头均宿存于核果上端。花期 1~2 月，果熟期翌年 2 月。

分布于神农架各地，生于海拔 1500~2000m 的山坡林下。常见。

果实（桃叶珊瑚子）及根（桃叶珊瑚根）用于痢疾、带下、腰痛。

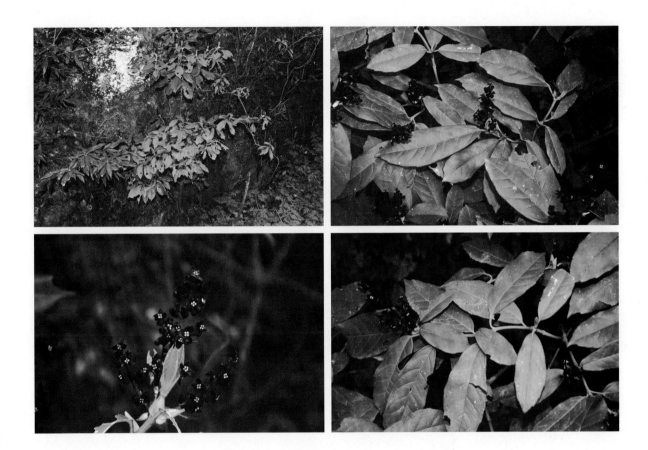

青荚叶科 Helwingiaceae

落叶灌木。单叶互生，叶缘具腺锯齿，羽状脉。伞形花序，多生于叶片上表面中脉上，单性，雌雄异株；花3或4（或5）基数，绿色或紫绿色；花盘扁平，肉质；雄花每个伞形花序3~20朵，雄蕊3（4~5）枚，与花瓣互生；雌花每个伞形花序1~4朵，柱头3（4~5）裂，反折，子房下位，3（4~5）室，每室倒生胚珠1枚。核果状浆果。种子干燥时有沟槽和脊，有宿存花萼和柱头。

1属，4种；我国1属，4种；湖北1属，4种；神农架1属，3种，可供药用的1属，2种。

青荚叶属 Helwingia Willdenow

本属特征同青荚叶科。

4种；我国4种，湖北4种；神农架3种，均可供药用。

■ 分种检索表

1. 叶倒披针形至线状披针形，托叶不分枝·····················1. 中华青荚叶 H. chinensis
1. 叶卵形，托叶分枝。
  2. 叶纸质，卵形或椭圆形·····································2. 青荚叶 H. japonica
  2. 叶厚纸质，长圆状披针形·····························3. 西域青荚叶 H. himalaica

1 中华青荚叶 Helwingia chinensis Batalin

落叶灌木。幼枝紫绿色。叶互生，叶片线状披针形或披针形，长4~12cm，宽0.8~2cm，先端长渐尖，基部楔形或近于圆形，边缘具稀疏腺状锯齿。雄花4~5朵集成伞形花序，生于叶上表面中脉中部或幼枝上段；雌花序单生，1~3朵生于叶上表面中脉中部。核果近球形，分核3~5个，幼时绿色，成熟后黑色。花期4~5月，果期8~10月。

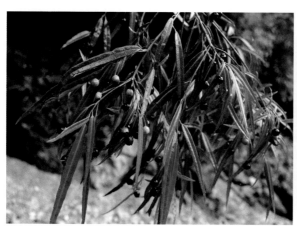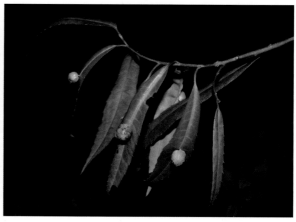

分布于神农架各地，生于海拔 600~1400m 的山坡或沟边。常见。

叶及果实（叶上珠）祛风除湿，活血解毒。根（青荚叶根）活血化瘀，清热解毒。茎髓（小通草）利尿，下乳。

2 ｜ 青荚叶 Helwingia japonica (Thunberg) F. Dietrich

■ **分变种检索表**

1. 叶下表面淡绿色，未被白粉·······················2a. 青荚叶 H. japonica var. japonica
1. 叶下表面灰白色或粉绿色，被白粉·················2b. 白粉青荚叶 H. japonica var. hypoleuca

2a ｜ 青荚叶（原变种）Helwingia japonica var. japonica

落叶灌木。叶痕显著；叶互生，叶卵形或卵状椭圆形，长 6~12cm，宽 3~5cm，纸质，先端渐尖，基部阔楔形或近于圆形，边缘具刺状细锯齿。花小，雌雄异株；雄花 4~12 朵，聚伞花序，常着生于叶上表面中脉的 1/2~1/3 处，雄蕊 3~5 枚，生于花盘内侧；雌花 1~3 朵，着生于叶上表面中脉的 1/2~1/3 处。核果幼时绿色，成熟后黑色，分核 3~5 个。花期 4~5 月，果期 8~9 月。

分布于神农架各地，生于海拔 600~1500m 的山坡林中。常见。

全株清热解毒，活血消肿。茎髓（小通草）清热，利尿下乳。

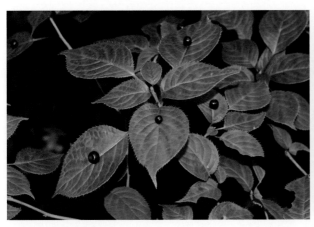
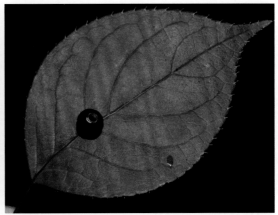

2b ｜ 白粉青荚叶（变种）Helwingia japonica var. hypoleuca Hemsley ex Rehder

本变种与青荚叶（原变种）的区别在于叶下表面被白粉，常呈灰白色或粉绿色。

分布于神农架各地，生于海拔 1200~2100m 的山坡林中。常见。

根（树儿茶）活血化瘀，清热解毒。茎髓（野通草）清热，利尿下乳。

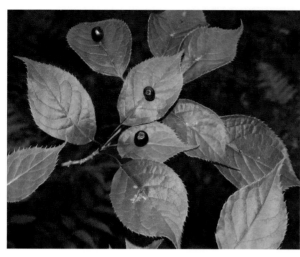
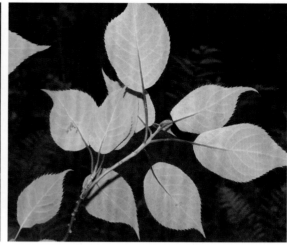

3 西域青荚叶 Helwingia himalaica J. D. Hooker & Thomson ex C. B. Clarke

　　常绿灌木。叶厚纸质，长圆状披针形，先端尾状渐尖，基部阔楔形，边缘有腺状细锯齿，两面无毛，侧脉 6~9 对，上表面微下陷。雄花排成伞形花序生于叶上表面中脉上；雌花 1~3 朵，亦生于叶上表面中脉上。果 1~3 个生于叶上表面中脉上，近球形。花期 4~5 月，果期 8~10 月。

　　分布于神农架各地，生于海拔 800~1700m 的山坡林中。常见。

　　根和茎髓通乳；用于乳少、乳汁不下。

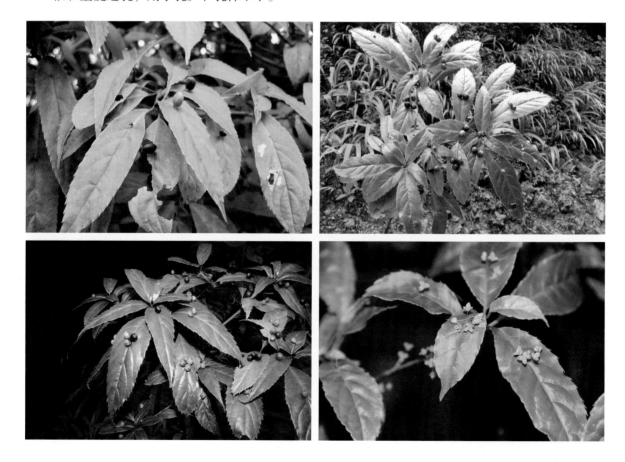

鞘柄木科 Toricelliaceae

乔木或灌木。单叶互生；叶柄基部扩大成鞘；叶片阔心形至近圆形，无毛或被短柔毛，掌状脉5~7（~9）条。总状圆锥花序顶生；花单性；雄花花萼5齿，不等，花瓣5片，先端内折，雄蕊5枚；雌花花萼裂片3~5枚，不等长，锐三角形，花瓣缺，下位子房，3~4室，胚珠1枚，柱头3个，常弯曲且向下延伸。果实核果状，紫红色或黑色，具宿存的花萼和花柱；果核具单个三角形萌发孔。种子线形，弯曲，先端具肉质胚乳。

1属，2种；我国1属，2种；湖北1属，1种；神农架1属，1种，可供药用。

鞘柄木属 Toricellia DC.

本属特征同鞘柄木科。

2种；我国2种；湖北1种；神农架1种，可供药用。

角叶鞘柄木 Toricellia angulata Oliver

落叶灌木或小乔木。叶互生，阔卵形或近于圆形，具裂片5~7枚，近基部的裂片较小，掌状叶脉5~7条，在两面均凸起。总状圆锥花序顶生，下垂；雄花序长5~30cm，密被短柔毛；雌花序较长，花较稀疏。果实核果状，卵形，花柱宿存。花期4月，果期6月。

分布于神农架宋洛、新华、阳日，生于海拔600~1000m的林缘或溪边。常见。

根、根皮、叶（接骨丹）活血祛瘀，接骨，祛风利湿。

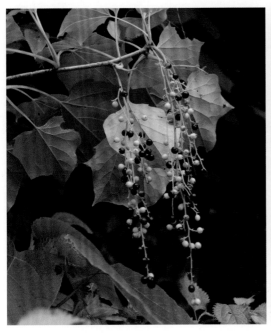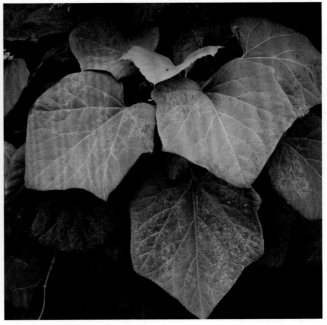

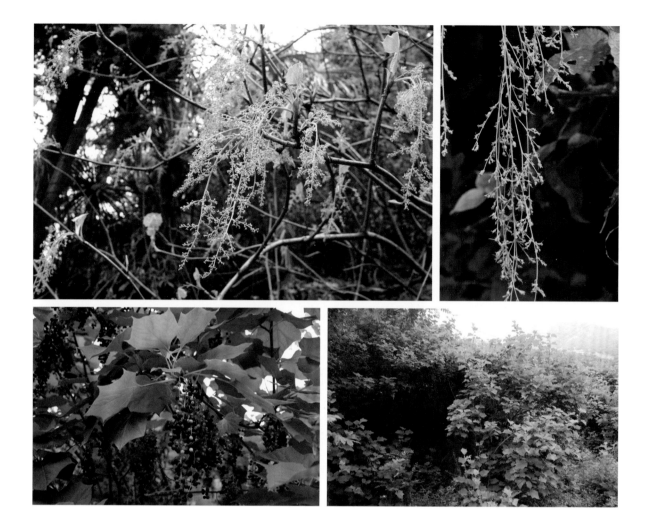

桤叶树科 Clethraceae

灌木或乔木。单叶互生，往往集生于枝端，脱落，稀常绿，有叶柄，无托叶。花两性，稀单性，整齐，常排成顶生或稀腋生的单总状花序，或分枝成圆锥状或近于伞形状的复总状花序；花萼碟状，5（~6）深裂，宿存；花瓣5（~6）片，分离，顶端往往有微缺或呈流苏状；雄蕊10（~12）枚，分离，无花盘，排成2轮；子房上位，被毛，3室，每室有多数倒生胚珠，中轴胎座。果为蒴果近球形，有宿存的花萼及宿存的花柱，室背开裂成3个果瓣。

1属，约65种；我国1属，7种；湖北1属，6种；神农架1属，4种，可供药用的1属，2种。

桤叶树属　Clethra Linnaeus

本属特征同桤叶树科。

65种；我国7种；湖北6种；神农架4种，可供药用的2种。

■ 分种检索表

1. 花梗细，在花期长5~10mm，长于萼片 ···1. 城口桤叶树 C. fargesii
1. 花梗稍粗，在花期长2~3mm，短于萼片 ·····································2. 贵州桤叶树 C. kaipoensis

---

1	城口桤叶树 花培子、华中山柳 **Clethra fargesii** Franchet

落叶灌木或乔木。叶纸质，披针状椭圆形或披针形，边缘具锐尖锯齿。总状花序具3~7个分枝，排成近伞形圆锥花序；苞片锥形，长于花梗，脱落；花萼5深裂，裂片卵状披针形；花瓣5片，白色，倒卵形，顶端近于截平，稍具流苏状缺刻；雄蕊10枚，花药倒卵形；花柱顶端3深裂。蒴果近球形，近顶部有长毛。花期7~8月，果期9~10月。

分布于神农架大九湖、木鱼、宋洛、下谷，生于海拔1400~1800m的山坡疏林或灌丛中。常见。

根祛风除湿。

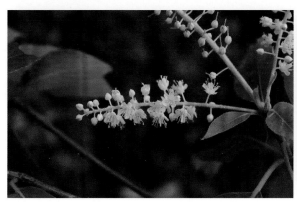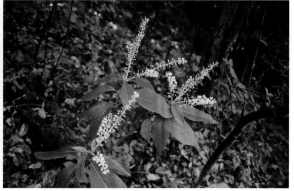

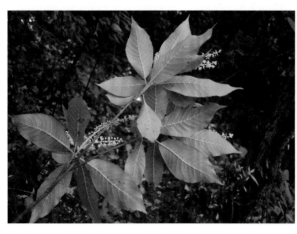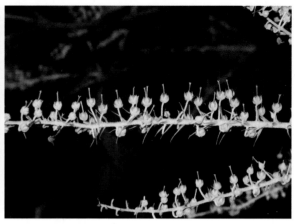

2 贵州桤叶树 ^{脱光树、大叶山柳}

脱光树、大叶山柳
Clethra kaipoensis H. Léveillé

落叶灌木或乔木。叶纸质，长圆状椭圆形或卵状椭圆形，边缘具锐尖锯齿。总状花序具 4~8 个分枝，排成伞形花序，极稀单一；苞片线状披针形，长于花梗，脱落，有时宿存；花萼 5 深裂，裂片长圆状卵形；花瓣 5 片，白色，倒卵状长圆形，顶端浅啮蚀状；花药倒心脏形；花柱顶端短 3 裂。蒴果近球形，疏被长硬毛。花期 7~8 月，果期 9~10 月。

分布于神农架新华，生于海拔 1000m 的山坡林中。少见。

根、叶祛风镇痛。

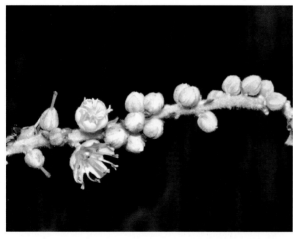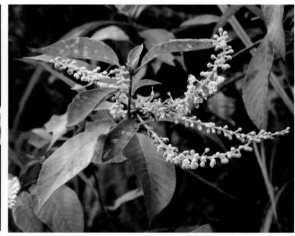

杜鹃花科 Ericaceae

通常为木本或草本植物，有时缺乏叶绿素。叶轮生，有时交互对生，边缘通常有齿。花序为总状花序；小苞片成对；花（4）5 基数；花萼覆瓦状排列；花冠合生，覆瓦状排列；雄蕊 10 枚，有时具距或芒，孔裂，花粉为四分体，稀单分体；子房上位或下位，中轴胎座，稀侧膜胎座，通常每室具多枚胚珠，花柱与花冠近等长，纤细。蒴果或浆果稀核果，花萼宿存。

约 125 属，4000 余种；我国 22 属，826 种；湖北 11 属，66 种；神农架 11 属，41 种，可供药用的 8 属，28 种。

分属检索表

1. 木本；花瓣合生。
  2. 果实为浆果 ······························**1. 越桔属 Vaccinium**
  2. 果实为蒴果。
    3. 宿存花萼增大并且肉质；蒴果室背开裂，为肉质花萼所包围 ········**2. 白珠树属 Gaultheria**
    3. 宿存花萼枯萎。
      4. 蒴果室间开裂；花药无附属物 ······················**3. 杜鹃属 Rhododendron**
      4. 蒴果室背开裂；花药附属物有或无。
        5. 花药具芒刺，花丝直；叶片边缘通常有锯齿。
          6. 花药芒反折；花序圆锥状或总状 ······················**4. 马醉木属 Pieris**
          6. 花药芒直立或平展；花序总状、伞形或伞房状 ·········**5. 吊钟花属 Enkianthus**
        5. 花药没有附属物，花丝弯曲；叶片全缘 ···············**6. 珍珠花属 Lyonia**
1. 草本或亚灌木；花瓣分离。
  7. 植物无叶绿素，无绿色的叶子；花药不孔裂 ···············**7. 水晶兰属 Monotropa**
  7. 植物有绿色的叶子，通常自养；花药孔裂 ···············**8. 鹿蹄草属 Pyrola**

（一）越桔属 Vaccinium Linnaeus

灌木或小乔木。叶常绿，少数落叶，互生。总状花序，花少数簇生于叶腋或花单生；花萼（4~）5 裂；花冠坛状、钟状或筒状，5 裂，裂片具齿或浅裂；雄蕊 8 或 10 枚，稀 4 枚，内藏，稀外露，花丝分离，花药顶部形成 2 个直立的管，背部有 2 距；花盘环状；子房下位，（4~）5 室，或因假隔膜而变成 8~10 室，每室有多枚胚珠。浆果球形。种子小，卵形。

约 450 种；我国 92 种；湖北 7 种；神农架 5 种，可供药用的 4 种。

■ 分种检索表

1. 叶常绿；花梗与萼筒相接，有关节。
  2. 花序有苞片，通常宿存 ·······························1. 南烛 **V. bracteatum**
  2. 花序无苞片或苞片，早落。
    3. 植株各部分均不被毛 ·······················2. 江南越桔 **V. mandarinorum**
    3. 幼枝或叶柄、花序轴、花梗及萼筒被毛 ·········3. 黄背越桔 **V. iteophyllum**
1. 叶冬季脱落；花梗与萼筒相连，有或无关节 ·················4. 无梗越桔 **V. henryi**

| 1 | 南烛 ^{珍珠花、狗胡椒} |

珍珠花、狗胡椒
南烛 Vaccinium bracteatum Thunberg

常绿灌木或小乔木。叶片薄革质，椭圆形至披针形，边缘有细锯齿，两面无毛。总状花序；萼齿短小，三角形；花冠白色，筒状，口部裂片短小，三角形，外折；雄蕊内藏，花丝细长，药室背部无距；花盘密生短柔毛。浆果熟时紫黑色，常被短柔毛。花期 6~7 月，果期 8~10 月。

分布于神农架各地，生于海拔 400~1400m 的山地。常见。

叶（南烛叶）益肠胃，养肝肾。果（南烛子）补肝肾，强筋骨，固精气，止泻痢。根（南烛根）散瘀，止痛。

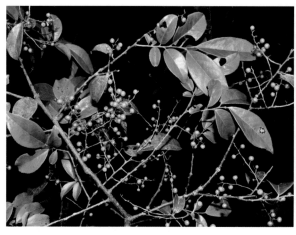 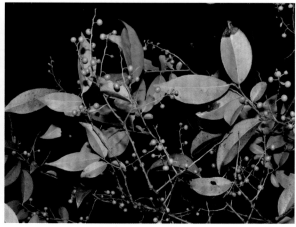

| 2 | **江南越桔 Vaccinium mandarinorum** Diels |

常绿灌木或小乔木。叶片厚革质，卵形或披针形，边缘有细锯齿，两面无毛。总状花序腋生和生于枝顶叶腋；萼齿三角形或半圆形；花冠白色或粉红色，微香，筒状，裂齿三角形；雄蕊内藏，药室背部有短距，花丝扁平；花柱内藏或微伸出花冠。浆果熟时紫黑色，无毛。花期 4~6 月，果期 6~10 月。

分布于神农架各地，生于海拔 400~1400m 的山坡灌丛或杂木林中。常见。

果消肿。

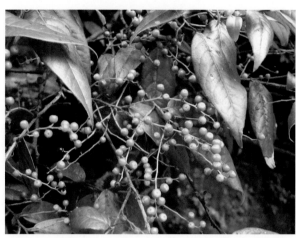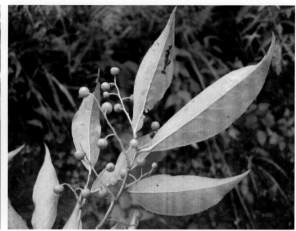

3 | 黄背越桔 Vaccinium iteophyllum Hance

常绿灌木或小乔木，被毛。叶片革质，卵形至披针形，边缘有疏浅锯齿，有时近全缘。总状花序生于枝条下部和顶部叶腋；萼齿三角形；花冠白色，有时带淡红色，筒状或坛状，裂齿短小，三角形；雄蕊药室背部有细长的距；花柱不伸出。浆果球形，被短柔毛。花期 4~5 月，果期 6 月以后。

分布于神农架宋洛、新华等地，生于海拔 400~1400m 的山地灌丛中和山坡林内。少见。

全株祛风除湿，舒筋活络。

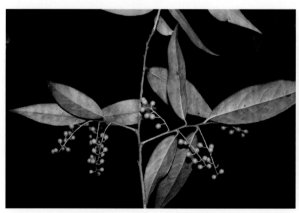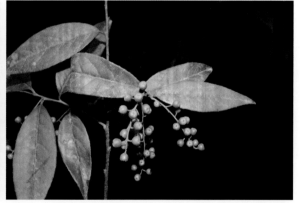

4 | 无梗越桔 Vaccinium henryi Hemsley

落叶灌木。叶片纸质，卵形或长圆形，全缘。花单生于叶腋，有时在枝端形成假总状花序；萼齿 5 枚，宽三角形；花冠黄绿色，钟状，5 浅裂，裂片三角形，顶端反折；雄蕊 10 枚，花丝扁平，药室背部无距。浆果球形，略呈压扁状，熟时紫黑色。花期 6~7 月，果期 9~10 月。

分布于神农架木鱼、宋洛、下谷、新华，生于海拔 1600~1800m 的山坡。常见。

枝、叶祛风除湿，消肿。

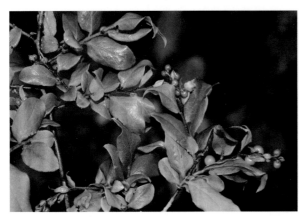 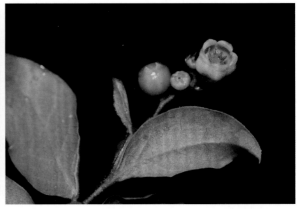

（二）白珠树属 Gaultheria Kalm ex Linnaeus

常绿灌木。茎直立或常卧地。叶具短柄，通常互生，常具锯齿。花单生于叶腋或为总状花序或圆锥花序；花萼 5 深裂；花冠钟状或坛形，口部 5 裂；雄蕊 10 枚，稀 5 枚，花丝粗短，花药钝头或具 2~4 芒；花盘 10 裂或缺；子房上位，5 室，每室具胚珠多数。果为浆果状蒴果，5 爿裂，包藏于花后膨大而呈肉质的萼内，室背开裂。

约 135 种；我国 32 种；湖北 1 种；神农架 1 种，可供药用。

滇白珠（变种） 野茶泡、老虎尿
Gaultheria leucocarpa Blume var. **yunnanensis** (Franchet) T. Z. Hsu & R. C. Fang

常绿灌木。叶卵状长圆形，革质，有香味，两面无毛，下表面密被褐色斑点。总状花序腋生；花萼裂片 5 枚，卵状三角形，钝头；花冠白色，钟形，口部 5 裂；雄蕊 10 枚，着生于花冠基部，花药 2 室，每室顶端具 2 芒；子房球形。浆果状蒴果球形，黑色，5 裂。花期 5~6 月，果期 7~11 月。

分布于神农架新华，生于海拔 600m 的山坡灌丛中。少见。

全株（透骨香）祛风除湿，活血通络。

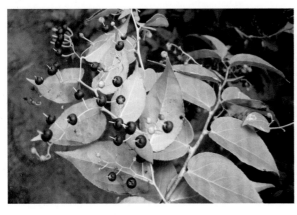 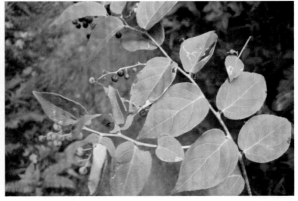

（三）杜鹃属 Rhododendron Linnaeus

灌木或乔木。叶互生，全缘。伞形花序、总状花序或短总状花序通常顶生；花萼 5（~8）裂或环状无明显裂片，宿存；花冠漏斗状、钟状、管状或高脚碟状，5（~8）裂，裂片在芽内呈覆瓦状排列；雄蕊 5~10（~27）枚，着生于花冠基部，花药无附属物；花盘多少增厚而显著，5~10（~14）裂；子房通常 5（~18）室，花柱宿存。蒴果自顶部向下室间开裂，果瓣木质。种子极小，有翅。

约 1000 种；我国 571 种；湖北 43 种；神农架 22 种，可供药用的 15 种。

■ 分种检索表

1. 花序腋生，通常生于枝顶叶腋。
 2. 雄蕊 5 枚。
  3. 花萼裂片边缘无毛······························1. 马银花 R. ovatum
  3. 花萼裂片边缘密被短柄腺毛···················2. 腺萼马银花 R. bachii
 2. 雄蕊 10 枚。
  4. 花 3~5 朵簇生于枝顶叶腋···················3. 长蕊杜鹃 R. stamineum
  4. 花 1（~2）朵生于枝端叶腋···················4. 西施花 R. latoucheae
1. 花序顶生，有时紧接顶生花芽之下有侧生花芽。
 5. 植株被鳞片，有时兼有少量毛。
  6. 花序伞形总状或花少至 1~3 朵，花序轴短或不明显。
   7. 叶两面多少有毛···························5. 毛肋杜鹃 R. augustinii
   7. 叶两面无毛·······························6. 秀雅杜鹃 R. concinnum
  6. 花序短总状，花序轴明显···················7. 照山白 R. micranthum
 5. 植株无鳞片，被各式毛被或无毛。
  8. 茎、叶、花序及蒴果通常有扁平糙状毛。
   9. 叶轮状簇生于枝顶·························8. 满山红 R. mariesii
   9. 叶常集生枝端，在幼枝上散生···············9. 杜鹃 R. simsii
  8. 植株无毛或有各式毛，但无扁平糙状毛。
   10. 幼枝、叶柄通常有刚毛或腺头状刚毛·········10. 耳叶杜鹃 R. auriculatum
   10. 幼枝无毛，稀具有柄腺体或绒毛，无刚毛。
    11. 花冠 5 裂；叶较小···················11. 粉白杜鹃 R. hypoglaucum
    11. 花冠（5~）7~8（~10）裂；叶大型。
     12. 花冠裂片 5 枚。
      13. 雄蕊 16 枚···················13. 四川杜鹃 R. sutchuenense
      13. 雄蕊 10 枚···················15. 鄂西杜鹃 R. praeteritum
     12. 花冠裂片 7~8 枚。
      14. 花冠白色·····················12. 喇叭杜鹃 R. discolor
      14. 花药红褐色至黑褐色·········14. 粉红杜鹃 R. oreodoxa var. fargesii

1 马银花 **Rhododendron ovatum** (Lindley) Planchon ex Maximowicz

常绿灌木。叶革质，卵形或椭圆状卵形。
花单生于枝顶叶腋；花萼 5 深裂，裂片卵形；
花冠紫色或粉红色，辐状，5 深裂，裂片卵形，
内面具紫色斑点；雄蕊 5 枚，不等长，花丝扁平；
子房卵球形。蒴果阔卵球形，为增大而宿存的
花萼所包围。花期 4~5 月，果期 7~10 月。

分布于神农架各地，生于海拔 1000m 以下
的灌丛中。常见。

根清湿热，解疮毒；有毒。

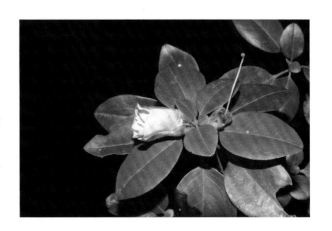

2 腺萼马银花 **Rhododendron bachii** H. Léveillé

常绿灌木。叶散生，薄革质，卵形或卵状椭圆形，边缘浅波状。花 1 朵侧生于上部枝条叶腋；
花萼 5 深裂，裂片钝头，具条纹；花冠紫色，辐状，5 深裂，裂片阔倒卵形，上方 3 枚裂片有深红
色斑点；雄蕊 5 枚，不等长，花丝扁平，花药长圆形；花柱微弯曲，伸出于花冠外。蒴果卵球形，
密被短柄腺毛。花期 4~5 月，果期 6~10 月。

分布于神农架各地，生于海拔 600~1600m 的疏林内。常见。

叶用于咳嗽、哮喘。

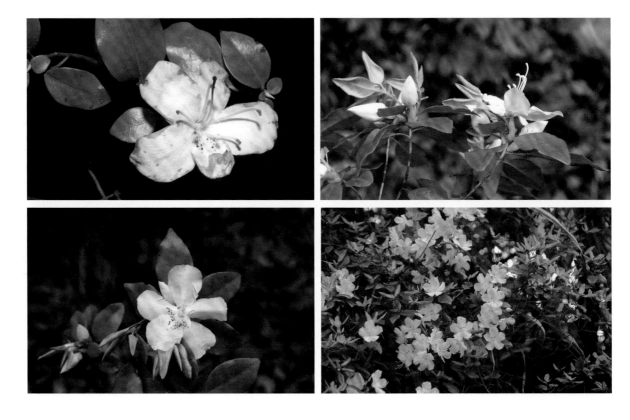

3	**长蕊杜鹃** 林角木、六骨筋

Rhododendron stamineum Franchet

　　常绿灌木或小乔木。叶常轮生于枝顶，革质，椭圆形或披针形，边缘微反卷。花常 3~5 朵簇生于枝顶叶腋；花萼小，微 5 裂，裂片三角形；花冠常白色，漏斗形，5 深裂，裂片倒卵形，上方裂片内侧具黄色斑点；雄蕊 10 枚，伸出于花冠外很长；子房圆柱形。蒴果圆柱形，微拱弯，具 7 条纵肋，无毛。花期 4~5 月，果期 7~10 月。

　　分布于神农架各地，生于海拔 400~1450m 的山坡杂木林内。常见。

　　枝、叶、花用于狂犬病。

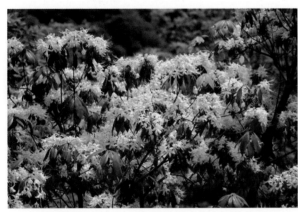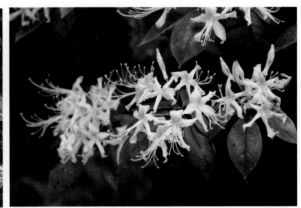

4	**西施花** 鹿角杜鹃

Rhododendron latoucheae Franchet

　　常绿灌木。叶革质，常轮生于枝顶，披针形，边缘微反卷。花序侧生于枝端叶腋，具花 1（~2）朵；花萼裂片不明显，常呈三角状小齿；花冠漏斗形，粉红色至白色，5 裂，裂片长卵形；雄蕊 10 枚，花丝扁平；子房圆柱形，花柱褐色，伸出于冠外，无毛。蒴果圆柱形，先端截平，无毛。花期 4~5 月，果期 9~10 月。

　　分布于神农架各地，生于海拔 400~1600m 的山坡林缘。常见。

　　叶降血压。

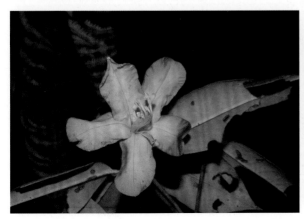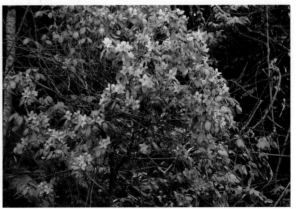

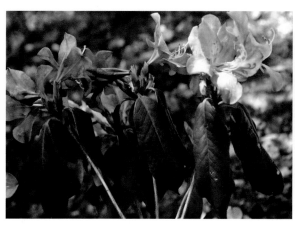 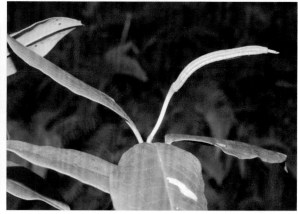

5 毛肋杜鹃 **Rhododendron augustinii** Hemsley

　　灌木。叶椭圆形或长圆状披针形，下表面密被鳞片。伞形花序顶生；花萼裂片圆形或三角形；花冠宽漏斗状，两侧稍显对称，淡紫色或蓝色，5裂，裂至中部，裂片长圆形；雄蕊不等长；子房5室。蒴果长圆形，基部歪斜，密被鳞片。花期4~5月，果期7~8月。

　　分布于神农架各地，生于海拔1500~2500m的山坡林中。常见。

　　花用于咳嗽、痰喘。

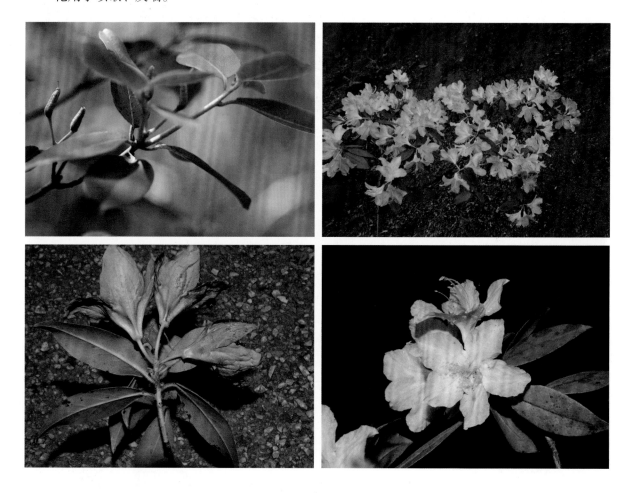

6 | 秀雅杜鹃 ^{臭枇杷} Rhododendron concinnum Hemsley

　　灌木。叶长圆形或披针形，下表面密被鳞片。伞形花序顶生或同时腋生于枝顶；花萼小，5 裂，三角形或长圆形，有时花萼不发育而呈环状；花冠宽漏斗状，略两侧对称，紫红色；雄蕊不等长，与近花冠等长；子房 5 室，花柱细长，略伸出花冠。蒴果长圆形。花期 4~6 月，果期 9~10 月。

　　分布于神农架各地，生于海拔 2300~3000m 的山坡灌丛和冷杉林中。常见。

　　叶、花清热解毒，止血调经。

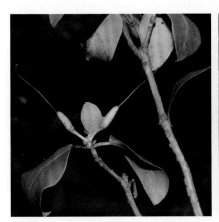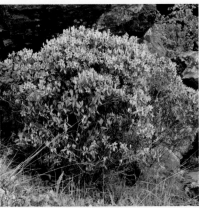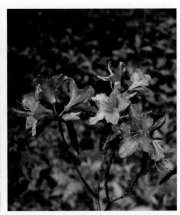

7 | 照山白 Rhododendron micranthum Turczaninow

　　常绿灌木。叶近革质，椭圆形至披针形。总状花序；花萼 5 裂；花冠白色，钟状，外面被鳞片，花冠裂片 5 枚，较花管稍长；雄蕊 10 枚，花丝无毛；子房密被鳞片，花柱与雄蕊近等长，无毛。蒴果长圆形，被疏鳞片。花期 5~6 月，果期 8~11 月。

　　分布于神农架松柏、宋洛、新华，生于海拔 1000~1500m 的山坡灌丛和山谷中。常见。

　　枝、叶（照山白）祛风，通络，调经止痛。

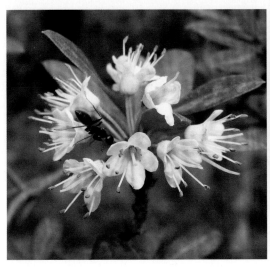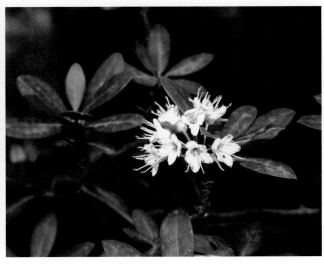

8 满山红 **Rhododendron mariesii** Hemsley & E. H. Wilson

　　落叶灌木。叶厚纸质，常集生于枝顶，椭圆形或披针形，边缘微反卷。花通常 2 朵顶生，先花后叶；花萼环状，5 浅裂，密被柔毛；花冠漏斗形，紫红色，裂片 5 枚，深裂，长圆形，上方裂片具紫红色斑点；雄蕊 8~10 枚，不等长，花丝扁平；子房卵球形。蒴果椭圆状卵球形，密被长柔毛。花期 4~5 月，果期 6~11 月。

　　分布于神农架松柏、下谷、新华、阳日，生于海拔 600~1500m 的山地栎林下。常见。

　　叶（满山红）止咳祛痰。

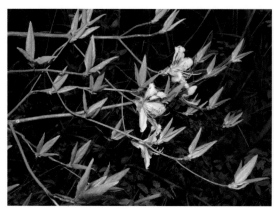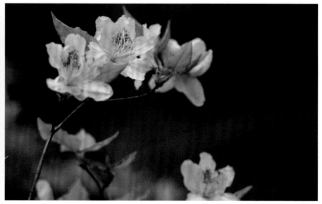

9 杜鹃 映山红、清明花
Rhododendron simsii Planchon

　　落叶灌木。叶革质，常集生于枝端，在幼枝上散生，卵形至倒披针形，边缘微反卷，具细齿。花 2~3（~6）朵簇生于枝顶；花萼 5 深裂，裂片长卵形，被糙伏毛，边缘具睫毛；花冠阔漏斗形，红色，裂片 5 枚，倒卵形，上方裂片具深红色斑点；雄蕊 10 枚，花丝线状；子房卵球形，10 室。蒴果卵球形，密被糙伏毛。花期 4~5 月，果期 6~8 月。

　　分布于神农架大九湖、木鱼、松柏、下谷、新华、阳日，生于海拔 600~1500m 的山地栎叶下。常见。

　　根（杜鹃花根）活血，止痛，祛风。叶（杜鹃花叶）清热解毒，止血。花（杜鹃花）活血，调经，祛风湿。

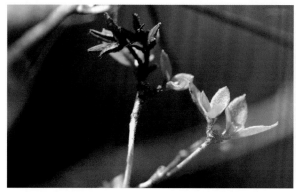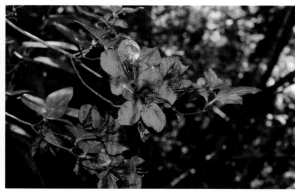

10 | 耳叶杜鹃 **Rhododendron auriculatum** Hemsley

　　常绿灌木或小乔木。叶革质，长圆形或披针形，基部圆形或耳状。伞形花序顶生；花萼小，盘状，裂片6枚，不整齐，膜质；花冠漏斗形，白色、乳白色或玫瑰色，有香味，裂片7枚，卵形；雄蕊14~16枚，不等长，花丝纤细，花药长倒卵圆形；子房8室，卵球形，柱头盘状，具8枚浅裂片。蒴果长圆柱形，微弯曲，有棱。花期7~8月，果期9~10月。

　　分布于神农架宋洛、新华、阳日，生于海拔600~2000m的山坡上或沟谷森林中。常见。

　　根理气，止咳。

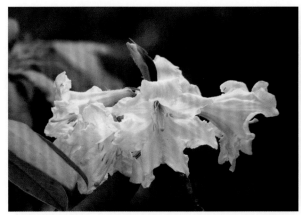 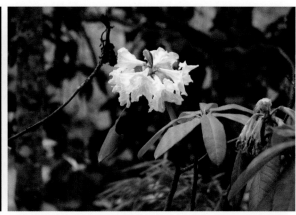

11 | 粉白杜鹃 **Rhododendron hypoglaucum** Hemsley

　　常绿大灌木。叶常密生于枝顶，革质，披针形，下表面银白色，边缘质薄且向下反卷。总状伞形花序；花萼5裂，萼片膜质，卵状三角形；花冠白色、粉红色或玫瑰色，漏斗状钟形，有玫瑰色或紫色斑点，5裂，裂片近圆形；雄蕊10枚，不等长，花丝线形，花药卵圆形；子房圆柱状，柱头微膨大。蒴果圆柱形。花期4~5月，果期7~9月。

　　分布于神农架各地，生于海拔1500~2100m的山坡林中。常见。

　　叶、花止咳平喘。

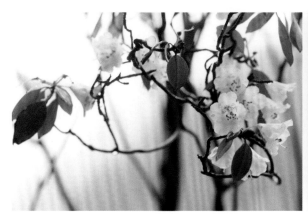 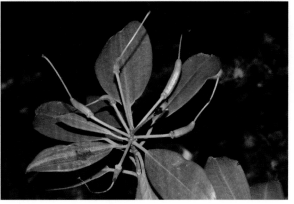

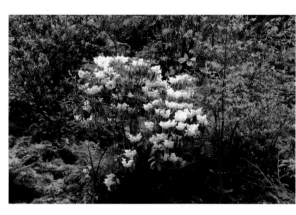 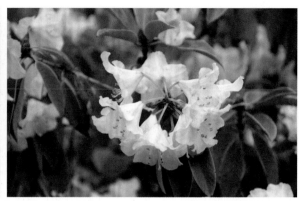

12	喇叭杜鹃	马缨花

喇叭杜鹃 马缨花
Rhododendron discolor Franchet

　　常绿灌木或小乔木。叶革质，长椭圆形至披针形，边缘反卷。短总状花序顶生；花萼小，裂片 7 枚，波状三角形或卵形；花冠漏斗状钟形，淡粉红色至白色，裂片 7 枚；雄蕊 14~16 枚，不等长，花药长圆形；子房卵状圆锥形，9~10 室，密被淡黄白色短柄腺体。蒴果长圆柱形，微弯曲，有肋纹及腺体残迹。花期 6~7 月，果期 9~10 月。

　　分布于神农架木鱼（老君山），生于海拔 2500m 的密林中。常见。

　　根皮用于消化道出血、咯血、月经不调。花用于骨髓炎。

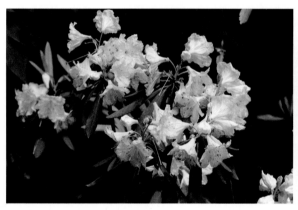 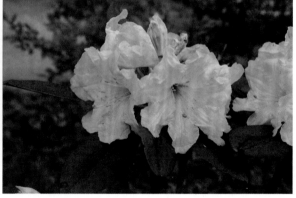

13	四川杜鹃 **Rhododendron sutchuenense** Franchet

　　常绿灌木或小乔木。叶革质，倒披针状长圆形，边缘反卷。短总状花序顶生；花萼小，无毛，裂片 5 枚，宽三角形或齿状；花冠漏斗状钟形，蔷薇红色，内面上方有深红色斑点，裂片 5（~6）枚，近圆形；雄蕊 16 枚，不等长，花药紫红色，长圆形；子房圆锥形，12 室，柱头盘状。蒴果长圆状椭圆形。花期 4~5 月，果期 8~10 月。

　　分布于神农架大九湖、红坪、木鱼、松柏，生于海拔 1600~2000m 的山坡林中。常见。

　　根、叶祛风除湿，止痛。

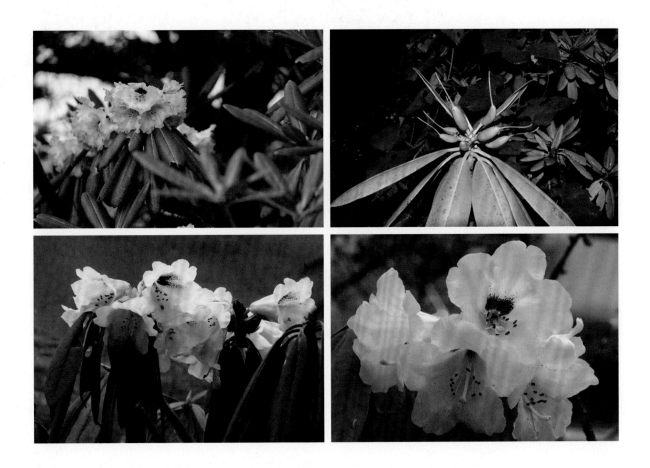

14 　粉红杜鹃（变种） **Rhododendron oreodoxa** Franchet var. **fargesii** (Franchet) D. F. Chamberlain

常绿灌木或小乔木。叶革质，常生于枝端，椭圆形。总状伞形花序顶生；花萼边缘具 6~7 枚浅齿，外面被有腺体；花冠钟形，淡粉红色，裂片 6~7 枚，扁圆形；雄蕊 12~14 枚，不等长，花丝白色，花药长椭圆形；子房 6~7 室，圆锥形，具有柄腺体。蒴果长圆柱形，微弯曲有肋纹。花期 4~6 月，果期 8~10 月。

分布于神农架各地，生于海拔 1800~3000m 的山坡灌丛或森林中。常见。

叶平喘，镇咳，祛痰。

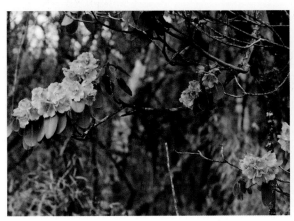
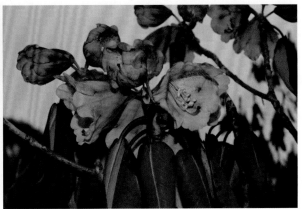

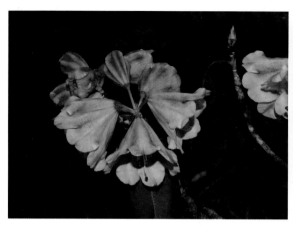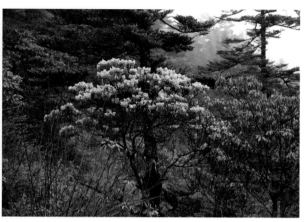

15 | 鄂西杜鹃 *Rhododendron praeteritum* Hutchinson

　　灌木。叶革质，椭圆形。短总状伞形花序顶生；花萼裂片 5 枚，宽三角形；花冠宽钟形，淡粉红色，内面基部有 5 枚深色的蜜腺囊，裂片 5 枚，宽卵形；雄蕊 10 枚，不等长，花药长圆形；子房长卵圆形，有浅沟纹，光滑无毛。幼果长圆状卵形，有浅肋纹。花期 5 月，果期 9 月。

　　分布于神农架各地，生于海拔 2500~3000m 的山坡灌木林中。常见。

　　叶清热除湿。

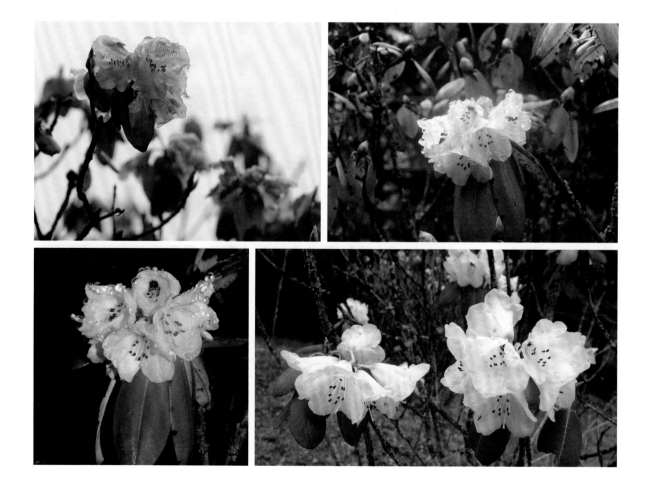

（四）马醉木属 Pieris D. Don

常绿灌木或小乔木。单叶互生，革质，边缘有圆锯齿或钝齿；叶柄短。圆锥花序或总状花序，具苞片、小苞片；花萼5裂，萼片在芽中呈镊合状排列，通常宿存；花冠坛状或筒状坛形，顶端5浅裂；雄蕊10枚，不伸出花冠外，花药背部与花丝相接处有1对下弯的距；子房上位，5室，每室含胚珠多数。蒴果近于球形，室背开裂。

7种；我国3种；湖北2种；神农架1种，可供药用。

美丽马醉木 Pieris formosa (Wallich) D. Don

常绿灌木或小乔木。叶革质，披针形至长圆形，边缘具细锯齿。总状花序簇生于枝顶叶腋，有时为顶生圆锥花序；萼片宽披针形；花冠白色，坛状，上部浅5裂；雄蕊10枚，花丝线形；子房扁球形，柱头小，头状。蒴果卵圆形，无毛。花期5~6月，果期7~9月。

分布于神农架各地，生于海拔900~2300m的山坡林中。常见。

叶外用于疥疮；有毒。

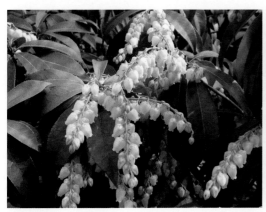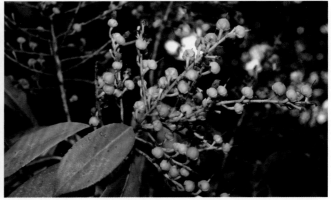

（五）吊钟花属 Enkianthus Loureiro

落叶灌木。枝常轮生。叶互生，全缘或具锯齿，常聚生于枝顶，具柄。单花或为顶生、下垂的伞形花序或伞形总状花序；花梗细长，基部具苞片；花萼5裂，宿存；花冠钟状或坛状，5浅裂；雄蕊10枚，分离，通常内藏，花丝短，花药卵形，顶端通常呈羊角状叉开，每室顶端具1芒；子房上位，5室。蒴果椭圆形，室背开裂为5片。

12种；我国7种；湖北5种；神农架3种，可供药用的2种。

■ **分种检索表**

1. 伞形花序；果梗直立，不弯曲·····················1. 齿缘吊钟花 E. serrulatus
1. 总状花序、稀伞形花序或伞房状花序；果梗下垂，先端直立·······2. 灯笼吊钟花 E. chinensis

1 齿缘吊钟花 <small>九骨筋、野栀子</small> **Enkianthus serrulatus** (E. H. Wilson) C. K. Schneider

　　落叶灌木。叶密集于枝顶，厚纸质，长圆形。伞形花序顶生。花下垂；结果时花梗直立，变粗壮；花萼绿色，萼片5枚，三角形；花冠钟形，白绿色，口部5浅裂，裂片反卷；雄蕊花药具2个反折的芒；子房圆柱形。蒴果椭圆形，具棱，顶端有宿存花柱。花期4月，果期5~10月。

　　分布于神农架各地，生于海拔800~1800m的山坡。常见。

　　根祛风除湿，活血。

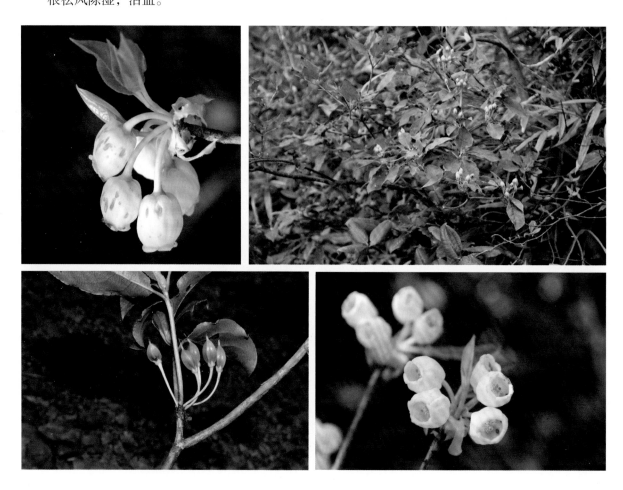

2 灯笼吊钟花 <small>灯笼花、曼榕</small> **Enkianthus chinensis** Franchet

　　落叶灌木或小乔木。叶常聚生于枝顶，纸质，长圆形至长圆状椭圆形，边缘具钝锯齿，两面无毛。花多数，组成伞房状总状花序或伞形花序；花下垂；花萼5裂，裂片三角形；花冠阔钟形，肉红色，有黄橙色条纹，口部5浅裂，裂片深红色；雄蕊着生于花冠基部，花药2裂；子房球形，具5条纵纹。蒴果卵圆形，室背开裂为5枚果瓣。花期5~7月，果期7~9月。

　　分布于神农架各地，生于海拔1650~2200m的山坡或沟谷林下。常见。

　　花清热止血，调经。种子（灯笼花子）用于疝气。

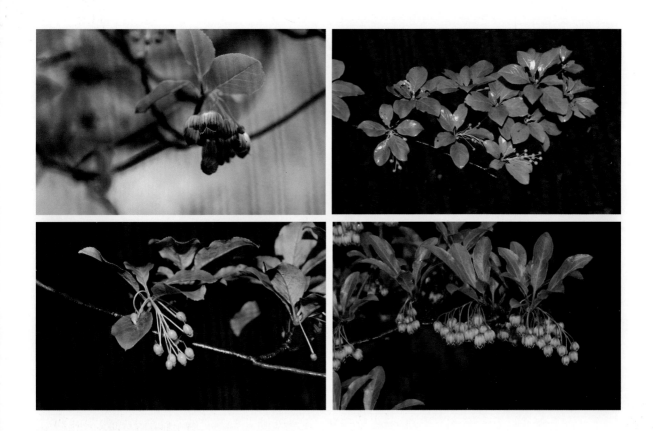

（六）珍珠花属 Lyonia Nuttall

常绿或落叶灌木。单叶互生，全缘，具短叶柄。总状花序顶生或腋生；花萼4~5(~8)裂，花后宿存，但不增大，与花梗之间有关节；花冠筒状或坛状，白色，5浅裂；雄蕊常10枚，内藏，花丝膝曲状，花药长卵形；花盘发育多样，围绕于子房基部；子房上位，4~8室，柱头截平至头状，每室含胚珠多数。蒴果室背开裂，缝线通常增厚。

35种；我国5种；湖北1种；神农架1种，可供药用。

| 1 | 珍珠花 Lyonia ovalifolia (Wallich) Drude |

■ 分变种检索表

1. 叶片椭圆状披针形，基部楔形或阔楔形··············1a. 狭叶珍珠花 L. ovalifolia var. lanceolata
1. 叶片较宽，卵形或椭圆形，基部钝圆或心形··············1b. 小果珍珠花 L. ovalifolia var. elliptica

| 1a | 狭叶珍珠花（变种）Lyonia ovalifolia var. lanceolata (Wallich) Handel-Mazzetti |

常绿或落叶灌木。叶薄纸质，椭圆状披针形至披针形，无毛。总状花序着生于叶腋，有叶状苞片；

花萼 5 深裂，裂片狭披针形；花冠圆筒状，上部 5 浅裂，裂片向外反折，先端钝圆；雄蕊花丝线形，顶端有 2 枚芒状附属物；子房近球形。蒴果球形，缝线明显增厚。花期 5~6 月，果期 7~9 月。

分布于神农架各地，生于海拔 1400~2400m 的山坡林中。常见。

枝、叶、果实祛风除湿。

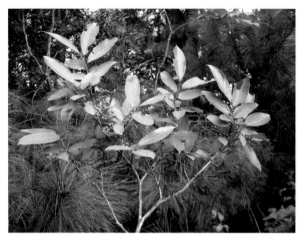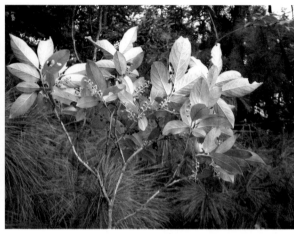

1b 小果珍珠花（变种）

白心木
Lyonia ovalifolia var. **elliptica** (Siebold & Zuccarini) Handel-Mazzetti

常绿或落叶灌木。叶薄纸质，椭圆形或卵形，无毛。总状花序着生于叶腋，有叶状苞片；花萼 5 深裂，裂片长椭圆形；花冠圆筒状，上部 5 浅裂，裂片向外反折，先端钝圆；雄蕊花丝线形，顶端有 2 枚芒状附属物；子房近球形。蒴果球形，较小，缝线明显增厚。花期 5~6 月，果期 7~9 月。

分布于神农架各地，生于海拔 1400~2000m 的山坡林中。常见。

枝、叶、果实祛风解毒，强壮滋补。

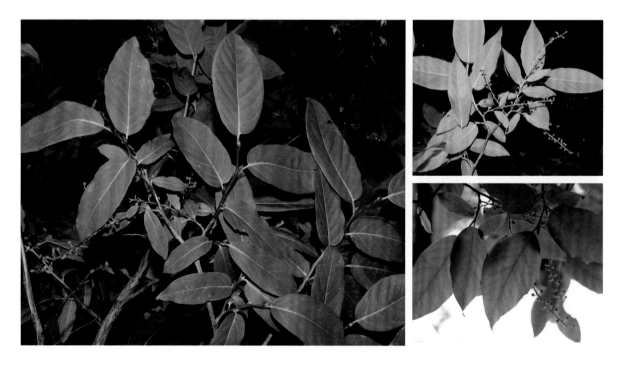

（七）水晶兰属 Monotropa Linnaeus

多年生草本，腐生，全株无叶绿素。茎肉质不分枝。叶退化成鳞片状，互生。花单生或多数聚成总状花序；花初下垂，后直立；苞片鳞片状；萼片 4~5 枚，鳞片状，早落；花瓣 3~6 片，长圆形；雄蕊 8~12 枚，花药短，平生；花盘有 8~12 枚小齿；子房为中轴胎座，（3~）5（~6）室；花柱直立，短而粗，柱头漏斗状，4~5 圆裂。蒴果直立。

2 种；我国 2 种；湖北 2 种；神农架 2 种，均可供药用。

■ 分种检索表

1. 花 3~8 朵，聚成总状花序···1. 松下兰 M. hypopitys
1. 花单一，顶生···2. 水晶兰 M. uniflora

---

1 松下兰 锡仗花
Monotropa hypopitys Linnaeus

多年生草本，腐生。茎白色或淡黄色，肉质。叶鳞片状，直立，互生，长圆形或披针形，边缘近全缘，上部常有不整齐的锯齿。总状花序有 3~8 朵花；花初下垂，后渐直立；花冠筒状钟形；萼片长圆状卵形；花瓣 4~6 片；雄蕊 8~12 枚；子房无毛。蒴果椭圆状球形。花期 6~8 月，果期 7~9 月。

分布于神农架新华，生于海拔 1200~1500m 的山地阔叶林。少见。

全草补虚弱；用于虚咳。

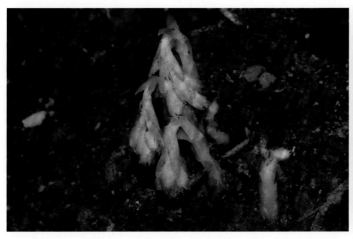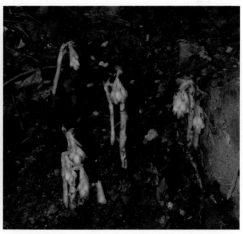

---

2 水晶兰 梁山草、梦兰花
Monotropa uniflora Linnaeus

多年生草本，腐生。茎直立，白色，肉质。叶鳞片状，直立，互生，长圆形或宽披针形，边缘近全缘。花单一，顶生；花冠筒状钟形；萼片 3~5 枚，鳞片状；花瓣 5~6 片，离生，楔形或长圆形；

雄蕊 10~12 枚；花盘 10 齿裂；子房 5 室；蒴果椭圆状球形。花期 8~9 月，果期 9~11 月。

分布于神农架红坪、松柏，生于海拔 1400~2500m 的山坡。少见。

全草（水晶兰）用于虚咳。

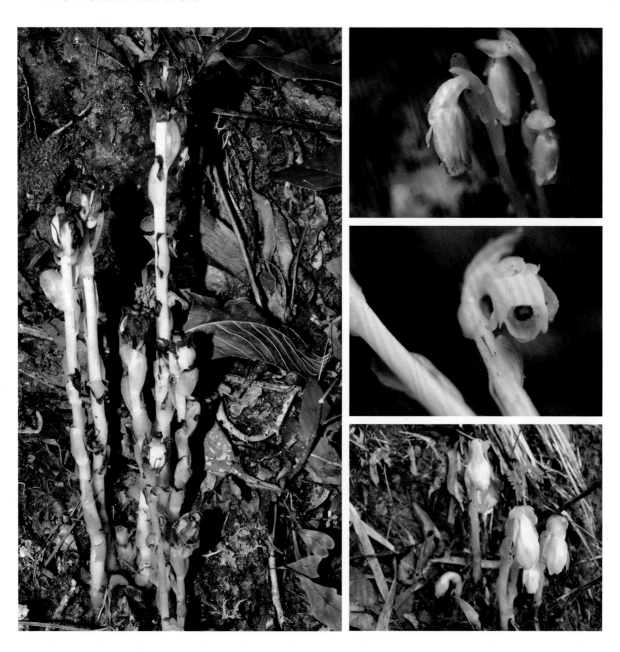

（八）鹿蹄草属 Pyrola Linnaeus

小型草本状小半灌木。根茎细长。叶常基生，稀聚集在茎下部，互生或近对生。花聚成总状花序；花萼 5 浅裂，宿存；花瓣 5 片，脱落性；雄蕊 10 枚，花丝扁平，无毛，花药有极短小角，成熟时顶端孔裂；子房上位，中轴胎座，5 室，花柱单生，顶端在柱头下有环状突起或无，柱头 5 裂。蒴果下垂，由基部向上 5 纵裂，裂瓣的边缘常有蛛丝状毛。

30~40 种；我国 26 种；湖北 4 种；神农架 3 种，可供药用的 2 种。

■ **分种检索表**

1. 叶上表面有明显的淡绿白色脉纹⋯⋯⋯⋯⋯⋯⋯⋯⋯⋯⋯⋯⋯⋯1. **普通鹿蹄草 P. decorata**

1. 叶上表面无淡绿白色脉纹，或不明显⋯⋯⋯⋯⋯⋯⋯⋯⋯⋯⋯⋯2. **鹿蹄草 P. calliantha**

---

1 │ 普通鹿蹄草 卵叶鹿蹄草
Pyrola decorata Andres

　　常绿草本状小半灌木。根茎横生，有分枝。叶 3~6 枚，近基生，薄革质，长圆形或匙形，边缘有疏齿。总状花序具花 4~10 朵，花倾斜，半下垂；花冠碗形，淡绿色或近白色；萼片卵状长圆形；花瓣倒卵状椭圆形；雄蕊花药具小角；花柱倾斜，上部弯曲，顶端有环状突起，伸出花冠。蒴果扁球形。花期 6~7 月，果期 7~8 月。

　　分布于神农架大九湖、红坪、宋洛、新华，生于海拔 1800~2300m 的山坡上。常见。

　　全草（鹿衔草）祛风湿，强腰膝，止血。

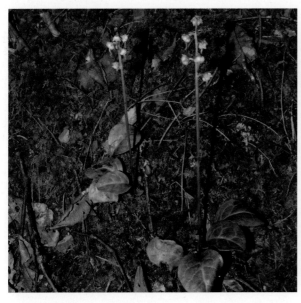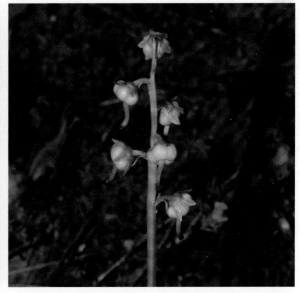

---

2 │ 鹿蹄草 鹿寿草、白鹿寿草
Pyrola calliantha Andres

　　常绿草本状小半灌木。根茎横生，有分枝。叶 4~7 枚，基生，革质，椭圆形或圆卵形，边缘近全缘或有疏齿，上表面绿色，下表面常有白霜。总状花序具花 9~13 朵，密生；花白色，有时稍带淡红色；萼片舌形；花瓣椭圆形或倒卵形；雄蕊花药长圆柱形，有小角；花柱常带淡红色，倾斜，顶端增粗。蒴果扁球形。花期 6~8 月，果期 8~9 月。

　　分布于神农架各地，生于海拔 950~2100m 的山坡上或沟边。常见。

　　全草（鹿衔草）补虚，益肾，祛风除湿，活血调经。

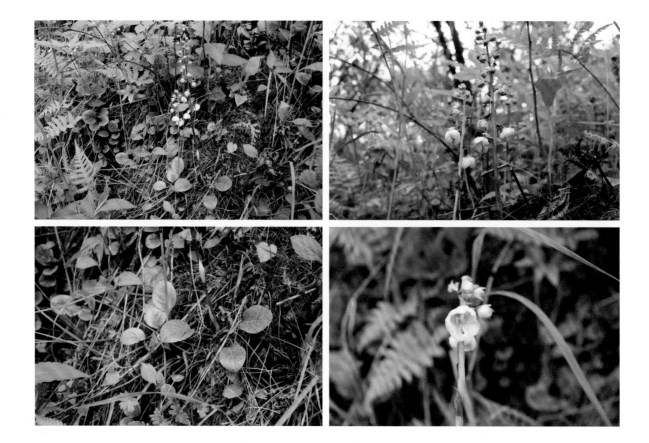

紫金牛科 Myrsinaceae

多为木本，少数半灌木状。单叶，多互生，不具托叶，通常有各式分布的腺点或脉状腺条纹。花序腋生或顶生，圆锥状花序、总状花序或簇生；花小，白色至红色，辐射对称；花两性，雌雄同株或异株，多为 4 或 5 基数，排列成各式花序；花萼宿存；花冠合生；雄蕊与花冠裂片同数，多生于花冠上，并与花冠裂片对生，花药背着；子房上位或半下位，1 室，常为特立中央胎座，花柱单一。核果或浆果。种子 1 枚，但杜茎山属种子多数。

42 属，2200 种；我国 5 属，120 种；湖北 4 属，16 种；神农架 4 属，12 种，可供药用的 4 属，11 种。

■ 分属检索表

1. 子房上位；种子 1 枚。
　　2. 花冠裂片在花蕾时螺旋状排列⋯⋯⋯⋯⋯⋯⋯⋯⋯⋯⋯⋯⋯⋯⋯⋯1. 紫金牛属 Ardisia
　　2. 花冠裂片覆瓦状或镊合状排列。
　　　　3. 攀缘灌木⋯⋯⋯⋯⋯⋯⋯⋯⋯⋯⋯⋯⋯⋯⋯⋯⋯⋯⋯⋯⋯⋯2. 酸藤子属 Embelia
　　　　3. 直立灌木或乔木⋯⋯⋯⋯⋯⋯⋯⋯⋯⋯⋯⋯⋯⋯⋯⋯⋯⋯⋯⋯3. 铁仔属 Myrsine
1. 子房半下位或近下位；种子多数⋯⋯⋯⋯⋯⋯⋯⋯⋯⋯⋯⋯⋯⋯⋯⋯⋯4. 杜茎山属 Maesa

（一）紫金牛属 Ardisia Swartz

多为常绿灌木或半灌木状。叶有锯齿或全缘，常互生，有腺点。圆锥状花序、总状花序或近伞状花序，顶生或腋生；花两性，多 5 基数；萼片分离或基部短合生；花瓣基部合生，裂片右旋螺旋状排列；雄蕊着生于花冠喉部，花丝短而宽，花药大；花柱细，柱头小。浆果球形。种子 1 枚。

400~500 种；我国约 65 种；湖北 7 种；神农架 4 种，均可供药用。

■ 分种检索表

1. 叶对生或轮生⋯⋯⋯⋯⋯⋯⋯⋯⋯⋯⋯⋯⋯⋯⋯⋯⋯⋯⋯⋯⋯⋯⋯⋯1. 紫金牛 A. japonica
1. 叶互生。
　　2. 叶下表面及叶柄被微柔毛⋯⋯⋯⋯⋯⋯⋯⋯⋯⋯⋯⋯⋯⋯⋯⋯2. 九管血 A. brevicaulis
　　2. 叶下表面及叶柄无毛或几无毛。
　　　　3. 叶膜质⋯⋯⋯⋯⋯⋯⋯⋯⋯⋯⋯⋯⋯⋯⋯⋯⋯⋯⋯⋯⋯⋯⋯3. 百两金 A. crispa
　　　　3. 叶厚纸质⋯⋯⋯⋯⋯⋯⋯⋯⋯⋯⋯⋯⋯⋯⋯⋯⋯⋯⋯⋯⋯⋯4. 朱砂根 A. crenata

1 紫金牛 矮地茶 **Ardisia japonica** (Thunberg) Blume

半灌木，无匍匐根茎，幼时被毛。叶对生或轮生，椭圆状卵形至宽椭圆状披针形，两端均急尖，边缘有细锯齿，中脉有时被微柔毛，多少有斑点。近伞形花序腋生或近顶生，少花；苞片披针形，被微毛；花粉红色至白色；萼片先端钝或急尖，有缘毛，有时有斑点；花瓣先端急尖，密被黑斑点；花药背面有黑斑。果赤色或黑色，多少有斑点。花期 5~6 月，果期 11~12 月。

分布于神农架大九湖、木鱼、宋洛、阳日，生于海拔 450~1500m 的灌丛或林下。常见。

全株（矮地茶）活血，利尿，镇咳，祛痰。

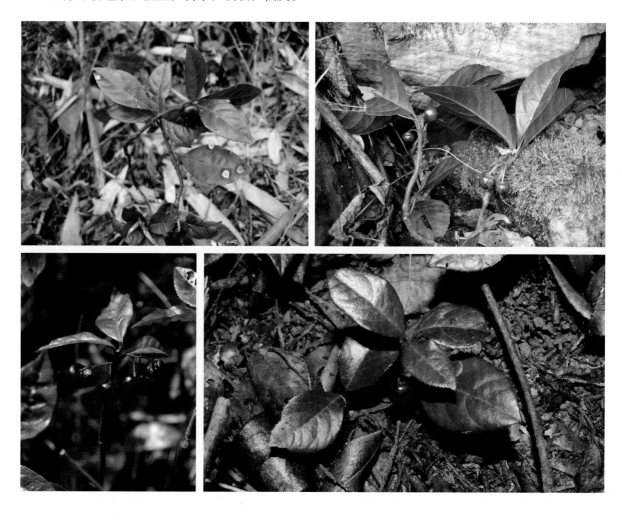

2 九管血 **Ardisia brevicaulis** Diels

半灌木，有匍匐根茎。叶纸质，狭卵圆形至披针形，先端尖，基部钝圆，全缘，稍有腺体，两面均有黑点，边缘尤多，侧脉在背面隆起。伞形花序顶生或腋生；花紫色；萼片披针形或狭卵形，急尖，基部合生，有黑色斑点；花瓣卵形，先端急尖，背面有黑色斑点；雄蕊较花瓣短，先端有黑色斑点；雌蕊与花瓣略等长。果红色，疏被斑点。花期 6~7 月，果期 10~12 月。

分布于神农架新华至兴山一带，生于海拔 450m 的深山中。少见。

全株（血党、九管血）祛风解毒。

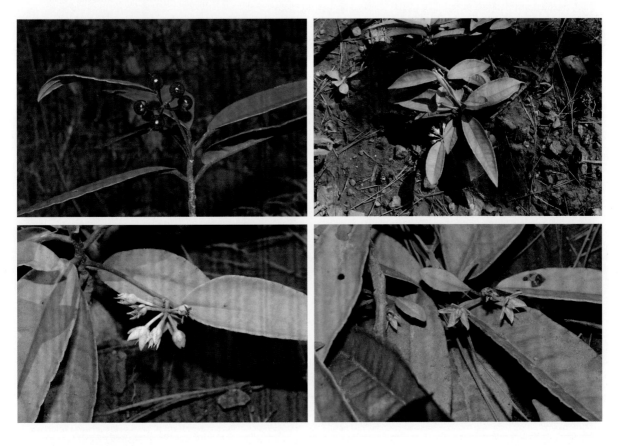

3　百两金 Ardisia crispa (Thunberg) A. de Candolle

　　小灌木。根茎横走。茎灰黄色。叶椭圆状披针形或狭长圆状披针形，先端急尖至长渐尖，基部急尖，全缘或波状，反卷，下表面常被有细鳞片或有时有隆起的斑点。近伞形花序顶生或腋生，有时顶端被鳞片或有微毛；花白色或淡绿色；萼片具 3 条脉；花瓣卵形，先端急尖或钝；雄蕊稍短于花冠裂片；雌蕊与花冠裂片等长。果暗红色或黑色，稍具斑点。花期 5~6 月，果期 10~12 月。

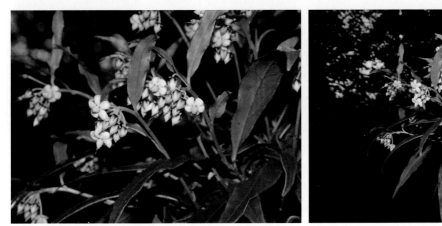
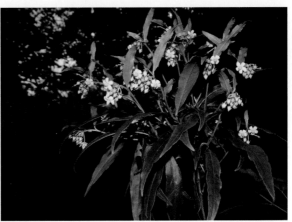

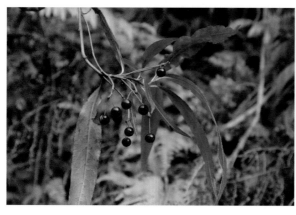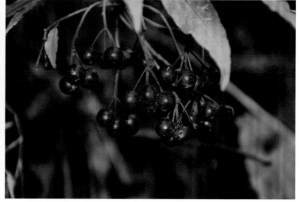

分布于神农架木鱼、宋洛、松柏、新华等地，生于海拔 400~800m 的深山林下。少见。

全株（百两金）祛痰止咳，活血消肿，祛风除湿，止痛。

4 朱砂根 Ardisia crenata Sims

灌木。小枝灰棕色。叶椭圆状披针形或倒披针形，先端急尖至渐尖，边缘呈皱波状或波状，两面有突起腺点。伞形花序或伞房状花序顶生或腋生；花白色或粉红色；萼片长圆状卵形，先端圆钝，疏具斑点；花瓣卵形，先端急尖，有斑点；雄蕊较花冠裂片为短；雌蕊与花冠裂片约等长。果暗红色，有斑点。花期 5~6 月，果期 10~12 月。

分布于神农架松柏、宋洛、新华、阳日等地，生于海拔 400~800m 的山谷林下。常见。

根和根茎（八爪龙）消炎，解毒，止咳，活血祛瘀。

红凉伞 *A. crenata* var. *bicolor* 仅叶背、花梗、花萼、花瓣的颜色与本种有区别，并且性状不稳定，颜色深浅常变化无常，我们赞同《Flora of China》将其归入本种下作异名的处理方式。

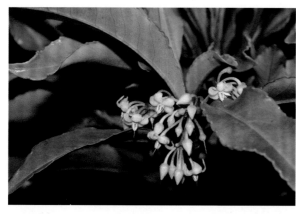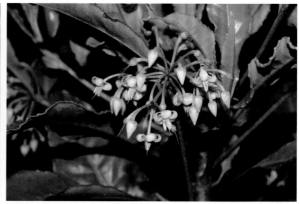

（二）酸藤子属 Embelia N. L. Burman

攀缘灌木。叶互生。花小，常单性，同株或异株，4~5 数；伞形花序、延长的总状花序或圆锥花序顶生、腋生或侧生；萼片分离，宿存；花瓣分离或基部合生，呈覆瓦状排列；雄蕊着生于花瓣上；子房在雌花中呈球形或卵形，柱头头状。核果浆果状。种子1枚。

140种；我国14种；湖北3种；神农架2种，均可供药用。

分种检索表

1 密齿酸藤子 **Embeliavestita** Roxburgh

攀缘灌木。小枝无毛或嫩枝被极细的微柔毛，具皮孔。叶坚纸质，卵形至卵状长圆形，边缘具细锯齿，稀为重锯齿，叶背中脉、侧脉、细脉均隆起，具两面隆起的腺点，近边缘尤多。总状花序腋生；花5数；萼片基部联合；花瓣白色或粉红色，分离；雄蕊在雌花中退化，在雄花中伸出花瓣；雌蕊在雌花中与花瓣近等长，花柱常下弯，柱头微裂；花瓣内面密被乳头状突起和明显的腺点；小苞片、花萼、花药背部无腺点。果球形或略扁，红色，具腺点。花期10~11月，果期11月至翌年2月。

分布于神农架下谷、阳日，生于海拔400~700m的山坡林下。少见。

全株舒经活络，敛肺止咳。果驱蛔。

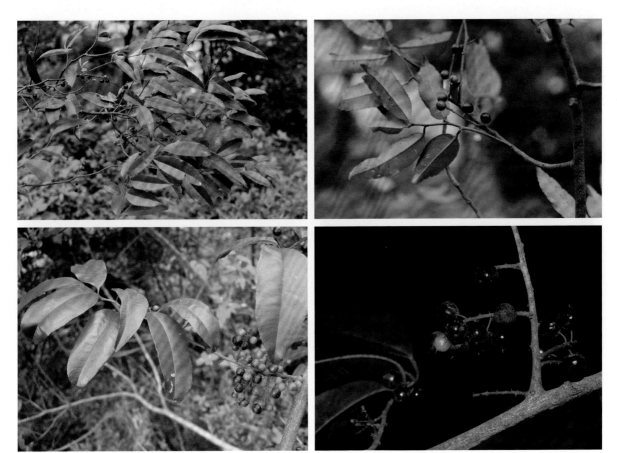

2 平叶酸藤子 **Embelia undulata** (Wallich) Mez

　　常绿灌木。小枝密布瘤状皮孔。叶互生，长椭圆形或椭圆形，坚纸质至革质，全缘，边缘及顶部密生腺点。总状花序腋生；花5数，稀4数；萼片三角形；花瓣白色或淡绿色，分离；雄蕊在雌花中退化，雌蕊在雄花中退化；小苞片、萼片、花瓣、花药均具腺点，花瓣中更多；子房卵形，柱头头状或浅裂；果球形，红色，花柱宿存，宿萼反卷。花期11月至翌年1月，果期3～5月。

　　分布于神农架下谷乡石柱河，生于海拔400m的山谷林缘。少见。

　　全株利尿消肿，散瘀止痛；用于产后腹痛、肾炎水肿、肠炎腹泻、跌打肿痛等。果驱蛔虫。

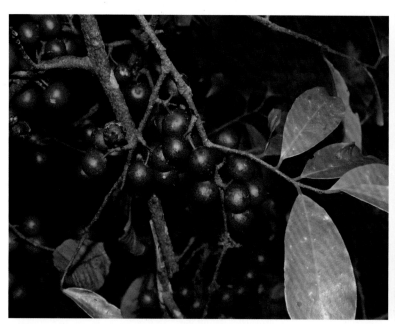 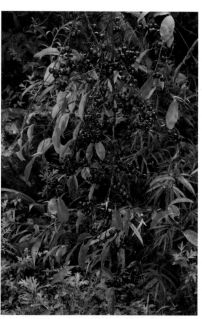

（三）铁仔属 **Myrsine** Linnaeus

　　灌木或小乔木。叶全缘或有锯齿。伞形花序花少数，生于具多疣的短枝上，腋生，或生于二年生枝上；花雌雄异株，4或5基数；萼片分离或合生；花瓣几分离；雄蕊着生于花瓣基部；雌蕊花柱短，柱头点状、扁平流苏状或有缺刻。浆果内果皮硬壳质。种子1枚。

　　300种；我国11种；湖北4种；神农架4种，可供药用的3种。

■ 分种检索表

1. 叶缘有齿，花着生于有叶的小枝上。
　2. 叶长不及3cm ·· 1. 铁仔 **M. atricana**
　2. 叶长3cm以上 ·· 2. 针齿铁仔 **M. semiserrata**
1. 叶全缘，花着生于无叶的多年生小枝上 ················· 3. 密花树 **M. seguinii**

1 铁仔 Myrsine africana Linnaeus

　　灌木或小乔木。叶纸质至革质，椭圆形、倒卵形或披针形，先端圆至急尖，基部钝或急狭，边缘中部以上有锯齿，下表面常有斑点，几无柄。花序腋生；花4基数；萼片常有缘毛，多少有黑斑；雌花的花瓣长为萼片的2倍，下半部合生，裂片鳞片状，有黑斑；雄花花瓣基部合生，裂片披针形；雄蕊长为花瓣2~3倍，花药紫色；雌花柱头盘状，边缘分裂。果球形，红色。花期5~8月，果期10月。

　　分布于神农架木鱼、宋洛、新华、阳日等地，生于400~1000m的山坡林下或灌丛中。常见。

　　全株（大红袍）清热利湿，收敛止血；用于肠炎、痢疾、血崩、便血、肺结核咯血、牙痛等。叶外用于烧烫伤。

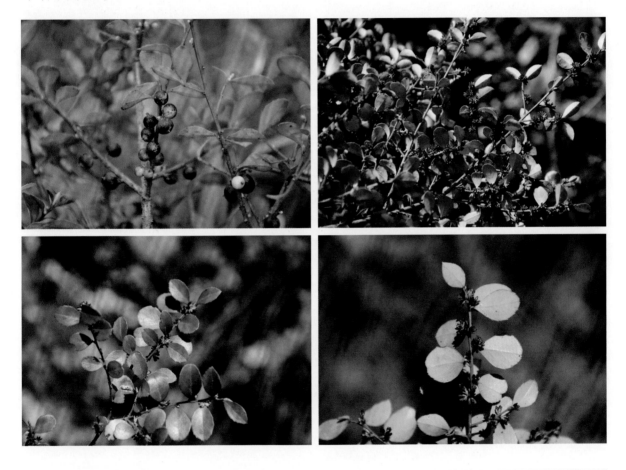

2 针齿铁仔 Myrsine semiserrata Wallich

　　灌木或小乔木。小枝稍有角棱。叶椭圆形至披针形，先端急尖至长渐尖，基部渐狭，边缘自中部、少数自下部有锯齿，锯齿刺状，下表面有斑点。伞形花序或花簇生，腋生，具花3~7朵；花黄绿色，4基数。果球形，赤色，后变为蓝黑色或紫色，有斑点。花期2~4月，果期10~12月。

　　分布于神农架木鱼，生于海拔600m的溪边灌丛中。少见。

　　果实驱虫；用于绦虫病。

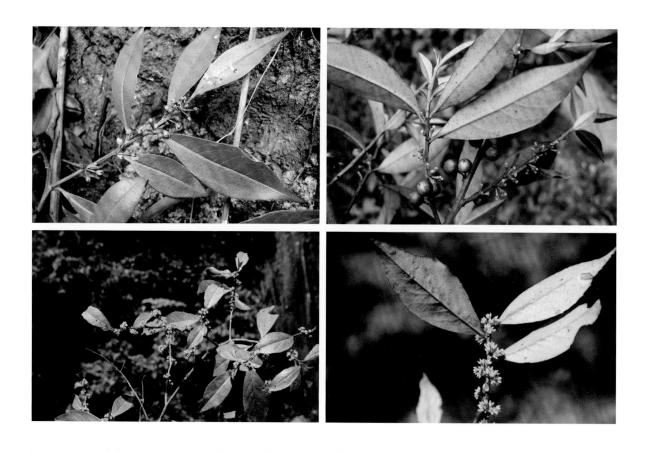

3 | 密花树 Myrsine seguinii H. Léveillé

小乔木。叶革质，长圆状倒披针形至倒披针形，先端急尖或钝，稀急渐尖，基部楔形，多少下延，全缘，叶上表面中脉下凹，下表面中脉凸起。伞形花序，具花3~10朵；苞片宽卵形，有疏缘毛；萼片卵形，有缘毛，有时有腺点；花瓣白色或淡绿色，有时紫红色，基部合生，有腺点，内面有腺毛；雄蕊在雄花中着生于花冠中部；雌蕊与花瓣稍等长，子房卵形，柱头伸长，顶端扁平。果球形或近卵形，灰绿色或紫黑色，有时有纵行线条或纵肋。花期4~5月，果期10~12月。

分布于神农架木鱼、下谷，生于海拔650m的山坡灌丛中。少见。

叶（密花树叶）用于跌打损伤。

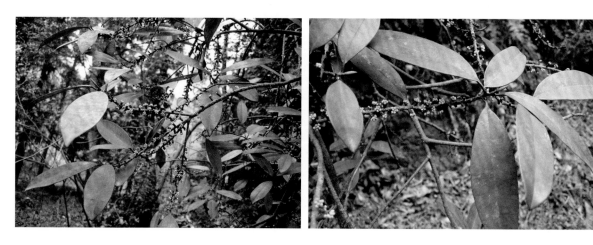

（四）杜茎山属 Maesa Forsskål

小乔木，或直立、极叉开的灌木。总状或圆锥状花序腋生或侧生；花两性或单性，长2~4mm，5基数；小苞片2枚，常紧贴于花萼基部或着生于花梗上；花萼与子房的下半部或更多处合生，萼片宿存；花瓣合生成筒；雄蕊着生于花冠筒上，花丝分离，伸长，与花药同长，花药卵形或肾形；花柱细，柱头不分裂或3~5裂，胚珠多数。浆果肉质，球形或卵形，顶端具宿存花柱或花柱基部，萼片宿存。种子多数，有角棱。

约200种；我国29种；湖北2种；神农架2种，均可供药用。

■ 分种检索表

1. 小苞片钻形至披针形，花冠筒与花冠裂片几等长·················1. *湖北杜茎山* M. hupehensis
1. 小苞片宽卵形至肾形，花冠筒显著长于花冠裂片·················2. *杜茎山* M. japonica

1 湖北杜茎山 Maesa hupehensis Rehder

灌木。叶纸质，披针形至长圆状披针形，先端长渐尖，基部圆形，全缘或有深波状牙齿至锯齿，上表面暗绿色，下表面灰绿色，并有腺条，侧脉7~10对。总状花序，有时为圆锥状花序，腋生，长4~10cm；小苞片钻形至披针形；萼片卵形，密被腺条；花冠被腺条，裂片与筒部几乎等长。果球形至卵形，黄色，多少被腺条。花期5~6月，果期10~12月。

分布于神农架各地，生于海拔900~1000m的山坡上和沟边阴处。常见。

根（杜茎山根）用于咽喉炎。

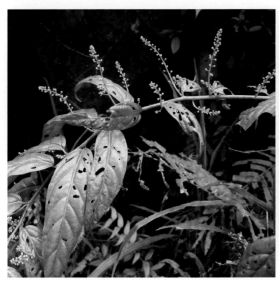
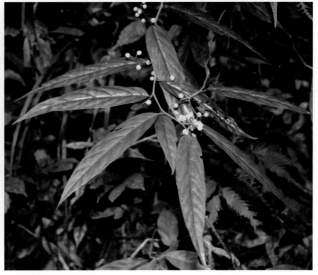

2 | 杜茎山 Maesa japonica (Thunberg) Moritzi & Zollinger

灌木，有时攀缘状。叶革质或坚纸质，椭圆形、椭圆状披针形或矩圆状卵形，先端渐尖、急尖或钝，全缘、近基部全缘或中部以上有疏尖锯齿，侧脉 5~8 对。总状花序，有时近基部有分枝，腋生；小苞片宽卵形至肾形，有腺条纹；花冠有腺条纹，裂片长为花冠筒的 1/3。果球形，有腺条纹。花期 4 月，果期 10 月。

分布于神农架各地，生于海拔 400~1000m 的山坡上和沟边阴处。常见。

根（杜茎山根）用于咽喉炎。

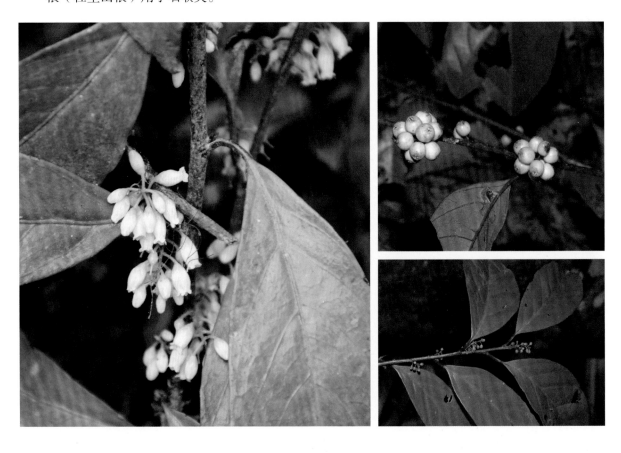

报春花科 Primulaceae

　　多年生或一年生草本，稀为亚灌木。茎直立或匍匐而且互生、对生或三叶轮生，或无地上茎而叶全部基生。花单生或组成总状、伞形或穗状花序；花两性，通常5基数；花萼宿存；花冠下部合生，辐射对称；雄蕊多少贴生于花冠筒上，与花冠裂片同数且对生；子房上位，1室，花柱单一，胚珠多数，生于特立中央胎座上。蒴果通常5齿裂或瓣裂。

　　22属，1000种；我国12属，517种；湖北7属，68种；神农架6属，47种，可供药用的3属，29种。

■ 分属检索表

1. 花冠裂片在花蕾中旋转状排列⋯⋯⋯⋯⋯⋯⋯⋯⋯⋯⋯⋯⋯⋯⋯⋯⋯⋯⋯⋯3. 珍珠菜属 Lysimachia
1. 花冠裂片在花蕾中覆瓦状排列。
　　2. 花冠与花萼近等长⋯⋯⋯⋯⋯⋯⋯⋯⋯⋯⋯⋯⋯⋯⋯⋯⋯⋯⋯⋯⋯1. 点地梅属 Androsace
　　2. 花冠通常明显长于花萼⋯⋯⋯⋯⋯⋯⋯⋯⋯⋯⋯⋯⋯⋯⋯⋯⋯⋯⋯2. 报春花属 Primula

（一）点地梅属 Androsace Linnaeus

　　一年生、二年生或多年生小草本。叶同形或异形，基生或簇生于根茎或根出条先端，形成莲座状叶丛，叶丛单生、数枚簇生或多数紧密排列，使植株成为半球形的垫状体。花5基数，在花葶顶端排成伞形花序；花萼钟状至杯状；花冠白色、粉红色，少有黄色，筒部通常呈坛状，约与花萼等长，喉部常收缩成环状突起，裂片全缘或先端微凹；雄蕊花丝短。蒴果球形。

　　100种；我国73种；湖北6种；神农架5种，可供药用的4种。

■ 分种检索表

1. 叶具明显的叶柄。
　　2. 叶圆形、卵圆形或圆肾形。
　　　　3. 花萼分裂几达基部⋯⋯⋯⋯⋯⋯⋯⋯⋯⋯⋯⋯⋯⋯⋯⋯⋯1. 点地梅 A. umbellata
　　　　3. 花萼分裂仅达中部⋯⋯⋯⋯⋯⋯⋯⋯⋯⋯⋯⋯⋯⋯⋯2. 莲叶点地梅 A. henryi
　　2. 叶倒卵形⋯⋯⋯⋯⋯⋯⋯⋯⋯⋯⋯⋯⋯⋯⋯⋯⋯⋯⋯3. 东北点地梅 A. filiformis
1. 叶基部渐狭而无柄⋯⋯⋯⋯⋯⋯⋯⋯⋯⋯⋯⋯⋯⋯⋯⋯⋯⋯4. 西藏点地梅 A. mariae

1 点地梅 Androsace umbellata (Loureiro) Merrill

　　一年生或二年生草本。主根不明显，具多数须根。叶基生，近圆形或卵圆形，先端钝圆，基部浅心形至近圆形，边缘具三角状钝牙齿，两表面均被贴伏的短柔毛。花葶通常数条自叶丛中抽出；花萼杯状，分裂近达基部；花冠白色，喉部黄色，裂片倒卵状长圆形。花期 2~4 月，果期 5~6 月。

　　分布于神农架松柏，生于旱地、路边。少见。

　　全草、果实（喉咙草）祛风，清热，消肿，解毒。

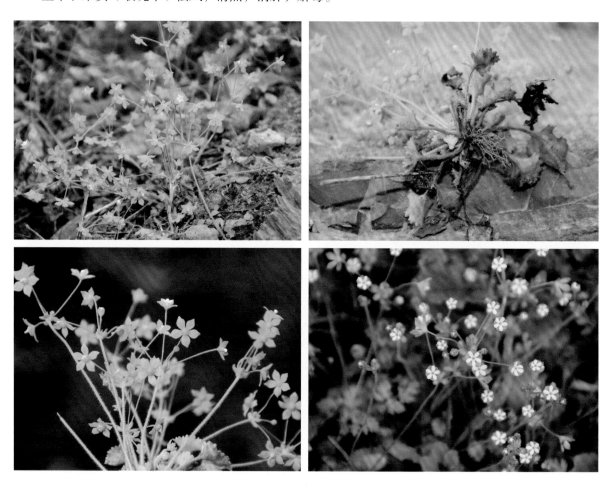

2 莲叶点地梅 Androsace henryi Oliver

　　多年生草本。叶基生，圆形至圆肾形，先端圆形，基部浅心形，边缘具粗锯齿，两表面被短伏毛，具 3（~5）条基出脉。花常 2~4 条自叶丛中抽出；花萼漏斗状，分裂达中部；花冠白色，裂片倒卵状心形。花期 4~5 月，果期 5~6 月。

　　分布于神农架木鱼（千家坪），生于山顶沟谷水边石上。少见。

　　全草祛风止痛。

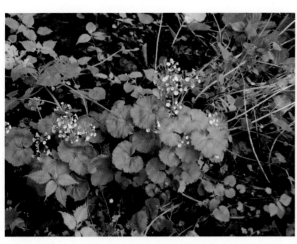
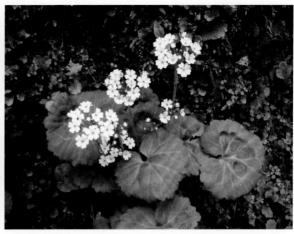

3 东北点地梅 Androsace filiformis Retzius

一年生草本，全草几无毛或部分有纤毛。主根不发达，具多数纤维状须根。叶小，倒卵形，基生。花白色，小型。蒴果近球形，外被宿存花冠，5瓣裂。种子细小，多数。花期5~6月，果期6~9月。

分布于神农架红坪（大龙潭），生于海拔2000m的路边。少见。

全草消炎止痛。

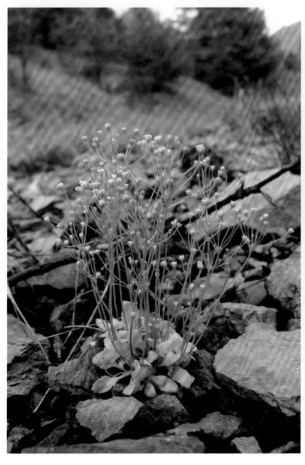
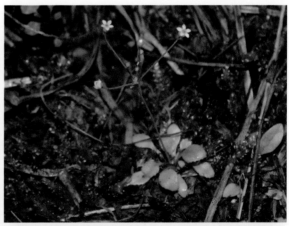
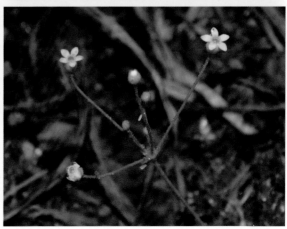

4 西藏点地梅 *Androsace mariae* Kanitz

多年生草本。植株近垫状。根出条短，叶丛叠生其上，形成密丛，有时根出条伸长，叶丛间有明显的间距，成为疏丛。叶两形；外层叶舌形或匙形，边缘具白色缘毛；内层叶匙形至倒卵状椭圆形，叶边缘软骨质，具缘毛。花葶单一，伞形花序具花 2~7（~10）朵，花冠粉红色。蒴果稍长于宿存花萼。花期 6 月，果期 7 月。

分布于神农架下谷（小神农架），生于海拔 2500m 以上的山顶石上。少见。

全草清热解毒，消炎止痛。

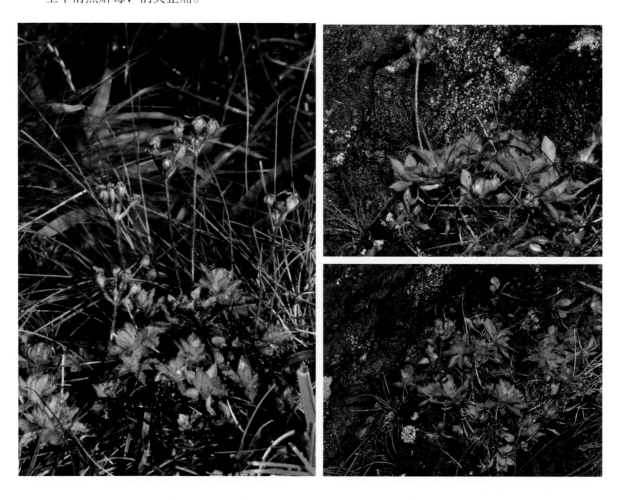

（二）报春花属 *Primula* Linnaeus

多年生草本。叶基生，莲座状。花 5 基数，通常在花葶顶端排成伞形花序，稀为总状花序、短穗状花序或近头状花序；花萼钟状或筒状，具浅齿或深裂；花冠漏斗状或钟状，喉部不收缩，筒部通常长于花萼，裂片全缘，具齿或浅裂；雄蕊贴生于冠筒上，花药先端钝，花丝极短；子房上位，近球形，花柱常有长短两型。蒴果球形至筒状。

500 种；我国 300 种；湖北 22 种；神农架 12 种，可供药用的 4 种。

■ **分种检索表**

1. 叶边缘浅裂至羽状全裂。
　2. 叶波状浅裂至掌状深裂·····················1. 鄂报春 **P. obconica**
　2. 叶羽状深裂至羽状全裂·····················4. 藏报春 **P. sinensis**
1. 叶边缘具小圆齿或小牙齿。
　3. 叶脉在叶面明显下陷；花葶明显被毛·····················2. 卵叶报春 **P. ovalifolia**
　3. 叶脉在叶面平或稍下陷；花葶无毛·····················3. 无粉报春 **P. efarinosa**

1　鄂报春 **Primula obconica** Hance

　　多年生草本，全体被柔毛。叶丛生，卵圆形至矩圆形，先端圆形。花葶 1 至数个；伞形花序具花 2~13 朵；花萼杯状或阔钟状，具 5 条脉，裂片阔三角形或半圆形而具骤尖头；花冠玫瑰红色，稀白色，冠筒长为花萼 1~2 倍，裂片倒卵形，先端 2 裂。蒴果球形。花期 3~4 月，果期 6 月。

　　分布于神农架各地，生于林下、水沟边和湿润岩石上。少见。

　　根茎解酒毒，止腹痛。

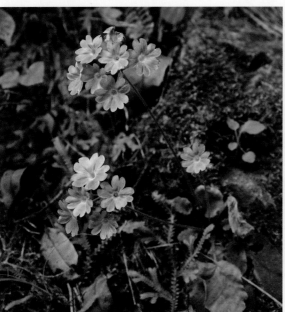 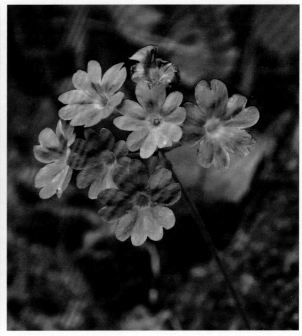

2　卵叶报春 **Primula ovalifolia** Franchet

　　多年生草本，全草无粉。叶柄长约为叶片的 1/3，密被柔毛；叶片阔椭圆形至阔倒卵形，边缘具不明显的小圆齿，上表面沿中脉被少数柔毛，下表面沿叶脉被柔毛，其余部分遍布短柔毛。花葶高 5~18cm，被柔毛；花萼裂片卵形至卵状披针形；花冠紫色或蓝紫色，冠筒长于萼 1/5~1/2 倍，裂片倒卵形，先端具深凹缺。蒴果球形，藏于萼筒中。花期 3~4 月，果期 5~6 月。

分布于神农架大九湖、木鱼等地，生于林下和山谷阴处。常见。

全草（卵叶报春）活血调经。

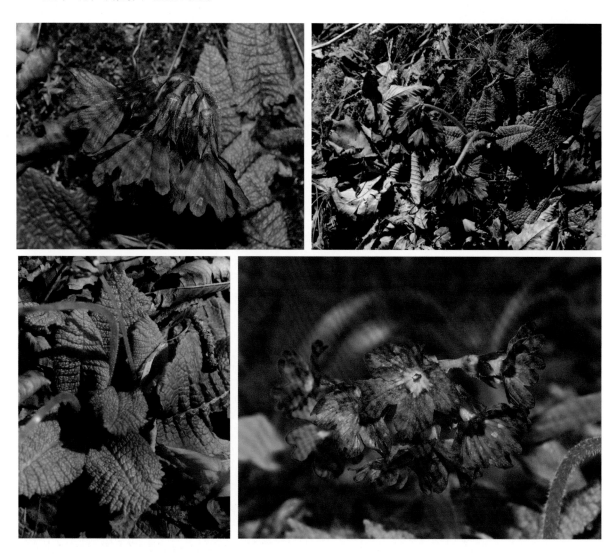

3　无粉报春 *Primula efarinosa* Pax

多年生草本。根茎粗短，向下长出成丛的长根。叶矩圆形、狭倒卵形至披针形，边缘具啮蚀状小牙齿，两表面绿色，无粉，仅下表面散布少数小腺体，中脉宽扁。花葶 1 至数个；伞形花序具花6~20 朵；花冠堇蓝色，冠筒与花萼等长，喉部具环状附属物。蒴果长圆形，稍长于花萼。花期 5 月，果期 6 月。

分布于神农架九湖（南天门）、红坪、新华等地，生于山坡草丛或路边。常见。

全草续伤止痛；用于劳伤。根用于蛇咬伤。

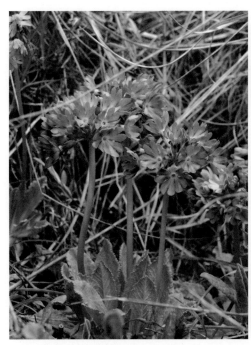
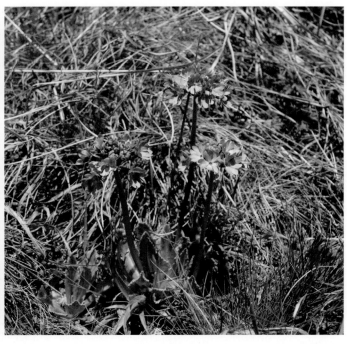

4 　藏报春 Primula sinensis Sabine ex Lindley

多年生草本，全体被多细胞柔毛。叶阔卵圆形至椭圆状卵形或近圆形，先端钝圆，基部心形或近截形，边缘5~9裂，裂度约达叶片半径的1/2，裂片矩圆形，每边具2~5枚缺刻状粗齿。花葶绿色或淡紫红色；伞形花序1~2轮，每轮具花3~14朵；花冠淡蓝紫色或玫瑰红色，外面被柔毛，冠筒口周围黄色。蒴果卵球形。花期12月至翌年3月，果期2~4月。

分布于神农架新华、阳日，生于悬崖干燥的石缝中。少见。

全草清热解毒。

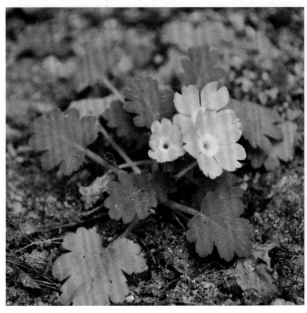
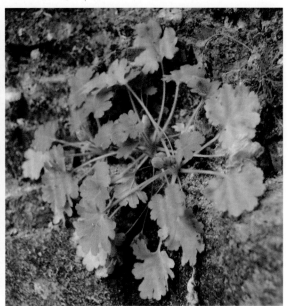

（三）珍珠菜属 Lysimachia Linnaeus

直立或匍匐草本，通常有腺体。叶互生、对生或轮生，全缘。花单出腋生或排成顶生或腋生的总状或伞形花序；总状花序常缩短成近头状，稀复出，呈圆锥花序；花萼通常5深裂；花冠5深裂，白色或黄色；雄蕊与花冠裂片同数且对生，花丝分离或基部合生成筒，多少贴生于花冠上。蒴果近球形，通常5瓣开裂。

约180种；我国138种；湖北34种；神农架27种，可供药用的21种。

■ 分种检索表

1. 花白色、黄色或带淡紫色，具同型花；基生叶不呈莲座状。
　2. 花黄色，花丝下半部合生成筒或浅环，并与花冠筒基部合生。
　　3. 花丝粗短，长不超过花药的1/2，下部合生成环。
　　　4. 花药近线形……………………………………………2. 细梗香草 L. capillipes
　　　4. 花药较短而宽，多少呈钝圆锥形……………………1. 鄂西香草 L. pseudotrichopoda
　　3. 花丝比花药长或植物具有色的腺条。
　　　5. 叶柄基部明显扩展成耳状……………………………12. 展枝过路黄 L. brittenii
　　　5. 叶柄纤细或无柄，不呈耳状。
　　　　6. 花单出腋生或在茎端排成疏松的总状花序……………16. 金爪儿 L. grammica
　　　　6. 花在茎端密集排成头状或伞形状花序，如为单出，则茎匍匐。
　　　　　7. 植株不具有色腺点，仅叶轮生种类有时具稀疏的棕色或黑色腺点。
　　　　　　8. 茎直立。
　　　　　　　9. 叶对生，茎端2对常密聚，但非轮生；花序近头状。
　　　　　　　　10. 叶卵形或卵状椭圆形，被毛。
　　　　　　　　　11. 茎直立；叶密被短糙伏毛……………………4. 疏头过路黄 L. pseudohenryi
　　　　　　　　　11. 茎自匍匐的基部上升；叶密被长糙伏毛…19. 叶头过路黄 L. phyllocephala
　　　　　　　　10. 叶椭圆形或椭圆状披针形，无毛…………………15. 管茎过路黄 L. fistulosa
　　　　　　　9. 叶4~6枚在茎端呈轮生状；花序伞房状………………3. 落地梅 L. paridiformis
　　　　　　8. 茎长，蔓延…………………………………………17. 巴东过路黄 L. patungensis
　　　　　7. 植株具有色的腺点或腺条。
　　　　　　12. 花集生于茎端或枝端…………………………………5. 临时救 L. congestiflora
　　　　　　12. 花单出或双出腋生。
　　　　　　　13. 植株具褐色或黑色腺点…………………………6. 点腺过路黄 L. hemsleyana
　　　　　　　13. 植株具紫色或黑色腺条……………………………13. 过路黄 L. christiniae
　2. 花白色、淡紫色，花丝分离，贴生于花冠筒中部或花冠裂片基部。
　　14. 花萼下部合生………………………………………………18. 狭叶珍珠菜 L. pentapetala
　　14. 花萼分裂至基部。

15. 花柱短，长仅达花冠裂片的中部，比果短或近等长。

  16. 叶互生，有柄。

    17. 花序粗壮，花密集·······················7. 矮桃 L. clethroides

    17. 花序细瘦，花稍稀疏·····················10. 红根草 L. fortunei

  16. 叶对生，仅茎上部叶有互生·············9. 露珠珍珠菜 L. circaeoides

15. 花柱伸出花冠之外或近同等高度，比果长。

  18. 花药线形，先端常反曲，顶端具红色腺体·········11. 腺药珍珠菜 L. stenosepala

  18. 花药椭圆形或卵圆形，先端无腺体。

    19. 花冠阔钟形或裂片开展而合生部分很短。

      20. 花冠比花萼短或近等长·············21. 北延叶珍珠菜 L. silvestrii

      20. 花冠比花萼长·····················20. 延叶珍珠菜 L. decurrens

    19. 花冠狭钟形，合生部分约为全长的1/2·········8. 泽珍珠菜 L. candida

1. 花白色或粉红色，具长短花柱的异型花；基生叶呈莲座状·······14. 异花珍珠菜 L. crispidens

1 | 鄂西香草 Lysimachia pseudotrichopoda Handel-Mazzetti

多年生草本，干后有香气。茎纤细。叶互生，阔卵形或近菱形，茎端的较大，常比下部叶大2~3倍，先端锐尖，基部楔状短渐狭或近圆形至截形，边缘微呈皱波伏，侧脉4~5对。花单生于茎端叶腋，花梗纤细，花冠黄色。蒴果球形。花期5月，果期7月。

分布于神农架阳日，生于山沟溪边潮湿地。少见。

全草止咳平喘，祛风除湿，活血调经。

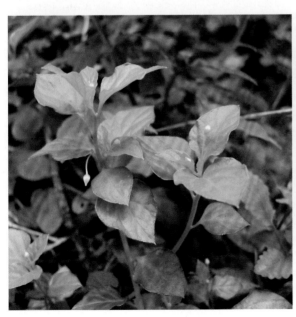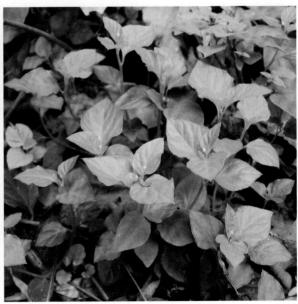

2 | 细梗香草 Lysimachia capillipes Hemsley

　　多年生草本。茎具棱或狭翅。叶互生，卵形至披针形，基部短渐狭或钝。花单生于叶腋；花萼裂片卵形至披针形，先端渐尖至钻形；花冠黄色，深裂，裂片狭矩圆形至线形，先端钝；花丝基部合生成高约0.5mm的环，花药基着，顶孔开裂。蒴果直径3~4mm，瓣裂。花期6~7月，果期8~10月。

　　分布于神农架下谷，生于山谷林下和溪边。少见。

　　全草止咳平喘，祛风除湿，活血调经。

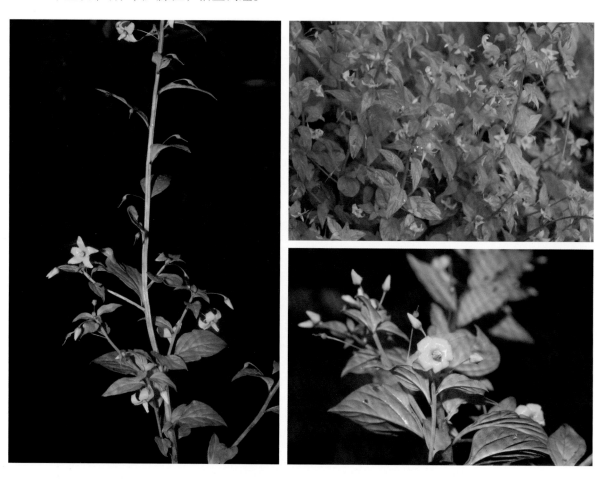

3 | 落地梅 Lysimachia paridiformis Franchet

　　多年生草本。茎直立，无毛。叶4~6枚在茎端轮生，无柄或近于无柄，倒卵形至椭圆形，基部楔形，先端渐尖，无毛，两表面通常散生黑色腺条。花在茎顶端集成伞形花序；花萼裂片披针形，无毛或具稀疏缘毛；花冠黄色，裂片狭矩圆形，先端钝或圆形；花丝下部合生成高约2mm的筒，花药椭圆形，背着，纵裂。蒴果近球形。花期5~6月，果期7~9月。

　　分布于神农架各地，生于低海拔地区的山谷林下湿润处。少见。

　　全草宽胸利膈，祛痰，镇咳，止痛。

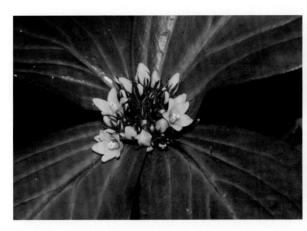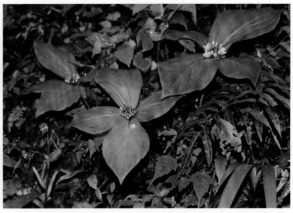

4 | 疏头过路黄 Lysimachia pseudohenryi Pampanini

多年生草本。茎直立或膝曲直立，密被柔毛。叶对生，茎顶端的 2~3 对通常稍密聚，叶片卵形，稀为卵状披针形，基部近圆形或长楔形，先端锐尖或稍钝，两表面密被小糙伏毛，散生粒状半透明腺点。总状花序顶生，缩短成近头状；花梗在果时下弯；花萼裂片披针形，背面被柔毛；花冠黄色；花丝下部合生成高 2~3mm 的筒，花药矩圆形，背着，纵裂。蒴果近球形。花期 5~6 月，果期 6~7 月。

分布于神农架各地，生于低海拔地区的山地林缘和灌丛中。少见。

全草用于石淋。

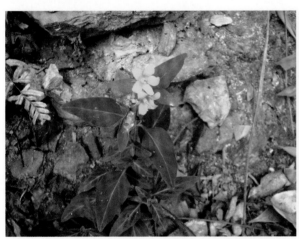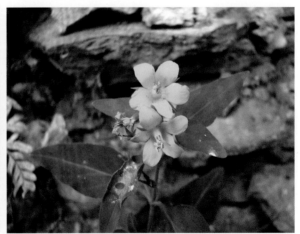

5 | 临时救 Lysimachia congestiflora Hemsley

多年生草本。茎下部匍匐，节上生根，茎密被多细胞卷曲柔毛。叶对生，茎顶端的 2 对间距短，近密聚，叶片卵形、阔卵形至近圆形，近等大，先端锐尖或钝，基部近圆形或截形，近边缘具暗红色或有时变为黑色的腺点，侧脉 2~4 对。花 2~4 朵集生于茎端和枝端，呈近头状的总状花序，有时在花序下方的 1 对叶腋具单生花；花冠黄色，内面基部紫红色。花期 5~6 月，果期 7~10 月。

分布于神农架各地，生于水沟边、田埂上、山坡林缘、草地等湿润处。常见。

全草（小过路黄）祛风散寒，利湿。

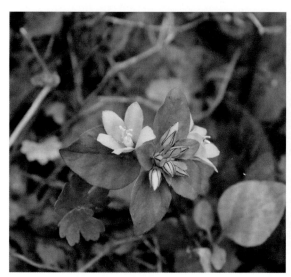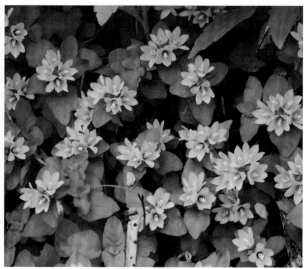

6 点腺过路黄 Lysimachia hemsleyana Maximowicz ex Oliver

多年生草本。茎匍匐，鞭状伸长，密被柔毛。叶对生，卵形或阔卵形，基部近圆形至浅心形，先端锐尖，两表面均具深色腺点。花单生于叶腋；花萼裂片狭披针形，背面被疏毛，散生褐色腺点；花冠黄色，筒部长约2mm，裂片椭圆形至椭圆状披针形，散生暗红色或褐色腺点；花丝中下部合生成高约2mm的筒；花药矩圆形，背着，纵裂。

分布于神农架木鱼（官门山），生于山谷林缘、溪旁和路边草丛中。少见。

全草清热利湿，通经。

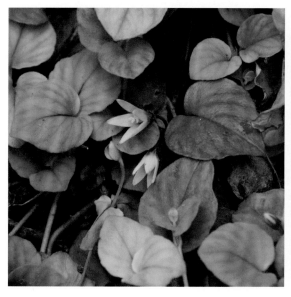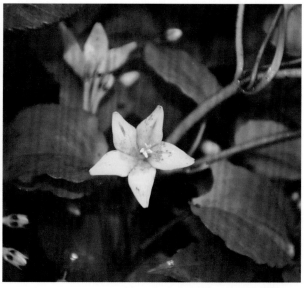

7 | 矮桃 **Lysimachia clethroides** Duby

多年生草本，全体多少被褐色卷曲柔毛，具横走的根茎。叶互生，矩圆形或阔披针形，先端渐尖，基部渐狭，两表面散生黑色腺点。总状花序顶生；苞片线状钻形，稍长于花梗；花萼裂片卵状椭圆形，先端圆钝，具腺状缘毛；花冠白色，裂片狭矩圆形；雄蕊内藏，花丝下部 1mm 贴生于花冠基部，花药矩圆形，背着，纵裂。蒴果近球形。花期 5~7 月，果期 7~10 月。

分布于神农架各地，生于山坡林缘和草坡等湿润处。常见。

根、全草（珍珠菜）活血调经，利水消肿。

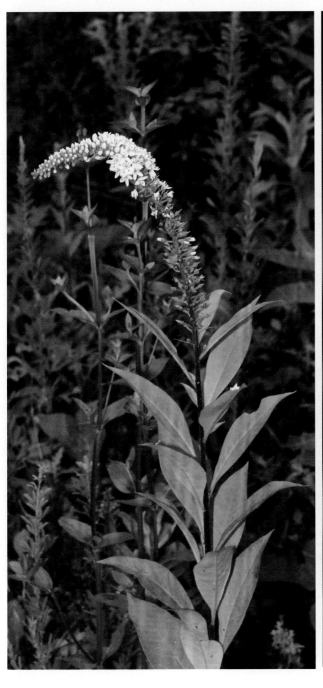
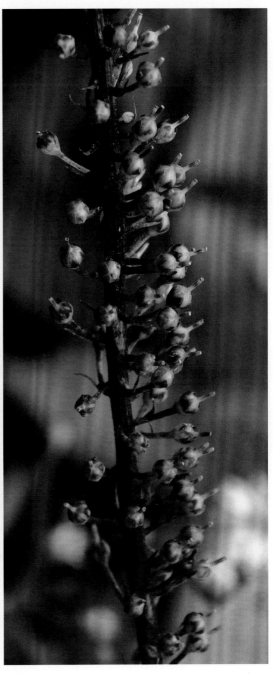

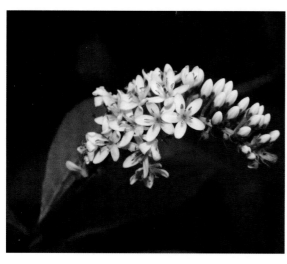
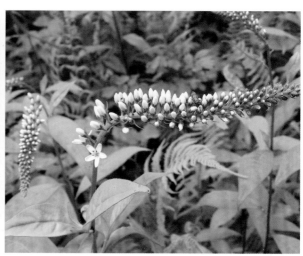

| 8 | 泽珍珠菜 **Lysimachia candida** Lindley |

一年生或二年生草本，全体无毛。基生叶匙形或倒披针形；茎生叶互生，很少对生，无柄或近于无柄，倒卵形、倒披针形或线形，先端渐尖或钝，基部渐狭，两表面均具深色腺点。总状花序顶生，初时花密集成阔圆锥形；苞片线形；花梗长约为苞片的2倍；花萼裂片披针形，背面具黑色短腺条；花冠白色，裂片矩圆形；雄蕊稍短于花冠，花丝贴生于花冠的中下部。蒴果近球形。花期3~6月，果期4~7月。

分布于神农架木鱼，生于田边、溪边和山坡路边的潮湿地。常见。

全草（泽星宿菜）用于疥疮肿毒、跌打损伤。

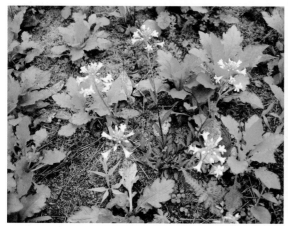
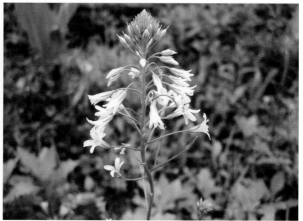

| 9 | 露珠珍珠菜 **Lysimachia circaeoides** Hemsley |

多年生草本，全体无毛。茎四棱形。叶对生，在茎上部有时互生，近茎基部的1~2对较小，椭圆形或倒卵形，茎上部的长圆状披针形至披针形，先端锐尖，基部楔形，下延，下表面较多极细密

的红色小腺点，近边缘具稀疏暗紫色或黑色腺点和腺条，侧脉 6~7 对。总状花序生于茎端，花冠白色，花药药隔顶端具红色粗腺体。蒴果近球形。花期 5~6 月，果期 7~8 月。

分布于神农架各地，生于路边或屋边的湿润处。常见。

全草用于肺结核、跌打损伤。

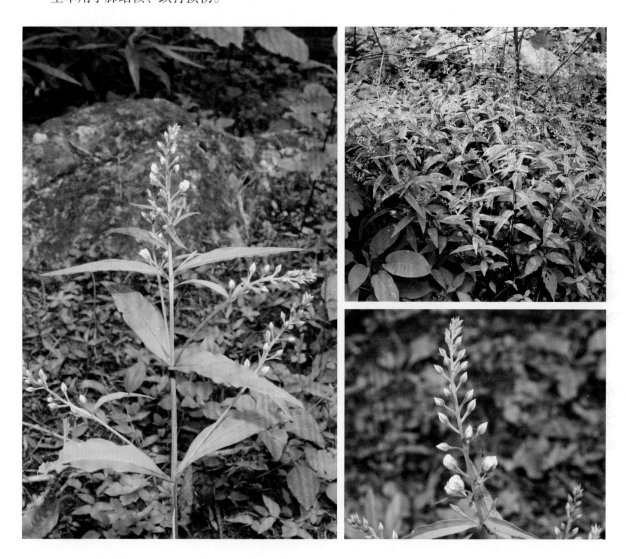

10 | 红根草 **Lysimachia fortunei** Maximowicz

多年生草本，全体无毛。茎直立。叶互生，有时近对生；叶柄基部沿茎下延；叶片披针形或椭圆状披针形，先端锐尖或渐尖，基部楔形，两表面均有不规则的黑色腺点。总状花序顶生；苞片钻形；花萼裂片狭披针形，背面具黑色腺条；花冠白色或带淡紫色，裂片匙状矩圆形；雄蕊伸出花冠外，花丝贴生于花冠裂片基部，花药卵圆形，背着，纵裂。蒴果近球形。花期 6~8 月，果期 8~11 月。

分布于神农架各地，生于低海拔地区的村旁荒地、路旁、山谷溪边疏林下。少见。

全草活血散瘀，利水化湿。

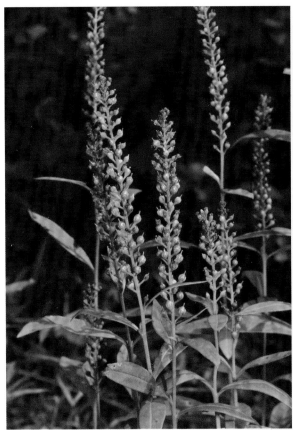
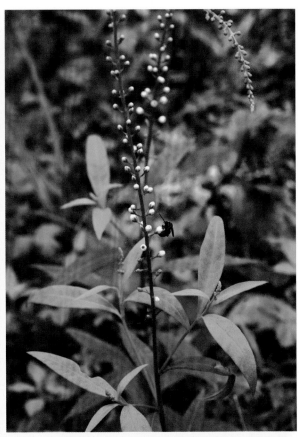
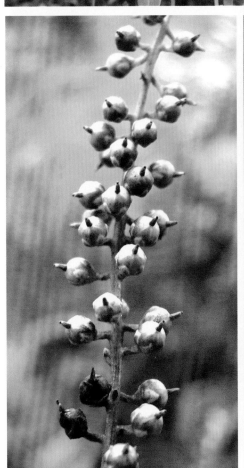
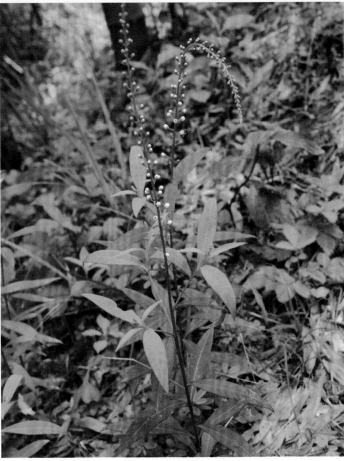

11 腺药珍珠菜 Lysimachia stenosepala Hemsley

多年生草本，全体无毛。叶对生，在茎上部常互生；叶片披针形至矩圆状披针形，先端锐尖或渐尖，基部渐狭，两表面近边缘具黑色腺点和腺条。总状花序顶生；苞片线状披针形；花萼裂片披针形，先端渐尖成钻形；花冠白色，裂片倒卵状矩圆形或匙形，先端圆钝；雄蕊约与花冠等长，花丝贴生于花冠裂片中下部，花药线形，药隔顶端具红色腺体，背着，纵裂。蒴果近球形。花期5~6月，果期7~9月。

分布于神农架各地，生于低海拔地区的山谷林缘、溪边和山坡草地湿润处。常见。

全草（水伤药）行气破血，消肿，解毒。

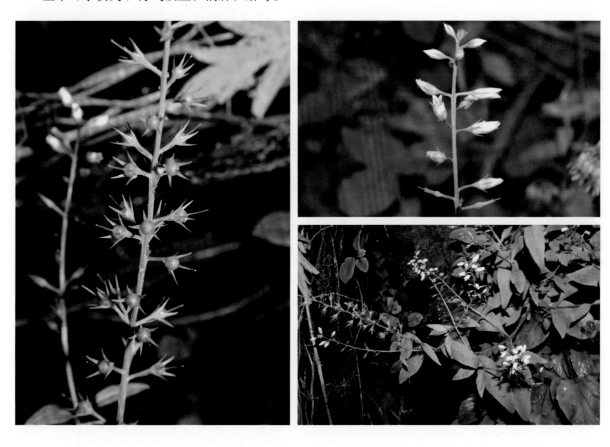

12 展枝过路黄 Lysimachia brittenii R. Knuth

多年生草本。茎基部常带暗紫色。枝纤细，通常近水平伸展。叶对生，披针形至长圆状披针形，基部楔形，下延；叶柄具狭翅，基部扩展成小耳状抱茎。花6至多朵在茎端和枝端排成伞形花序，在花序下方的1对叶腋中，偶有少数花，2~4朵生于不发育的短枝端。蒴果近球形。花期5~6月，果期8月。

分布于神农架木鱼（红花），生于山坡草地和山谷中。少见。

全草（展枝过路黄）解毒疗疮。

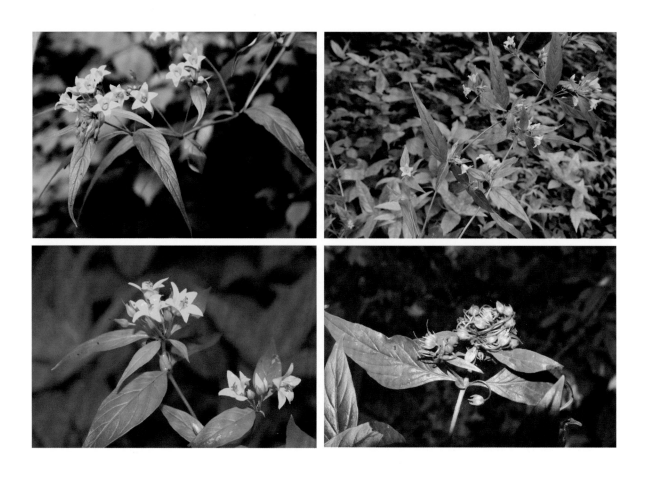

13 | 过路黄 *Lysimachia christiniae* Hance

多年生草本。在阴湿生境中，茎下部常匍匐，节上生根，上部曲折上升。叶对生，卵形至卵状椭圆形，先端锐尖或稍钝而具骤尖头，基部阔楔形，两表面均被具节糙伏毛，中脉稍宽，在下表面明显。花序顶生，近头状，多花；花梗长 1~7mm，密被柔毛；花萼分裂近达基部，裂片披针形，背面被柔毛；花冠黄色，基部合生部分长约 3mm，先端 5 裂，裂片倒卵形，有透明腺点；雄蕊 5 枚，花丝基部合生成筒，上部分离。蒴果褐色。花期 5~6 月，果期 8~9 月。

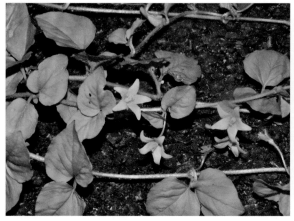

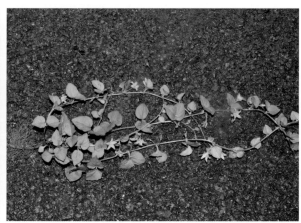

分布于神农架各地，生于山谷阴湿地。常见。

全草用于尿路结石、胆囊炎、胆结石、黄疸性肝炎、水肿、跌打损伤、毒蛇咬伤及毒蕈和药物中毒，外用于烧烫伤、化脓性炎症。

14 | 异花珍珠菜 **Lysimachia crispidens** (Hance) Hemsley

多年生草本。茎直立，不分枝。茎叶互生，卵状椭圆形或宽披针形，先端渐尖，基部渐狭至叶柄，全缘，两表面疏生黄色卷毛，具黑色斑点。总状花序顶生，初时花密集，后渐伸展；花萼5裂，裂片宽披针形，边缘膜质；花冠白色或粉红色，裂片5枚，倒卵形，顶端钝或稍凹；雄蕊稍短于花冠。蒴果球形。花期6~7月，果熟期7~8月。

分布于神农架低海拔地区，生于海拔200~600m的山坡林缘。常见。

全草降压。

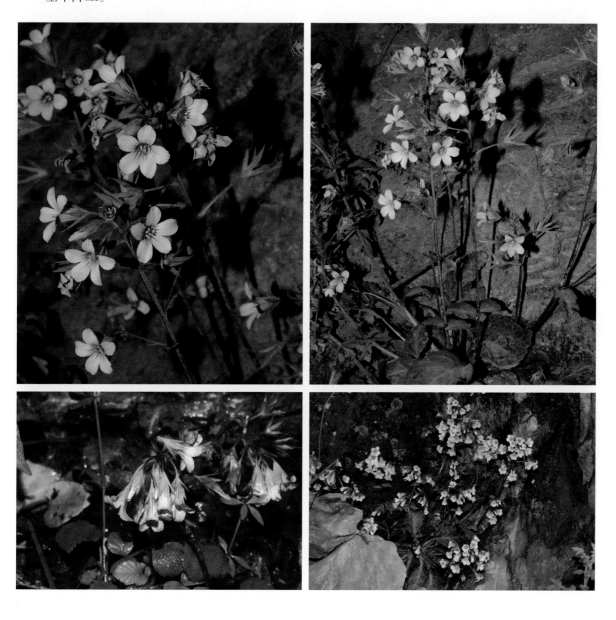

15 管茎过路黄 Lysimachia fistulosa Handel-Mazzetti

多年生草本。茎钝四棱形。叶对生，茎端的 2~3 对密聚成轮生状，常比下部叶大 2~3 倍，叶片椭圆形或椭圆状披针形，先端多少渐尖，基部渐狭，下延，下部叶具较长的柄。总状花序生于茎端和枝端，缩短成头状花序状；花冠黄色，裂片倒卵状长圆形，先端圆钝或具小尖头；花丝基部合生成筒；子房密被柔毛。蒴果球形。花期 5~7 月，果期 7~10 月。

分布于神农架木鱼、下谷等地，生于沟边及路边土坎上。常见。

全草（棱茎排草）用于无名肿毒、疔疮、跌打损伤。

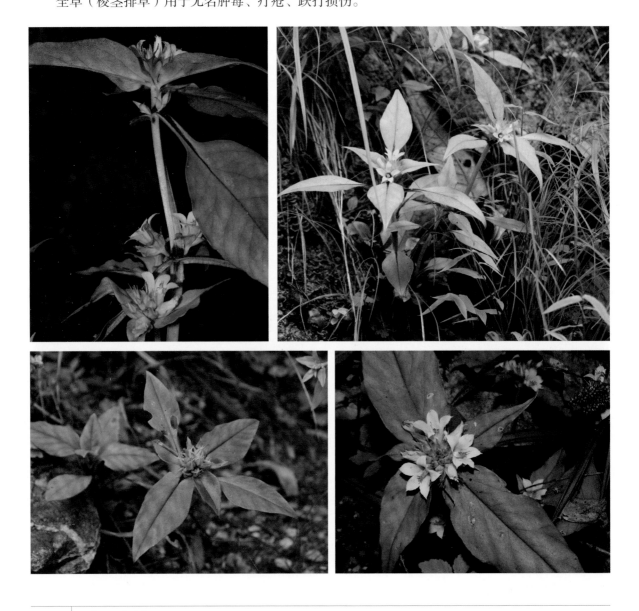

16 金爪儿 Lysimachia grammica Hance

多年丛生草本，全体具多细胞的柔毛。茎、叶、萼、花冠均具有显著的黑紫色条状线纹。下部叶对生，近三角状卵形；上部叶互生，较狭小，呈菱状卵形。单花腋生或在茎端排成疏松的总状花序；花柄细长；花冠黄色，裂片 5 枚，卵状椭圆形，先端钝，与萼等长；雄蕊花丝基部连合成短筒状。蒴果球形。花期 4 月，果熟期 10 月。

分布于神农架木鱼、下谷等地，生于沟边石缝间。少见。

全草止血解热，理气活血，拔毒消肿，定惊止搐。

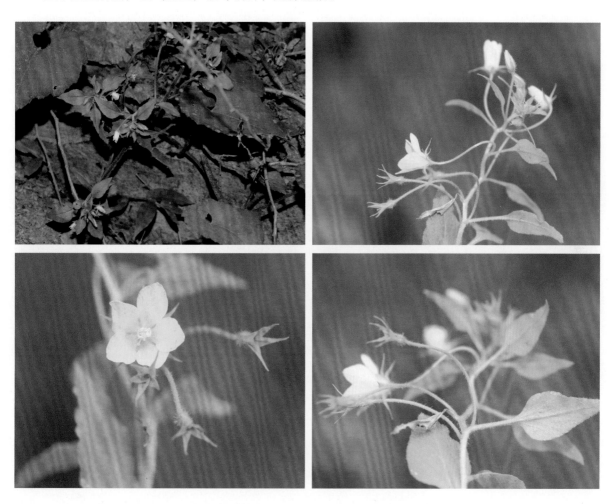

17 巴东过路黄 *Lysimachia patungensis* Handel-Mazzetti

多年生草本。茎纤细，匍匐伸长，节上生根，密被铁锈色多细胞柔毛。叶对生，茎端的 2 对密聚，呈轮生状，其中 1 对常缩小成苞片状；叶片阔卵形或近圆形，极少近椭圆形，先端钝圆、圆形或有时微凹，基部宽截形，两表面密布具节糙伏毛。花 2~4 朵集生于茎和枝的顶端，无苞片；花冠黄色，内面基部橙红色，先端有少数透明粗腺条；花丝下部合生成筒；子房上部被毛。蒴果球形。花期 5~6 月，果期 7~8 月。

分布于神农架各地，生于林下潮湿地。常见。

全草用于尿路结石、胆囊炎、胆结石、黄疸性肝炎、水肿、跌打损伤、毒蛇咬伤及毒蕈和药物中毒，外用于烧烫伤、化脓性炎症。

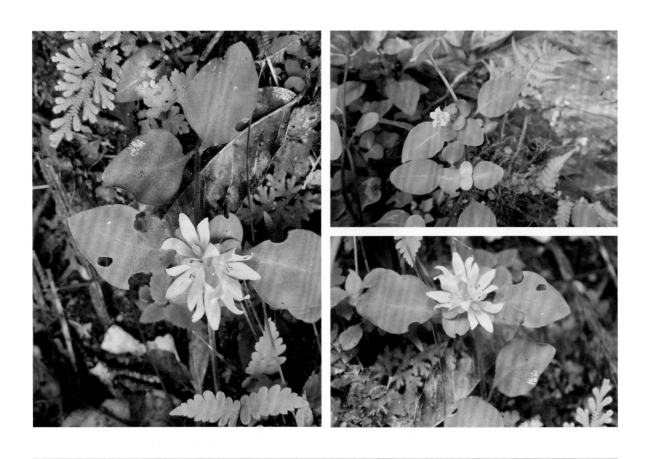

18 　狭叶珍珠菜 Lysimachia pentapetala Bunge

　　一年生草本，全体无毛。茎直立，多分枝，密被褐色无柄腺体。叶互生，狭披针形至线形。总状花序顶生，初时因花密集而呈圆头状，后渐伸展；花萼下部合生达全长的 1/3 或近 1/2；花冠白色，仅基部合生。蒴果球形。花期 7~8 月，果期 8~9 月。

　　分布于神农架大九湖，生于荒地中。常见。

　　全草解毒散瘀，活血调经。

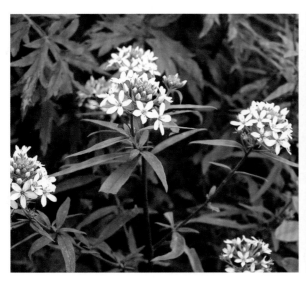
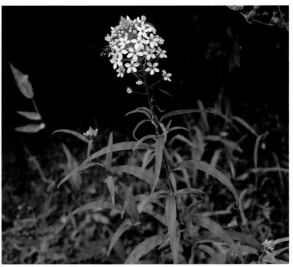

| 19 | **叶头过路黄** Lysimachia phyllocephala Handel-Mazzetti |

多年生草本。茎通常簇生，膝曲直立，在阴湿生境中，茎下部常长匍匐，节上生根，上部曲折上升。叶对生，茎端的2对间距小，密聚成轮生状，常较下部叶大1~2倍；叶片卵形至卵状椭圆形，两表面均被具节糙伏毛。花序顶生，近头状，多花；花冠黄色，基部合生，裂片具透明腺点；花丝基部合生成筒。蒴果褐色。花期5~6月，果期8~9月。

分布于神农架宋洛、新华，生于溪边阴湿地。少见。

全草（叶头过路黄）清热利湿，消肿。

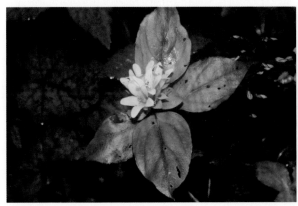
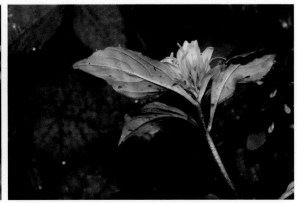

| 20 | **延叶珍珠菜** Lysimachia decurrens G. Forster |

多年生草本，全体无毛。茎直立，上部分枝，基部常木质化。叶互生，有时近对生，披针形或椭圆状披针形，基部楔形，下延至叶柄，呈狭翅，两表面均有不规则的黑色腺点，有时腺点仅见于边缘，并常连结成条。总状花序顶生；花萼分裂近达基部，裂片狭披针形，边缘被腺状缘毛，背面具黑色短腺条；花冠白色或带淡紫色；雄蕊明显伸出花冠外，花药紫色。蒴果球形或略扁。花期4~5月，果期6~7月。

分布于神农架大九湖，生于田边或沟边。少见。

全草（延叶珍珠菜）用于月经不调、尿路结石、跌打损伤、骨折、疮疡肿毒、蛇伤。

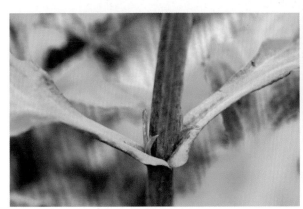
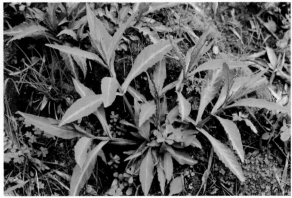

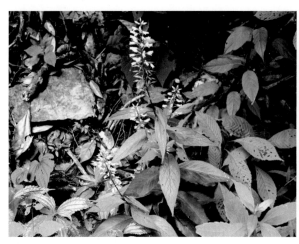
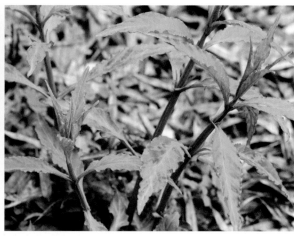

21 北延叶珍珠菜 Lysimachia silvestrii (Pampanini) Handel-Mazzetti

一年生草本，全体无毛。茎直立。叶互生，卵状披针形或椭圆形，先端渐尖，基部渐狭，边缘和先端具暗紫色或黑色粗腺条。总状花序顶生，疏花；花序最下方的苞片叶状，上部的渐次缩小成钻形；花冠白色；花丝贴生于花冠裂片的基部。蒴果球形。花期5~7月，果期8月。

分布于神农架新华至兴山公路沿线，生于田边或沟边。少见。

全草活血，调经；用于月经不调、带下、跌打损伤等，外用于蛇咬伤。

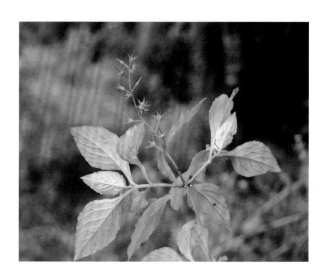

白花丹科 Plumbaginaceae

草本、小灌木或攀缘植物。叶旋叠状或互生。花两性，辐射对称，排成穗状、头状或圆锥花序；萼基部具苞片，管状或漏斗状，5齿裂，5~15条棱，常干膜质；花冠通常合瓣，管状，或仅于基部合生，裂片5枚；雄蕊5枚，与花瓣对生，下位或着生于冠管上；子房上位，1室，具胚珠1枚；花柱5个，分离或合生。果包藏于萼内，开裂或不开裂。

25属，440种；我国7属，46种；湖北1属，1种；神农架1属，1种，可供药用。

白花丹属 Plumbago Linnaeus

灌木、半灌木或多年生草本。叶互生，叶片宽阔。花序由枝或分枝延伸而成的小穗在枝上部排列成通常伸长的穗状花序，花冠高脚碟状，子房椭圆形、卵形至梨形。蒴果先端常具花柱基部残存而成的短尖。种子椭圆形至卵形。

17种；我国2种；湖北1种；神农架1种，可供药用。

白花丹 **Plumbago zeylanica** Linnaeus

常绿半灌木，高1~3m，直立，多分枝。叶薄，通常长卵形。穗状花序通常具花25~70朵，苞片狭长卵状三角形至披针形，花萼先端有5枚三角形小裂片，花冠白色或微带蓝白色，子房椭圆形。蒴果长椭圆形，淡黄褐色。种子红褐色。花期10月至翌年3月，果期12月至翌年4月。

原产于我国华南，神农架偶见栽培。

根、全草祛风，散瘀，解毒，杀虫；用于风湿关节痛、血瘀经闭、跌打损伤、肿毒恶疮、疥癣。

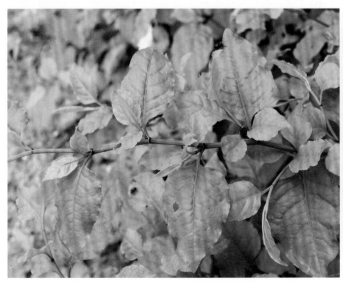
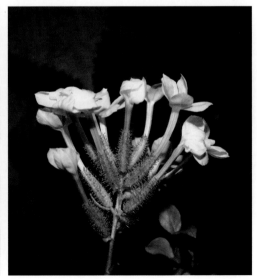

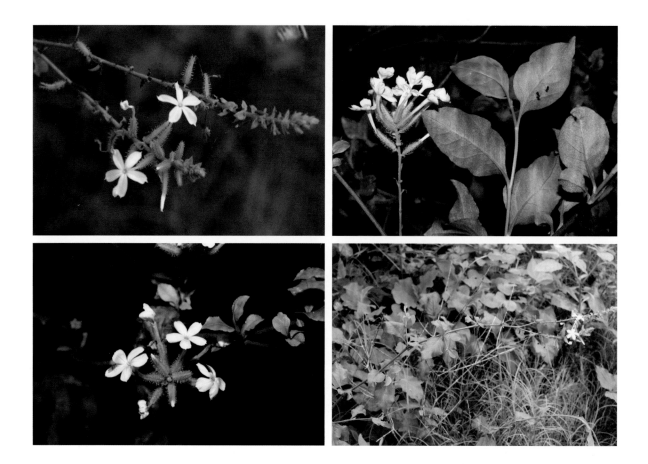

柿树科 Ebenaceae

乔木或直立灌木，稀有枝刺。叶为单叶，常互生，排成2列，全缘，无托叶，具羽状叶脉。花通常雌雄异株或杂性同株；雌花腋生，单生；雄花常生于小聚伞花序上或簇生或单生，整齐；花萼3~7裂，多少深裂，在雌花或两性花中宿存，常在果时增大；花冠3~7裂，早落，裂片旋转排列；雄蕊离生，常为花冠裂片数的2~4倍，花药基着，2室，内向，纵裂；子房上位，2~16室，每室具1~2枚悬垂的胚珠，花柱2~8个，分离或基部合生。浆果多肉质。

3属，500余种；我国1属，60余种；湖北1属，8种；神农架1属，3种，均可供药用。

柿树属 Diospyros Linnaeus

落叶或常绿乔木或灌木。叶互生，偶有微小的透明斑点。花单性，雌雄异株，或杂性；雄花常较雌花为小，组成聚伞花序；雌花常单生于叶腋；萼通常深裂，3~5（~7）裂，绿色，雌花花萼在果时常增大；花冠壶形或管状，3~5（~7）裂，裂片向右旋转排列；雄蕊常16枚，常2枚连生成对而形成2列；子房2~16室。浆果肉质，基部通常有增大的宿存萼。

485种；我国60余种；湖北8种；神农架3种，均可供药用。

■ 分种检索表

1. 果柄较长，长3~4（~6）cm；叶片长圆状披针形 ············· 1. 乌柿 **D. cathayensis**
1. 果柄较短，长1.2cm以下；叶片椭圆形、长圆形至卵形或近圆形。
　2. 小枝无毛，极少稍被毛 ··· 2. 君迁子 **D. lotus**
　2. 小枝或嫩枝通常明显被毛 ······································ 3. 柿 **D. kaki**

---

1 | 乌柿 ^{金弹子}
Diospyros cathayensis Steward

常绿或半常绿小乔木。叶薄革质，长圆状披针形，上表面光亮。雄花生于聚伞花序上；花萼4深裂，裂片三角形；花冠壶状，4裂，裂片宽卵形，反曲；雄蕊16枚，分成8对，花药线形；雌花单生，腋外生，白色，芳香；花萼4深裂；花冠壶状，4裂，裂片反曲，退化雄蕊6枚；子房球形，6室。果球形或卵形。花期4~5月，果期8~10月。

分布于神农架木鱼、新华，生于海拔

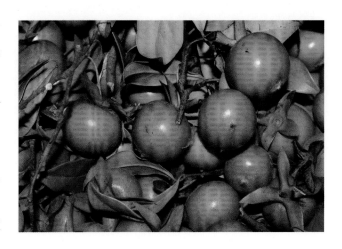

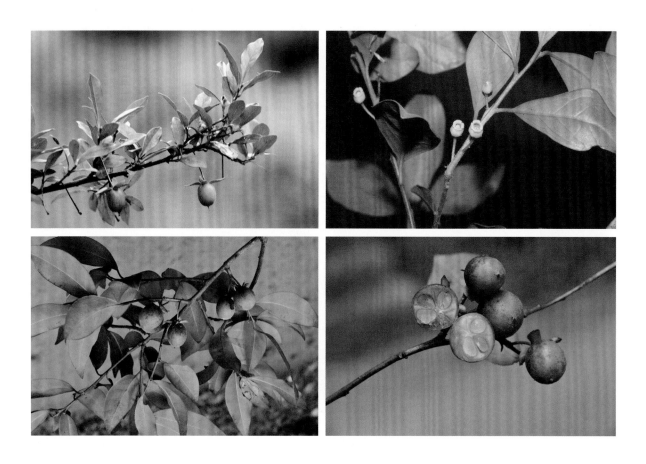

400~800m 的河谷或山地。少见。

根（黑塔子）清热除湿。叶用于烫伤。

2 | 君迁子 Diospyros lotus Linnaeus

落叶乔木。叶近膜质，椭圆形。雄花 1~3 朵腋生，或簇生；花萼钟形，常 4 裂；花冠壶形，4 裂；雄蕊 16 枚，每 2 枚连生成对，花药披针形；雌花单生，几无梗，淡绿色或带红色；花萼 4 裂，深裂；花冠壶形，常 4 裂，裂片反曲；退化雄蕊 8 枚；子房 8 室。果近球形或椭圆形，常被有白色蜡层。花期 5~6 月，果期 10~11 月。

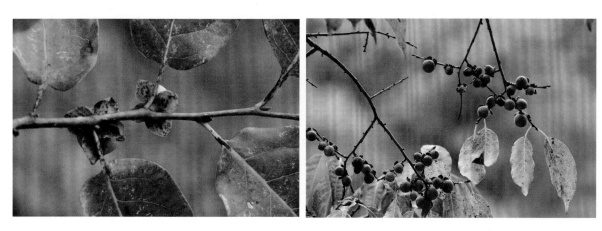

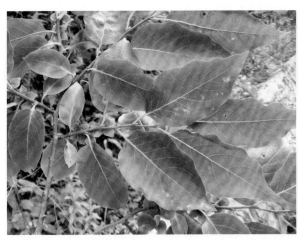 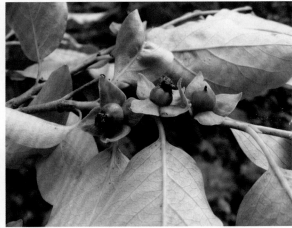

分布于神农架各地，生于海拔 500~2300m 的山坡林中。常见。

果实（君迁子）止渴除痰，清热解毒，健胃。

3 柿 **Diospyros kaki** Thunberg

■ **分变种检索表**

1. 叶较大，叶下表面的毛较少；花较大······**3a.** 柿 **D. kaki** var. **kaki**

1. 叶较小，叶下表面的毛较多；花较小······**3b.** 野柿 **D. kaki** var. **silvestris**

3a 柿（原变种）**Diospyros kaki** var. **kaki**

落叶大乔木。叶纸质，卵形或近圆形，老叶上表面具光泽。花常雌雄异株；雄花小，组成聚伞花序；花萼钟状，4 深裂；花冠钟状，黄白色，4 裂；雄蕊 16~24 枚，连生成对，花药长圆形；雌花单生于叶腋；花萼绿色，4 深裂，萼管近球状钟形，肉质；花冠壶形，4 裂；退化雄蕊 8 枚；子房近扁球形，8 室。果无毛。花期 5~6 月，果期 9~10 月。

神农架各地均有栽培。

根（柿根）凉血止血。树皮（柿木皮）下血。叶（柿叶）降压，止血。花（柿花）收湿敛疮。果实（柿子）清热，润肺，止渴。宿存萼（柿蒂）降逆止呕。

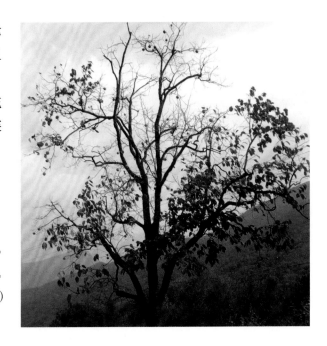

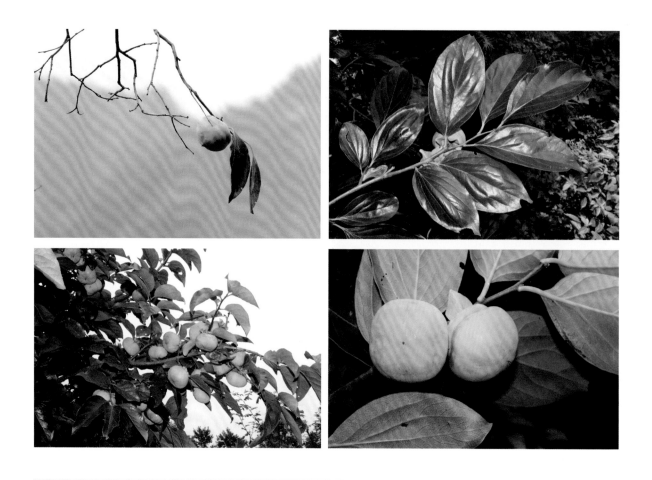

3b 野柿（变种）Diospyros kaki var. silvestris Makino

落叶大乔木。叶纸质，卵形或近圆形，叶下表面密被毛。花常雌雄异株；雄花小，呈聚伞花序；花萼钟状，4 深裂；花冠钟状，黄白色，4 裂；雄蕊 16~24 枚，连生成对，花药长圆形；雌花单生于叶腋；花萼绿色，4 深裂，萼管近球状钟形，肉质；花冠壶形，4 裂；退化雄蕊 8 枚；子房近扁球形，8 室。果密被褐色短柔毛或渐无毛。花期 5~6 月，果期 9~10 月。

分布于神农架各地，生于海拔 500~1600m 的山地疏林或次生林中。常见。

根、叶、宿存萼开窍避恶，行气活血，祛痰，清热凉血，润肠。

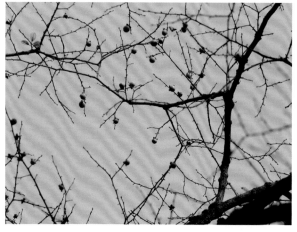 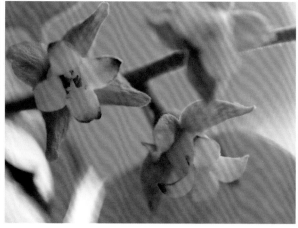

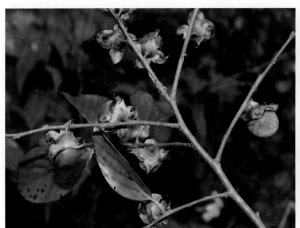 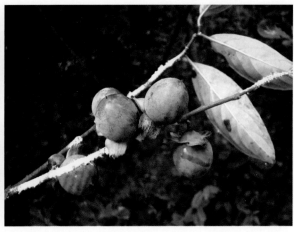

山矾科 Symplocaceae

灌木或乔木。单叶，互生，通常具锯齿、腺质锯齿或全缘，无托叶。花辐射对称，两性，稀单性，排成穗状花序、总状花序或圆锥花序，稀单生；花通常为1枚苞片和2枚小苞片所承托；花萼通常5裂，常宿存；花冠裂片通常为5枚，覆瓦状排列；雄蕊通常多数，着生于花冠筒上，花药近球形，2室，纵裂；子房下位或半下位，顶端常具花盘和腺点，2~5室，花柱1个，柱头小，头状或2~5裂，每室具胚珠2~4枚，下垂。果为核果，顶端冠以宿存的萼裂片。

1属，200余种；我国42种；湖北15种；神农架6种，可供药用的5种。

山矾属 Symplocos Jacquin

本属特征同山矾科。

200余种；我国42种；湖北15种；神农架6种，可供药用的5种。

■ 分种检索表

1. 叶片的中脉在叶上表面凸起或微凸起；子房顶端的花盘被毛 ⋯⋯⋯⋯⋯⋯1. 薄叶山矾 S. anomala
1. 叶片的中脉在叶上表面凹下或平坦；花盘无毛，稀被柔毛。
  2. 花集成圆锥花序，子房2室；落叶木本 ⋯⋯⋯⋯⋯⋯⋯⋯⋯⋯⋯⋯2. 白檀 S. paniculata
  2. 花单生或集成总状花序、穗状花序、团伞花序；常绿木本。
    3. 核果坛形、卵形；花排成总状花序，稀为穗状花序。
      4. 核果卵状坛形 ⋯⋯⋯⋯⋯⋯⋯⋯⋯⋯⋯⋯⋯⋯⋯⋯⋯⋯⋯3. 山矾 S. sumuntia
      4. 核果长圆形 ⋯⋯⋯⋯⋯⋯⋯⋯⋯⋯⋯⋯⋯⋯⋯⋯⋯4. 多花山矾 S. ramosissima
    3. 核果近球形；花排成穗状花序 ⋯⋯⋯⋯⋯⋯⋯⋯⋯⋯⋯5. 光叶山矾 S. lancifolia

1 | 薄叶山矾 Symplocos anomala Brand

小乔木或灌木。叶薄革质，狭椭圆形、椭圆形或卵形，全缘或具锐锯齿。总状花序腋生；花萼被微柔毛，裂片半圆形；花冠白色，有桂花香，5深裂，几达基部；雄蕊20~100枚，花丝基部稍合生；花盘环状；子房3室。核果褐色，长圆状球形，被短柔毛，有明显的纵棱。花、果期4~12月。

分布于神农架各地，生于海拔1000~1700m的山地杂木林中。常见。

果实清热解毒，平肝泻火。

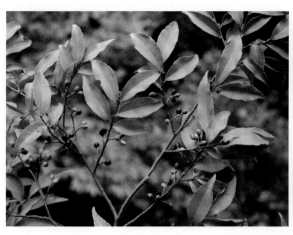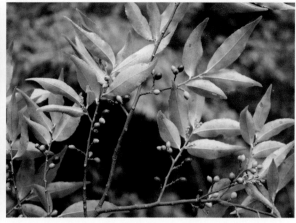

2 | 白檀 檀花青、乌子树
Symplocos paniculata (Thunberg) Miquel

　　落叶灌木或小乔木。叶膜质或薄纸质，卵形，边缘具细尖锯齿。圆锥花序；花萼萼筒褐色，裂片半圆形或卵形，淡黄色，有纵脉纹，边缘被毛；花冠白色，5深裂，几达基部；雄蕊25~60枚；子房2室；花盘具5个凸起的腺点。核果，熟时蓝色，卵状球形，稍偏斜。花期4~6月，果期9~11月。

　　分布于神农架各地，生于海拔760~2500m的山坡、路边、疏林或密林中。常见。

　　全株（白檀）清热解毒，调气散结，祛风止痒。

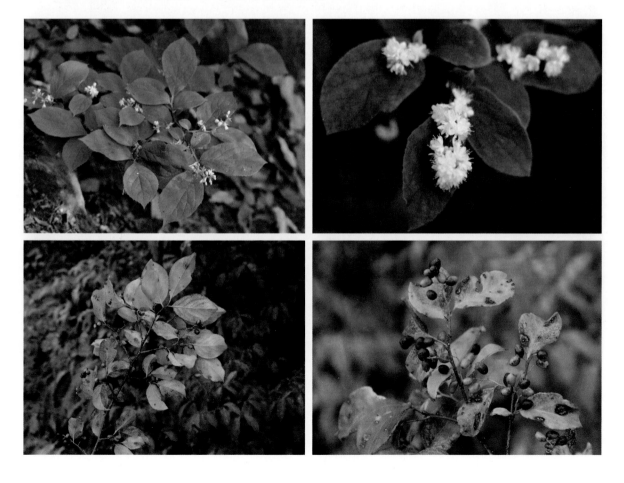

3 | 山矾 **Symplocos sumuntia** Buchanan-Hamilton ex D. Don

乔木。叶薄革质，卵形或椭圆形，边缘具浅锯齿或波状齿，有时近全缘。总状花序；花萼萼筒倒圆锥形，裂片三角状卵形；花冠白色，5 深裂，几达基部，裂片背面被微柔毛；雄蕊 23~40 枚，花丝基部稍合生；花盘环状；子房 3 室。核果，卵状坛形。花期 2~3 月，果期 6~7 月。

分布于神农架各地，生于海拔 400~1500m 的山林间。常见。

根（山矾根）清湿热，祛风，凉血。叶（山矾叶）清热，收敛。花（山矾花）理气化痰。

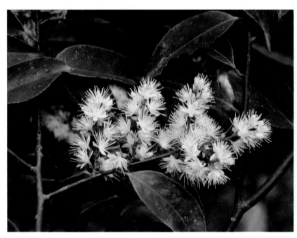 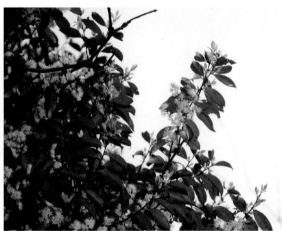

4 | 多花山矾 **Symplocos ramosissima** Wallich ex G. Don

灌木或小乔木。叶膜质，椭圆状披针形或卵状椭圆形，边缘具腺质锯齿。总状花序，基部分枝；花萼被短柔毛，裂片阔卵形，顶端圆；花冠白色，5 深裂，几达基部；雄蕊 30~40 枚，长短不一；花盘具 5 个腺点；子房 3 室。核果长圆形，顶端宿存萼裂片张开。花期 4~5 月，果期 5~6 月。

分布于神农架各地，生于海拔 1000~2600m 的溪边阴湿的密林中。常见。

根收敛生肌。

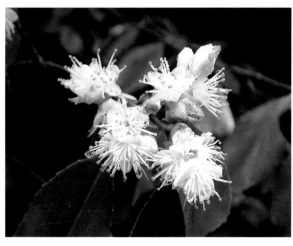 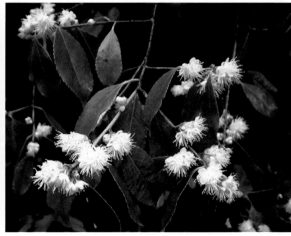

5 | 光叶山矾 **Symplocos lancifolia** Siebold & Zuccarini

　　小乔木。叶纸质或近膜质，干后有时呈红褐色，卵形至阔披针形，边缘具稀疏的浅钝锯齿。穗状花序；花萼 5 裂，裂片卵形；花冠淡黄色，5 深裂，几裂达基部，裂片椭圆形；雄蕊 15~40 枚，花丝基部稍合生；子房 3 室。核果近球形，顶端宿存萼裂片直立。花期 3~11 月，果期 6~12 月。

　　分布于神农架各地，生于海拔 1200m 以下的林中。常见。

　　全株（刀灰树）疏肝健脾，止血生肌。

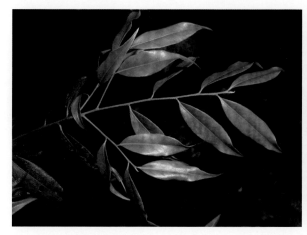 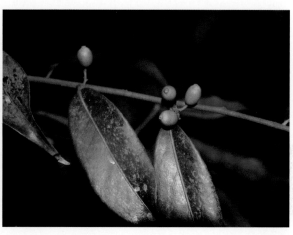

安息香科 Styracaceae

乔木或灌木，常被毛。单叶，互生，无托叶。花序为总状花序、聚伞花序或圆锥花序，很少单生或数花丛生，顶生或腋生；小苞片常早落；花两性，很少杂性，辐射对称；花萼杯状或钟状，通常顶端 4~5 齿裂；花冠合瓣，极少离瓣，裂片常 4~5 枚；雄蕊常为花冠裂片数的 2 倍，花药内向，2 室，纵裂，花丝通常基部扁，部分或大部分合生成管，常贴生于花冠管上；子房 3~5 室，中轴胎座，花柱丝状或钻状。核果伴有肉质外果皮或为蒴果，稀浆果，具宿存花萼。

11 属，约 180 种；我国 10 属，54 种；湖北 4 属，18 种；神农架 4 属，7 种，可供药用的 3 属，6 种。

■ 分属检索表

1. 果实的一部分或大部分与宿存花萼合生；子房下位 ·························1. 白辛树属 Pterostyrax
1. 果实与宿存花萼分离或仅基部稍合生；子房上位或近上位。
  2. 花萼与花梗之间具关节 ··2. 赤杨叶属 Alniphyllum
  2. 花萼与花梗之间无关节 ··3. 安息香属 Styrax

（一）白辛树属 Pterostyrax Siebold & Zuccarini

乔木或灌木。叶互生，具叶柄，边缘具锯齿。伞房状圆锥花序；花梗与花萼之间具关节；花萼钟状，5 条脉，顶端 5 齿，萼管全部贴生于子房上；花冠 5 裂，裂片常基部稍合生；雄蕊 10 枚，伸出，1 列，花药卵形；子房近下位，常 3 室，每室具胚珠 4 枚，花柱棒状，延伸，柱头具不明显 3 裂。核果干燥，近乎全部为宿存的花萼所包围。

4 种；我国 2 种；湖北 2 种；神农架 1 种，可供药用。

白辛树 鄂西山茉莉
Pterostyrax psilophyllus Diels ex Perkins

乔木。树皮呈不规则开裂。叶硬纸质，长椭圆形或倒卵形，边缘具细锯齿。圆锥花序顶生或腋生，第二次分枝几呈穗状；花白色；花萼钟状，5 条脉，萼齿披针形；花瓣匙形；雄蕊 10 枚，近等长，伸出，花药长圆形，稍弯；子房密被灰白色粗毛，柱头稍 3 裂。果近纺锤形，5~10 条棱，密被硬毛。花期 4~5 月，果期 8~10 月。

分布于神农架各地，生于海拔 1600~2500m 的山坡林中。常见。

根皮散瘀。

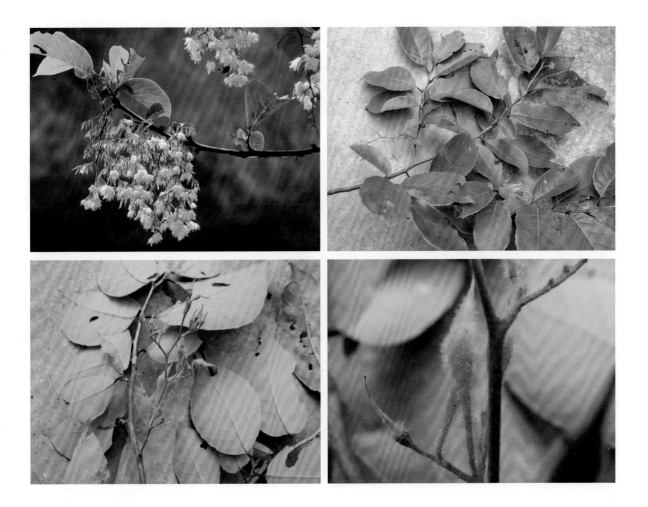

（二）赤杨叶属 Alniphyllum Matsumura

落叶乔木。叶互生，边缘具锯齿，无托叶。总状或圆锥花序；花两性；花梗与花萼之间具关节；花萼杯状，顶端具 5 齿；花冠钟状，5 深裂，裂片在花蕾时作覆瓦状排列；雄蕊 10 枚，5 长 5 短，相间排列，花药卵形；子房卵形，近上位，5 室，每室具胚珠 8~10 枚，花柱线形，柱头不明显 5 裂。蒴果长圆形，成熟时室背纵裂成 5 瓣。

3 种；我国 3 种；湖北 1 种；神农架 1 种，可供药用。

赤杨叶 冬瓜木、白苍术
Alniphyllum fortunei (Hemsley) Makino

乔木。树皮具细纵皱纹。叶嫩时膜质，干后纸质，椭圆形，边缘具疏离硬质锯齿，两表面被毛。总状或圆锥花序；花白色或粉红色；小苞片钻形；花萼杯状，萼齿卵状披针形；花冠裂片长椭圆形，顶端钝圆；雄蕊 10 枚，花丝膜质；子房密被黄色长绒毛。果实长圆形或长椭圆形，外果皮肉质。花期 4~7 月，果期 8~10 月。

分布于神农架各地，生于海拔 1200~2200m 的山坡阔叶林中。常见。

根、心材理气和胃。

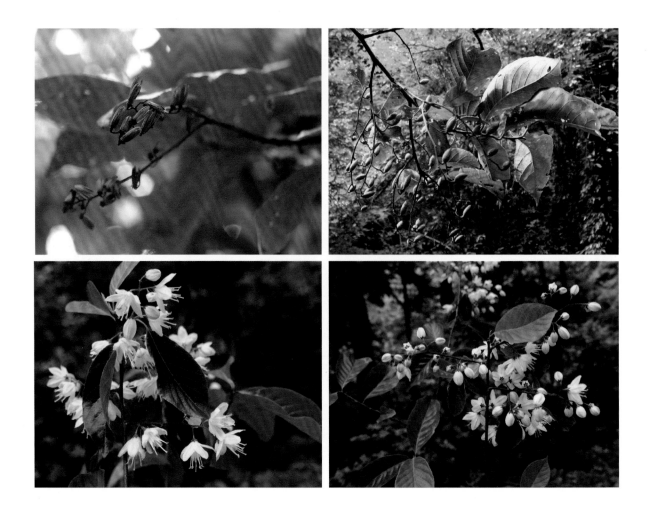

（三）安息香属 Styrax Linnaeus

乔木或灌木。单叶互生，多少被毛。总状花序、圆锥花序或聚伞花序，极少单花或数花聚生；花萼杯状或钟状，与子房基部完全分离或稍合生，顶端常5齿；花冠常5深裂，花冠管短；雄蕊10枚，近等长，花药长圆形，药室平行；子房上位，上部1室，下部3室，每室具胚珠1~4枚，花柱钻状。核果肉质，干燥，不开裂或不规则3瓣开裂。

约130种；我国31种；湖北12种；神农架4种，均可供药用。

■ 分种检索表

1. 花梗较长或等长于花 ···1. 野茉莉 **S. japonicus**
1. 花梗较短于花。
  2. 小枝最下部2枚叶近对生 ···2. 老鸹铃 **S. hemsleyanus**
  2. 叶全为互生。
    3. 种子表面具鳞片状毛；花丝中部弯曲 ·····················3. 芬芳安息香 **S. odoratissimus**
    3. 种子表面无毛；花丝直 ···································4. 栓叶安息香 **S. suberifolius**

1　野茉莉 木橘子、黑茶花
Styrax japonicus Siebold & Zuccarini

灌木或小乔木。树皮平滑。叶互生，纸质或近革质，椭圆形。总状花序顶生，具花5~8朵；有时下部的花生于叶腋；花白色，开花时下垂；小苞片线形；花萼漏斗状，膜质，萼齿短而不规则，无毛；花冠裂片卵形，两面均被柔毛；花丝扁平，花药长圆形。果实卵形，顶端具短尖头，具不规则皱纹。花期4~7月，果期9~11月。

分布于神农架各地，生于海拔400~1800m的山地疏林中。常见。

全株祛风除湿。花清火。

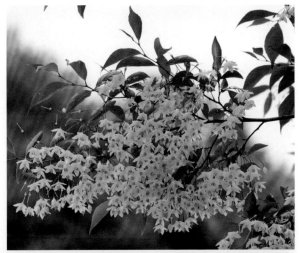

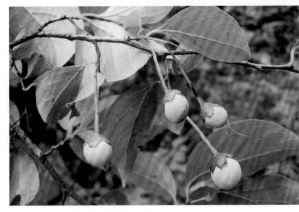

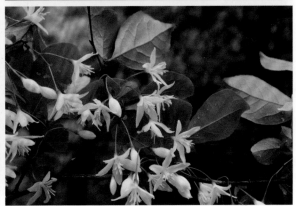

2　老鸹铃 **Styrax hemsleyanus** Diels

乔木。叶纸质，生于小枝最下部的2枚叶近对生，长圆形，上部边缘具锯齿或有时近全缘。总状花序；花白色，芳香；花萼杯状，顶端5齿，萼齿钻形或三角形，边缘和顶端常具褐色腺体；花

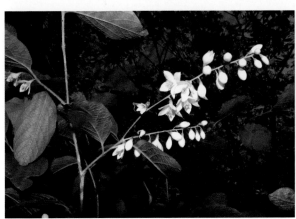

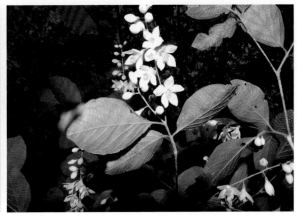

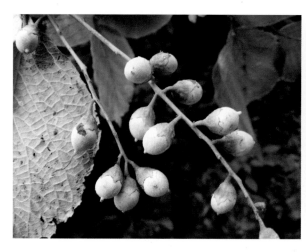
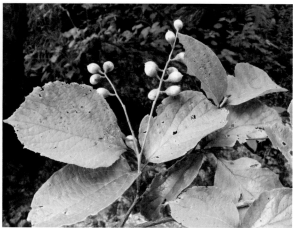

冠裂片椭圆形，两面均密被绒毛；雄蕊较花冠裂片短，花药长圆形。果实球形至卵形，顶端具短尖头，稍具皱纹。花期5~6月，果期7~9月。

分布于神农架各地，生于海拔1000~2500m的向阳山坡林中。常见。

果实驱虫止痛。

3 芬芳安息香 *Styrax odoratissimus* Champion

小乔木。树皮不开裂。叶互生，薄革质至纸质，卵形或椭圆形，全缘或上部边缘具疏锯齿。总状或圆锥花序，顶生，下部的花常生于叶腋；花白色；小苞片钻形；花萼膜质，杯状；花冠裂片膜质，椭圆形；雄蕊较花冠短，花丝中部弯曲，花药披针形；花柱被白色星状柔毛。果实近球形，顶端骤缩而具弯喙，密被绒毛。花期3~4月，果期6~9月。

分布于神农架宋洛、新华，生于海拔600~1600m的阴湿山谷林中。少见。

叶祛风除湿，理气止痛，润肺止咳。

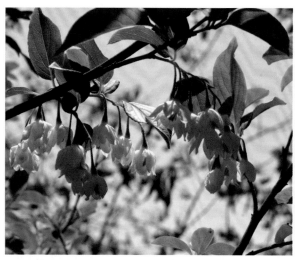
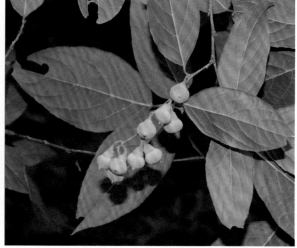

4 | 栓叶安息香 *Styrax suberifolius* Hooker & Arnott

乔木。树皮粗糙。叶互生，革质，椭圆形或椭圆状披针形，近全缘，下表面密被褐色星状绒毛。总状或圆锥花序；花白色；小苞片钻形或舌形；花萼杯状，萼齿三角形或波状；花冠 4（~5）裂，裂片披针形或长圆形，边缘常狭内褶，花冠管短；雄蕊 8~10 枚，较花冠稍短，花药长圆形；花柱与花冠近等长，无毛。果实卵状球形，密被绒毛。花期 3~5 月，果期 9~11 月。

分布于神农架新华、阳日，生于海拔 400~1000m 的常绿阔叶林中。少见。

根、叶（红皮）祛风除湿，理气止痛。

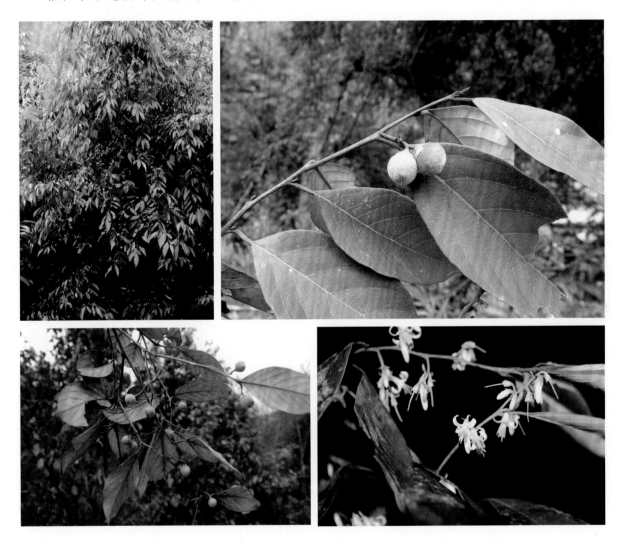

木犀科 Oleaceae

乔木、直立或藤状灌木。叶对生，稀互生或轮生，单叶、三出复叶或羽状复叶，稀羽状分裂；具叶柄，无托叶。花辐射对称，两性，稀单性或杂性；通常由聚伞花序排列成圆锥花序，或为总状、伞状、头状花序，稀花单生；花萼常4裂，稀无花萼；花冠4裂，稀无花冠；雄蕊2枚，稀4枚，着生于花冠管上或花冠裂片基部，花药纵裂；子房上位，由2个心皮组成2室，每室具胚珠2枚，柱头2裂或头状。果为翅果、蒴果、核果、浆果或浆果状核果。

约28属，400余种；我国10属，160余种；湖北9属，59种；神农架7属，32种，可供药用的7属，26种。

■ 分属检索表

1. 果为浆果···1. 茉莉属 Jasminum
1. 果为翅果、蒴果、核果或浆果状核果。
　2. 果为翅果或蒴果。
　　3. 翅果···2. 梣属 Fraxinus
　　3. 蒴果。
　　　4. 花黄色；枝中空或具片状髓·····················3. 连翘属 Forsythia
　　　4. 花紫色、红色、粉红色或白色；枝实心·············4. 丁香属 Syringa
　2. 果为核果或浆果状核果。
　　5. 浆果状核果；花序顶生，稀腋生·····················5. 女贞属 Ligustrum
　　5. 核果；花序多腋生，少数顶生。
　　　6. 花多簇生，稀为短小圆锥花序·····················6. 木犀属 Osmanthus
　　　6. 花常排列成圆锥花序·····························7. 流苏树属 Chionanthus

（一）茉莉属 Jasminum Linnaeus

小乔木、直立或攀缘状灌木。叶对生或互生，稀轮生，单叶或奇数羽状复叶，无托叶。花两性，排成聚伞花序，聚伞花序再排列成多种花序形式；花萼钟状或漏斗状，具齿4~12枚；花冠常呈白色或黄色，高脚碟状或漏斗状，裂片4~12枚；雄蕊2枚，内藏，着生于花冠管上；子房2室，每室具胚珠1~2枚，花柱常异长。浆果双生或其中一个不育而成单生。

200余种；我国约43种；湖北8种；神农架7种，均可供药用。

■ 分种检索表

1. 叶互生或对生，三出复叶或羽状复叶，稀混生单叶。

  2. 叶互生·······························1. 探春花 J. floridum

  2. 叶对生。

    3. 花萼裂片非叶状；花冠白色·····················2. 川素馨 J. urophyllum

    3. 花萼裂片叶状；花冠黄色。

      4. 叶常绿，花和叶同时开放·····················3. 野迎春 J. mesnyi

      4. 叶脱落，花先叶开放·······················4. 迎春花 J. nudiflorum

1. 叶对生，单叶或三出复叶。

  5. 叶为单叶·····························5. 茉莉花 J. sambac

  5. 叶为复叶。

    6. 顶生小叶片与侧生小叶片等大或略大·············6. 清香藤 J. lanceolaria

    6. 顶生小叶片远比侧生小叶片为大···············7. 华素馨 J. sinense

---

1 | 探春花 _{山救驾}
Jasminum floridum Bunge

    直立或攀缘灌木。叶互生，复叶；小叶 3 或 5 枚，小叶片椭圆形；小枝基部常有单叶，单叶通常为宽卵形或近圆形。聚伞花序顶生，具花 3~25 朵；苞片锥形；花萼具 5 条突起的肋，裂片锥状线形；花冠黄色，近漏斗状，裂片卵形。果长圆形或球形，成熟时呈黑色。花期 5~10 月，果期 9~11 月。

    分布于神农架木鱼、松柏、宋洛、新华、阳日，生于海拔 600~1000m 的山坡和路旁。常见。

    根（小拐柳）舒筋活血，散瘀止痛。

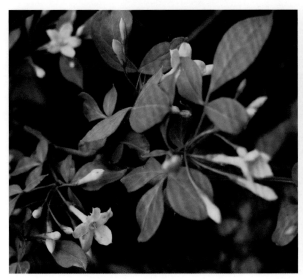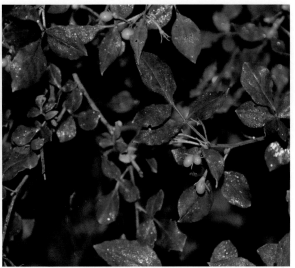

2 　川素馨 *Jasminum urophyllum* Hemsley

　　攀缘灌木。叶对生，三出复叶；小叶片革质，卵形至披针形，叶缘反卷，基出脉 3 条，直达小叶片顶端。伞房花序或伞房状聚伞花序，具花 3~10 朵；苞片线形；花萼萼齿小，三角形；花冠白色，裂片 5~6 枚，卵形。果椭圆形或近球形，成熟时呈紫黑色。花期 5~10 月，果期 8~12 月。

　　分布于神农架新华、阳日，生于海拔 900~2200m 的山地疏林中。少见。

　　枝祛风除湿，止痛。

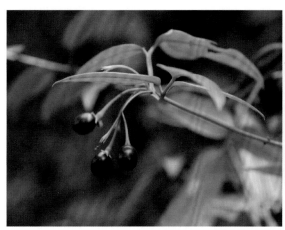
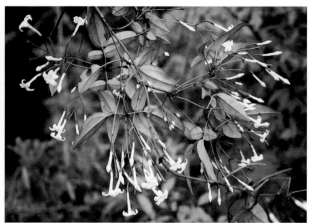

3 　野迎春 *Jasminum mesnyi* Hance

　　常绿直立亚灌木。叶对生，三出复叶或小枝基部具单叶；叶片和小叶片近革质，叶缘反卷，小叶片长卵形或长卵状披针形，单叶为椭圆形。花通常单生于叶腋；花萼钟状，裂片 5~8 枚，小叶状，披针形；花冠黄色，漏斗状，裂片 6~8 枚，卵形或长圆形。果椭圆形。花期 11 月至翌年 8 月，果期 3~5 月。

　　原产于云南、湖南，神农架各地均有栽培。

　　全株清热解毒。

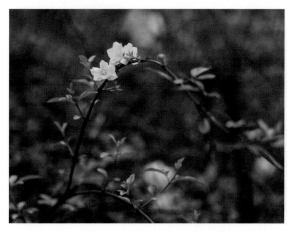
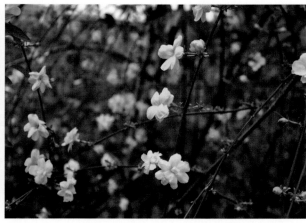

4 | **迎春花** **Jasminum nudiflorum** Lindley

　　落叶灌木。叶对生，三出复叶，小枝基部常具单叶；小叶片卵形或椭圆形，叶缘反卷。花单生于叶腋，稀生于小枝顶端；苞片小叶状；花冠黄色，向上渐扩大，裂片 5~6 枚，长圆形或椭圆形。果卵形。花期 4~9 月，果期 5~9 月。

　　原产于我国华北，神农架各地均有栽培。

　　叶（迎春花叶）活血解毒，消肿止痛。花（迎春花）清热利尿。

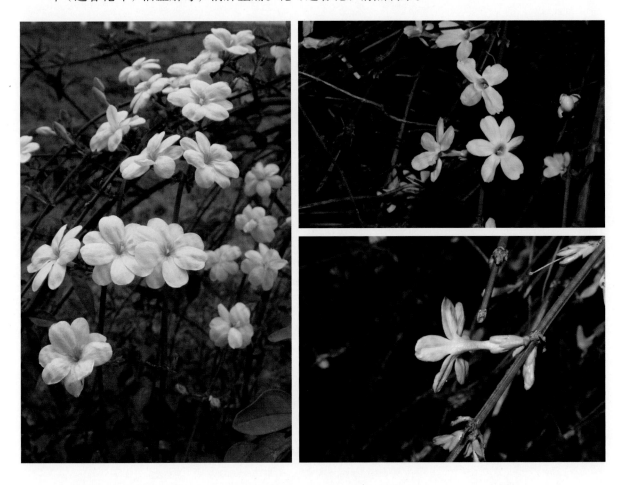

5 | **茉莉花** **Jasminum sambac** (Linnaeus) Aiton

　　直立或攀缘灌木。叶对生，单叶，叶片纸质，圆形或卵形。聚伞花序顶生，通常具花 3 朵；苞片微小，锥形；花极芳香；花萼无毛或疏被短柔毛，裂片线形；花冠白色，裂片长圆形至近圆形。果球形，紫黑色。花期 5~8 月，果期 7~9 月。

　　原产于印度，神农架各地均有栽培。

　　根（茉莉根）止痛。叶（茉莉叶）清热解表。花（茉莉花）理气开郁，辟秽和中。

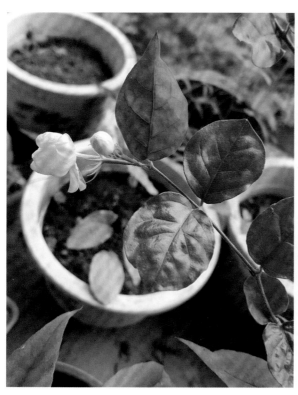
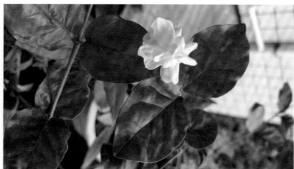
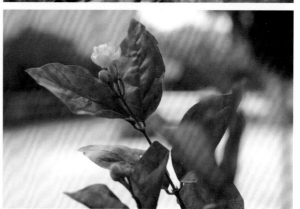

6 清香藤 **Jasminum lanceolaria** Roxburgh

　　大型攀缘灌木。叶对生或近对生，三出复叶，小叶片椭圆形或披针形。复聚伞花序常排列成圆锥状，具花多朵，密集；苞片线形；花芳香；花萼筒状，果时增大，萼齿三角形，不明显；花冠白色，高脚碟状，花冠管纤细，裂片 4~5 枚；花柱异长。果球形或椭圆形，黑色，干时呈橘黄色。花期 4~10 月，果期 6 月至翌年 3 月。

　　分布于神农架各地，生于海拔 400~1200m 的山坡和岩石边。常见。

　　根、茎（破骨风）祛风除湿，活血止痛。

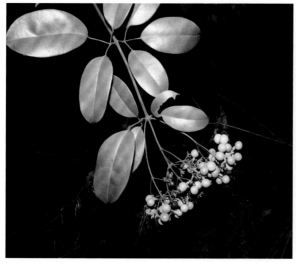
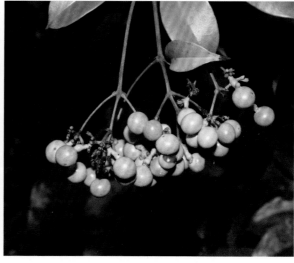

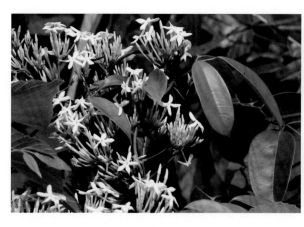 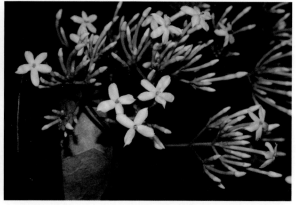

7 | 华素馨 金银花
Jasminum sinense Hemsley

　　缠绕藤本。叶对生，三出复叶，小叶片纸质，卵形或卵状披针形，叶缘反卷。聚伞花序常呈圆锥状排列；花芳香；花萼被柔毛，裂片线形或尖三角形，果时稍增大；花冠白色或淡黄色，高脚碟状，花冠管细长，裂片5枚，长圆形或披针形；花柱异长。果长圆形或近球形，呈黑色。花期6~10月，果期9月至翌年5月。

　　分布于神农架各地，生于海拔400~800m的山谷混交林中。少见。

　　全株消炎止痛，活血，接骨。

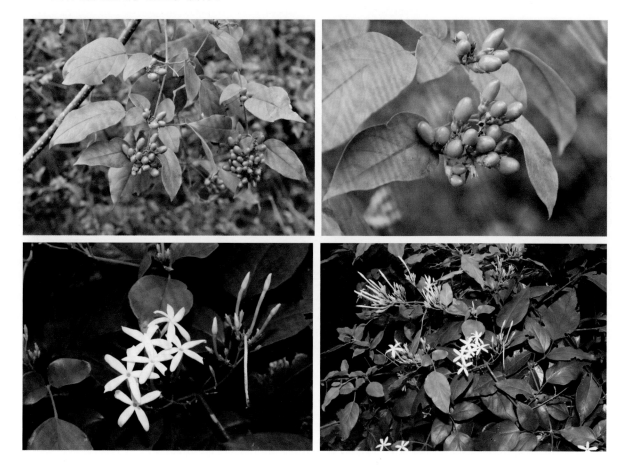

（二）梣属 Fraxinus Linnaeus

落叶乔木，稀灌木。叶对生，奇数羽状复叶，叶柄基部常增厚。花小，单性、两性或杂性；圆锥花序生于枝端；苞片线形至披针形；花芳香；花萼小，钟状或杯状，萼齿 4 枚；花冠 4 裂，裂至基部，白色至淡黄色，裂片线形或匙形；雄蕊通常 2 枚，与花冠裂片互生，花药 2 室，纵裂；子房 2 室，每室胚珠 2 枚，花柱较短，柱头 2 裂。果为坚果，并形成单翅果。

60 余种；我国 27 种；湖北 6 种；神农架 6 种，可供药用的 4 种。

■ 分种检索表

1. 植株具刺状短枝 ···1. 湖北梣 **F. hupehensis**
1. 植株的枝条先端不呈刺状
  2. 花无花冠，与叶同时开放 ···2. 白蜡树 **F. chinensis**
  2. 花具花冠，先叶后花。
    3. 小叶明显具柄 ···3. 苦枥木 **F. insularis**
    3. 小叶无柄或近无柄 ···4. 秦岭白蜡树 **F. paxiana**

---

1 | 湖北梣 _{对棘白蜡}
湖北梣 对棘白蜡
Fraxinus hupehensis Ch'u，Shang & Su

落叶大乔木。羽状复叶，小叶 7~9 枚，革质，披针形，叶缘具锐锯齿。花杂性，密集簇生于枝上，呈甚短的聚伞圆锥花序；两性花花萼钟状，雄蕊 2 枚，雌蕊具长花柱，柱头 2 裂。翅果匙形。花期 2~3 月，果期 9 月。

原产于湖北，神农架有栽培。

叶用于疟疾。

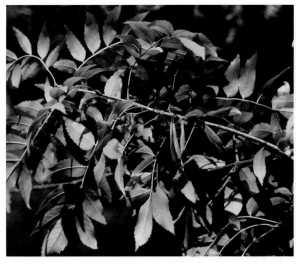
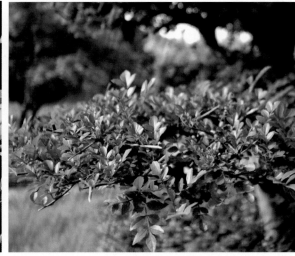

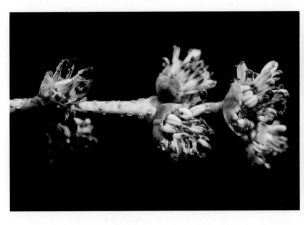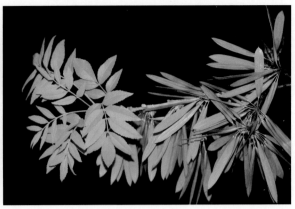

2 | 白蜡树 Fraxinus chinensis Roxburgh

　　落叶乔木。羽状复叶，小叶 5~7 枚，硬纸质或近革质，卵形至披针形，叶缘具整齐锯齿。圆锥花序生于枝梢；花雌雄异株；雄花密集，花萼小，钟状，无花冠；雌花疏离，花萼大，筒状，4 浅裂，花柱细长，柱头 2 裂。翅果匙形，坚果圆柱形。花期 4~5 月，果期 7~9 月。

　　分布于神农架各地，生于海拔 700~2050m 的山坡林中。常见。

　　树皮（秦皮）清热燥湿，收敛，明目。叶（白蜡树叶）调经止血，生肌。花（白蜡花）止咳，定喘。

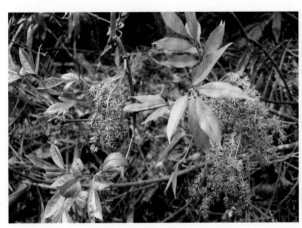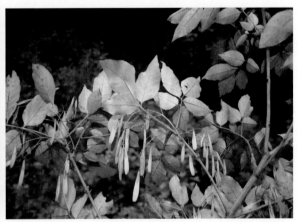

3 | 苦枥木 Fraxinus insularis Hemsley

　　落叶大乔木。羽状复叶；叶柄基部稍增厚，变黑色；小叶 5~7 枚，嫩时纸质，后期变硬纸质或革质，长圆形或椭圆状披针形，叶缘具浅锯齿。圆锥花序，多花，叶后开放，花芳香；花萼钟状，齿截平；花冠白色，裂片匙形；雄蕊伸出花冠外；雌蕊柱头 2 裂。翅果长匙形，坚果近扁平；花萼宿存。花期 4~5 月，果期 7~9 月。

　　分布于神农架木鱼、新华，生于海拔 1200m 的山坡上。常见。

　　枝（苦枥木枝）、叶（苦枥木叶）祛风除湿，止痛。

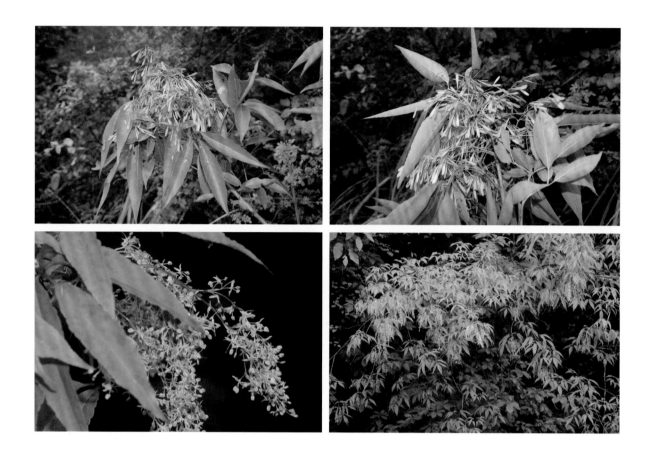

4 秦岭白蜡树 **Fraxinus paxiana** Lingelsheim

　　落叶大乔木。羽状复叶；叶柄基部稍膨大；小叶 7~9 枚，硬纸质，长圆形，叶缘具齿。圆锥花序，大而疏松；花杂性异株；花萼膜质，杯状，萼齿截平或呈阔三角形；花冠白色，裂片线状匙形；雄花具雄蕊 2 枚，花药先端钝圆；两性花子房密被毛，柱头舌状，2 浅裂。翅果线状匙形，坚果圆柱形。花期 5~7 月，果期 9~10 月。

　　分布于神农架各地，生于海拔 1400~2500m 的山坡林中。常见。

　　茎皮清热燥湿，收敛止血。

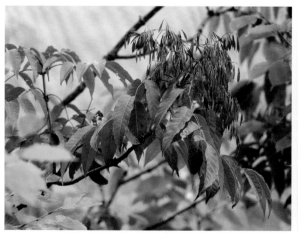
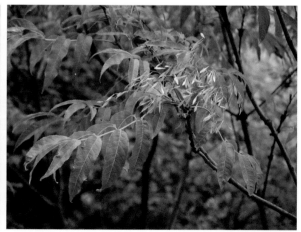

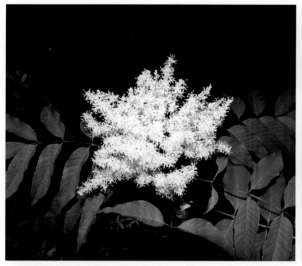 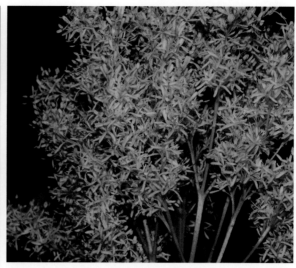

（三）连翘属 Forsythia Vahl

直立或蔓性落叶灌木。枝中空或具片状髓。叶对生，单叶，稀3裂至三出复叶。花两性，1至数朵着生于叶腋，先于叶开放；花萼深4裂，多少宿存；花冠黄色，钟状，深4裂，裂片披针形至宽卵形；雄蕊2枚，着生于花冠管基部，花药2室，纵裂；子房2室，每室具下垂胚珠多枚，花柱异长，柱头2裂。果为蒴果，2室，室间开裂。

约11种；我国6种；湖北3种；神农架3种，均可供药用。

■ 分种检索表

1. 节间中空；花萼裂片长（5~）6~7mm···························1. **连翘 F. suspensa**

1. 节间具片状髓；花萼裂片长5mm以下。

  2. 叶缘具锯齿·······························2. **金钟花 F. viridissima**

  2. 叶全缘或疏生小锯齿·······················3. **秦连翘 F. giraldiana**

1 连翘 Forsythia suspensa (Thunberg) Vahl

落叶灌木。叶通常为单叶，或3裂至三出复叶，叶片近革质，卵形至椭圆形，叶缘除基部外具锐锯齿或粗锯齿。花通常单生或2至数朵着生于叶腋，先于叶开放；花萼绿色，椭圆形；花冠黄色，裂片长圆形。果卵球形或长椭圆形，表面疏生皮孔。花期3~4月，果期7~9月。

分布于神农架各地，生于海拔600~1200m的山沟两边林缘。常见。

果实（连翘）清热解毒，消肿散结。

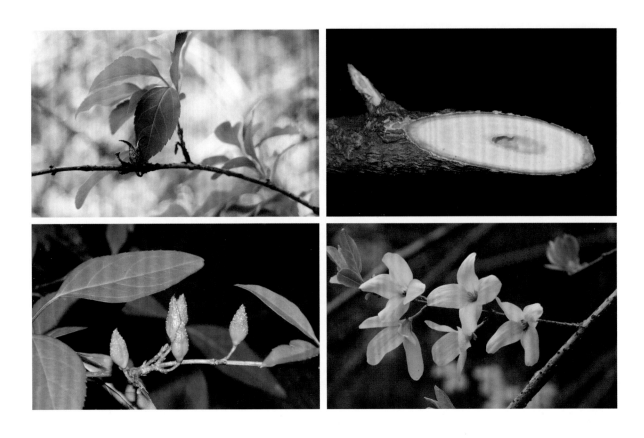

2 金钟花 金铃花
Forsythia viridissima Lindley

　　落叶灌木。叶片长椭圆形至披针形，通常上半部具不规则锯齿。花 1~3 朵着生于叶腋，先于叶开放；花萼裂片绿色，卵形或宽长圆形；花冠深黄色，裂片长圆形，内面基部具橘黄色条纹，反卷。

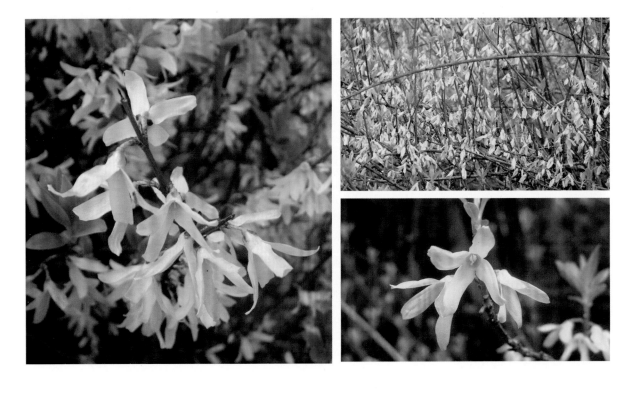

果卵形，具皮孔。花期 3~4 月，果期 8~11 月。

原产于我国华北、华中，神农架各地均有栽培。

果实清热解毒，祛湿，泻火。

3 秦连翘 Forsythia giraldiana Lingelsheim

落叶灌木。叶片近革质，卵形至披针形，全缘或疏生小锯齿。花通常单生或 2~3 朵着生于叶腋；花萼带紫色，裂片卵状三角形；花冠黄色，裂片狭长圆形。果卵形或披针状卵形，皮孔不明显或疏生皮孔，开裂时向外反折。花期 3~5 月，果期 6~10 月。

分布于神农架红坪、新华，生于海拔 800~1500m 的山谷灌丛和疏林中。常见。

本种属于连翘的混伪品，两者形态高度一致，几乎不可分，但本种不含连翘的有效成分齐墩果酸，其与连翘的化学成分有所不同，故不能当作连翘使用。根据文献报道，其叶含辛烷型木脂素成分，药用价值有待进一步研究。

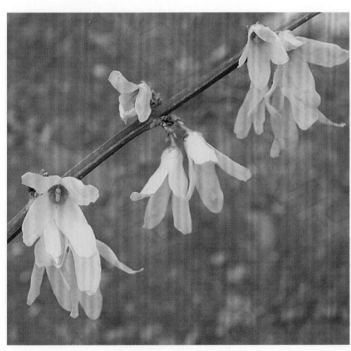
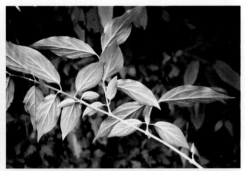
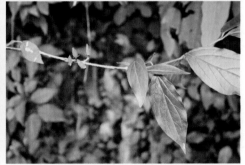

（四）丁香属 Syringa Linnaeus

落叶灌木或小乔木。叶对生，单叶，全缘，稀分裂。花两性，聚伞花序排列成圆锥花序；花萼小，钟状，宿存；花冠漏斗状、高脚碟状或近辐状，裂片 4 枚，花蕾时呈镊合状排列；雄蕊 2 枚，着生于花冠管喉部至花冠管中部；子房 2 室，每室具下垂胚珠 2 枚，花柱丝状，短于雄蕊，柱头 2 裂。果为蒴果，微扁，2 室，室间开裂。

20 余种；我国 16 种；湖北 5 种；神农架 3 种，可供药用的 2 种。

■ **分种检索表**

1. 叶背至少沿中脉被毛；果较狭，长椭圆形……1. **小叶巧玲花 S. pubescens** subsp. **microphylla**

1. 叶背一般无毛；果较宽，倒卵形至长椭圆形……………………2. **紫丁香 S. oblata**

---

1 小叶巧玲花（亚种） Syringa pubescens Turczaninon subsp. microphylla (Diels) M. C. Chang & X. L. Chen

灌木。叶片卵形或卵圆形，叶缘具睫毛。圆锥花序直立；花萼呈紫色，截形或萼齿锐尖、渐尖或钝；花冠紫色，花冠管细弱，近圆柱形，裂片卵形，先端略呈兜状而具喙；花药紫色。果通常为长椭圆形，皮孔明显。花期 5~6 月，果期 7~10 月。

分布于神农架红坪（天燕），生于海拔 2500m 的山坡林下。少见。

树皮清热，镇咳，利水。

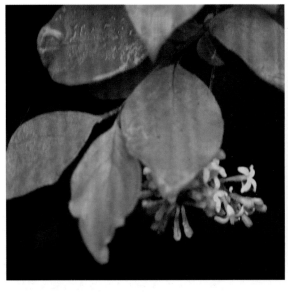 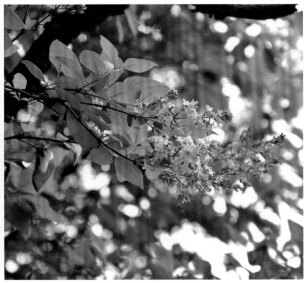

---

2 紫丁香 Syringa oblata Lindley

灌木或小乔木。叶片革质或厚纸质，卵圆形至肾形。圆锥花序直立，近球形或长圆形；花萼萼齿渐尖、锐尖或钝；花冠紫色，稀白色，花冠管圆柱形，裂片呈直角开展，椭圆形至卵圆形，先端内弯略呈兜状或不内弯。果倒卵形至长椭圆形，光滑。花期 4~5 月，果期 6~10 月。

原产于我国华北，神农架有栽培。

树皮清热燥湿，止咳定喘。叶清热解毒，止咳，止痢。

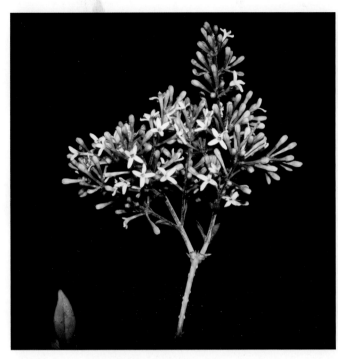
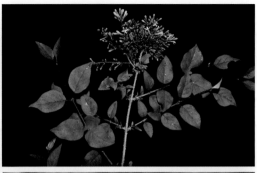
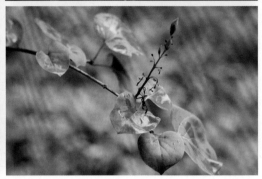

（五）女贞属 Ligustrum Linnaeus

灌木或乔木。叶对生，单叶，叶片纸质或革质，全缘。聚伞花序常排列成圆锥花序，多顶生，稀腋生；花两性；花萼钟状；花冠白色，近辐状、漏斗状或高脚碟状，裂片4枚，花蕾时呈镊合状排列；雄蕊2枚，着生于近花冠管喉部；子房近球形，2室，每室具下垂胚珠2枚，花柱丝状，柱头肥厚，常2浅裂。果为浆果状核果，内果皮膜质或纸质。

约45种；我国27种；湖北14种；神农架10种，可供药用的7种。

■ 分种检索表

1. 花冠管约为裂片长的2倍或更长。
　2. 果近肾形，明显弯曲··1. 丽叶女贞 L. henryi
　2. 果非肾形，不弯曲。
　　3. 株高0.5~1.5m；叶片长0.8~2cm···········2. 东亚女贞 L. obtusifolium subsp. microphyllum
　　3. 株高1~5m；叶片长1.5~10cm·······························3. 蜡子树 L. leucanthum
1. 花冠管与裂片近等长。
　4. 叶片较小，先端凹、钝或锐尖，革质，下表面无毛····················4. 小叶女贞 L. quihoui
　4. 叶片较大，叶端通常锐尖至渐尖。
　　5. 侧脉6~20对，排列紧密··································5. 长叶女贞 L. compactum
　　5. 侧脉4~9对，稀达11对，排列较疏。
　　　6. 果肾形或近肾形·····································6. 女贞 L. lucidum
　　　6. 果近球形···7. 小蜡 L. sinense

1 丽叶女贞 _{爬岩香} **Ligustrum henryi** Hemsley

灌木。叶片薄革质，宽卵形或近圆形，叶缘平或微反卷，上表面光亮。圆锥花序圆柱形，顶生；花序基部苞片有时呈小叶状，小苞片呈披针形；花萼无毛；花柱内藏，柱头微 2 裂。果近肾形，弯曲，黑色或紫红色。花期 5~6 月，果期 7~10 月。

分布于神农架各地，生于海拔 600~1000m 的山坡和沟谷。常见。

叶（兴山蜡树叶）清热解毒。

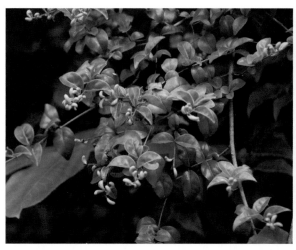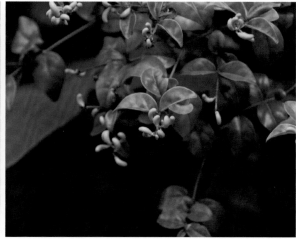

2 东亚女贞（亚种） **Ligustrum obtusifolium** Siebold & Zuccarini subsp. **microphyllum** (Nakai) P. S. Green

落叶小灌木。叶片纸质，长圆形至卵形。圆锥花序着生于小枝顶端；花萼无毛或被微柔毛；花冠裂片卵形；花药宽披针形，达花冠裂片 1/2 处。果宽长圆形。花期 5~6 月，果期 8~10 月。

分布于神农架各地，生于海拔 1800m 以下的山坡林缘、沟旁。常见。

叶清热祛暑，消炎利尿。

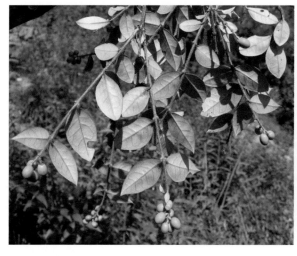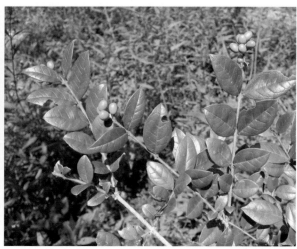

3 | 蜡子树 **Ligustrum leucanthum** (S. Moore) P. S. Green

　　落叶灌木或小乔木。叶片纸质至近革质，椭圆形至披针形，大小较不一致。圆锥花序着生于小枝顶端；花萼被微柔毛或无毛，截形或萼齿呈宽三角形；花冠裂片卵形，近直立；花药宽披针形。果近球形至宽长圆形，蓝黑色。花期6~7月，果期8~11月。

　　分布于神农架各地，生于海拔500~2100mm的山坡疏林。常见。

　　叶（蜡子树叶）清热泻火；用于烫伤。

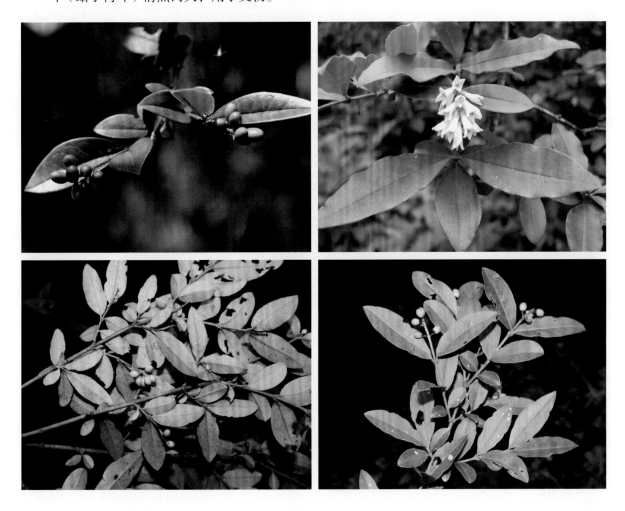

4 | 小叶女贞 野石榴
Ligustrum quihoui Carrière

　　落叶灌木。叶片薄革质，形状和大小变异较大，披针形至卵形，叶缘反卷，下表面常具腺点。圆锥花序顶生，近圆柱形；小苞片卵形，具睫毛；花萼无毛，萼齿宽卵形或钝三角形；花冠裂片卵形或椭圆形；雄蕊伸出裂片外。果紫黑色，椭圆形或近球形。花期5~7月，果期8~11月。

　　分布于神农架各地，生于海拔500~1400m的山坡林缘或灌丛地。常见。

　　叶（水白蜡）清热解毒。茎（水白蜡皮）用于烫伤、黄水疮。

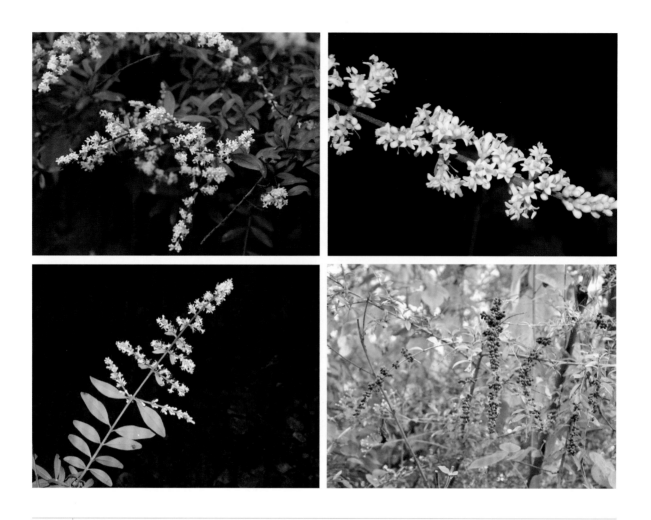

5 长叶女贞 **Ligustrum compactum** (Wallich ex G. Don) J. D. Hooker & Thomson ex Brandis

灌木或小乔木。叶片纸质，椭圆状披针形或长卵形，叶缘稍反卷。圆锥花序疏松；花萼先端几平截；花冠裂片反折；雄蕊花药长圆状椭圆形；花柱内藏，稍短于花冠管。果椭圆形或近球形，常弯生，蓝黑色或黑色。花期 3~7 月，果期 8~12 月。

分布于神农架红坪、木鱼、松柏、宋洛，生于海拔 700~1700m 的山坡林中。少见。

果实（长叶女贞果）补肝肾，强筋骨。

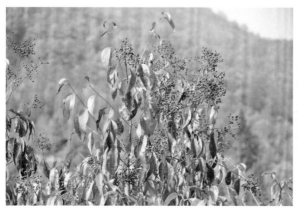
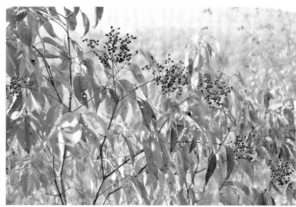

6 ｜ **女贞** 米蜡树、白蜡树
Ligustrum lucidum W. T. Aiton

灌木或乔木。叶片常绿，革质，卵形至宽椭圆形，叶缘平坦，上表面光亮。圆锥花序顶生；花萼无毛，齿不明显或近截形；花冠裂片反折；花药长圆形；柱头棒状。果肾形或近肾形，成熟时呈红黑色，被白粉。花期 5~7 月，果期 7 月至翌年 5 月。

分布于神农架各地，生于海拔 400~1600m 的混交林中和谷地，或栽培于庭园。常见。

果实（女贞子）滋补肝肾，明目乌发。

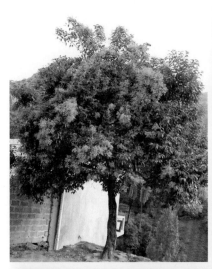
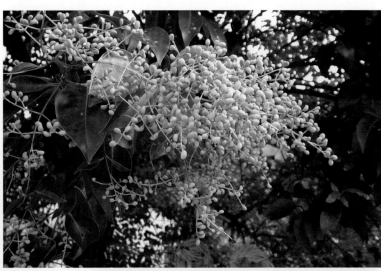
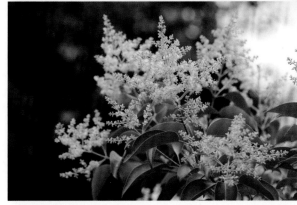
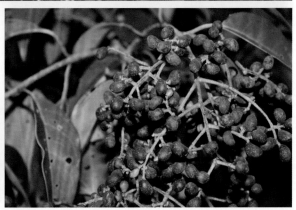

7 ｜ **小蜡** Ligustrum sinense Loureiro

■ 分变种检索表

1. 花序顶生或腋生；叶片纸质或薄革质·····································7a. 小蜡 L. sinense var. sinense

1. 花序腋生，基部常无叶；叶片革质·····························7b. 光萼小蜡 L. sinense var. myrianthum

7a　**小蜡**（原变种）　小黄杨、山指甲
Ligustrum sinense var. **sinense**

　　落叶灌木或小乔木。小枝圆柱形，幼时被柔毛或硬毛。叶片纸质或薄革质，卵形至披针形。圆锥花序，塔形；花萼无毛，先端呈截形或呈浅波状齿；花冠裂片椭圆形；雄蕊花药长圆形。果近球形。花期 3~6 月，果期 9~12 月。

　　分布于神农架各地，生于海拔 400~1600m 的山地疏林、路旁和沟边，或栽培于庭园。常见。

　　叶（小蜡树）清热解毒，消肿止痛，祛腐生肌。

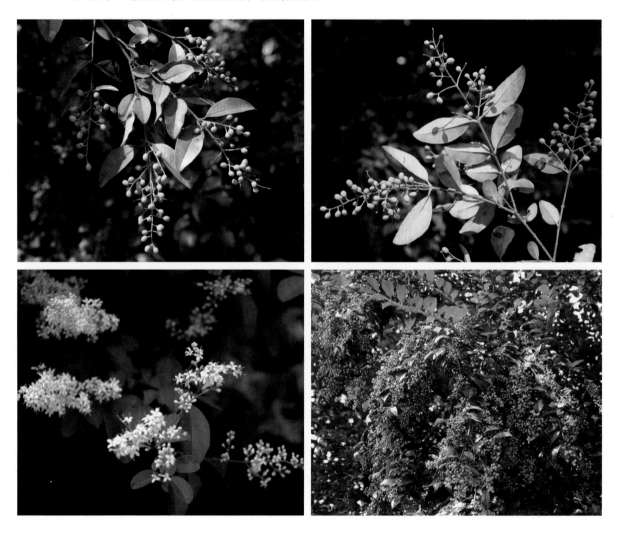

7b　**光萼小蜡**（变种）　苦丁茶、苦味散
Ligustrum sinense var. **myrianthum** (Diels) Hoefker

　　落叶灌木或小乔木。小枝、花序轴和叶片下表面密被锈色或黄棕色柔毛或硬毛，稀为短柔毛，叶片革质。圆锥花序腋生。花期 3~6 月，果期 9~12 月。

　　分布于神农架各地，生于海拔 400~1600m 的山地疏林、路旁和沟边，或栽培于庭园。常见。

　　叶清热解毒，消肿止痛。

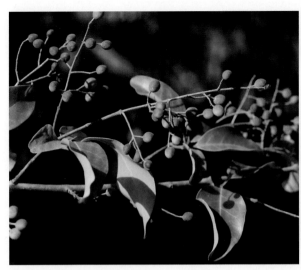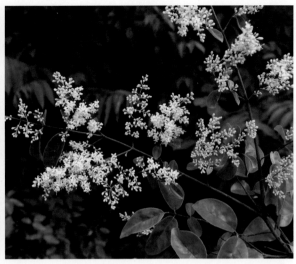

（六）木犀属 **Osmanthus** Loureiro

常绿灌木或小乔木。叶对生，单叶，叶片革质，全缘或具锯齿，两面通常具腺点。花两性，通常雌蕊或雄蕊不育而成单性花；聚伞花序簇生于叶腋，或再组成腋生或顶生的短小圆锥花序；苞片 2 枚，基部合生；花萼钟状，4 裂；花冠白色或黄白色，呈钟状，圆柱形或坛状，裂片 4 枚；雄蕊 2 枚，稀 4 枚，着生于花冠管上部；子房 2 室，每室具下垂胚珠 2 枚，柱头头状或 2 浅裂。果为核果，椭圆形。

约 30 种；我国 23 种；湖北 3 种；神农架 2 种，均可供药用。

■ **分种检索表**

1. 叶基部浅心形 ⋯⋯⋯⋯⋯⋯⋯⋯⋯⋯⋯⋯⋯⋯⋯⋯⋯⋯⋯⋯⋯⋯⋯⋯ *1. 红柄木犀* **O. armatus**

1. 叶基部楔形 ⋯⋯⋯⋯⋯⋯⋯⋯⋯⋯⋯⋯⋯⋯⋯⋯⋯⋯⋯⋯⋯⋯⋯⋯⋯⋯ *2. 木犀* **O. fragrans**

1 红柄木犀 Osmanthus armatus Diels

常绿灌木或乔木。叶片厚革质，披针形至椭圆形，叶缘具硬而尖的刺状牙齿 6~10 对。聚伞花序簇生于叶腋，每腋内具花 4~12 朵；花芳香；花萼裂片大小不等；花冠白色，花冠管与裂片等长；雄蕊药隔在花药先端延伸成一明显的小尖头。果黑色。花期 9~10 月，果期翌年 4~6 月。

分布于神农架木鱼、松柏、新华，生于海拔 900~1100m 的山坡林下。常见。

根清热解毒，活血，止痛。

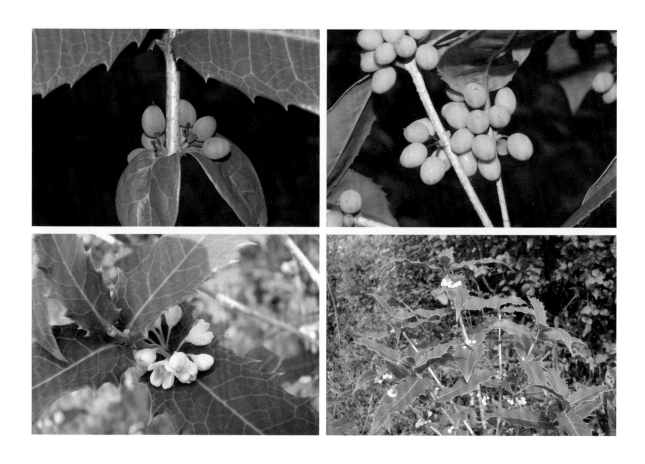

2　木犀　桂花
Osmanthus fragrans Loureiro

常绿乔木或灌木。叶片革质，椭圆形或椭圆状披针形，全缘或通常上半部具细锯齿，腺点在两面连成小水泡状突起。聚伞花序簇生于叶腋，或近于帚状，每腋内具花多朵；花极芳香；花萼裂片稍不整齐；花冠黄白色、黄色或橘红色；花丝极短。果歪斜，椭圆形，呈紫黑色。花期 9~10 月，果期翌年 3 月。

原产于我国华中、华东一带，神农架栽培于庭园中。

花（桂花）化痰，散瘀。根（桂花根）用于胃痛、牙痛、风湿麻木、筋骨疼痛。果实（桂花子）用于心痛。

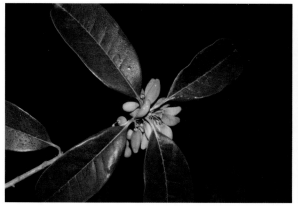
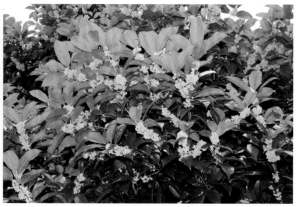

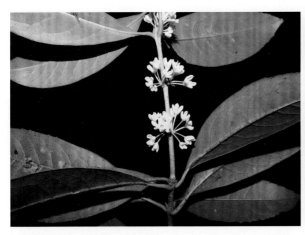 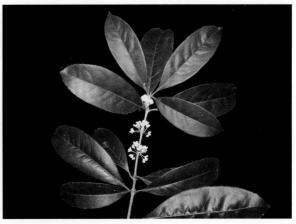

（七）流苏树属 Chionanthus Linnaeus

落叶灌木或乔木。叶对生，单叶，全缘或具小锯齿，具叶柄。圆锥花序；花较大，两性，或单性雌雄异株；花萼深 4 裂；花冠白色，花冠管短，裂片 4 枚，深裂至近基部，裂片狭长，花蕾时呈内向镊合状排列；雄蕊 2 枚，稀 4 枚，内藏或稍伸出，花丝短；子房 2 室，每室具下垂胚珠 2 枚，花柱短，柱头 2 裂。果为核果，内果皮厚，近硬骨质。

约 80 种；我国 7 种；湖北 1 种；神农架 1 种，可供药用。

流苏树 牛筋条、白花茶
Chionanthus retusus Lindley & Paxton

落叶灌木或乔木。幼枝被短柔毛。叶片革质，长圆形至倒卵状披针形，全缘或有小锯齿，叶缘稍反卷。聚伞状圆锥花序；花萼 4 深裂，裂片尖三角形或披针形；花冠白色，4 深裂，裂片线状倒披针形；花药长卵形；子房卵形，柱头球形，稍 2 裂。果椭圆形，蓝黑色或黑色，被白粉。花期 3~6 月，果期 6~11 月。

分布于神农架新华、阳日，生于海拔 400~700m 的向阳山坡和山沟。少见。

叶清热止泻。

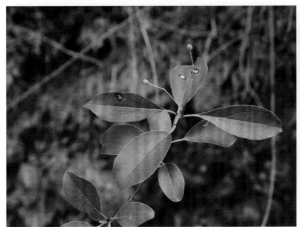 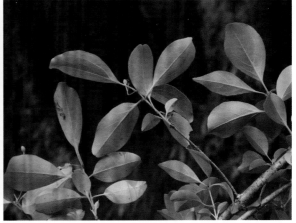

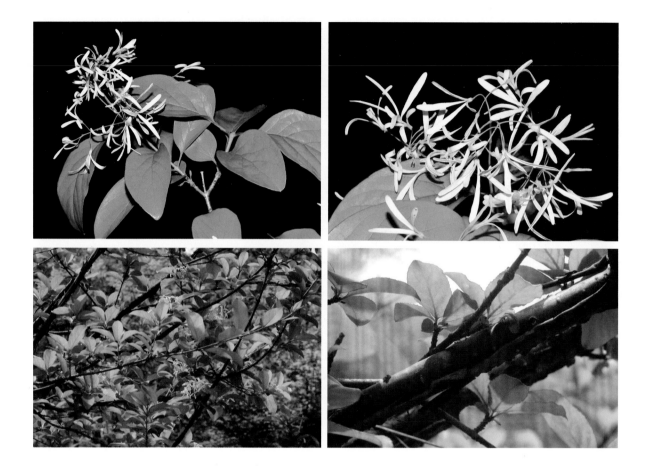

马钱科 Loganiaceae

乔木、灌木、藤本或草本。单叶对生或轮生，稀互生，全缘或有锯齿。花通常两性，辐射对称，单生或孪生，或组成二至三歧聚伞花序，再排成无限花序；具苞片和小苞片；花萼4~5裂；合瓣花冠，4~5裂，裂片在花蕾时为镊合状或覆瓦状排列，少数为旋卷状排列；雄蕊通常着生于花冠管内壁上，与花冠裂片同数，且与其互生；子房上位，稀半下位，通常2室，花柱通常单生，柱头头状，每室具胚珠多枚。果为蒴果、浆果或核果。种子通常小而扁平，有时具翅。

29属，500余种；我国8属，45种；湖北3属，8种；神农架3属，7种，均可供药用。

■ 分属检索表

1. 直立灌木或小乔木；花4基数·······························1. 醉鱼草属 Buddleja
1. 灌木或草本；花通常5基数。
  2. 攀缘灌木；浆果，不开裂·······························2. 蓬莱葛属 Gardneria
  2. 草本；蒴果，室间开裂成2个果瓣·······················3. 度量草属 Mitreola

（一）醉鱼草属 Buddleja Linnaeus

多为灌木或小乔木。植株通常被毛。枝条通常对生，棱上通常具窄翅。单叶对生，羽状脉。花多朵组成各式无限花序；苞片线形；花4基数；花萼钟状；花冠高脚碟状或钟状，花冠管圆筒形，花冠裂片辐射对称，在花蕾时为覆瓦状排列；雄蕊着生于花冠管内壁上，花丝极短，通常内藏；子房2室，胚珠着生于中轴胎座上。蒴果或浆果。种子多枚，细小。

约100种；我国20种；湖北6种；神农架4种，均可供药用。

■ 分种检索表

1. 花冠管弯曲···1. 醉鱼草 B. lindleyana
1. 花冠管直立。
  2. 叶片通常全缘，稀有疏锯齿·······························2. 密蒙花 B. officinalis
  2. 叶片边缘具明显锯齿。
    3. 雄蕊着生于花冠管喉部·······························3. 巴东醉鱼草 B. albiflora
    3. 雄蕊着生于花冠管内壁中部·······························4. 大叶醉鱼草 B. davidii

1 醉鱼草 Buddleja lindleyana Fortune

灌木。叶对生，叶片膜质，卵形至长圆状披针形，边缘全缘或具波状齿。穗状聚伞花序顶生；花萼钟状，裂片宽三角形；花冠紫色，芳香，花冠管弯曲；雄蕊着生于花冠管下部，花丝极短，花药卵形；子房卵形，柱头卵圆形。果序穗状；蒴果长圆状，有鳞片，基部常有宿存花萼。种子具狭翅。花期 4~10 月，果期 8 月至翌年 4 月。

分布于神农架各地，生于海拔 400~1500m 的山坡路旁、河边灌丛中或林缘。常见。

花、叶和根祛风除湿，止咳化痰，散瘀。

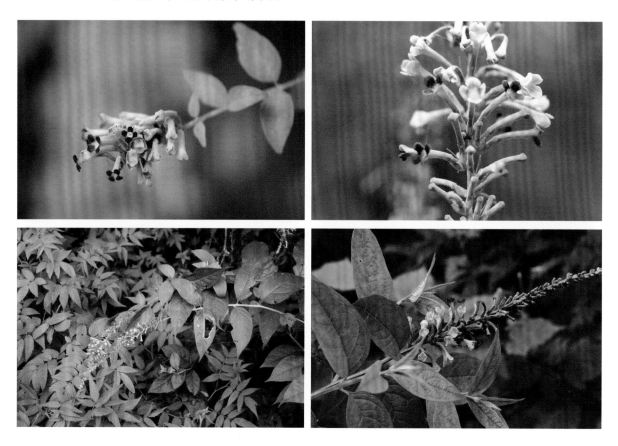

2 密蒙花 Buddleja officinalis Maximowicz

灌木。叶对生，叶片纸质，狭椭圆形或披针形，通常全缘。花多而密集，组成顶生聚伞圆锥花序；花萼钟状，花萼裂片三角形；花冠粉红色、紫堇色，后变淡黄白色，喉部橘黄色，花冠管圆筒形；雄蕊着生于花冠管内壁中部，花丝极短，花药长圆形；子房卵珠状，柱头棍棒状。蒴果椭圆状，基部有宿存花被。种子具翅。花期 3~4 月，果期 5~8 月。

分布于神农架新华，生于海拔 400~600m 的向阳山坡、河边或林缘。常见。

花蕾（密蒙花）清热泻火，养肝明目，退翳。

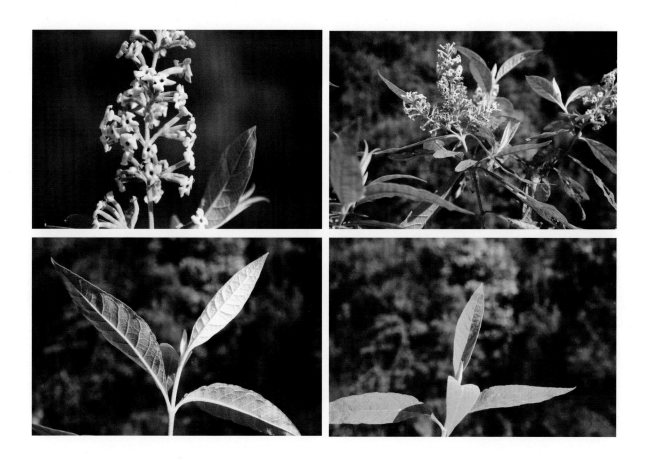

3 　巴东醉鱼草 Buddleja albiflora Hemsley

　　小乔木或灌木。叶纸质，披针形，边缘有重锯齿。聚伞状圆锥花序顶生，长可达24cm；花冠白色，喉部橙黄色，芳香；雄蕊着生于花冠管喉部，花丝极短，花药长圆形；子房卵形，柱头棍棒状。蒴果椭圆状。种子两端具长翅。花期7~8月，果期9~10月。

　　分布于神农架各地，生于海拔1500~2800m的山地灌丛中或林缘。常见。

　　花蕾（醉鱼草花）止咳化痰。

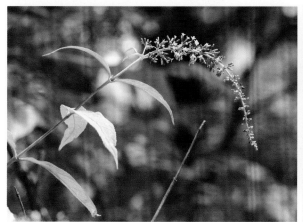

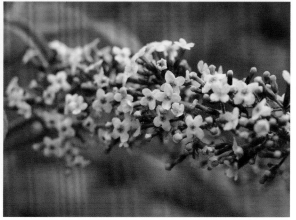

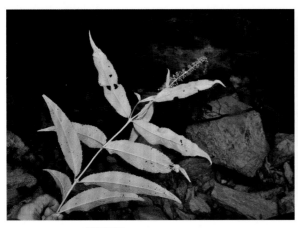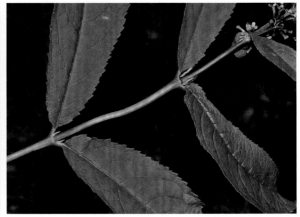

4 大叶醉鱼草 *Buddleja davidii* Franchet

灌木。叶对生，叶片膜质至薄纸质，狭卵形至披针形，边缘具细锯齿。总状或圆锥状聚伞花序顶生；花萼裂片披针形，膜质；花冠淡紫色，后变黄白色，喉部橙黄色，芳香；雄蕊着生于花冠管内壁中部，花丝短，花药长圆形；子房卵形，柱头棍棒状。蒴果狭椭圆形，2瓣裂，基部有宿存花萼。种子两端具尖长翅。花期5~10月，果期9~12月。

分布于神农架各地，生于海拔400~2400m的山坡疏林中或山坡灌木丛中。常见。

花止咳，祛风散寒，消积止痛。

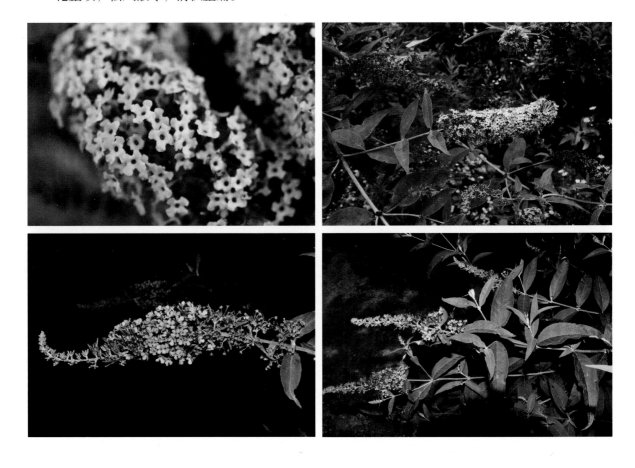

（二）蓬莱葛属 Gardneria Wallich

木质藤本。枝条通常圆柱形。单叶对生，全缘，羽状脉。花单生、簇生或组成二至三歧聚伞花序；苞片小；花萼4~5深裂；花冠辐状，4~5裂；雄蕊4~5枚，着生于花冠管内壁上，花药伸出花冠管之外；子房卵形或圆球形，2室，每室含胚珠1~4枚，花柱伸长，柱头头状或浅2裂。浆果球状。常有种子1枚。

5种；我国5种；湖北2种；神农架2种，均可供药用。

分种检索表

1. 叶片通常卵形或椭圆形；花多朵组成二至三歧聚伞花序·················1. 蓬莱葛 G. multiflora
1. 叶片披针形至长圆状披针形；花单生或双生·················2. 披针叶蓬莱葛 G. lanceolata

---

1　蓬莱葛 多花蓬莱葛
Gardneria multiflora Makino

木质藤本。叶片纸质至薄革质，卵形或椭圆形。花很多，组成腋生的二至三歧聚伞花序，花5数；花萼裂片半圆形；花冠辐状，黄色或黄白色，花冠管短，花冠裂片披针形，厚肉质；雄蕊花丝短，花药彼此分离；子房卵形，2室，每室含胚珠1枚，柱头顶端浅2裂。浆果圆球状，果成熟时淡黑色。

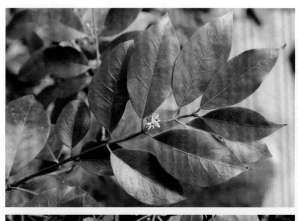
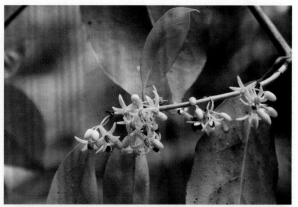
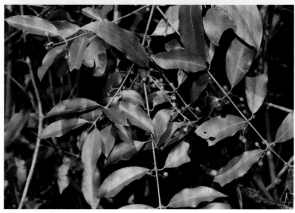
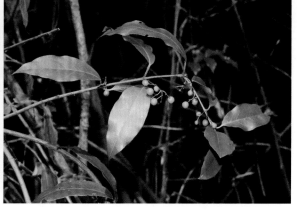

花期 3~7 月，果期 7~11 月。

分布于神农架各地，生于海拔 500~2100m 的山坡林下、灌丛中。常见。

根、种子祛风活血。

2 披针叶蓬莱葛 _{柳叶蓬莱葛} **Gardneria lanceolata** Rehder & E. H. Wilson

攀缘灌木。叶片坚纸质至近革质，披针形至长圆状披针形。花 5 基数，白色，单生或双生于叶腋内；花萼杯状，裂片圆形；花冠裂片披针形；雄蕊花丝极短，花药合生；子房圆球形，柱头浅 2 裂，每室有胚珠 1 枚。浆果圆球状，成熟后橘红色，顶端常有宿存花柱。花期 6~8 月，果期 9~12 月。

分布于神农架新华，生于海拔 500~1000m 的山坡林中或林缘。少见。

根利湿祛风，活络健脾。

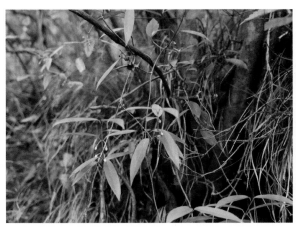 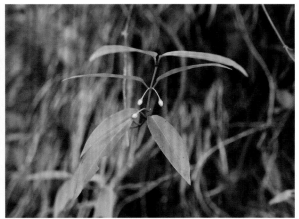

（三）度量草属 **Mitreola** Linnaeus

一年生或多年生草本。单叶对生，膜质至纸质，羽状脉。花小，通常偏生于二至三歧聚伞花序分枝的一侧；花萼钟状，裂至中部；花冠钟状或坛状，花冠裂片 5 枚；雄蕊 5 枚，着生于花冠管内壁上，内藏；子房半下位，2 室，每室有胚珠多枚，花柱 2 个，通常下部分离，上部合生。蒴果近圆球形，顶端有内弯的 2 角。种子小，多枚。

7 种；我国 4 种；湖北 1 种；神农架 1 种，可供药用。

大叶度量草 **Mitreola pedicellata** Bentham

多年生草本。茎下部匍匐状。叶片膜质，椭圆形或披针形。三歧聚伞花序，着花多朵；花萼 5 深裂，裂片卵状披针形；花冠白色，坛状，花冠裂片 5 枚，卵形；雄蕊 5 枚，着生于花冠管近中部；子房近圆球形，光滑，柱头头状。蒴果近球状，基部有宿存花萼。花期 3~5 月，果期 6~7 月。

分布于神农架红坪、阳日，生于海拔 400~800m 的悬崖石缝中。少见。

全草用于跌打损伤、筋骨痛。

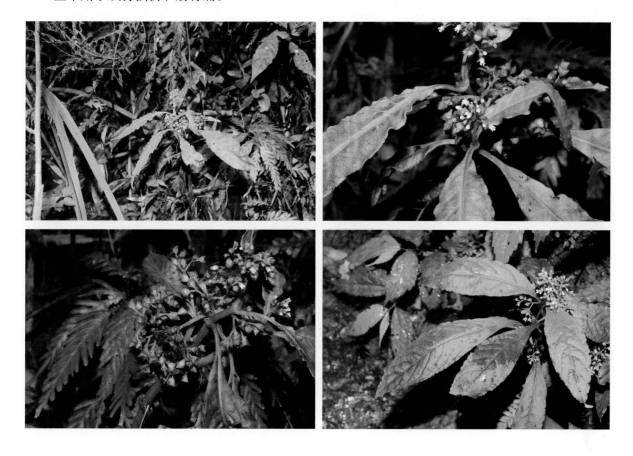

龙胆科 Gentianaceae

一年生或多年生草本。茎直立或斜升，稀缠绕。单叶对生，全缘，基部合生，筒状抱茎，无托叶。聚伞花序或复聚伞花序；花两性，辐射对称；花萼筒状、钟状或辐状；花冠裂片在花蕾期右向旋转排列；子房上位，1室，柱头全缘或2裂，子房基部或花冠具腺体或腺窝。蒴果2瓣裂，稀浆果状不裂。

80属，700种；我国20属，419种；湖北8属，33种；神农架8属，31种，可供药用的8属，17种。

分属检索表

1. 腺体轮生子房基部。
  2. 茎四棱形，直立、斜生或铺散 ·····················1. 龙胆属 Gentiana
  2. 茎圆柱形，缠绕，稀直立 ·····················3. 双蝴蝶属 Tripterospermum
1. 腺体生于花冠筒或裂片，或无腺体。
  3. 花冠具4距，腺体藏于距内 ·····················5. 花锚属 Halenia
  3. 花冠无距，腺体生于花冠筒或裂片上。
    4. 花冠筒形，顶端浅裂，冠筒长于裂片。
      5. 花蕾稍压扁，花萼裂片2长2短 ·····················4. 扁蕾属 Gentianopsis
      5. 花蕾非压扁，花萼裂片整齐。
        6. 花冠喉部具流苏状副花冠 ·····················8. 喉花草属 Comastoma
        6. 花冠喉部光裸 ·····················7. 翼萼蔓属 Pterygocalyx
    4. 花冠辐状，裂至基部，冠筒短于裂片。
      7. 子房无花柱 ·····················6. 肋柱花属 Lomatogonium
      7. 子房具明显花柱 ·····················2. 獐牙菜属 Swertia

（一）龙胆属 Gentiana Linnaeus

一年生或多年生草本。茎四棱形，直立、斜生或铺散。叶对生。复聚伞花序，稀单生；花两性；花萼筒状或钟形，浅裂，萼筒内具萼内膜；花冠筒状、漏斗形或钟形，常浅裂，裂片间具褶，裂片在花蕾期右向旋卷；雄蕊生于冠筒，与裂片互生，花丝基部稍宽向冠筒下延成翅；子房1室，花柱较短或丝状。蒴果2裂。

360种；我国248种；湖北19种，神农架13种，可供药用的3种。

■ **分种检索表**

1. 花冠的褶先端具细长流苏·······················1. 红花龙胆 **G. rhodantha**
1. 花冠的褶先端啮蚀状、具细锯齿或全缘。
    2. 基生叶发达，茎生叶矩圆形或倒卵形·············2. 深红龙胆 **G. rubicunda**
    2. 基生叶花期枯萎，茎生叶线状披针形或线形···········3. 条叶龙胆 **G. manshurica**

1 红花龙胆 Gentiana rhodantha Franchet

　　多年生草本。根黄色。茎直立，生于石上及坎上的则下垂。基生叶呈莲座状，椭圆形、倒卵形或卵形，先端急尖，基部楔形；茎生叶宽卵形或卵状三角形，先端渐尖或急尖，基部圆形或心形，边缘浅波状，叶脉3~5条，叶柄基部连合成短筒抱茎。花单生于茎顶，无花梗；花冠淡红色，褶先端具细长流苏。蒴果内藏或仅先端外露，淡褐色，长椭圆形。花、果期10月至翌年2月。

　　分布于神农架低海拔地区，生于山坡悬崖石缝中、土坎上。常见。

　　全草清热，消炎，止咳。

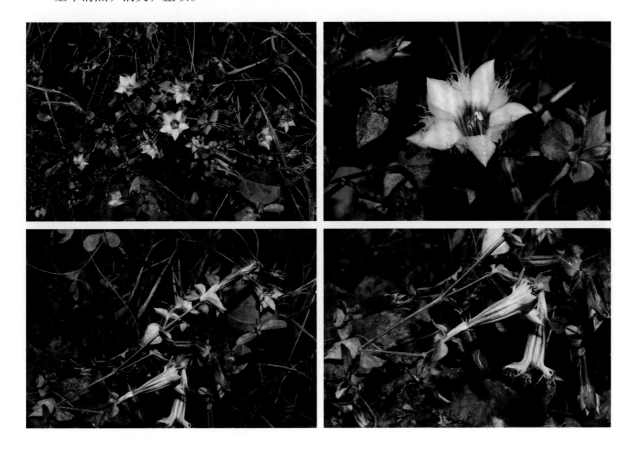

2 深红龙胆 Gentiana rubicunda Franchet

■ 分变种检索表

1. 花冠紫红色，啮蚀形或全缘··2a. 深红龙胆 G. rubicunda var. rubicunda
1. 花冠蓝色，褶先端 2 裂···2b. 二裂深红龙胆 G. rubicunda var. biloba

2a 深红龙胆（原变种）Gentiana rubicunda var. rubicunda

　　一年生草本。茎直立，光滑。叶先端钝或钝圆，基部钝，边缘具乳突，上表面具极细乳突，下表面光滑，具叶脉 1~3 条，细，在下表面尤明显；基生叶数枚或缺如，卵形或卵状椭圆形，疏离。花单生于小枝顶端；花冠紫红色，有时冠筒上具黑紫色条纹和斑点。蒴果外露，矩圆形。花、果期 3~10 月。

　　分布于神农架各地，生于溪边和山坡草地、林下。常见。

　　全草清热解毒。

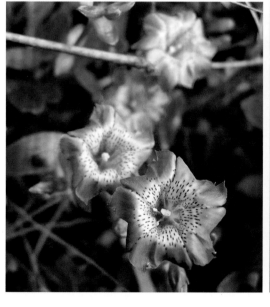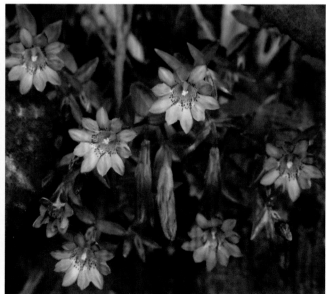

2b 二裂深红龙胆（变种）Gentiana rubicunda var. biloba T. N. Ho

　　本变种与深红龙胆（原变种）的区别为花冠蓝色，褶先端急尖，2 裂。

　　分布于神农架高海拔地区，生于山坡草地冷杉林下。常见。

　　全草清热解毒。

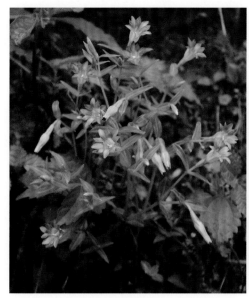 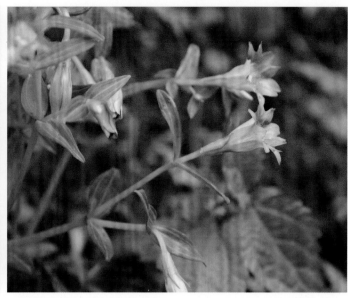

3 条叶龙胆 Gentiana manshurica Kitagawa

　　多年生草本，具粗壮、略肉质的须根。枝下部叶淡紫红色，鳞片形；中、上部叶近革质，无柄，卵形或卵状披针形，越向茎上部叶越小，先端急尖，基部心形或圆形，边缘微外卷，叶脉 3~5 条。花多数，簇生于枝顶和叶腋，无花梗；每朵花下具 2 枚苞片，苞片披针形或线状披针形；花冠蓝紫色，花冠裂片先端有尾尖，全缘。蒴果内藏，宽椭圆形。花、果期 5~11 月。

　　分布于神农架新华，生于山坡草地、灌丛中、林缘及林下。少见。

　　全草泻肝胆实火，除下焦湿热。

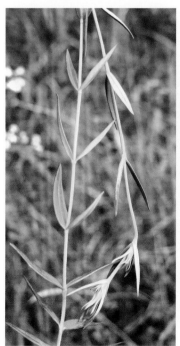 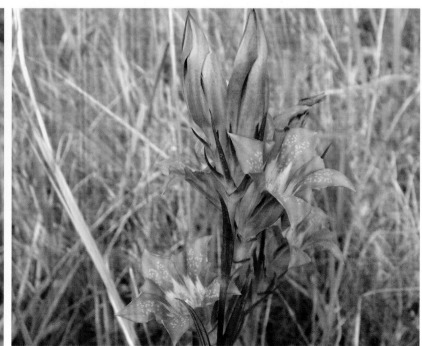

（二）獐牙菜属 Swertia Linnaeus

一年生或多年生草本。根草质、木质或肉质，常具主根。叶对生，多年生草本营养枝上的叶常呈莲座状。复聚伞花序、聚伞花序，具花 4 或 5 数，辐状；花冠裂至近基部，冠筒短，裂片基部或中部具腺窝或腺斑，腺窝边缘常具流苏或鳞片；子房 1 室，花柱短，柱头 2 裂。蒴果常包于宿存花被中。

约 150 种；我国 75 种；湖北 13 种；神农架 10 种，可供药用的 6 种。

■ 分种检索表

1. 多年生草本；基生叶花期宿存··6. 红直獐牙菜 S. erythrosticta
1. 一年生草本；基生叶花期枯萎。
  2. 茎上有褶皱的翼···2. 川东獐牙菜 S. davidii
  2. 茎上无翼或具狭翅，翅不褶皱。
    3. 花冠裂片中部具腺窝。
      4. 花 5 基数···1. 獐牙菜 S. bimaculate
      4. 花 4 基数···4. 歧伞獐牙菜 S. dichotoma
    3. 花冠裂片基部具腺窝。
      5. 花冠裂片先端无芒尖···5. 北方獐牙菜 S. diluta
      5. 花冠裂片先端具明显的芒尖·································3. 紫红獐牙菜 S. punicea

---

1 獐牙菜 Swertia bimaculata (Siebold & Zuccarini) J. D. Hooker & Thomson ex C. B. Clarke

一年生草本。根细，黄色。茎直立，圆形，中空。基生叶花期枯萎，茎生叶无柄或具短柄；叶片椭圆形至卵状披针形，先端长渐尖，基部钝，叶脉 3~5 条，弧形，最上部叶苞叶状。大型圆锥状复聚伞花序；花冠白色，上部具多数紫色小斑点，花冠裂片中部具 2 个黄绿色半圆形的大腺斑。蒴果无柄，狭卵形。花、果期 6~11 月。

分布于神农架各地，生于山坡草地、林下、灌丛中。常见。

全草清热，健胃，利湿。

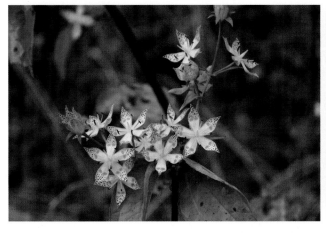
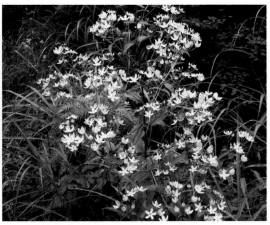

2 | 川东獐牙菜 Swertia davidii Franchet

一年生草本。根黑褐色。茎四棱形，棱上具窄翅。基生叶及茎下部叶具长柄，狭椭圆形，全缘，基部渐狭成柄，叶脉 1~3 条，在下表面突起；茎中上部叶具短柄，线状椭圆形或线状披针形。圆锥状复聚伞花序；花 4 数；花冠淡蓝色，具蓝紫色脉纹，裂片基部有 2 个沟状腺窝，卵状矩圆形，边缘有长柔毛状流苏。花、果期 9~11 月。

分布于神农架宋洛、阳日，生于河边潮湿地。少见。

全草清热解毒，利胆健胃。

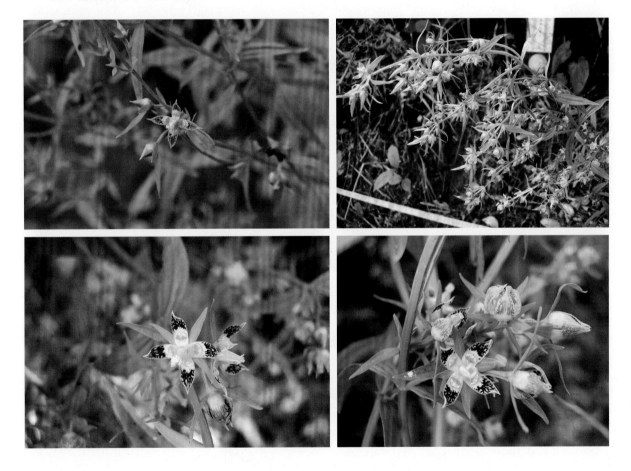

3 | 紫红獐牙菜 Swertia punicea Hemsley

多年生草本。茎中空，近圆形，具条棱。基生叶和茎下部叶具柄，匙形或矩圆状匙形，先端圆形或钝，基部楔形，渐狭成柄，叶脉 5~7 条，明显，弓形，其中 3~5 条于顶端联结；茎中上部叶无柄，卵形、矩圆形，半抱茎。圆锥状复聚伞花序；花 5 数；花冠黑紫色，裂片基部具 2 个腺窝，腺窝圆形，边缘具流苏。花期 8~9 月，果期 10~11 月。

分布于神农架各地，生于山坡草地、多石山顶、岩石缝中。常见。

全草（山飘儿草）清肝利胆，除湿清热。

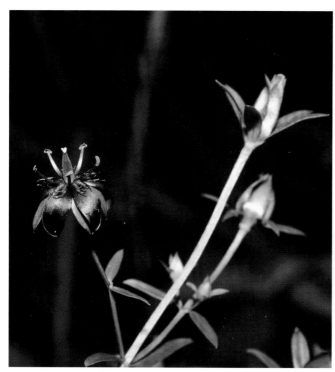
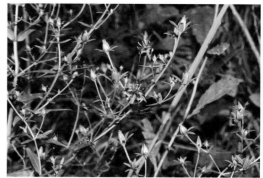
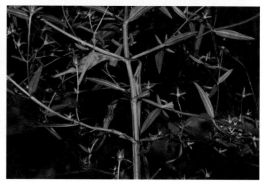

4 | 歧伞獐牙菜 **Swertia dichotoma** Linnaeus

一年生草本。茎细弱，四棱形，棱上有狭翅。叶质薄；下部叶具柄，中上部叶无柄或有短柄；叶片卵状披针形。聚伞花序顶生或腋生；花梗细弱，弯垂，四棱形，有狭翅，不等长；花萼绿色；花冠白色，带紫红色，裂片卵形，先端钝，中下部具2个腺窝，腺窝黄褐色，花丝基部背面两侧具流苏状长柔毛，有时可延伸至腺窝上。蒴果椭圆状卵形。种子淡黄色。花、果期5~7月。

分布于神农架红坪，生于山坡林缘或草丛中。少见。

全草（獐牙菜）清热，健胃，利湿。

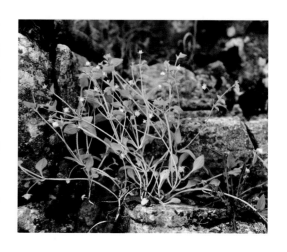

5 | 北方獐牙菜 **Swertia diluta** (Turczaninow) Bentham & J. D. Hooker

一年生草本。茎直立，四棱形，棱上具窄翅。叶无柄，线状披针形至线形。圆锥状复聚伞花序具多数花；花梗直立，四棱形；花5数；花萼绿色，长于或等于花冠，裂片线形；花冠浅蓝色，裂片椭圆状披针形，基部有2个腺窝，腺窝窄矩圆形，沟状，周缘具长柔毛状流苏。蒴果卵形。种子深褐色，矩圆形，表面具小瘤状突起。花、果期8~10月。

分布于神农架红坪，生于山坡林缘或草丛中。常见。

全草用于发热、瘟疫、流行性感冒、胆结石、中暑、头痛、肝胆热、黄疸、伤热、食积胃热。

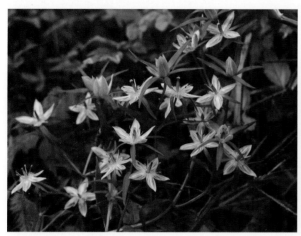 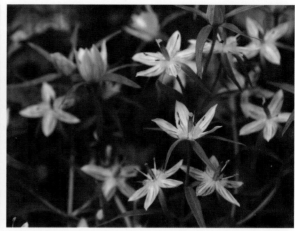

6 红直獐牙菜 **Swertia erythrosticta** Maximowicz

多年生草本。茎直立，中空。基生叶在花期枯萎；茎生叶对生，具柄，叶片矩圆形、卵状椭圆形至卵形，叶脉 3~5 条，在两面均明显，叶柄连合成筒状抱茎；上部叶无柄，苞叶状。圆锥状复聚伞花序，具多数花；花梗常弯垂；花 5 数；花冠绿色或黄绿色，具红褐色斑点，裂片基部具 1 个腺窝，腺窝边缘具柔毛状流苏。蒴果无柄，卵状椭圆形。种子周缘具宽翅。花、果期 8~10 月。

分布于神农架高海拔地区，生于山坡林缘或草丛中、石缝中。常见。

全草（淡味当药）清热解毒。

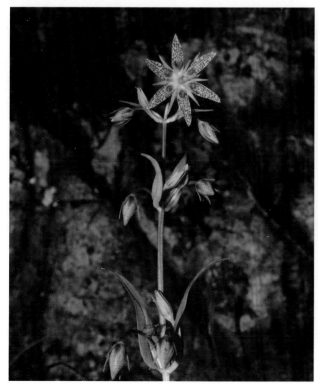 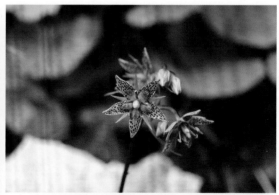

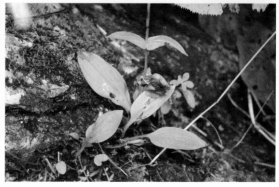

（三）双蝴蝶属 Tripterospermum Blume

多年生缠绕草本，稀为直立草本。茎圆柱形。叶对生。聚伞花序或花腋生及顶生，花 5 数；萼筒钟形，脉 5 条，突起成翅，稀无翅；花冠钟形或筒状钟形，裂片间具褶；雄蕊生于冠筒，不整齐，顶端向一侧弯曲，花丝线形；子房 1 室，胚珠多枚，子房柄基部具环状花盘。浆果或蒴果 2 瓣裂。种子多数，三棱形，无翅，或扁平具盘状宽翅。

25 种；我国 19 种；湖北 5 种；神农架 3 种，均可供药用。

■ 分种检索表

1. 蒴果；种子扁平，具宽翅。
　2. 叶草质；萼筒具狭翅，裂片与萼筒等长……………………………………2. *细茎双蝴蝶* **T. filicaule**
　2. 叶膜质；萼筒无翅，裂片长为萼筒一半以内……………………………3. *湖北双蝴蝶* **T. discoideum**
1. 浆果；种子三棱形，无翅………………………………………………………1. *峨眉双蝴蝶* **T. cordatum**

---

1 ┃ 峨眉双蝴蝶 Tripterospermum cordatum (C. Marquand) Harry Smith

多年生缠绕草本。根细，黄褐色。具根茎。茎螺旋状扭转。叶心形、卵形、卵状披针形，先端渐尖或急尖，常具短尾，基部心形或圆形，边缘膜质，细波状，叶脉 3~5 条。花单生或成对着生于叶腋；花萼钟形，萼筒明显具翅。浆果紫红色。花、果期 8~12 月。

分布于神农架阳日、宋洛，生于山坡密林下。少见。

全草（青鱼胆草）疏风清热，健脾利湿，杀虫；用于风热咳嗽、黄疸、风湿痹痛、蛔虫病。

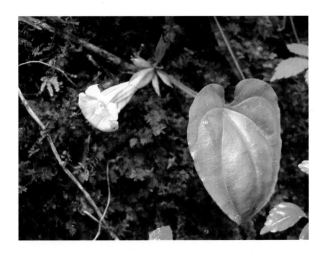

---

2 ┃ 细茎双蝴蝶 Tripterospermum filicaule (Hemsley) Harry Smith

多年生缠绕草本。根细，黄褐色。具根茎。基生叶通常 2 对，紧贴地面，密集成双蝴蝶状，卵形、倒卵形或椭圆形，先端急尖或呈圆形，基部圆形，近无柄或具极短的叶柄；茎生叶通常卵状披针形，少为卵形，向上变小，呈披针形。具多花，2~4 朵排成聚伞花序；花萼钟形，具狭翅；花冠蓝紫色。蒴果内藏或先端外露。花、果期 10~12 月。

分布于神农架各地，生于山坡林下。常见。

全草清肺止咳，解毒散结；用于肺结核、咳嗽咯血、肺脓肿、小儿高热、疔疖疮毒、外伤出血等。

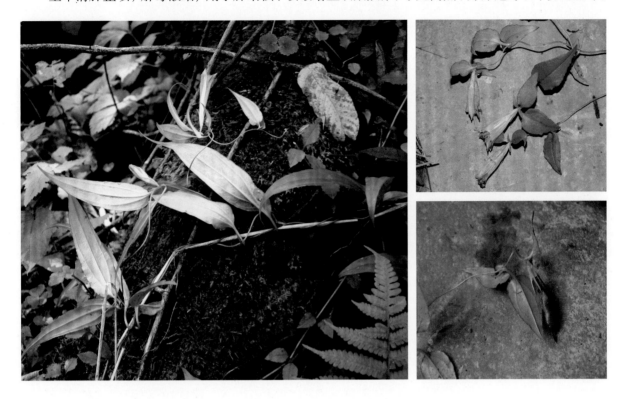

3 | 湖北双蝴蝶 **Tripterospermum discoideum** (C. Marquand) Harry Smith

　　多年生草本。茎缠绕。叶膜质，卵状披针形或卵形，基部近圆形或近心形，全缘。单花腋生，呈聚伞花序；花萼钟形，无翅或具狭翅；花冠淡紫色或蓝色，钟形；雄蕊着生于冠筒的下半部，花药椭圆形；子房矩圆形。蒴果淡褐色，长椭圆形。种子棕褐色，圆形。花、果期 8~10 月。

　　分布于神农架各地，生于山坡林下。常见。

　　全草清热解毒。

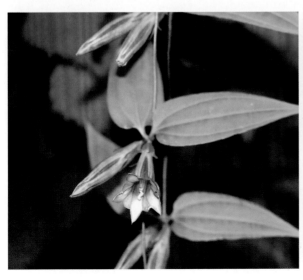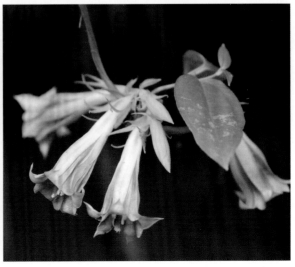

（四）扁蕾属 Gentianopsis Ma

一年生或多年生草本。茎直立。叶对生，无柄。花大，4数，单生于茎顶；萼圆柱状钟形，四棱形，4裂，裂片边缘薄膜质，一对较宽而短与一对较狭而长的相间，裂片间内面有膜状的小囊；花冠4裂，裂片基部边缘常呈剪刈状，冠管的基部有小腺体4个，与雄蕊互生；雄蕊4枚，着生于冠管上；子房具柄。蒴果2裂。

24种；我国5种；湖北2种；神农架1种，可供药用。

卵叶扁蕾（变种）Gentianopsis paludosa Munro ex J. D. Hooker var. ovatodeltoidea (Burkill) Ma

一年生草本。基生叶3~5对，匙形，先端圆形，边缘具乳突，基部狭缩成柄，叶脉1~3条；茎生叶1~4对，无柄，卵状披针形或三角状披针形。花单生于茎及分枝顶端，花冠蓝色。蒴果具长柄，椭圆形。花、果期7~10月。

分布于神农架高海拔地区，生于山坡草丛中。常见。

全草或根（土龙胆）清肝明目，泻肝火；用于目疾。

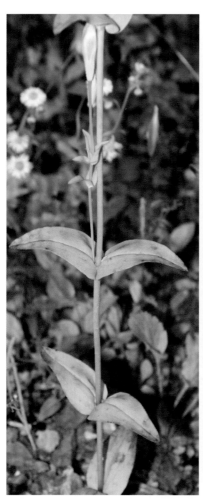
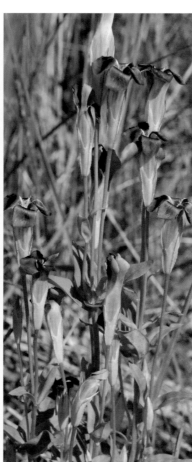
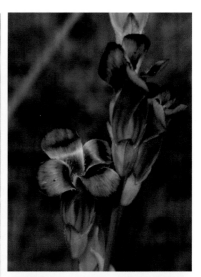
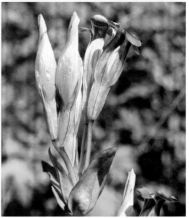

（五）花锚属　Halenia Borkhausen

一年生草本。叶对生。聚伞花序排成圆锥花序；花冠钟形，4深裂，裂片基部有腺窝孔并延伸成一个长矩，矩内有蜜腺；雄蕊4枚；花柱短，圆筒状，柱头2裂。蒴果无柄，卵形。种子平滑，淡黄色。

100种；我国2种；湖北1种；神农架1种，可供药用。

1　椭圆叶花锚　Halenia elliptica D. Don

■ **分变种检索表**

1. 花直径0.5~1cm ·····················1a. 椭圆叶花锚 **H. elliptica** var. **elliptica**
1. 花直径达2.5cm ·····················1b. 大花花锚 **H. elliptica** var. **grandiflora**

1a　椭圆叶花锚（原变种）Halenia elliptica var. elliptica

一年生草本。根具分枝，黄色或褐色。茎近四棱形，具细条棱，从基部起分枝。基生叶倒卵形或椭圆形，先端圆或钝尖，基部楔形，通常早枯萎；茎生叶椭圆状披针形或卵形，先端渐尖，基部

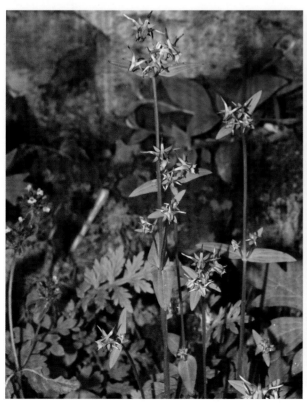
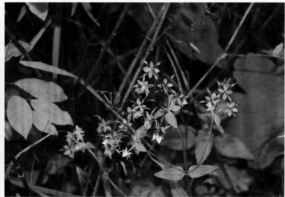
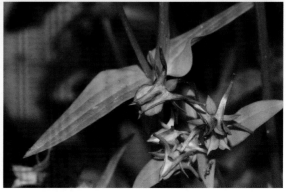

宽楔形或近圆形，全缘，叶脉 3 条；叶无柄或具极短而宽扁的叶柄。聚伞花序；花冠钟形，深裂，裂片基部有窝孔并延伸成一个长矩，矩内有蜜腺。花、果期 7~9 月。

广泛分布于神农架高海拔地区，生于山坡草地、林下及林缘。常见。

全草清热利湿。

1b 大花花锚（变种）**Halenia elliptica** var. **grandiflora** Hemsley

本变种与椭圆叶花锚（原变种）的区别为花大，距水平开展，稍向上弯曲。

广泛分布于神农架高海拔地区，生于山坡草地、林下及林缘。常见。

根、全草清热祛湿，平肝利湿，疏风清暑，镇痛。

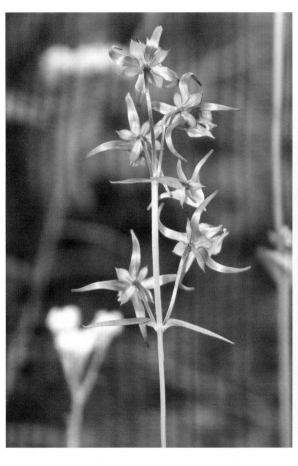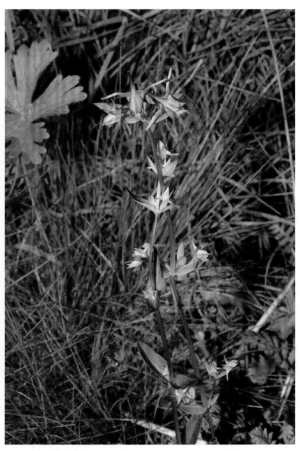

（六）肋柱花属 Lomatogonium A. Braun

一年生草本。茎近四棱形。基生叶早落，莲座状，匙形基部狭缩成柄；茎生叶无柄，披针形、椭圆形至卵状椭圆形。聚伞花序或单花生于分枝顶端；花 5 数；花冠蓝色，裂片椭圆形或卵状椭圆形，基部两侧各具 1 个腺窝，腺窝管形，下部浅囊状，上部具裂片状流苏；子房无柄，柱头下延至子房中部。蒴果无柄，圆柱形。花、果期 8~10 月。

18 种；我国 16 种；湖北 1 种；神农架 1 种，可供药用。

美丽肋柱花 Lomatogonium bellum (Hemsley) Harry Smith

　　一年生草本。茎直立，近四棱形，有时带紫色。叶无柄；茎中下部叶卵形或近心状卵形，上部叶卵状披针形。圆锥状复聚伞花序；花 5 数；花冠蓝色，具深蓝色条纹，裂片狭卵状矩圆形，基部两侧各具 1 个腺窝，腺窝基部管形，上部具不整齐的裂片状流苏。蒴果无柄。花、果期 8~10 月。

　　分布于神农架红坪（神农顶），生于高海拔的山坡草地。常见。

　　全草清热利湿。

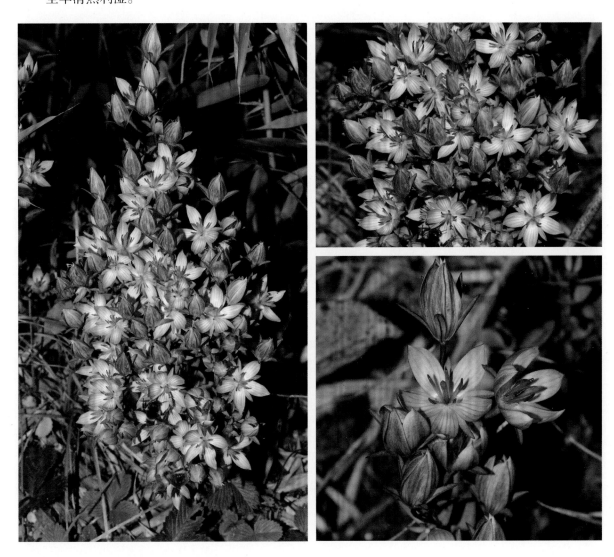

（七）翼萼蔓属 Pterygocalyx Maximowicz

　　草本植物。茎缠绕。单叶对生；叶全缘，叶脉 1~3 条；叶柄短。花单生或呈聚伞花序；花萼钟形，4 裂，萼筒具 4 个宽翅；花冠筒状，4 裂，裂片间无褶；雄蕊 4 枚，着生于花冠筒上与裂片互生；雌蕊具柄，子房 1 室，胚珠多枚。蒴果 2 瓣开裂。种子多数，盘状，具翅。

　　24 种；我国 20 种；湖北 1 种；神农架 1 种，可供药用。

翼萼蔓 Pterygocalyx volubilis Maximowicz

一年生草本植物。茎缠绕。叶披针形、卵状披针形或狭披针形，叶脉 1~3 条，下表面中脉明显；叶柄宽扁，基部抱茎。花腋生或顶生，1~3 朵，单生或呈聚伞花序；具披针形苞片或无；花梗纤细；花萼膜质，钟形，萼筒沿脉具 4 个宽翅；花冠蓝色。蒴果椭圆形。种子褐色，椭圆形，具宽翅，表面具蜂窝状网纹。花、果期 8~9 月。

分布于神农架木鱼（老君山），生于山坡林缘。少见。

全草用于胃炎。

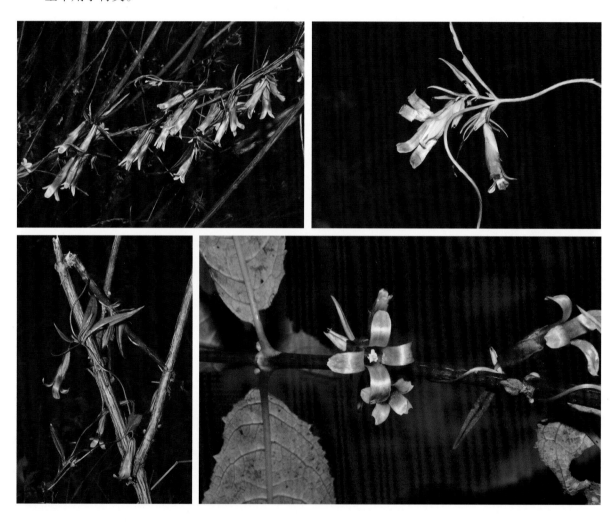

（八）喉花草属 Comastoma (Wettstein) Toyokuni

一年生或多年生草本。叶对生，茎生叶无柄。花 4~5 数，单生于茎或枝端，或为聚伞花序；花萼深裂，萼筒极短，大都短于花冠；花冠钟形、筒形或高脚杯状，4~5 裂，裂片间无褶，裂片基部有白色流苏状副冠；雄蕊着生冠筒上，花丝有时有毛；花柱短，柱头 2 裂。蒴果 2 裂。种子小，光滑。

15 种；我国 11 种；湖北 1 种；神农架 1 种，可供药用。

鄂西喉毛花 **Comastoma henryi** (Hemsley) Holub

一年生草本。茎丛生，自基部多分枝，铺散。叶全部茎生，匙形或倒卵状匙形，上部叶较小，先端圆形；叶柄细。花 5 数，单生于分枝顶端；花萼绿色，深裂至基部；花冠狭筒形，裂达中部，裂片披针形，喉部具 5 束白色副冠，副冠流苏状条裂，冠筒基部具 10 个小腺体。蒴果狭矩圆形。花、果期 8~9 月。

分布于神农架高海拔地区，生于山坡草丛。少见。

同属植物长梗喉毛花 *C. pedunculatum* 的干燥全草为藏医常用药材，其性味苦寒，具有利湿祛痰、清热解毒、疏肝利胆等功效，但本种的药用价值还有待进一步研究。

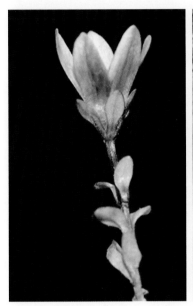
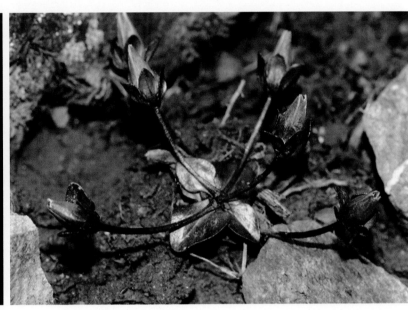

睡菜科 Menyanthaceae

水生植物。叶通常互生，稀对生。花冠裂片在蕾中内向镊合状排列。子房1室，无隔膜。

睡菜科以往被归属于龙胆科（Gentianaceae）睡菜族（tribe Menyanthideae），不过它水生的习性、叶互生的特征确实是和龙胆科存在着很大的不同。根据解剖学及植物化学分析的证据显示，都说明睡菜应该成为"科"的位阶，目前，这样的概念也都能被分类学者所接受。

5属，60种；我国2属，7种；湖北2属，4种；神农架1属，1种，可供药用。

睡菜属 Menyanthes Linnaeus

多年生草本。地下具长而有节的根茎。三出复叶，具长柄；小叶无柄，叶片较厚，稍呈肉质，长椭圆形，先端钝尖，边缘微波状。总状花序；花茎单一；花白色，有长花梗，基部有1卵形的花苞；花冠漏斗状，内侧密被白色长柔毛；花药黑色；柱头三叉。蒴果球形，成熟时2裂。

1种，神农架有分布，可供药用。

睡菜 Menyanthes trifoliata Linnaeus

本种特征同睡菜属。花期6月，果期8月。

分布于神农架大九湖，生于湖泊浅水中或湖岸边。少见。

叶、根用于食欲减退、烦躁失眠、心热口苦、带下、小肠疝气、湿痰白浊。

野生种群在湖北乃首次发现。

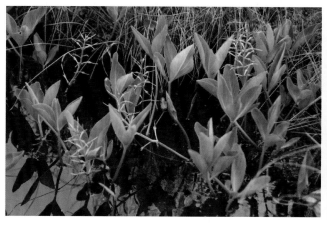
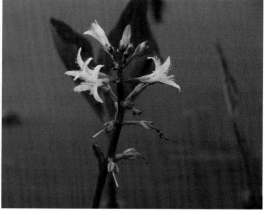

夹竹桃科 Apocynaceae

乔木、直立灌木、木质藤木或草本，具乳汁或水液。单叶对生、轮生，全缘，羽状脉。花两性，辐射对称，单生或多杂组成聚伞花序；花萼裂片（4）5枚，基部合生成筒状或钟状；花冠合瓣，高脚碟状、漏斗状、钟状，裂片（4）5枚，覆瓦状排列，其基部边缘向左或向右覆盖；雄蕊（4）5枚，花丝分离；子房上位，稀半下位，1~2室，柱头顶端通常2裂；胚珠1至多枚，着生于腹面的侧膜胎座上。果为浆果、核果、蒴果或蓇葖果。种子通常一端被毛。

约155属，2000种；我国44属，145种；湖北12属，17种；神农架4属，6种，均可供药用。

■ 分属检索表

1. 雄蕊离生或松弛地靠在柱头上·······························1. **长春花属 Catharanthus**
1. 雄蕊彼此互相黏合并黏生在柱头上。
  2. 小乔木或灌木；花冠筒喉部有副花冠·························2. **夹竹桃属 Nerium**
  2. 木质藤本；花冠筒喉部无副花冠。
    3. 花药顶端被长柔毛·····································3. **毛药藤属 Sindechites**
    3. 花药顶端无毛···4. **络石属 Trachelospermum**

（一）长春花属 Catharanthus G. Don

多年生草本或亚灌木，具水液。叶草质至革质，对生，叶腋内和叶腋间有腺体。花单生或2~3朵组成聚伞花序；花萼5深裂；花冠高脚碟状，喉部紧缩，裂片向左覆盖；雄蕊着生于花冠筒中部之上，但并不露出；花盘为2枚舌状腺体所组成；子房为2个离生心皮所组成，胚珠多枚，花柱丝状，柱头头状。蓇葖果双生，直立，圆筒状，具条纹。

8种；我国栽培1种；湖北栽培1种；神农架栽培1种，可供药用。

长春花 Catharanthus roseus (Linnaeus) G. Don

亚灌木，略有分枝。茎近方形。叶草质，倒卵状长圆形。聚伞花序，具花2~3朵；花萼5深裂，萼片披针形；花冠红色、粉红色、黄色或白色，高脚碟状，喉部紧缩，具刚毛；花冠裂片宽倒卵形；雄蕊花药与柱头离生。蓇葖果双生，直立，外果皮厚纸质，被柔毛。种子黑色，具有颗粒状小瘤。花、果期几乎全年。

原产于非洲东部，神农架各地均有栽培。

全草（长春花）抗癌，降血压。

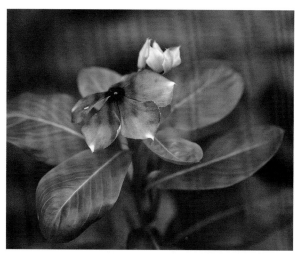
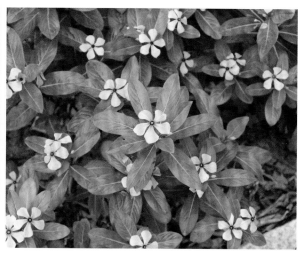

（二）夹竹桃属 Nerium Linnaeus

小乔木或灌木，具水液。叶轮生，革质。伞房状聚伞花序顶生；花萼5裂，内具腺体，裂片披针形；花冠漏斗状，红色、白色或黄色，花冠筒圆筒形，上部扩大，呈钟状，喉部具5枚阔鳞片状副花冠，花冠裂片5枚，花蕾时向右覆盖；雄蕊5枚，着生在花冠筒中部以上；无花盘；子房由2个离生心皮组成，花柱丝状，柱头近球状。蓇葖果2个，离生，长圆形。

1种，神农架有栽培，可供药用。

欧洲夹竹桃 夹竹桃
Nerium oleander Linnaeus

本种特征同夹竹桃属。花期几乎全年，果期一般在冬、春二季，但神农架地区种植的属园艺杂交品种，不见结果。

原产于伊朗、印度、尼泊尔，神农架各地均有栽培。

叶（夹竹桃）强心利尿，祛痰杀虫。全株强心，利尿，发汗，祛痰，散瘀止痛，解毒透疹。

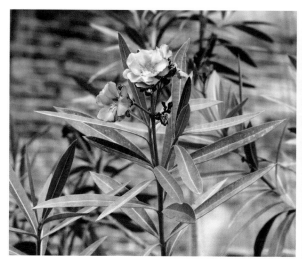
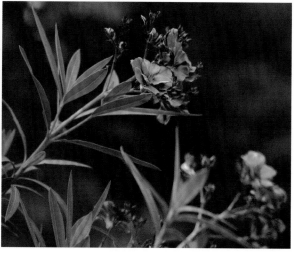

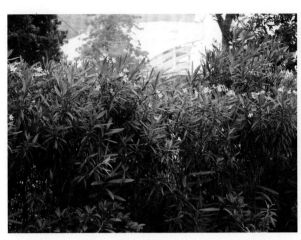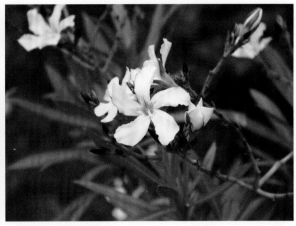

（三）毛药藤属 Sindechites Oliver

木质藤本，具乳汁。叶对生，具柄，羽状脉，叶片披针形或卵圆形，具渐尖头。圆锥状聚伞花序顶生；花萼小，5裂，裂片卵圆形，内面基部具腺体；花冠高脚碟状，顶端裂片5枚，向右覆盖；雄蕊5枚，着生在花冠筒中部以上；子房由2个离生心皮组成，花柱丝状，柱头棍棒状，顶端2裂；花盘环状，5裂。蓇葖果双生，线状长圆形，无毛。

2种；我国2种；湖北1种；神农架1种，可供药用。

毛药藤 土牛党七、黄经树
Sindechites henryi Oliver

木质藤本。叶薄纸质，披针形。聚伞花序顶生；花白色；花萼小，裂片卵圆形；花冠筒圆筒形，喉部膨大，裂片卵圆形；雄蕊花丝短，花药卵圆形，内藏；子房由2个离生心皮组成，藏于花盘之中，每心皮有胚珠多枚。蓇葖果双生，一长一短，线状圆柱形，渐尖。种子扁平。花期5~7月，果期7~10月。

分布于神农架木鱼（龙门河），生于海拔600~1300m的山地疏林中、山腰路旁向阳处。少见。

根滋补。

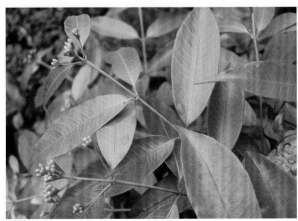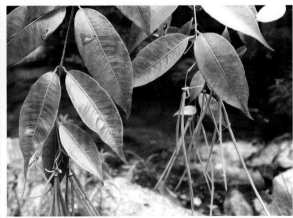

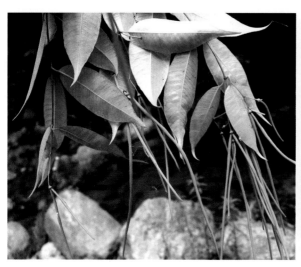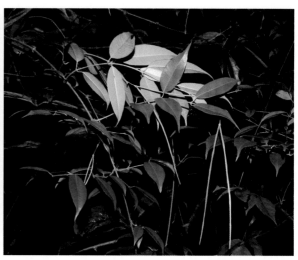

（四）络石属 Trachelospermum Lemaire

攀缘灌木，具白色乳汁。叶对生，具羽状脉。花序聚伞状；花白色或紫色；花萼5裂，内具腺体；花冠高脚碟状，花冠筒圆筒形，具5条棱，在雄蕊着生处膨大，喉部缢缩，顶端5裂，向右覆盖；雄蕊5枚，着生在花冠筒膨大之处，通常隐藏；花盘环状，5裂；子房由2个离生心皮所组成。蓇葖果双生，长圆形或披针形。

15种；我国6种；湖北4种；神农架3种，均可供药用。

分种检索表

1. 花药先端稍外露·····································1. **亚洲络石 T. asiaticum**
1. 花药先端内藏。
  2. 花冠筒中部膨大；蓇葖果叉生·····························2. **络石 T. jasminoides**
  2. 花冠筒近基部或基部膨大；蓇葖果平行黏生·············3. **紫花络石 T. axillare**

---

1 | # 亚洲络石 ^{络石藤}
Trachelospermum asiaticum (Siebold & Zuccarini) Nakai

木质藤本植物。叶片椭圆形、狭卵形或近倒卵形，膜质或纸质。聚伞花序顶生和腋生；萼片紧贴花冠筒，基部有腺体；花冠白色，冠筒在喉部膨大，花冠裂片卵形；雄蕊着生在花冠喉部，花药先端外露；子房无毛。蓇葖果线形。花期4~7月，果期8~11月。

分布于神农架各地，生于海拔1000m左右的山谷密林中，攀缘于树上或岩石上。常见。

全株解毒，祛风活血，通经止痛。

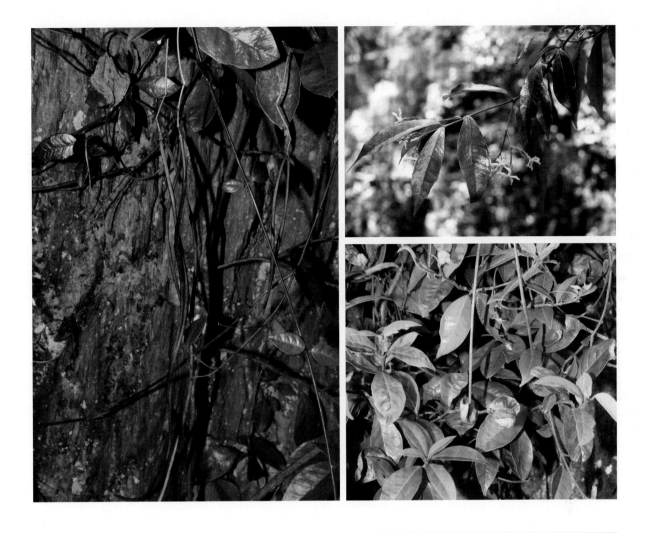

2 | 络石 白花藤
Trachelospermum jasminoides (Lindley) Lemaire

　　常绿木质藤本。叶革质，椭圆形或宽倒卵形。二歧聚伞花序组成圆锥状；花白色，芳香；花萼5深裂，裂片线状披针形，顶部反卷；花冠筒圆筒形，中部膨大；雄蕊腹部黏生在柱头上；子房无毛，花柱圆柱状，柱头卵圆形，每个心皮具胚珠多枚。蓇葖果双生，叉开，无毛，线状披针形。种子褐色线形。花期3~7月，果期7~12月。

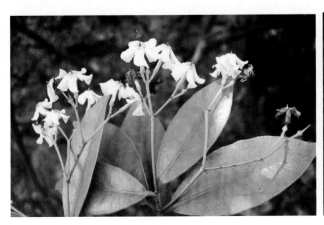
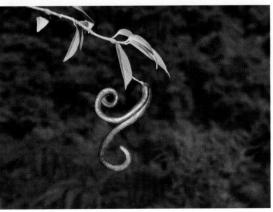

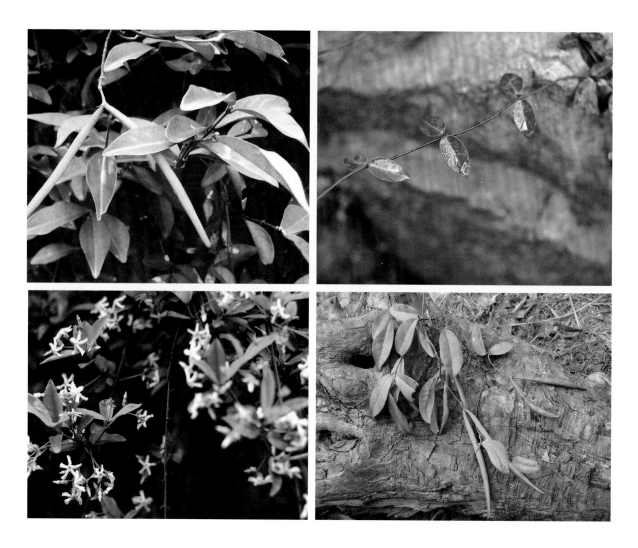

分布于神农架木鱼（九冲），生于山野、溪边、坑谷、路旁杂木林中，攀缘于树上、墙壁或岩石上。常见。

藤茎（络石藤）祛风通络，凉血消肿。果实（络石果）舒筋活络。

3 紫花络石 杜仲藤、藤杜仲
Trachelospermum axillare J. D. Hooker

粗壮木质藤本。叶厚纸质，倒披针形或长椭圆形。聚伞花序近伞形；花紫色；花萼裂片紧贴于花冠筒上，卵圆形，钝尖；花冠高脚碟状，花冠裂片倒卵状长圆形；雄蕊着生于花冠筒的基部；子房卵圆形，无毛，花柱线形，柱头近头状。蓇葖果圆柱状长圆形，平行，黏生，无毛。种子暗紫色。花期 5~7 月，果期 8~10 月。

分布于神农架木鱼（老君山）、新华、阳日，生于山地疏林中或山谷水沟边。常见。

全株（紫花络石）解表发汗，通经活络，止痛。

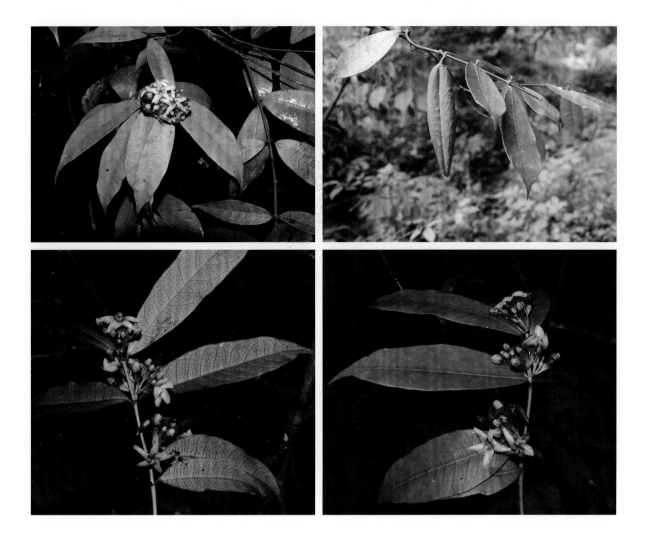

萝藦科 Asclepiadaceae

多年生草本、藤本、直立或攀缘灌木，具有乳汁。叶对生或轮生，具柄，全缘，羽状脉。聚伞花序通常伞形；花两性，整齐，5数；花萼筒短，裂片5枚，内面基部通常有腺体；花冠合瓣，辐状、坛状，顶端5裂，裂片旋转；副花冠通常存在；雄蕊5枚，与雌蕊黏生成合蕊柱，花丝合生成合蕊冠，花粉粒连合成花粉块；无花盘；雌蕊1枚，子房上位，由2个离生心皮所组成，花柱2个，合生，柱头基部具5条棱，胚珠多枚。蓇葖果双生，或因1个不发育而成单生。

250属，2000种；我国44属，270种；湖北10属，33种；神农架10属，23种，可供药用的9属，20种。

■ 分属检索表

1. 四合花粉，承载在匙形的载粉器上，载粉器的基部有一黏盘·····················1. 杠柳属 **Periploca**
1. 花粉粒连结成块状，藏在1层软韧的薄膜内，通常通过花粉块柄系结于着粉腺上。
  2. 每花药有花粉块4个，每药室藏2个·····················2. 弓果藤属 **Toxocarpus**
  2. 每花药有花粉块2个，每药室藏1个。
    3. 花药顶端无膜片，花冠裂片不张开，顶端黏合·····················3. 吊灯花属 **Ceropegia**
    3. 花药顶端具膜片，花冠裂片张开。
      4. 花粉块下垂。
        5. 茎直立或缠绕·····················4. 鹅绒藤属 **Cynanchum**
        5. 茎缠绕。
          6. 副花冠呈5个小叶状·····················5. 秦岭藤属 **Biondia**
          6. 副花冠杯状或环状
            7. 副花冠杯状，顶端有浅细齿或流苏状舌状片·····················4. 鹅绒藤属 **Cynanchum**
            7. 副花冠环状·····················6. 萝藦属 **Metaplexis**
      4. 花粉块直立或平展。
        8. 花冠钟状或高脚碟状·····················7. 牛奶菜属 **Marsdenia**
        8. 花冠辐状或坛状。
          9. 花粉块长圆状，伸长·····················8. 南山藤属 **Dregea**
          9. 花粉块球状或长圆状，平展斜升·····················9. 娃儿藤属 **Tylophora**

（一）杠柳属 **Periploca** Linnaeus

藤状灌木，具乳汁。叶对生，羽状脉。聚伞花序疏松；花萼5深裂，花萼内面基部有腺体；花冠辐状，裂片5枚，向右覆盖；副花冠异形，环状；雄蕊5枚，生在副花冠的内面，花丝短，离生，花药相连围绕柱头；花粉器匙形，基部的黏盘黏在柱头上；子房由2个离生心皮所组成，每个心皮具胚珠多枚。蓇葖果 2 个，叉生，长圆柱状。种子长圆形，顶端具种毛。

约 10 种；我国 5 种；湖北 2 种；神农架 2 种，均可供药用。

■ **分种检索表**

1. 叶革质，常绿；花冠黄色⋯⋯⋯⋯⋯⋯⋯⋯⋯⋯⋯⋯⋯⋯⋯⋯⋯⋯1. 青蛇藤 **P. calophylla**

1. 叶膜质，落叶；花冠淡黄色⋯⋯⋯⋯⋯⋯⋯⋯⋯⋯⋯⋯⋯⋯⋯⋯⋯2. 杠柳 **P. sepium**

| 1 | **青蛇藤** ^{黑骨藤} **Periploca calophylla** (Wight) Falconer |

藤状灌木。叶近革质，椭圆状披针形。聚伞花序腋生；花萼裂片卵圆形；花冠黄色，辐状，花冠筒短，裂片长圆形；副花冠环状，5~10 裂，其中 5 裂延伸为丝状；雄蕊花药卵圆形；子房无毛，花柱短，柱头短圆锥状，顶端 2 裂。蓇葖果双生，长圆柱状。花期 4~5 月，果期 8~9 月。

分布于神农架木鱼、宋洛、新华、阳日，生于海拔 700m 以下的山谷杂木林中。常见。

茎（青蛇藤）舒筋，活络，祛风。

本种在神农架所有的居群花均是黄绿色，花冠裂片具长毛，与相关植物志书的描述有差别，其分类地位有待进一步研究。

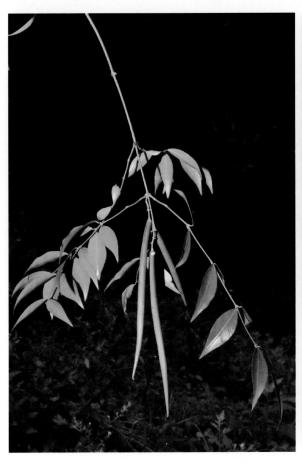
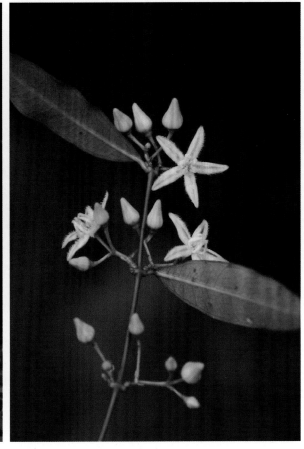

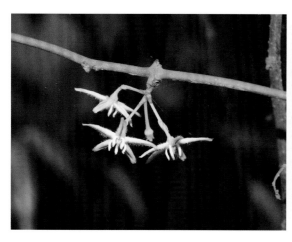
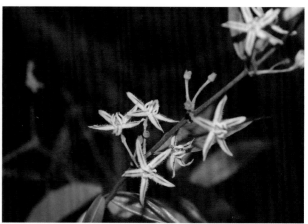

2 | 杠柳 香加皮
Periploca sepium Bunge

落叶蔓性灌木。叶卵状长圆形。聚伞花序腋生；花萼裂片卵圆形；花冠淡黄色，辐状，花冠筒短，裂片长圆状披针形；副花冠环状，10裂，其中5裂延伸成丝状，被短柔毛，顶端向内弯；心皮无毛，柱头盘状凸起。蓇葖果2个，圆柱状，无毛，具有纵条纹。花期5~6月，果期6~7月。

分布于神农架松柏、新华、阳日等地，生于低山丘陵的林缘、沟坡。常见。

根皮（香加皮）祛风湿，强筋骨。

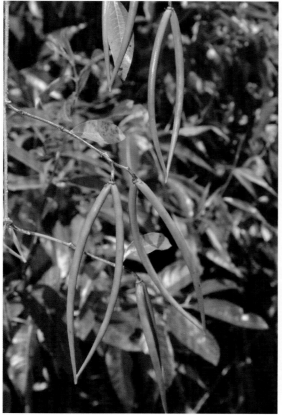
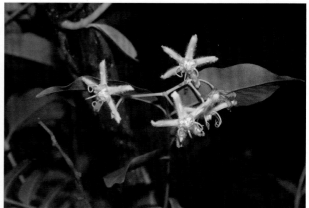
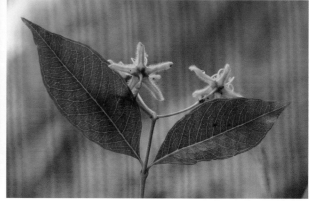

（二）弓果藤属 Toxocarpus Wight & Arnott

攀缘灌木。叶对生，顶端具细尖头，基部双耳形。花序腋生；伞形状聚伞花序；花萼细小，5 深裂；花冠辐状，裂片略向左覆盖；副花冠裂片 5 枚，着生于合蕊冠基部；花药小，微凹，通常无附属体；花粉块每室 2 个；柱头伸出于花冠之外，长喙状膨胀，或圆柱状。蓇葖果通常被茸毛。种子被毛。

约 40 种；我国 10 种；湖北 1 种；神农架 1 种，可供药用。

毛弓果藤 Toxocarpus villosus (Blume) Decaisne

藤状灌木。叶对生，厚纸质，卵形至椭圆状长圆形。聚伞花序腋生，不规则二歧；花黄色；花蕾近喙状；花冠辐状，花冠筒短，裂片披针状长圆形；副花冠裂片的顶端钻状；花柱长圆柱状，柱头高出花药。蓇葖果近圆柱状，有时仅有 1 个发育。花期 4~5 月，果期 6~12 月。

分布于神农架木鱼至兴山一线，生于海拔 700m 以下的丘陵山地灌丛中。少见。

全株化气祛风，祛瘀止痛，消肿解毒。

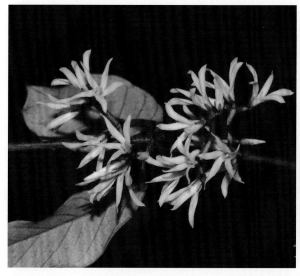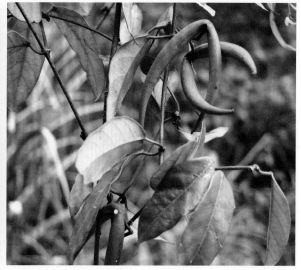

（三）吊灯花属 Ceropegia Linnaeus

多年生草本。茎近肉质。叶薄膜质或近肉质。聚伞花序；花萼深 5 裂；花冠筒状，基部近漏斗状，裂片舌状，直立，经常弧形，顶端经常黏合，基部为镊合状排列；雄蕊着生的副花冠为两轮；花药顶端无膜片；花粉块每室 1 个，直立，圆形，其内角具透明的膜边；柱头扁平。蓇葖果圆筒状，平滑。种子顶端具种毛。

约 170 种；我国 17 种；湖北 1 种；神农架 1 种，可供药用。

巴东吊灯花 Ceropegia driophila C. K. Schneider

攀缘半灌木。叶薄膜质，长圆形。聚伞花序；花萼裂片线形渐尖；花冠暗红色，向基部椭圆状膨胀，略为偏斜，向上渐狭成筒，直至喉部扩大，裂片舌状长圆形，顶端黏合；副花冠外轮杯状，内轮线形；花粉块柄短。花、果期6~7月。

分布于神农架木鱼、新华等地，生于海拔600~900m的灌丛中。常见。

全草清热解毒。

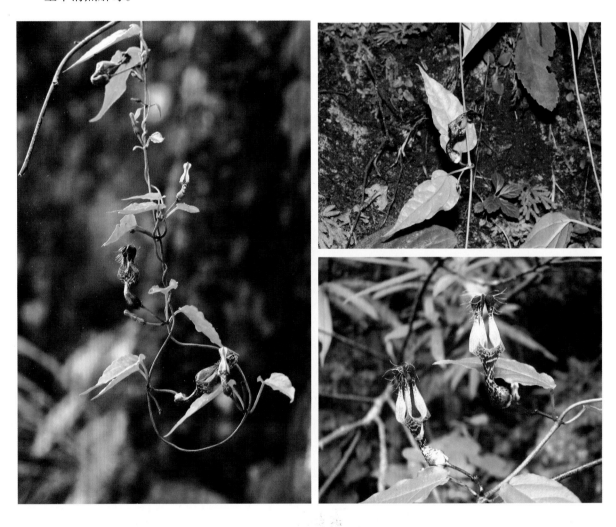

（四）鹅绒藤属 Cynanchum Linnaeus

灌木或多年生草本，直立或攀缘。叶对生，稀轮生。聚伞花序多数呈伞形状；花萼5深裂，裂片通常双盖覆瓦状排列；副花冠膜质或肉质，其顶端具各式浅裂片或锯齿；花药顶端的膜片内向；花粉块每室1个，下垂，多数长圆形；柱头基部膨大，五角。蓇葖果双生或1个不发育，长圆形或披针形，外果皮平滑。种子顶端具种毛。

约200种；我国57种；湖北13种；神农架10种，均可供药用。

分种检索表

1. 着生于雄蕊上的副花冠呈双轮。

  2. 叶宽卵形至卵状长圆形，基部耳形或近心形。

    3. 花序伞房状，花冠开放后裂片反折··················1. 牛皮消 **C. auriculatum**

    3. 花序伞形，花冠开放后辐状··························2. 朱砂藤 **C. officinale**

  2. 叶长圆形，基部戟形···································3. 峨眉牛皮消 **C. giraldii**

1. 着生于雄蕊上的副花冠仅单轮。

  4. 副花冠筒部呈杯状或圆筒状，高过合蕊柱··············4. 青羊参 **C. otophyllum**

  4. 副花冠高度均不超过合蕊柱。

    5. 副花冠薄肉质，腹背两面均扁平····················5. 隔山消 **C. wilfordii**

    5. 副花冠厚肉质，内面成龙骨状。

      6. 缠绕性植物或其端部缠绕························6. 蔓剪草 **C. chekiangense**

      6. 直立植物。

        7. 花冠内面全部或基部或在花冠筒喉部有毛········7. 柳叶白前 **C. stauntonii**

        7. 花冠内面全部无毛。

          8. 叶披针形至线形····························8. 徐长卿 **C. paniculatum**

          8. 叶卵形或广卵形。

            9. 花黄色或黄绿色；叶广卵形，基部近心形·····9. 竹灵消 **C. inamoenum**

            9. 花深紫色；叶基部宽楔形··················10. 白薇 **C. atratum**

---

1 | 牛皮消 ^{飞来鹤}
Cynanchum auriculatum Royle ex Wight

    蔓性半灌木。宿根肥厚。叶对生，膜质，宽卵形至卵状长圆形。聚伞花序伞房状；花萼裂片卵状长圆形；花冠白色，辐状，裂片反折；副花冠浅杯状，裂片椭圆形，肉质；柱头圆锥状，顶端2裂。蓇葖果双生，披针形。花期6~8月，果期8~12月。

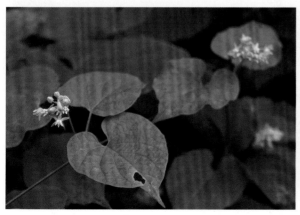
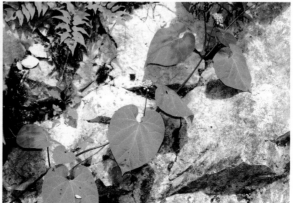

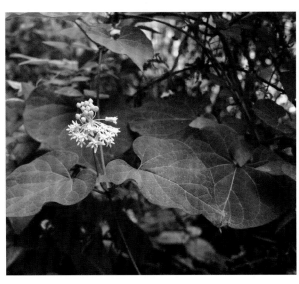
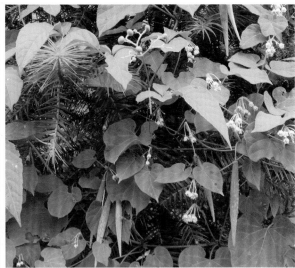

分布于神农架红坪（板仓）、木鱼（官门山）、松柏、新华、阳日等地，生于海拔3000m以下的林缘、灌丛中或沟边湿地。常见。

全草（飞来鹤）解毒消肿，健胃消积。

2 朱砂藤 Cynanchum officinale (Hemsley) Tsiang & Zhang

藤状灌木。主根圆柱状。叶对生，薄纸质，卵形。聚伞花序腋生；花萼裂片外面具微毛；花冠淡绿色或白色；副花冠肉质，深5裂，裂片卵形，内面中部具一圆形的舌状片；花粉块长圆形；柱头略为隆起，顶端2裂。蓇葖果通常仅1个发育。花期5~8月，果期7~10月。

分布于神农架大九湖等地，生于海拔400~2300m的沟谷水边、灌丛或疏林下。常见。

根（托腰散）理气止痛，强筋骨，除风湿，明目。

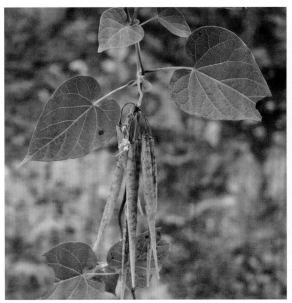
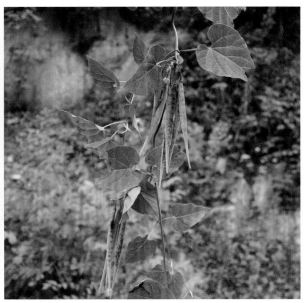

3 | 峨眉牛皮消 Cynanchum giraldii Schlechter

攀缘灌木。叶对生，薄纸质，戟状长圆形。伞形聚伞花序生于侧枝的顶端；花萼近无毛，裂片卵圆状三角形；花冠深红色或淡红色，近辐状，裂片长圆形；副花冠 5 深裂，裂片卵形，内有舌状片；花粉块柄粗壮；花柱纤细，柱头 2 裂。蓇葖果通常单生。花期 7~8 月，果期 8~9 月。

分布于神农架宋洛，生于林下、灌丛林缘草地或石壁上。常见。

根、茎清热解毒，补脾健胃。

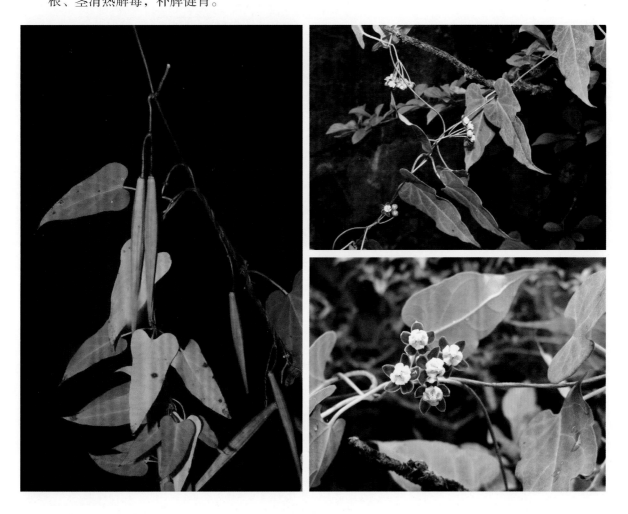

4 | 青羊参 Cynanchum otophyllum C. K. Schneider

多年生草质藤本。根圆柱状。叶对生，膜质，卵状披针形。伞形聚伞花序腋生；花萼外面被微毛；花冠白色，裂片长圆形；副花冠杯状；柱头顶端略为 2 裂。蓇葖果双生或仅 1 个发育，短披针形，外果皮有直条纹。花期 6~10 月，果期 8~12 月。

分布于神农架宋洛，生于海拔 1500~3000m 的山坡路边、疏林或灌丛中。常见。

根补肾，镇静，祛风湿。

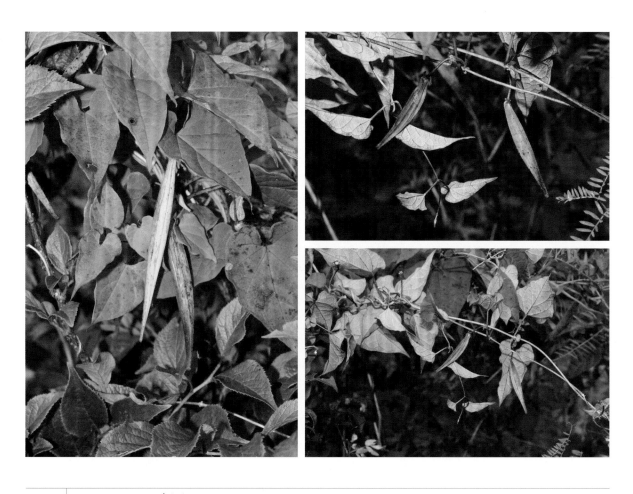

5 隔山消 过山瓢
Cynanchum wilfordii (Maximowicz) J. D. Hooker

多年生草质藤本。肉质根近纺锤形。叶对生，薄纸质，卵形。近伞房状聚伞花序半球形；花萼外面被柔毛，裂片长圆形；花冠淡黄色，辐状，裂片长圆形；副花冠裂片近四方形；花粉块长圆形；

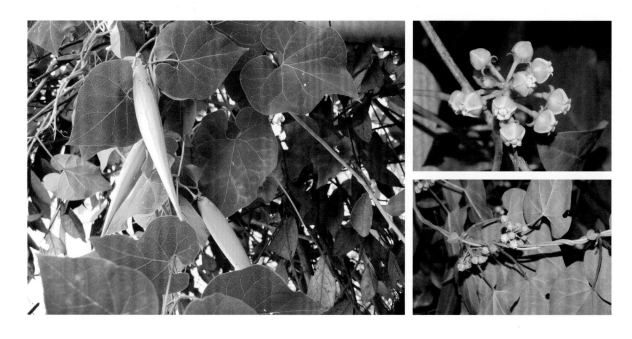

花柱细长，柱头略突起。蓇葖果单生，披针形。花期5~9月，果期7~11月。

分布于神农架红坪（板仓）、木鱼（老君山）、阳日等地，生于山坡、林缘、灌丛、路边。常见。

块根补肝益肾，强筋壮骨。

6 | 蔓剪草 Cynanchum chekiangense M. Cheng

多年生草本。根须状。叶薄纸质，对生，卵状椭圆形。伞形状聚伞花序腋间生，花萼裂片具缘毛，花冠紫色或紫红色，副花冠裂片三角状卵形，花粉块椭圆形。蓇葖果常单生，线状披针形，无毛。花期5月，果期6月。

分布于木鱼（官门山）、宋洛等地，生于山谷、溪边、林中及灌草丛中。常见。

根理气健脾，散瘀消肿，杀虫。

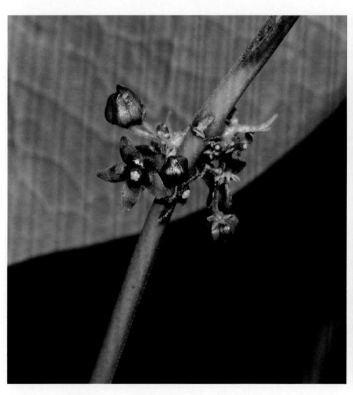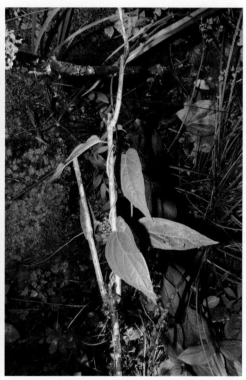

7 | 柳叶白前 Cynanchum stauntonii (Decaisne) Schlechter ex H. Léveillé

直立半灌木。须根纤细。叶对生，纸质，狭披针形。伞形聚伞花序腋生；花萼5深裂；花冠紫色，稀绿黄色，辐状，内面具长柔毛；副花冠裂片盾状，隆肿；花粉块长圆形；柱头微凸，包在花药的薄膜内。蓇葖果单生，线状披针形。花期5~8月，果期9~10月。

分布于神农架新华，生于海拔800m以下的河边灌草丛中。少见。

根茎、根祛风散热，消肿止痛。

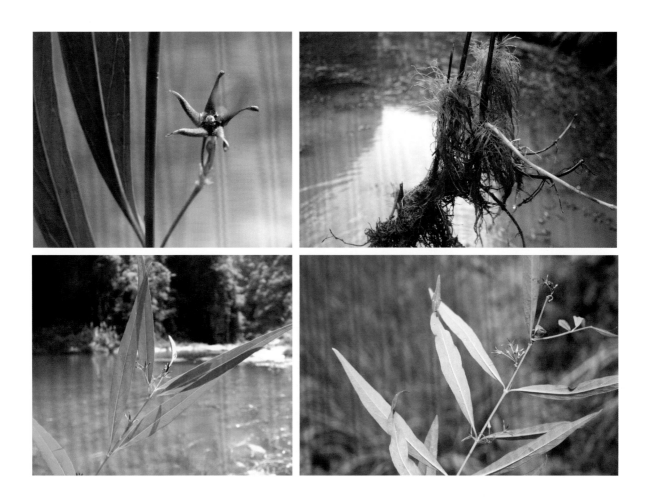

8 徐长卿 竹叶细辛、寮刁竹
Cynanchum paniculatum (Bunge) Kitagawa

多年生直立草本。根须状。叶对生，纸质，披针形至线形。圆锥状聚伞花序生于顶端的叶腋内；花冠黄绿色，近辐状；副花冠裂片 5 枚，基部增厚，顶端钝；子房椭圆形；柱头五角形，顶端略为突起。蓇葖果单生，披针形。花期 5~7 月，果期 8~12 月。

分布于神农架宋洛，生于海拔 1800m 以下的砾石山坡、干燥丘陵山坡或草丛中。常见。

全草（徐长卿）祛风除湿，行气通经。

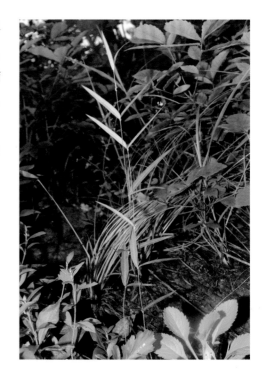

9 竹灵消 牛角风、九造台
Cynanchum inamoenum (Maximowicz) Loesener

直立草本。根须状。叶薄膜质，广卵形。伞形聚伞花序，近顶部互生；花黄色或黄绿色；花萼裂片披针形；花冠辐状，裂片卵状长圆形；副花冠较厚，裂片三角形；花药在顶端具 1 枚圆形的膜片；柱头扁平。蓇葖果双生，稀单生，线状披针形。花期 5~7 月，果期 7~10 月。

分布于神农架红坪、木鱼、宋洛、下谷、新华等地，生于海拔 400~3100m 的山坡灌丛、林缘及草地。常见。

根及根茎（老君须）健胃补肾，化毒，调经活血。种子退热，止泻。

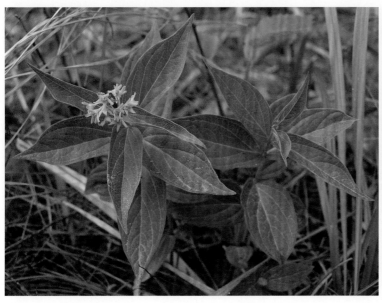
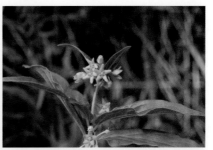
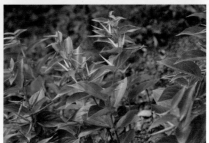

10 白薇 Cynanchum atratum Bunge

直立多年生草本。叶卵形。伞形状聚伞花序；花深紫色；花萼外面有绒毛；花冠辐状；副花冠 5 裂，裂片盾状，圆形；花粉块长圆状；柱头扁平。蓇葖果单生，纺锤形或披针形，向端部渐尖，中间膨大。

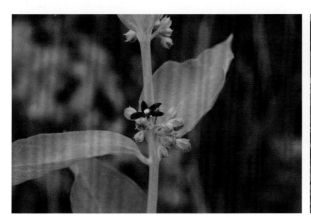
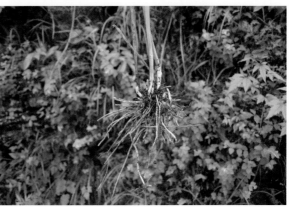

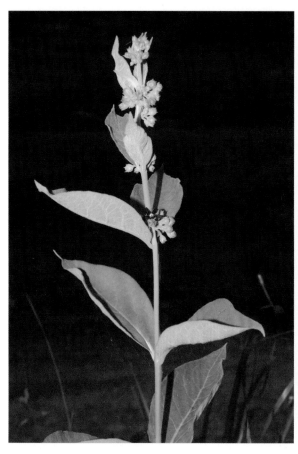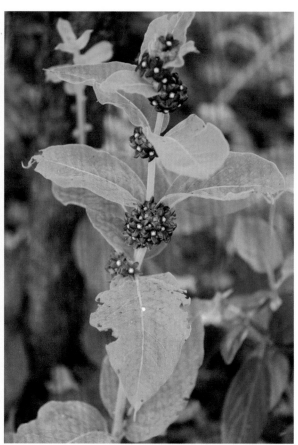

花期 4~8 月，果期 6~10 月。

分布于神农架木鱼至兴山一线，生于海拔 400~600m 的山坡、草丛、林缘、灌丛或荒地。少见。
根及根茎（白薇）清热凉血，利尿通淋，解毒疗疮。

（五）秦岭藤属 *Biondia* Schlechter

多年生草质藤本。叶对生，具柄，羽状脉。聚伞花序伞形式，腋生；花萼 5 深裂，裂片镊合状
排列；花冠坛状；副花冠着生于合蕊冠基部，合蕊冠极短；花药近四方形，顶端具薄膜片；花粉块
每室 1 个，长圆形，下垂；子房由 2 个离生心皮所组成，柱头盘状五角形。蓇葖果常单生，稀双生，
狭披针形。种子线形。

约 13 种；我国 13 种；湖北 2 种；神农架 1 种，可供药用。

秦岭藤 *Biondia chinensis* Schlechter

多年生草质藤本。叶薄纸质，披针形。聚伞花序伞形状，腋外生；花萼裂片卵状椭圆形；花冠
钟状，裂片卵形；副花冠顶端 5 浅裂；花药覆盖柱头；子房无毛。蓇葖果单生，狭披针形。花期 5 月，
果期 10 月。

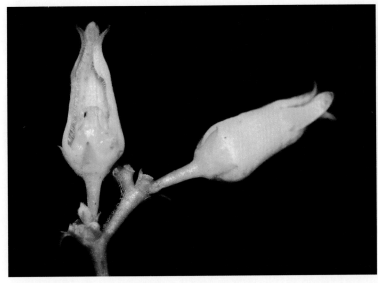
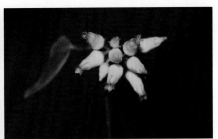
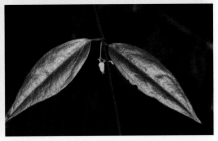

分布于神农架新华等地，生于海拔 1000~2400m 的山地杂木林中或路旁。少见。

全草消肿止痛。

（六）萝藦属 Metaplexis R. Brown

多年生草质藤本或藤状半灌木，具乳汁。叶对生，卵状心形。聚伞花序总状式，腋生；花萼5深裂，花萼内面基部具有小腺体；花冠近辐状，裂片5枚，向左覆盖；副花冠环状；雄蕊5枚，着生于花冠基部，花丝合生成短筒状，花药顶端具膜片，花粉块每室1个，下垂；子房由2个离生心皮组成，每个心皮具胚珠多枚。蓇葖果叉生。种子顶端具种毛。

约6种；我国2种；湖北2种；神农架1种，可供药用。

华萝藦 小隔山草、奶浆藤
Metaplexis hemsleyana Oliver

多年生草质藤本。叶膜质，卵状心形。总状式聚伞花序腋生，一至三歧；花白色，芳香；花蕾阔卵状；花萼裂片披针形；花冠近辐状，花冠筒短，裂片宽长圆形；副花冠环状，着生于合蕊冠基部，

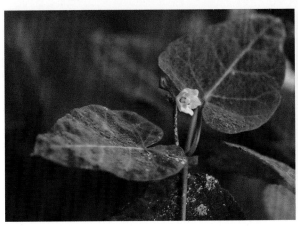
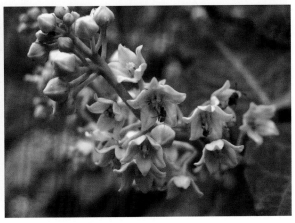

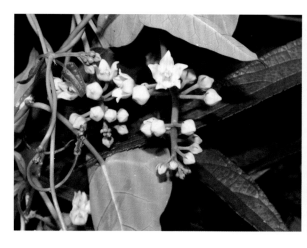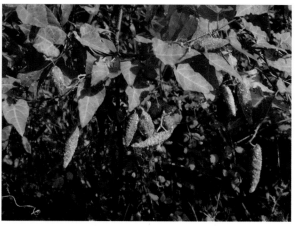

5 深裂，裂片兜状；花药近方形；花粉块长圆形；柱头延伸成 1 个长喙，顶端 2 裂。蓇葖果长圆形，外果皮粗糙被微毛。花期 7~9 月，果期 9~12 月。

分布于神农架各地，生于海拔 400~2200m 的山谷、路旁或山脚湿润灌丛中。常见。

全草补肾强壮，通乳利尿。

（七）牛奶菜属 Marsdenia R. Brown

攀缘灌木，稀直立灌木。叶对生。聚伞花序伞形状；花萼深 5 裂，裂片双盖覆瓦状排列，基部内面有腺体；花冠钟状或高脚碟状，裂片向右覆盖；与雄蕊合生的副花冠裂片 5 枚，通常肉质，膨胀；合蕊柱较短；花药顶端具有透明的膜片；花粉块每室 1 个，直立；子房由 2 个心皮所组成。蓇葖果披针形。种子顶端具种毛。

约 100 种；我国 25 种；湖北 2 种；神农架 2 种，均可供药用。

■ 分种检索表

1. 合蕊柱完全充实花冠筒·······································1. 牛奶菜 M. sinensis
1. 合蕊柱仅充实花冠筒一半·································2. 云南牛奶菜 M. yunnanensis

---

1	牛奶菜	三白银 **Marsdenia sinensis** Hemsley

粗壮木质藤本。叶卵圆状心形。伞形状聚伞花序腋生；花冠白色或淡黄色，内面被绒毛；副花冠短；花粉块肾形；柱头基部圆锥状，顶端 2 裂。蓇葖果纺锤状，外果皮被黄色绒毛。花期 4~7 月，果期 8~11 月。

分布于神农架木鱼等地，生于疏林中。常见。

根（牛奶菜根）行气止痛。全株（牛奶菜）舒筋活络，健胃利肠。

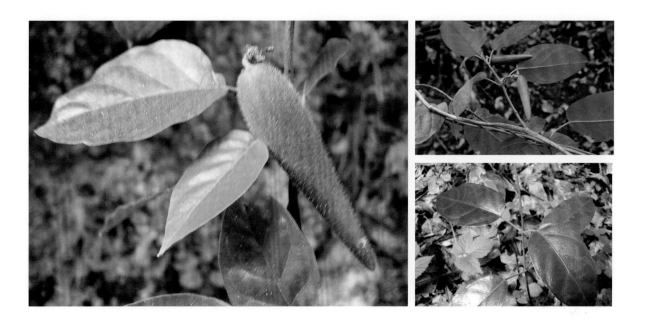

2 | 云南牛奶菜 **Marsdenia yunnanensis** (H. Léveillé) Woodson

攀缘灌木。叶长圆形。聚伞花序顶生，组成伞形状；花萼被长柔毛，裂片锐尖；花冠筒状，高出花萼之外，裂片短，三角形；合蕊冠仅及花冠筒的一半；副花冠呈 5 个锐齿；花丝合生成筒状，花粉块直立，超出着粉腺；柱头具 5 条棱，顶端伸长。蓇葖果纺锤状椭圆形。花期 4~7 月，果期 9~12 月。

分布于神农架红坪、木鱼，生于海拔 400~800m 的山地林中。少见。

全株壮筋骨。果实止咳定喘。

本种原是赵子恩先生发表的宣恩牛奶菜 M. xuanenensis，《Flora of China》错误地将其归并至云南牛奶菜中。

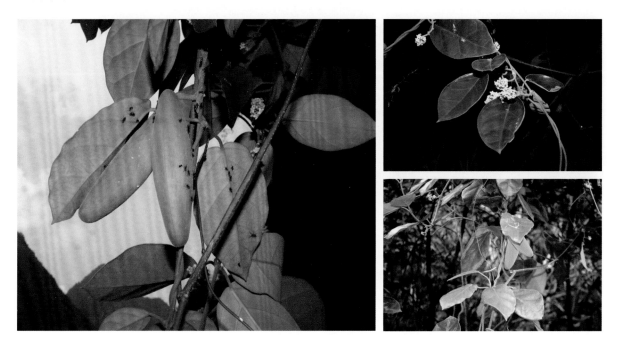

（八）南山藤属 Dregea E. Meyer

攀缘木质藤本。叶对生，全缘，羽状脉。伞形状聚伞花序腋生；花萼 5 裂，裂片卵圆形，内面有腺体；花冠辐状，顶端 5 裂，裂片向右覆盖；副花冠 5 裂，肉质，贴生在雄蕊的背面，呈放射状展开；雄蕊着生于花冠基部，花药顶端具膜片，花粉块每室 1 个，直立；子房由 2 个离生心皮组成，每个心皮有胚珠多枚。蓇葖果双生。种子顶端具种毛。

约 12 种；我国 4 种；湖北 1 种；神农架 1 种，可供药用。

苦绳 豆花藤、通天散
Dregea sinensis Hemsley

攀缘木质藤本。叶纸质，卵状心形或近圆形。伞形状聚伞花序腋生；花萼裂片卵圆形；花冠内面紫色，外面白色，辐状，裂片卵圆形；副花冠裂片肉质，肿胀；花粉块长圆形；子房无毛，柱头圆锥状，基部五角形，顶端 2 裂。蓇葖果披针形，外果皮具波纹。花期 4~8 月，果期 7~12 月。

分布于神农架松柏、宋洛、新华等地，生于海拔 500~3000m 的山地疏林中。常见。

全株解毒，通乳，利尿，除湿，止痛。

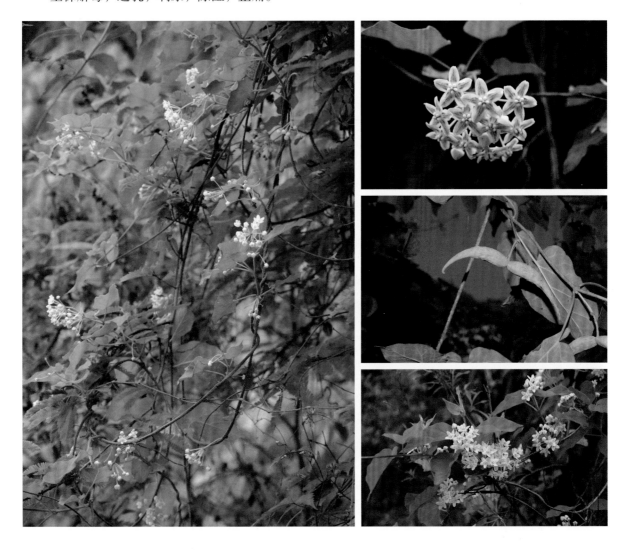

（九）娃儿藤属 Tylophora R. Brown

缠绕或攀缘灌木。叶对生，羽状脉。伞形或短总状式的聚伞花序，腋生；花萼 5 裂；花冠 5 深裂，辐状，裂片向右覆盖或近镊合状排列；副花冠由 5 枚肉质裂片组成，贴生于合蕊冠的基部，合蕊冠生于花冠的基部；花药直立，顶端有一片薄膜，花粉块每室 1 个，平展斜升；子房由 2 个离生心皮所组成。蓇葖果双生。种子顶端具种毛。

约 60 种；我国 35 种；湖北 4 种；神农架 3 种，可供药用的 1 种。

贵州娃儿藤 Tylophora silvestris Tsiang

攀缘灌木。叶近革质，长圆状披针形。聚伞花序假伞形，腋生，不规则二歧；花蕾卵圆状；花萼 5 深裂；花冠紫色，稀淡黄色，辐状，裂片卵形，向右覆盖；副花冠裂片卵形；花药侧向紧压，花粉块圆球状，着粉腺近菱形；子房无毛，柱头盘状五角形。蓇葖果披针形。花期 3~5 月，果期 6~9 月。

分布于神农架阳日等地，生于密林或灌丛中。少见。

根通经活络。

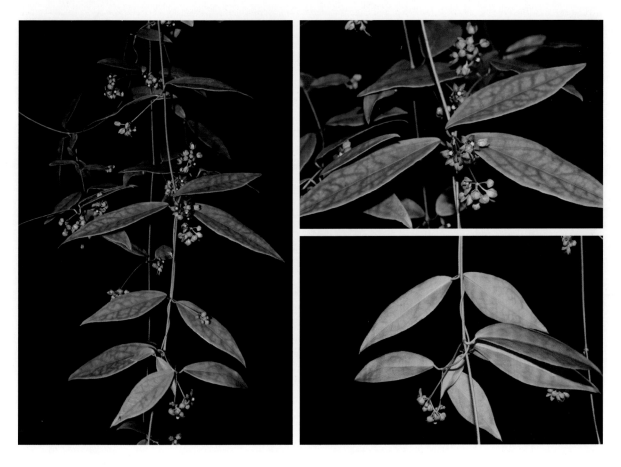

旋花科 Convolvulaceae

　　草本、亚灌木或灌木，常具乳汁，稀具肉质块根。茎缠绕、攀缘、平卧或匍匐，稀直立。单叶互生，全缘、掌状分裂、羽状分裂或复出，基部常心形或戟形。花两性，辐射对称，常5数，单花或组成聚伞状、总状、圆锥状或头状花序；苞片成对；萼片分离或基部连合，宿存，有些种类果期增大，呈翅状；花冠漏斗状或高脚碟状，蕾期旋转状；子房上位，具2个心皮。蒴果或浆果。

　　58属，1650种；我国20属，118种；湖北8属，30种；神农架6属，17种，可供药用的6属，15种。

■ 分属检索表

1. 寄生植物，无叶绿素·······································6. 菟丝子属 Cuscuta
1. 自养植物，有叶绿色。
　　2. 子房2深裂，花柱2个，基生···························1. 马蹄金属 Dichondra
　　2. 子房不裂，花柱1个或无花柱，顶生。
　　　　3. 萼片果期增大，呈翅状。
　　　　　　4. 子房具4枚胚珠，柱头多少圆球头状···············3. 三翅藤属 Tridynamia
　　　　　　4. 子房具2枚胚珠，柱头棒状·····················2. 飞蛾藤属 Dinetus
　　　　3. 萼片果期不增大，若增大则不呈翅状。
　　　　　　5. 花萼包藏于2枚大苞片内，柱头2个···············4. 打碗花属 Calystegia
　　　　　　5. 花萼不为总苞所包，若有苞片则柱头1个···········5. 番薯属 Ipomoea

（一）马蹄金属 Dichondra J. R. & G. Forster

　　草本。茎匍匐或蔓生。叶小，肾形或圆形，全缘。花单生于叶腋；苞片小；萼片5枚，基部连合，果期增大；花冠钟状，5深裂，裂至花冠中部或中部以下；雄蕊内藏，花药小；子房2深裂，2室，每室具胚珠2枚，花柱2个，丝状，生于子房基部，柱头头状。蒴果，不规则2瓣裂或不裂，每室种子1~2枚。种子近球形，光滑。

　　约14种；我国1种；湖北1种；神农架1种，可供药用。

马蹄金 Dichondra micrantha Urban

　　多年生匍匐小草本。茎细长，节上生根。叶肾形至圆形，先端宽圆形或微缺，基部阔心形，全缘，具长柄。花单生于叶腋；花柄短于叶柄，丝状；萼片倒卵状长圆形至匙形，钝；花冠钟状，黄色，深5裂，裂片长圆状披针形；雄蕊5枚；子房2室，具胚珠4枚，花柱2个。蒴果近球形，小，短于花萼。花期 6 月，果期 8 月。

分布于神农架新华，生于低海拔地区的屋边、路旁或沟边。少见。

全草清热，利湿，解毒。

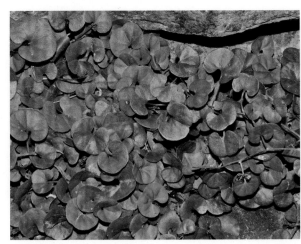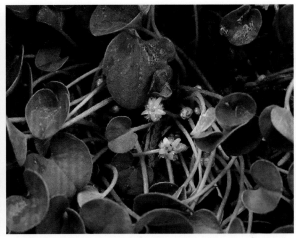

（二）飞蛾藤属 Dinetus Buchanan-Hamilton ex Sweet

草质藤本或攀缘灌木。叶草质，基部心形，掌状脉，稀羽状，全缘，稀分裂。总状或圆锥花序；苞片叶状、钻形或缺；萼片 5 枚，小，果期全部或 3 个外萼片增大成翅状，膜质，具网脉，与果脱落；花冠钟状或漏斗状，冠檐近全缘或 5 裂；雄蕊 5 枚，着生于花冠筒中下部或近基部；子房 1~2 室，每室具胚珠 2 枚，花柱 1 个，不裂或不等长 2 尖裂。

8 种；我国 6 种；湖北 2 种；神农架 2 种，均可供药用。

■ 分种检索表

1. 植株具块茎，花冠紫色·······························2. 三裂飞蛾藤 D. duclouxii
1. 植株无块茎，花冠白色·······························1. 飞蛾藤 D. racemosus

---

1	飞蛾藤 打米草 **Dinetus racemosus** (Wallich) Sweet

一年生草质藤本。叶宽卵形，先端渐尖或尾尖，基部深心形，两面被短柔毛或绒毛，基出脉 7 条。圆锥花序腋生；苞叶叶状；花梗长 3~7mm；小苞片 2 枚，钻形；萼片线状披针形；花冠白色，冠筒带黄色，漏斗形，长约 1cm，冠檐 5 裂，裂至中部，裂片长圆形，开展；雄蕊内藏，花丝短于花药；子房无毛，柱头棒状，顶端微缺。蒴果卵圆形。花期 9~10 月，果期 11~12 月。

分布于神农架各地，生于低海拔地区的山谷旷野、林缘。常见。

根及全草破血行气，消肿毒。

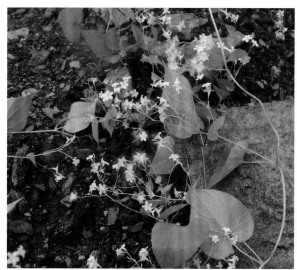
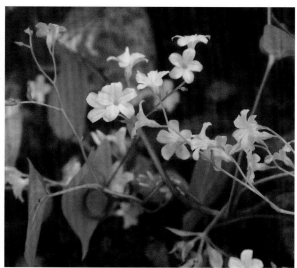

2 三裂飞蛾藤 野红薯
Dinetus duclouxii (Gagnepain & Courchet) Staples

　　多年生草质藤本。地下块茎球形,大型。茎缠绕。叶宽卵状心形,先端渐尖或骤渐尖,基部深心形,三浅裂,两面无毛,下表面苍白色,向上极小或逐渐缩小变为苞叶状。总状花序或圆锥花序;花梗顶端或近顶端具 2~3 枚小苞片,基部具苞片;萼片近等长,果熟时 3 个极增大;花冠狭漏斗形,紫色。蒴果球形,紫红色。种子 1 枚。花期 7~8 月,果期 9~10 月。

　　分布于神农架新华至兴山一带,生于山坡林缘。少见。

　　本种在云南、四川有记录,但仅在神农架发现有大型块茎。此外,叶形和花色均与原记录有异。有文献对飞蛾藤属多种植物的化学成分进行药理活性研究,表明该属植物具有强心、抗凝血、抗炎等作用,但对于本种药用价值的研究依然欠缺,尚待深入研究。

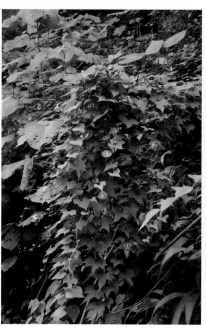
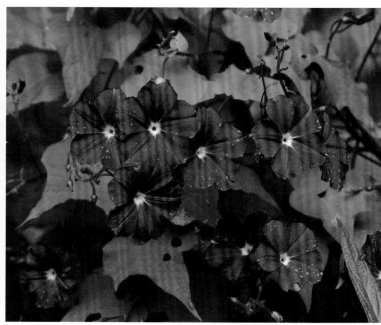

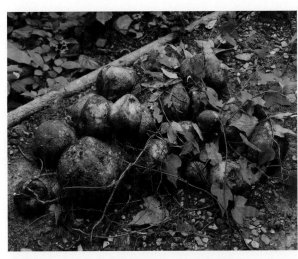 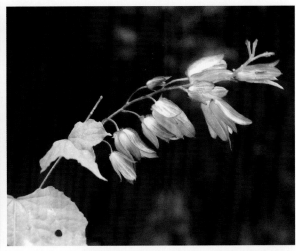

（三）三翅藤属 Tridynamia Gagnepain

攀缘灌木。总状花序腋生；花冠多少呈钟状或狭漏斗状；雄蕊着生于花冠基部，几乎同一高度，花丝分离，等长或不等长；子房具胚珠 4 枚，柱头多少圆球头状。

4 种；我国 2 种；湖北 1 种；神农架 1 种，可供药用。

大果三翅藤 Tridynamia sinensis (Hemsley) Staples

木质藤本。幼枝被短柔毛，老枝无毛。叶宽卵形，基部心形，上表面疏被毛，下表面密被锈黄色短柔毛，基出脉 5 条。总状花序腋生，花梗密被绒毛，萼片被绒毛，花冠淡蓝色或紫色。蒴果卵状椭圆形。花期 7~8 月，果期 9~10 月。

分布于神农架新华至兴山一带，生于山谷石壁上或灌丛中。少见。

茎藤含有丁公藤药材中的抗风湿有效成分东莨菪素及东莨菪苷，可代丁公藤入药，祛风除湿，消肿止痛。

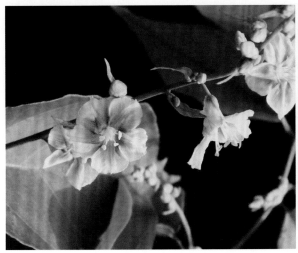 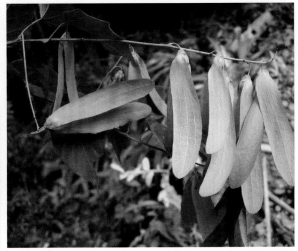

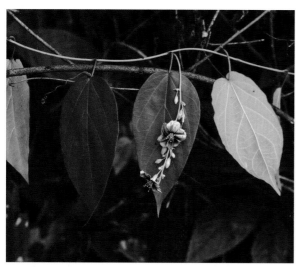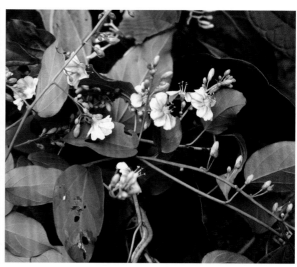

（四）打碗花属 Calystegia R. Brown

茎缠绕，具根茎。叶长圆形、戟形或箭形。聚伞花序或单花腋生；小苞片2枚；萼片状，包被花萼，或与花萼分离，钻状或叶状，宿存；萼片5枚，近相等，宿存；花冠漏斗状，具5条瓣中带，冠檐浅裂或近全缘；雄蕊5枚，内藏，近等长；子房1室，胚珠4枚，花柱1个，内藏，柱头2个。蒴果卵球形，被增大宿存萼及小苞片所包被。

25种；我国6种；湖北3种；神农架3种，均可供药用。

■ 分种检索表

1. 花萼长2~3.5 cm··3. 藤长苗 C. pellita
1. 花萼长4~7 cm。
  2. 植株无毛··1. 打碗花 C. hederacea
  2. 植株被柔毛··2. 柔毛打碗花 C. pubescens

1 打碗花 喇叭花
Calystegia hederacea Wallich

多年生草本。全株无毛。茎平卧，具细棱。茎基部叶长圆形，先端圆，基部戟形；茎上部叶三角状戟形，侧裂片常2裂，中裂片披针状或卵状三角形。花单生叶腋；苞片2枚，卵圆形，包被花萼，宿存；萼片长圆形；花冠漏斗状，粉红色。蒴果卵圆形。种子黑褐色，被小疣。花期5~9月，果期7~11月。

分布于神农架各地，生于荒地、路边、田野。常见。

花（篱打碗花）用于去面部黑色素。根（篱打碗花根）益精气，续筋骨。茎叶（篱打碗花藤）清热解毒。

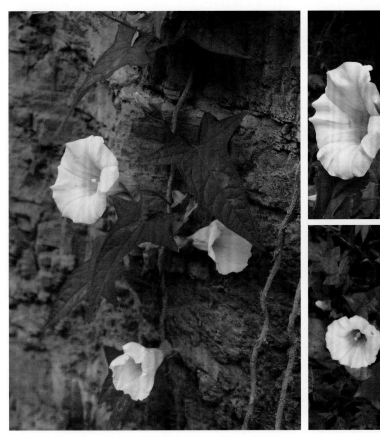
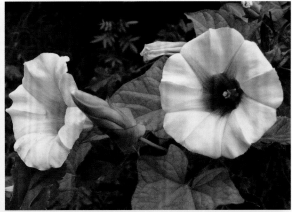
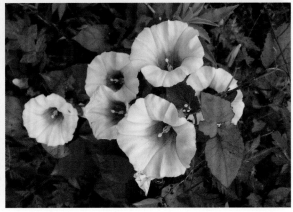

2 柔毛打碗花 **Calystegia pubescens** Lindley

　　多年生草本。除花萼、花冠外，植物体其余各部均被短柔毛。茎缠绕，伸长，有细棱。叶通常为卵状长圆形，基部戟形，基部裂片不明显伸长，圆钝或 2 裂，有时裂片 3 裂，中裂片长圆形，侧裂片平展，三角形，下侧有 1 枚小裂片。花单生叶腋；花梗长于叶片；苞片宽卵形；萼片 5 枚，无毛；花冠淡红色，漏斗状。蒴果球形。花期 7~9 月，果期 8~10 月。

　　分布于神农架松柏，生于荒地中。少见。

　　根及全草清热，滋阴，降压利尿。

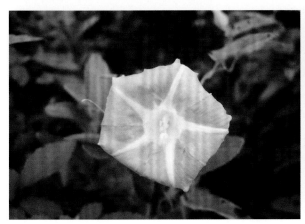
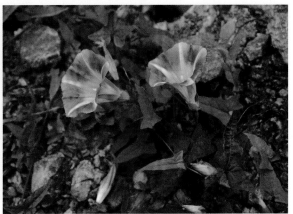

3 藤长苗 Calystegia pellita (Ledebour) G. Don

多年生草本。茎缠绕或爬行，少有分枝。叶披针形或长圆形，顶端有小尖头，基部截形或稍呈心形，有不明显的小耳，两面都具细毛。花单生叶腋；苞片2枚，卵形，有毛；花冠漏斗状，淡红色。蒴果球形。种子紫黑色或黑色。花期6~9月，果期8~10月。

分布于神农架各地，生于荒地中。少见。

全草（长裂旋花）用于咽喉炎、感冒、小便不利。

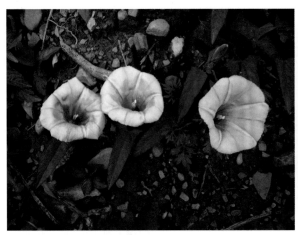 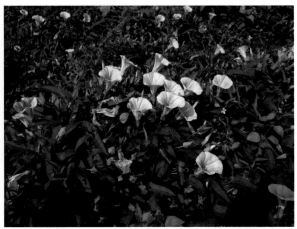

（五）番薯属 Ipomoea Linnaeus

草本或灌木。茎常缠绕，有时平卧或直立。叶全缘或分裂，具柄。花单生或组成聚伞状、伞状或头状花序，稀圆锥状，常腋生，具苞片。萼片5枚，宿存，果期稍增大；花冠白色、淡红色或紫色，稀黄色，漏斗状或钟状，冠檐5裂或全缘；雄蕊5枚，内藏，花丝丝状，常不等长；子房2~4室，花柱1个，丝状，内藏或伸出，柱头头状，或裂成2~3个小球状。

约500种；我国29种；湖北7种；神农架6种，可供药用的5种。

■ 分种检索表

1. 雄蕊和花柱内藏。
　2. 萼片顶端钝至锐尖，子房2室或者4室，具胚珠4枚。
　　3. 植株具块根；萼片外面被毛·······························1. 番薯 I. batatas
　　3. 植株无块根；萼片无毛··································2. 蕹菜 I. aquatica
　2. 萼片顶端长渐尖，子房3室，具胚珠6枚。
　　4. 叶3裂，偶5裂·····································4. 牵牛 I. nil
　　4. 叶不裂，偶有3裂·································3. 圆叶牵牛 I. purpurea
1. 雄蕊和花柱多少伸出·······································5. 茑萝 I. quamoclit

1 番薯 红薯、红苕、地瓜
Ipomoea batatas (Linnaeus) Lamarck

　　多年生草质藤本，具乳汁。块根白色、红色或黄色。茎匍匐于地面。叶形及色泽因栽培品种不同而异。聚伞花序具花 1、3、7 朵，组成伞状；苞片披针形，先端芒尖或骤尖；萼片长圆形，先端骤芒尖；花冠粉红色、白色、淡紫色或紫色，无毛；雄蕊及花柱内藏。蒴果卵形或扁圆形。种子（1~）2（~4）枚，无毛。不开花或偶尔开花，花期 9 月，从不结果。

　　原产于南美洲，神农架各地均有栽培。

　　根及藤（甘薯、薯藤）补中，生津，止血，排脓。

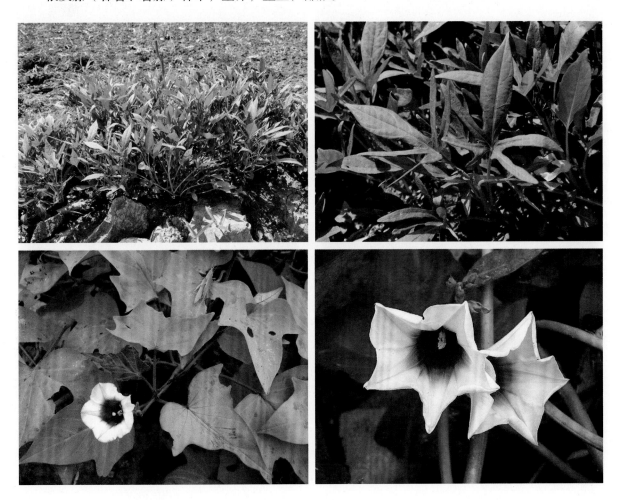

2 蕹菜 空心菜
Ipomoea aquatica Forsskål

　　一年生蔓生草本。匍匐地上或漂浮水中。茎圆，中空，无毛。叶三角状长椭圆形，长 6~15cm，基部心形或戟形，全缘或波状，无毛；叶柄长 3~14cm。聚伞花序腋生；花序梗长 3~6cm；萼片卵圆形，先端钝，无毛；花冠白色、淡红色或紫色，漏斗状。蒴果卵球形或球形。种子被毛。不开花或偶尔开花，花期 9 月，果期 11 月。

原产于我国南方，神农架各地均有栽培。

全草（蕹菜）清热解毒，利尿，止血。

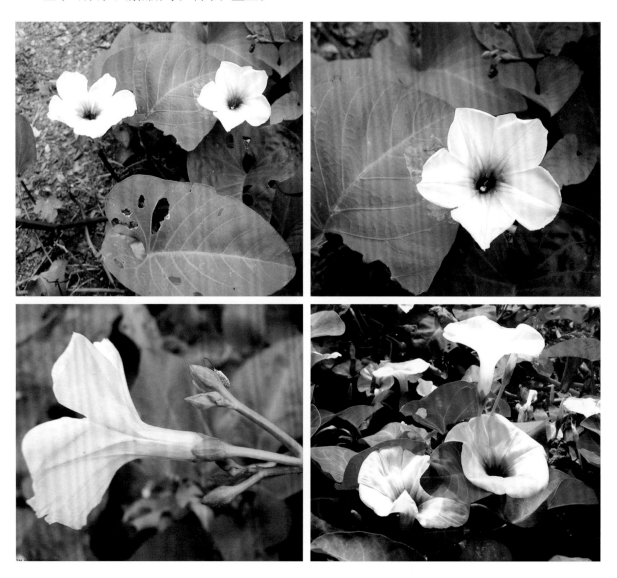

3 圆叶牵牛 ^{牵牛花}Ipomoea purpurea (Linnaeus) Roth

一年生缠绕草本。茎上被倒向的短柔毛，杂有倒向或开展的长硬毛。叶圆心形或宽卵状心形，基部圆形至心形，顶端锐尖、骤尖或渐尖，通常全缘，偶有 3 裂，两面疏被或密被刚伏毛；叶柄被毛与茎同。花腋生，单一或 2~5 朵着生于花序梗顶端，呈伞形聚伞花序；花序梗被毛与茎相同；花冠紫红色、红色或白色。蒴果近球形。花期 7~8 月，果期 10~11 月。

原产于热带美洲，神农架有栽培或逸生。常见。

种子泻水下气，消肿杀虫。

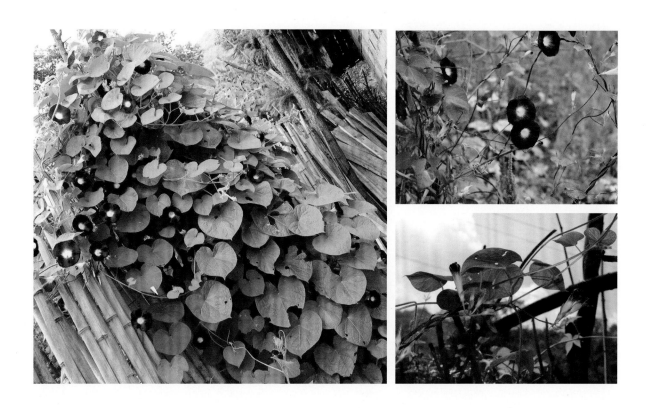

4 牵牛 牵牛花
Ipomoea nil (Linnaeus) Roth

一年生缠绕草本。茎被长硬毛。叶宽卵形或近圆形，深3裂或浅3裂，偶5裂，基部圆，心形，中裂片长圆形或卵圆形，渐尖或骤尖，侧裂片较短，三角形，裂口锐或圆。花腋生，单一或2朵着生于花序梗顶；花冠漏斗状，蓝紫色或紫红色。种子黑褐色或米黄色，被褐色短绒毛。花期7~8月，果期10~11月。

原产于热带美洲，神农架有栽培或逸生于河谷路边、宅旁。常见。

种子泻水下气，消肿杀虫。

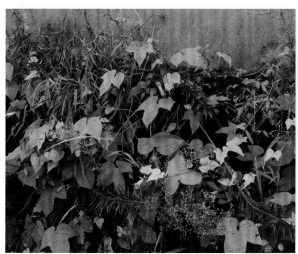
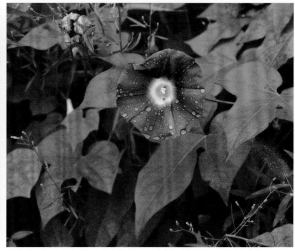

5 茑萝 五星花
Ipomoea quamoclit Linnaeus

　　一年生柔弱缠绕草本。全株无毛。叶卵形或长圆形，羽状深裂，裂至中脉，具10~18对线形至丝状的平展的细裂片，裂片先端锐尖；叶柄基部具假托叶。花序腋生，由少数花组成聚伞花序；萼片绿色，稍不等长；花冠高脚碟状，深红色，无毛，管柔弱，上部稍膨大，冠檐开展，5浅裂；雄蕊及花柱伸出。

　　神农架有栽培。

　　全草清热解毒，消肿。

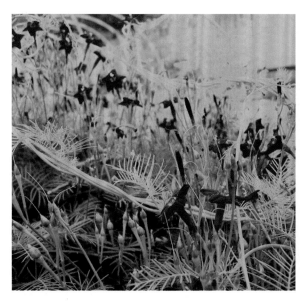 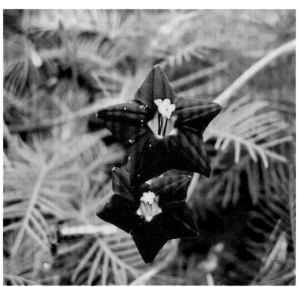

（六）菟丝子属 Cuscuta Linnaeus

　　寄生草本。全株无毛，无根。茎细长缠绕，黄色或带红色，具吸器吸取寄主营养。叶退化成小鳞片。花小，无梗或具短梗，组成球形、穗状、总状或聚伞状簇生花序，4或5基数；花萼合生，深裂或全裂；花冠白色或乳黄色，花冠筒内面基部有鳞片；花丝极短；子房2室，每室具胚珠2枚，花柱1或2个，柱头2个。蒴果球形或卵圆形，果皮干或稍肉质。

　　170种；我国11种；湖北3种；神农架3种，均可供药用。

■ **分种检索表**

1. 茎黄色或橙黄色，纤细呈丝状；花柱2个。
　　2. 蒴果仅下半部被宿存花冠包围····································3. 南方菟丝子 C. australis
　　2. 蒴果全部被宿存花冠包围····································2. 菟丝子 C. chinensis
1. 茎淡红色，较粗；花柱1个····································1. 金灯藤 C. japonica

1 金灯藤 无娘藤
Cuscuta japonica Choisy

一年生寄生缠绕草本。茎肉质，淡红色，常被紫红色瘤点，无毛，无叶。穗状花序，花无梗或近无梗；苞片及小苞片鳞状卵圆形；花萼碗状，肉质，5裂，几乎裂达基部，裂片卵圆形，常被紫红色瘤点；花冠淡红色或白色。蒴果卵圆形。种子1~2枚，光滑，褐色。花期8月，果期9月。

分布于神农架各地，寄生于山谷、溪边的灌木或杂草间。常见。

全草（大菟丝）清热，凉血，利尿，解毒。种子（大菟丝子）补肝肾，益精髓，明目。

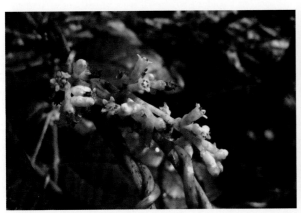
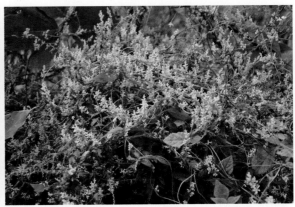

2 菟丝子 **Cuscuta chinensis** Lamarck

一年生寄生缠绕草本。茎黄色，纤细，直径约1mm。花序侧生，少花至多花密集成聚伞状伞团花序，花序无梗；苞片及小苞片鳞片状；花冠白色，裂片三角状卵形。蒴果球形，为宿存花冠所包被。种子2~4枚，卵圆形，淡褐色，粗糙。

分布于神农架各地，寄生于山谷、溪边的灌木或杂草间。少见。

种子（菟丝子）滋补肝肾，固精缩尿，安胎，明目，止泻；用于肝肾不足、腰膝酸软、阳痿遗精、遗尿尿频、肾虚胎漏、胎动不安、目昏耳鸣、脾肾虚泻，外用于白癜风。

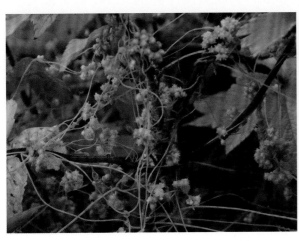
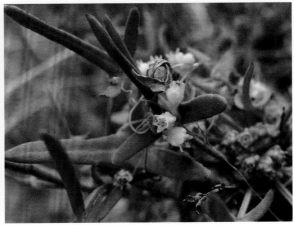

3 南方菟丝子 Cuscuta australis R. Brown

一年生寄生草本。茎细，橙黄色，缠绕，无叶。花序球形；苞片披针形，顶端钝；花淡黄色，有短梗；花萼杯状，鳞片小，全缘或 2 裂，上部短流苏状；子房 2 室，花柱 2 个，不等长，直立，柱头头状，在果期开叉。蒴果近球形，顶端稍凹，不规则开裂。种子 3~4 枚。花期 6~8 月，果期 7~10 月。

分布于神农架松柏至宜昌、兴山一线，寄生于山谷、溪边的灌木或杂草间。常见。

种子（菟丝子）滋补肝肾，固精缩尿，安胎，明目，止泻；用于肝肾不足、腰膝酸软、阳痿遗精、遗尿尿频、肾虚胎漏、胎动不安、目昏耳鸣、脾肾虚泻，外用于白癜风。

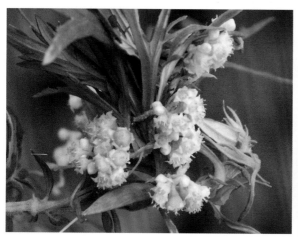
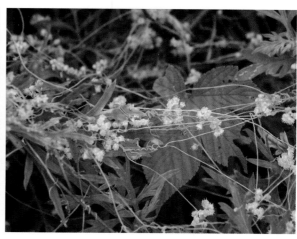

花葱科 Polemoniaceae

一年生或多年生草本，或灌木，常借叶卷须攀缘。叶通常互生或生于下方的叶对生，全缘，分裂或羽状复叶。花小，排成二歧或圆锥花序式的聚伞花序，两性，整齐或两侧对称；花冠合瓣，高脚碟状、漏斗状、钟状；雄蕊5枚，常以不同高度生于花冠管上，花丝基部常扩大并被毛。蒴果。

19属，320~350种；我国含栽培共2属，6种；湖北1属，1种；神农架1属，1种，可供药用。

花葱属 Polemonium Linnaeus

多年生草本。叶互生，一次羽状分裂。顶生聚伞花序；花蓝紫色或白色；花萼钟状，5裂，花后扩大；花冠宽钟状；雄蕊花丝基部具髯毛，向外折曲；子房卵圆形，3室。蒴果卵圆形，3瓣裂。

20种；我国含栽培共3种；湖北1种；神农架1种，可供药用。

中华花葱 Polemonium chinense (Brand) Brand

多年生草本。茎直立。羽状复叶互生；小叶互生，11~21枚，长卵形至披针形，全缘。聚伞圆锥花序顶生或生于上部叶叶腋，疏生多花；花萼钟状；花冠紫蓝色，钟状；雄蕊着生于花冠筒基部之上；子房球形，柱头稍伸出花冠之外。蒴果卵形。种皮具有膨胀性的黏液细胞，干后膜质似种子有翅。花期7~8月，果期10月。

分布于神农架各地，生于高海拔的山坡草丛。常见。

全草祛痰，止血，镇静。

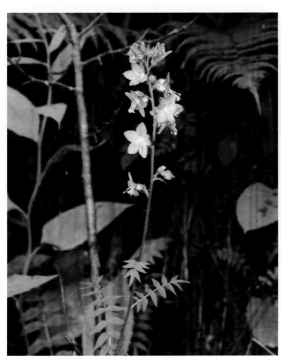
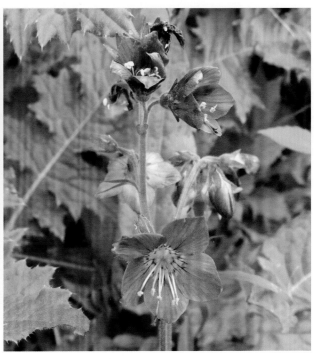

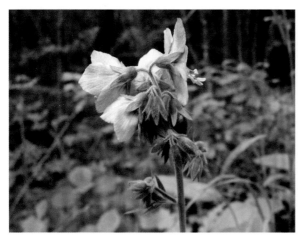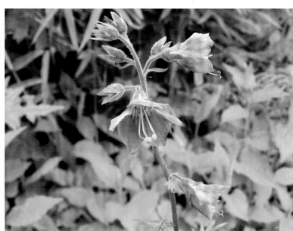

紫草科 Boraginaceae

一年生、二年生或多年生草本，稀灌木或乔木。全株常被刚毛、硬毛或糙伏毛。单叶；基生叶丛生，茎生叶互生，稀对生或轮生；无托叶。聚伞花序或蝎尾状聚伞花序，花两性，辐射对称；花萼（3~）5枚，常宿存；花冠筒状、钟状、漏斗状或高脚碟状，冠檐（4或）5裂，喉部或筒部具5个梯形或半月形附属物；雄蕊5枚；子房2室。核果或为4个小坚果，果皮干燥，稀多汁。

156属，约2500种；我国47属，约300种；湖北9属，18种；神农架8属，14种，可供药用的8属，13种。

■ 分属检索表

1. 乔木或灌木，子房不裂，花柱顶…………………………………………………1.厚壳树属 Ehretia
1. 草本，子房（2）4裂，花柱生于子房裂瓣间雌蕊基上
  2. 小坚果着生面凹下，并有脐状组织，周围具环状突起………………………3.聚合草属 Symphytum
  2. 小坚果着生面不凹下，无脐状组织和环状突起。
    3. 坚果桃形，花药具小尖头…………………………………………………2.紫草属 Lithospermum
    3. 小坚果非桃形，花药无小尖头
      4. 小坚果有锚状刺……………………………………………………6.琉璃草属 Cynoglossum
      4. 小坚果无锚状刺。
        5. 小坚果四面体形或双凸镜形。
          6. 小坚果背面有膜质的杯状突起………………………………5.车前紫草属 Sinojohnstonia
          6. 小坚果无膜质的杯状突起…………………………………………4.附地菜属 Trigonotis
        5. 小坚果非四面体形，也非双凸镜形。
          7. 小坚果的碗状突起2层，外层突起的边缘有齿…………………7.盾果草属 Thyrocarpus
          7. 小坚果的突起1层，或为2层而外层全缘…………………8.斑种草属 Bothriospermum

（一）厚壳树属 Ehretia P. Browne

乔木或灌木。叶互生，全缘或有锯齿。伞房状聚伞花序或花序呈圆锥状；花萼小，漏斗状，5深裂；花冠筒状，冠檐5裂，裂片开展或反折；雄蕊5枚，生于花冠筒中部或近基部，花药卵圆形或长圆形，花丝丝状，常伸出花冠筒；子房球形，2室，每室具胚珠2枚，花柱顶生，2裂，裂至中部，柱头头状或棍棒状。核果，近球形。

50种；我国14种；湖北2种；神农架2种，均可供药用。

■ **分种检索表**

1. 叶缘齿尖开展；小枝被糙毛 ·······························1. 粗糠树 **E. dicksonii**

1. 叶缘齿尖内弯；枝条无毛 ·································2. 厚壳树 **E. acuminata**

1	粗糠树 **Ehretia dicksonii** Hance

落叶乔木。小枝淡褐色，被糙毛。叶椭圆形或倒卵形，先端骤尖，基部宽楔形或近圆形，具细锯齿，上表面密被具基盘的糙伏毛，下表面被短柔毛。伞房状聚伞花序顶生，花冠白色。核果近球形，黄色，裂为 2 个具 2 枚种子的分核。花、果期 4~7 月。

分布于神农架各地，生于低海拔的山坡林缘或山谷疏林中。常见。

树皮散瘀消肿。

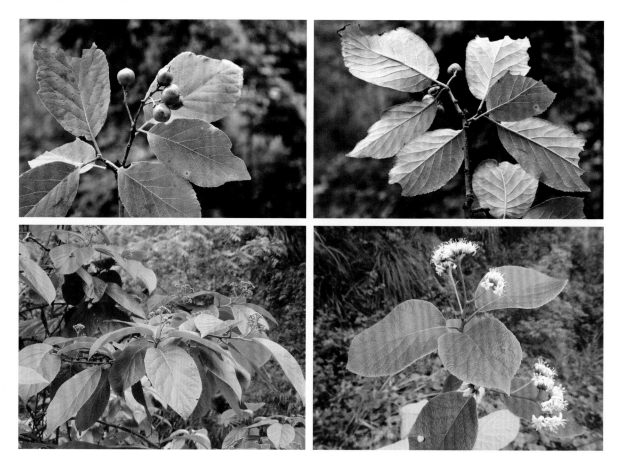

2	厚壳树 **Ehretia acuminata** R. Brown

落叶乔木。小枝无毛，暗褐色。叶椭圆形或长圆状倒卵形，先端尖，基部宽楔形，具不整齐细

锯齿，齿端内弯，上表面无毛，下表面疏被毛。圆锥状聚伞花序顶生，近无毛；花冠白色。核果球形，黄色，裂为 2 个具 2 枚种子的分核。花、果期 4~6 月。

分布于神农架各地，生于低海拔的丘陵、山坡或河谷。少见。

叶、心材、树枝清热解暑，去腐生肌。

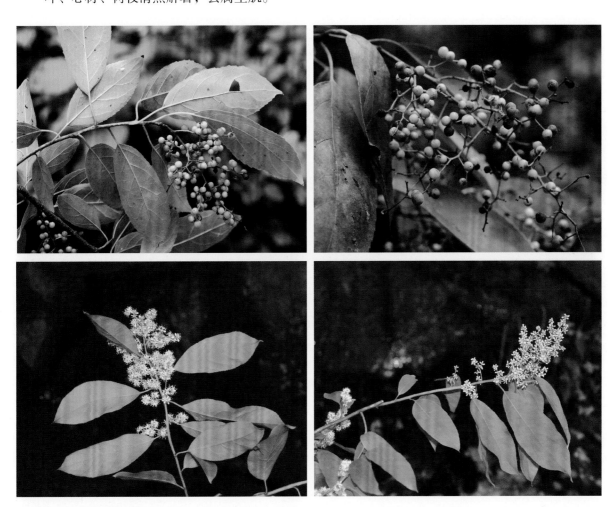

（二）紫草属 Lithospermum Linnaeus

多年生草本，被短糙伏毛。叶互生。花单生叶腋，或为顶生蝎尾状聚伞花序；花萼 5 裂，裂至基部，裂片果时稍增大；花冠漏斗状或高脚碟状，喉部具附属物，冠筒具 5 条毛带或纵褶，冠檐 5 浅裂；雄蕊 5 枚，内藏；子房 4 裂，花柱丝形，内藏，柱头头状。小坚果桃形。

约 50 种；我国 5 种；湖北 3 种；神农架 3 种，可供药用的 2 种。

■ 分种检索表

1. 植株无匍匐茎；花冠白色 ··· 1. 紫草 **L. erythrorhizon**

1. 植株具匍匐茎；花冠蓝紫色，后变为紫红色 ·················· 2. 梓木草 **L. zollingeri**

1 紫草 **Lithospermum erythrorhizon** Siebold & Zuccarini

多年生草本。茎被短糙伏毛。叶卵状披针形或宽披针形，先端渐尖，基部渐窄，两面被毛，无柄。花序生于茎枝上部；花萼裂片线形，被短糙伏毛；花冠白色，稍被毛，喉部附属物半球形，无毛。小坚果卵球形，乳白色，或带淡黄褐色，平滑，有光泽。花、果期 6~9 月。

分布于神农架新华，生于山坡草地。罕见。

根凉血，活血，解毒透疹。

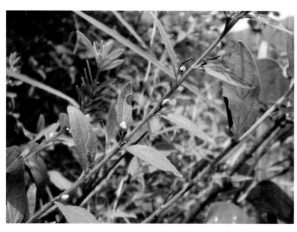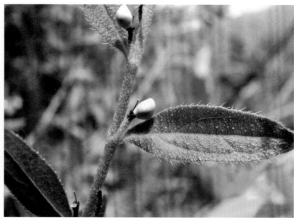

2 梓木草 **Lithospermum zollingeri** A. de Candolle

多年生匍匐草本。茎被开展糙伏毛。基生叶倒披针形或匙形，两面被短糙伏毛，具短柄；茎生叶较小，近无柄。花 1 至数朵，具短梗；花萼裂片线状披针形，两面被毛；花冠蓝紫色，后变为紫红色。小坚果斜卵球形，乳白色，有时稍带淡黄褐色，平滑，有光泽。花、果期 5~8 月。

分布于神农架松柏、宋洛、新华、阳日，生于山坡草丛中。少见。

果实（地仙桃）温中健胃，消肿止痛。

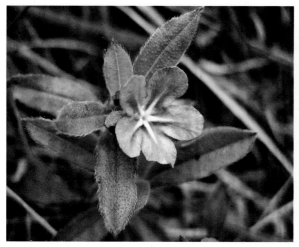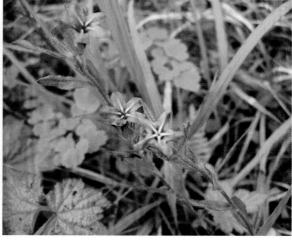

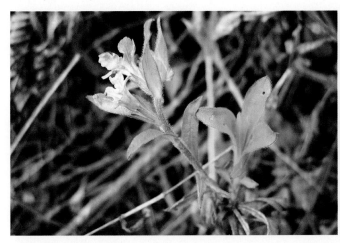
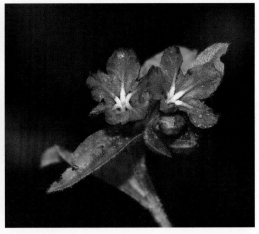

（三）聚合草属 Symphytum Linnaeus

多年生草本，有硬毛或糙伏毛。镰状聚伞花序在茎的上部集成圆锥状，无苞片；花萼 5 裂，裂至 1/2 处或近基部；花冠筒状钟形，檐部 5 浅裂，裂片三角形至半圆形，先端有时外卷，喉部具 5 个披针形附属物；雄蕊 5 枚，着生于喉部，不超出花冠檐；花柱丝形，通常伸出花冠外。小坚果卵形，着生面在基部，碗状，边缘常具细齿。

约 20 种；我国栽培 1 种；湖北栽培 1 种；神农架栽培 1 种，可供药用。

聚合草 Symphytum officinale Linnaeus

多年生丛生草本。基生叶及下部茎生叶带状披针形、卵状披针形或卵形，稍肉质，先端渐尖，具长柄；茎中部及上部叶较小，基部下延，无柄。花序具多朵花；花萼裂至近基部；花冠淡紫色、紫红色或黄白色，裂片三角形，先端外卷，喉部具附属物。小坚果斜卵圆形，黑色，平滑，有光泽。花、果期 5~10 月。

原产于俄罗斯，神农架广为栽培。

全草外用于治疗创伤，能促进伤口愈合。

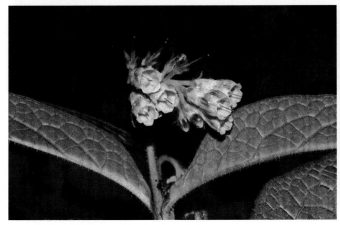
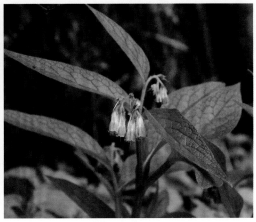

（四）附地菜属 Trigonotis Steven

多年生草本，常被糙伏毛或柔毛。叶基生及茎生，茎生叶互生。蝎尾状聚伞花序，花小；花萼5裂；花冠筒状，蓝色或白色，冠筒常较萼短，冠檐具5裂片，喉部具5个半月形或梯形附属物；雄蕊生于花冠筒，内藏；子房4深裂。小坚果4枚，四面体形，被毛或无毛，常有光泽，背面平或凸，具棱或棱翅，腹面具3个面，着生面位于三面交汇处，无柄或具短柄。

约58种；我国39种；湖北4种；神农架4种，可供药用的2种。

■ **分种检索表**

1. 基生叶卵状椭圆形或匙形，基部楔形下延·················2. 附地菜 T. peduncularis
1. 基生叶宽卵形或近圆形，基部圆钝不下延·················1. 湖北附地菜 T. mollis

| 1 | 湖北附地菜 Trigonotis mollis Hemsley |

多年生草本，全体密被灰色柔毛。叶片近膜质，宽卵形或近圆形，先端圆或尖，基部圆形或宽楔形，两面密被灰色柔毛；基部叶具细长的叶柄；茎生叶较小，具短柄。花序顶生，花稀疏着生，花冠淡蓝色。小坚果4枚，半球状四面体形，灰褐色，平滑无毛。花、果期5~8月。

分布于神农架木鱼、新华、阳日，生于石壁底部潮湿处。常见。

全草（湖北附地菜）清热毒，祛风湿，止痢疾。

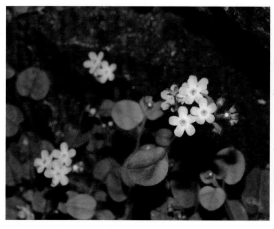
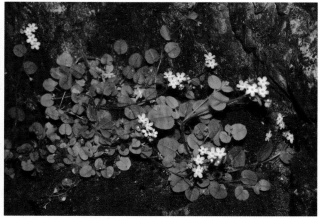

| 2 | 附地菜 Trigonotis peduncularis (Trevisan) Bentham ex Baker & S. Moore |

二年生草本。茎密被短糙伏毛。基生叶卵状椭圆形或匙形，先端钝圆，基部渐窄成叶柄，两面被糙伏毛，具柄；茎生叶长圆形或椭圆形，具短柄或无柄。花序顶生，无苞片或花序基部具2~3枚

苞片。花冠淡蓝色或淡紫红色，喉部附属物白色或带黄色。小坚果斜三棱锥状四面体形，被毛，稀无毛。花、果期 4~7 月。

分布于神农架各地，生于渠边、林缘、村旁荒地或田间。常见。

全草（附地菜）用于遗尿、赤白痢、发背、热肿、手脚麻木。

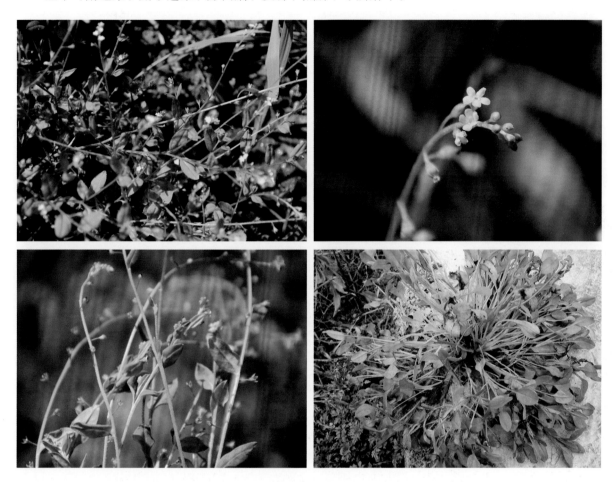

（五）车前紫草属 Sinojohnstonia H. H. Hu

多年生草本，被短糙伏毛。基生叶卵状心形，具长柄；茎生叶较小，互生，具短柄。蝎尾状聚伞花序总状或圆锥状，生于茎及枝端；花萼 5 裂，裂至近基部，果期囊状；花冠筒状或漏斗状，冠檐 5 裂，平展或直伸，喉部具 5 个 2 浅裂附属物；雄蕊 5 枚，生于花冠筒中部以上或喉部附属物之间，伸出或内藏；子房 4 裂。小坚果四面体形，背面边缘碗状突起。

3 种，我国特有；湖北 3 种；神农架 2 种，均可供药用。

■ 分种检索表

1. 雄蕊内藏，花白色或带紫色··1. 短蕊车前紫草 *S. moupinensis*

1. 雄蕊伸出花冠外，花冠白色··2. 浙赣车前紫草 *S. chekiangensis*

1 短蕊车前紫草 Sinojohnstonia moupinensis (Franchet) W. T. Wang

多年生草本。无根茎，具须根。茎疏被短伏毛。基生叶卵形，两面被糙伏毛及短伏毛，先端短渐尖，基部心形。花序密被短伏毛；花萼片披针形，两面被毛；花冠白色或带紫色，冠筒较花萼短，裂片倒卵形，喉部附属物半圆形，被乳头。小坚果黑褐色，无毛。花、果期 4~7 月。

分布于神农架各地，生于山坡林下阴湿岩缝中。常见。

根（车前紫草）行气止痛，祛风湿。

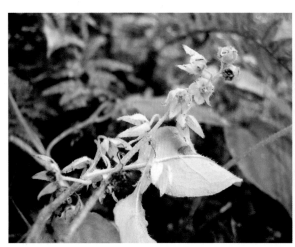 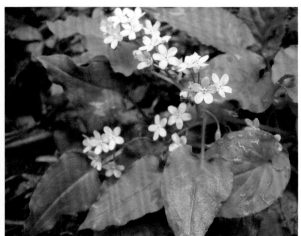

2 浙赣车前紫草 Sinojohnstonia chekiangensis (Migo) W. T. Wang

多年生草本。茎疏被短伏毛。基生叶卵形，两面被糙伏毛及短伏毛，先端短渐尖，基部心形。花序密被短伏毛；花萼片披针形，两面被毛；花冠白色，冠筒较花萼筒长，裂片倒卵形。花期 3 月。

分布于神农架木鱼（九冲），生于山坡林下阴湿岩缝中。少见。

根行气止痛，祛风湿。

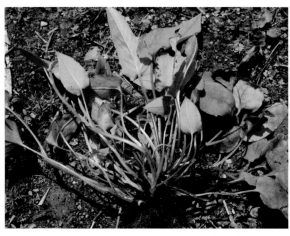 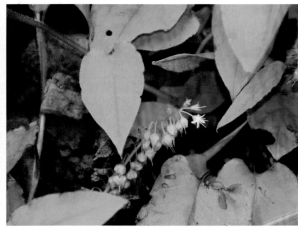

（六）琉璃草属 Cynoglossum Linnaeus

多年生草本。茎密被糙伏毛。基生叶，有叶柄；茎生叶无柄或具短柄。总状花序排成圆锥状，单个总状花序蝎尾状，花偏于一侧，无苞片；花萼果期宿存；花蓝色或白色，花冠筒较短，喉部有5枚鳞片；雄蕊5枚，内藏于鳞片之下；子房4深裂。小坚果4枚，密被锚状刺。

约75种；我国12种；湖北2种；神农架2种，均可供药用。

■ 分种检索表

1. 花白色或淡蓝色，直径 2~2.5mm·····················1. 小花琉璃草 C. lanceolatum
1. 花蓝色，直径 4~6mm····························2. 琉璃草 C. furcatum

1 小花琉璃草 Cynoglossum lanceolatum Forsskål

多年生草本。茎密被糙伏毛。基生叶长圆形或长圆状披针形，先端渐尖，基部渐窄，两面被具基盘的长糙伏毛；茎生叶披针形，基部渐窄，无柄或具短柄。花序分枝呈钝角开展；花梗极短；花萼被毛；花冠钟状，白色或淡蓝色。小坚果密被锚状刺。花、果期 6~9 月。

分布于神农架新华、阳日，生于山坡草地或路边。常见。

全草（牙痛草）用于急性肾炎、牙周炎、牙周脓肿、急性颌下淋巴结炎。

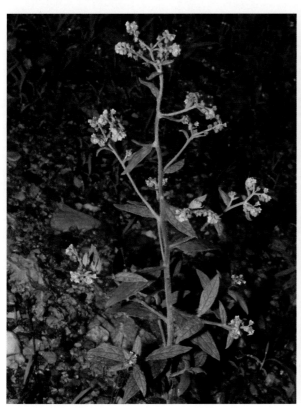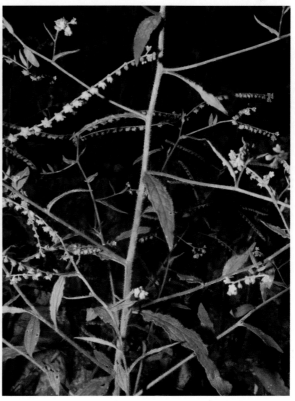

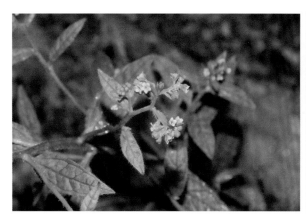
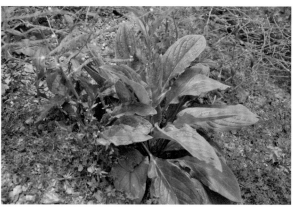

2 | 琉璃草 **Cynoglossum furcatum** Wallich

　　多年生草本。茎直立，被向下贴伏的柔毛。基生叶和茎下部叶长圆状披针形或披针形，先端钝或渐尖，基部渐狭成柄，两表面均密生贴伏的短柔毛；茎中部及上部叶无柄。花序顶生及腋生；花

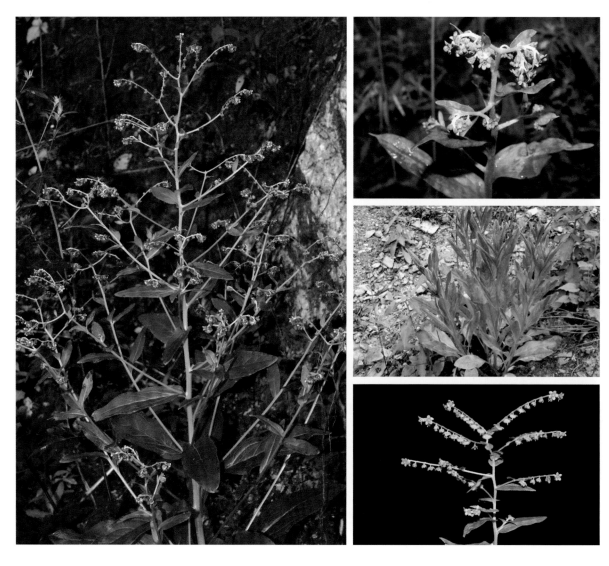

冠蓝色，深裂至下 1/3 处，裂片卵圆形，先端微凹，喉部有 5 个梯形附属物。小坚果卵形，密生锚状刺，腹面中部以上有卵圆形的着生面。花期 6~7 月，果期 8 月。

分布于神农架各地。常见。

根、叶用于疮疖痈肿、跌打损伤、毒蛇咬伤、黄疸、痢疾、尿痛、肺结核咳嗽。

（七）盾果草属 Thyrocarpus Hance

一年生草本。叶互生，无柄或有短柄。镰状聚伞花序具苞片；花萼 5 裂，裂至基部，果期稍增大；花冠钟状，檐部 5 裂，裂片宽卵形，喉部具 5 个宽线形或锥形附属物；雄蕊着生于花冠筒中部，内藏；子房 4 裂，花柱短，不伸出花冠外。小坚果卵形，背腹稍扁，密生疣状突起，着生面在腹面顶部。

约 3 种；我国 2 种；湖北 1 种；神农架 1 种，可供药用。

盾果草 Thyrocarpus sampsonii Hance

多年生草本。茎被开展长硬毛及短糙毛。基生叶两面被具基盘的长硬毛及短糙毛，具短柄；茎生叶长圆形或倒披针形，无柄。聚伞花序，苞片窄卵形或披针形，花冠淡蓝色或白色。小坚果黑褐色。花、果期 5~7 月。

分布于神农架各地，生于山坡草丛或灌丛中。常见。

全草（盾果草）清热解毒，消肿。

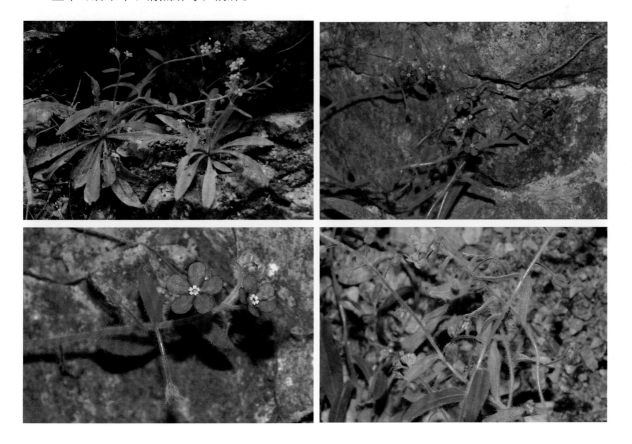

（八）斑种草属 Bothriospermum Bunge

一年生或二年生草本。叶互生。花小，白色或淡蓝色；花萼5深裂；花冠管圆柱形，喉部为5枚钝鳞片所封闭；花药内藏；子房4裂，柱头头状。果为4个分离的小坚果，背部有小疣点，腹部凹陷，基部着生于平的花托上。

5种；我国5种；湖北1种；神农架1种，可供药用。

柔弱斑种草 Bothriospermum zeylanicum (J. Jacquin) Druce

一年生草本。茎细弱，丛生，直立或平卧，多分枝，被向上贴伏的糙伏毛。叶椭圆形或狭椭圆形，先端钝，具小尖，基部宽楔形，上下两面均被向上贴伏的糙伏毛或短硬毛。花序柔弱，细长；花冠蓝色或淡蓝色，喉部有5个梯形的附属物。小坚果肾形，腹面具纵椭圆形的环状凹陷。花、果期2~10月。

分布于神农架各地，生于荒地中。少见。

全草（柔软附地菜）清热毒，祛风湿，止痢疾。

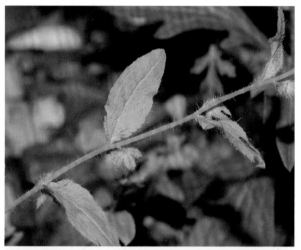

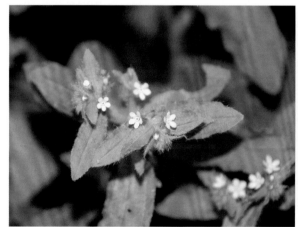

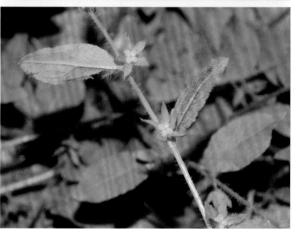

马鞭草科 Verbenaceae

灌木或乔木，有时为藤本，稀草本。叶对生，稀轮生或互生，单叶或掌状复叶，稀羽状复叶，无托叶。花序各式；花两性，左右对称，稀辐射对称；花萼宿存，杯状、钟状或管状，具4~5（8）枚齿或平截状；花冠筒圆柱形，二唇形或4~5裂，全缘或下唇中裂片边缘流苏状；雄蕊（2）4（6）枚，着生于花冠筒上；子房上位，2（5）个心皮，顶端全缘、微凹或4裂。核果浆果状，稀蒴果。

91属，2000种；我国20属，182种；湖北10属，36种；神农架8属，24种，可供药用的7属，22种。

■ 分属检索表

1. 花序穗状或圆锥状···1. 马鞭草属 Verbena
1. 聚伞花序，或由聚伞花序组成复花序。
　2. 草本；茎具4条翅棱···7. 四棱草属 Schnabelia
　2. 木本，稀为草本；茎上无棱。
　　3. 果常4~5深裂；花萼绿色，5~6齿裂·······························6. 莸属 Caryopteris
　　3. 果不深裂，如4深裂，则宿存萼常有艳色。
　　　4. 花萼果时增大，常有艳色···5. 大青属 Clerodendrum
　　　4. 花萼果时不增大或稍增大，常绿色。
　　　　5. 花辐射对称；植株被星状毛·································2. 紫珠属 Callicarpa
　　　　5. 花两侧对称；植株常被单毛。
　　　　　6. 叶常掌状分裂，稀单叶·································4. 牡荆属 Vitex
　　　　　6. 叶为单叶不分裂·····································3. 豆腐柴属 Premna

（一）马鞭草属 Verbena Linnaeus

一年生或多年生草本或为亚灌木。茎四棱柱形。叶对生，稀轮生或互生，有齿缺或分裂。穗状花序顶生，稀腋生，延长或紧缩，有苞片；萼管状，5齿裂；花冠管直，裂片稍二唇形，5裂；雄蕊4枚，两两成对，着生于花冠管的中部，内藏；子房全缘或稍4裂，4室。果干燥，包藏于萼内，分裂为4个小坚果。

250种；我国1种及数个栽培种；湖北1种；神农架1种，可供药用。

马鞭草 Verbena officinalis Linnaeus

多年生草本。茎四棱柱形，近基部可为圆柱形，节和棱上具硬毛。叶片卵圆形至倒卵形或长圆状披针形；基生叶的边缘通常具粗锯齿和缺刻，裂片边缘具不整齐锯齿，两面均具硬毛，背面脉上尤多。穗状花序顶生和腋生，花小；花冠淡紫色至蓝色，外面具微毛。果长圆形，外果皮薄，成熟时 4 瓣裂。花期 6~8 月，果期 7~10 月。

分布于神农架各地，生于路边、山坡、溪边或林缘。常见。

全草活血散瘀，解毒，利水，退黄，截疟。

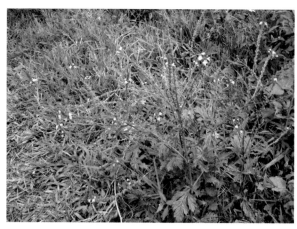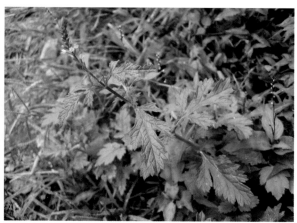

（二）紫珠属 Callicarpa Linnaeus

灌木，稀攀缘灌木或小乔木。小枝被毛。叶对生，稀 3 叶轮生，常被毛及腺点，具锯齿，稀全缘。聚伞花序腋生；花小，整齐；花萼杯状或钟状，4 裂，宿存；花冠紫色、红色或白色，4 裂；雄蕊 4 枚，着生于花冠筒基部，花丝与花冠筒等长或伸出，花药卵圆形或长圆形，药室纵裂或孔裂；子房不完全 2 室，每室具胚珠 2 枚。浆果状核果，具 4 个分核。

约 140 种；我国 48 种；湖北 12 种；神农架 8 种，均可供药用。

■ 分种检索表

1. 落叶灌木。
  2. 花丝较花冠长 2 倍或 2 倍以上，花药卵圆形或椭圆形，药室纵裂。
    3. 小枝、叶下表面和花序密被星状茸毛···7. 湖北紫珠 **C. gracilipes**
    3. 小枝、叶下表面和花序密被星状毛或无毛。
      4. 叶及花各部被红色腺点，不脱落或脱落后无凹点···························4. 紫珠 **C. bodinieri**
      4. 叶及花常被黄色腺点，脱落后留有凹点···································2. 老鸦糊 **C. giraldii**
  2. 花丝短于花冠，稀等于或稍长于花冠，花药长圆形，药室孔裂。
    5. 叶及花被红色腺点···5. 华紫珠 **C. cathayana**
    5. 叶及花被明显或不明显的黄色腺点。
      6. 叶片最宽部在中部···6. 广东紫珠 **C. kwangtungensis**
      6. 叶片最宽部在基部与中部之间。

7. 叶片倒披针形或披针形，基部狭楔形·······················3. 窄叶紫珠 **C. membranacea**

7. 叶倒卵形、卵形或椭圆形，基部楔形或钝·······················8. 日本紫珠 **C. japonica**

1. 常绿灌木或藤本·······················1. 藤紫珠 **C. integerrima** var. **chinensis**

1 藤紫珠 **Callicarpa integerrima** var. **chinensis** (P' ei) S. L. Chen

　　藤本或蔓性灌木。小枝棕褐色，圆柱形。叶片宽卵形至椭圆形，基部宽楔形至浑圆，全缘，上表面深绿色，下表面密生灰黄色厚茸毛。聚伞花序；花柄及萼筒无毛；花冠紫色，无毛；子房具星状毛。果实近球形，紫色，初被星状毛，成熟后脱落。花期6~7月，果期8~11月。

　　分布于神农架木鱼至兴山一带，生于山坡或谷地林中。少见。

　　枝、叶祛风解热，止泻。

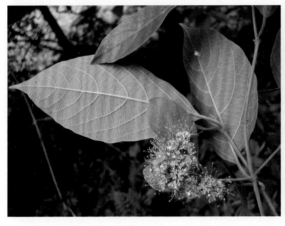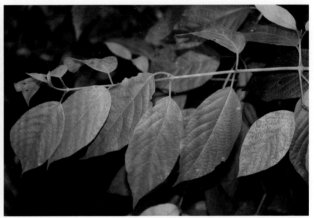

2 老鸦糊 **Callicarpa giraldii** Hesse ex Rehder

■ 分变种检索表

1. 叶下表面、花萼疏被星状毛·······················2a. 老鸦糊 **C. giraldii** var. **giraldii**

1. 叶下表面、花萼密被灰色星状毛·················2b. 毛叶老鸦糊 **C. giraldii** var. **subcanescens**

2a 老鸦糊（原变种）*Callicarpa giraldii* var. *giraldii*

落叶灌木。小枝圆柱形，灰黄色，被星状毛。叶片纸质，宽椭圆形至披针状长圆形，先端渐尖，边缘有锯齿，上表面黄绿色，稍有微毛，下表面淡绿色，疏被星状毛和细小黄色腺点。聚伞花序；花冠紫色，稍有毛，具黄色腺点。果实球形，初时疏被星状毛，成熟时无毛，紫色。花期 5~6 月，果期 7~11 月。

分布于神农架各地，生于低海拔疏林和灌丛中。常见。

全株（老鸦糊）消肿，止痛，收敛止血。

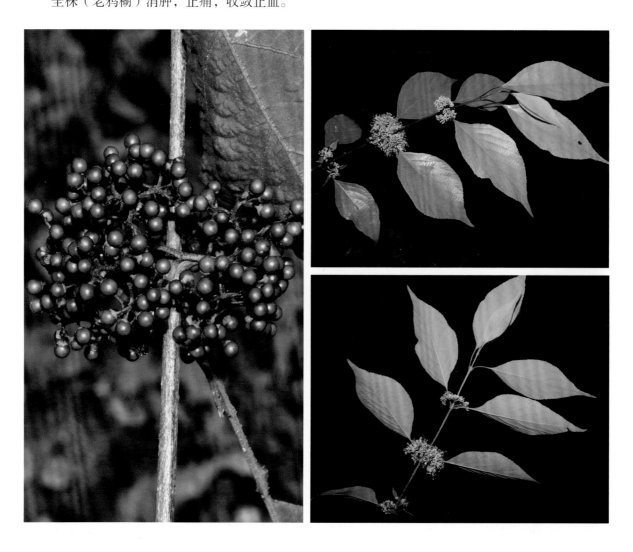

2b 毛叶老鸦糊（变种）*Callicarpa giraldii* var. *subcanescens* Rehder

本变种与老鸦糊（原变种）的区别为叶下表面、花萼和花冠均密被灰白色星状毛。

分布于神农架各地，生于低海拔疏林和灌丛中。少见。

全株消肿，止痛，收敛止血。

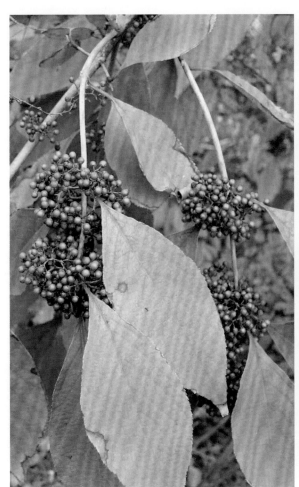
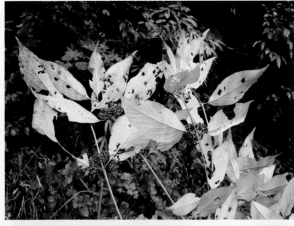
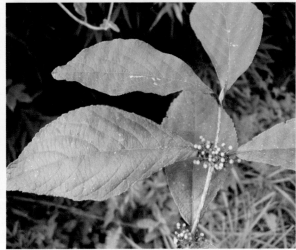

3 | 窄叶紫珠 *Callicarpa membranacea* Chang

　　落叶灌木。叶片质地较薄，倒披针形或披针形，绿色或略带紫色，两面常无毛，有不明显的腺点，侧脉6~8对，边缘中部以上有锯齿。花萼齿不显著。花期5~6月，果期7~10月。

　　分布于神农架各地，生于山坡林缘。少见。

　　枝、叶可代紫珠入药。

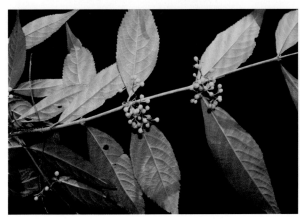
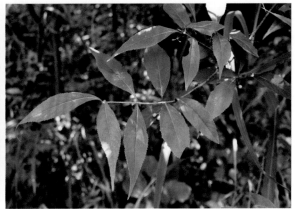

4 紫珠 Callicarpa bodinieri H. Léveillé

　　落叶灌木。小枝、叶柄和花序均被粗糠状星状毛。叶片卵状长椭圆形至椭圆形，先端长渐尖至短尖，基部楔形，边缘有细锯齿，表面干后暗棕褐色，有短柔毛，下表面灰棕色，密被星状柔毛。聚伞花序；花冠紫色，被星状柔毛和暗红色腺点。果实球形，熟时紫色，无毛。花期6~7月，果期8~11月。

　　广泛分布于神农架各地，生于林中、林缘及灌丛中。常见。

　　根、全株通经和血。

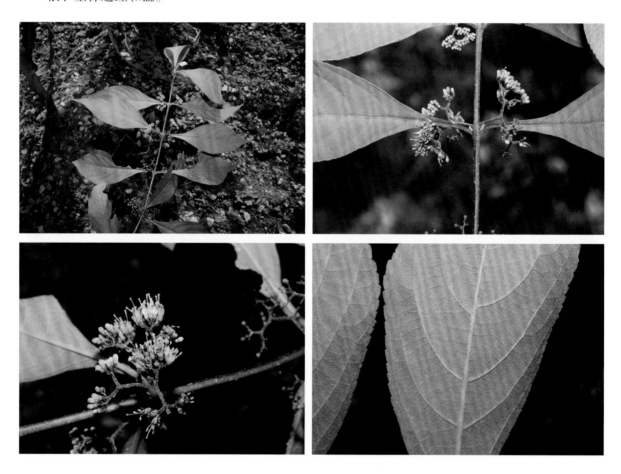

5 华紫珠 Callicarpa cathayana Chang

　　落叶灌木。小枝纤细，幼嫩稍有星状毛，老后脱落。叶片椭圆形或卵形，先端渐尖，基部楔形，两面近于无毛，而有显著的红色腺点。聚伞花序，三至四歧，略有星状毛；花冠紫色，疏生星状毛，具红色腺点。果实球形，紫色。花期5~7月，果期8~11月。

　　广泛分布于神农架各地，生于山坡密林中。常见。

　　枝、叶止血，消炎。

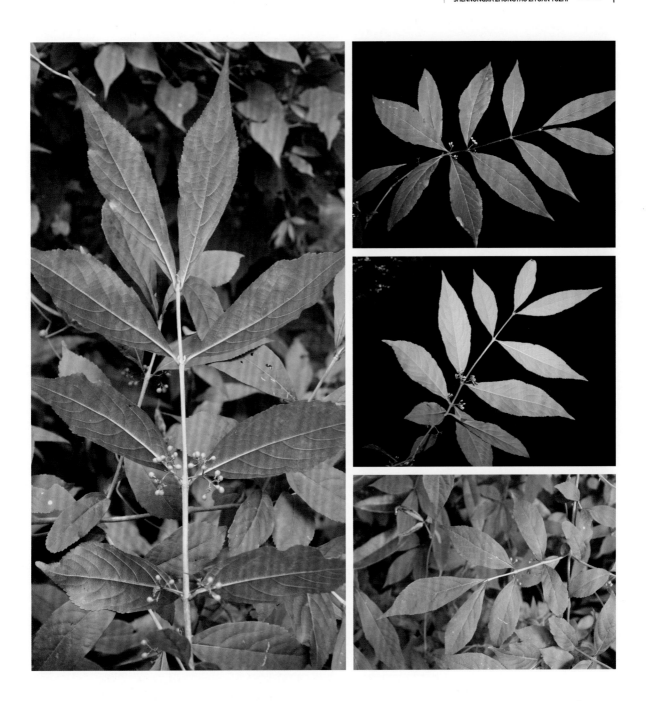

6 广东紫珠 **Callicarpa kwangtungensis** Chun

落叶灌木。幼枝略被星状毛，常带紫色，老枝黄灰色，无毛。叶片狭椭圆状披针形至线状披针形，先端渐尖，基部楔形，两面通常无毛，下表面密生显著的细小黄色腺点。聚伞花序，三至四歧，具稀疏的星状毛；花冠白色或带紫红色，稍具星状毛。果实球形。花期6~7月，果期8~10月。

分布于神农架宋洛、新华，生于山坡林下或灌丛中。少见。

枝、叶止血散瘀，清热解毒。

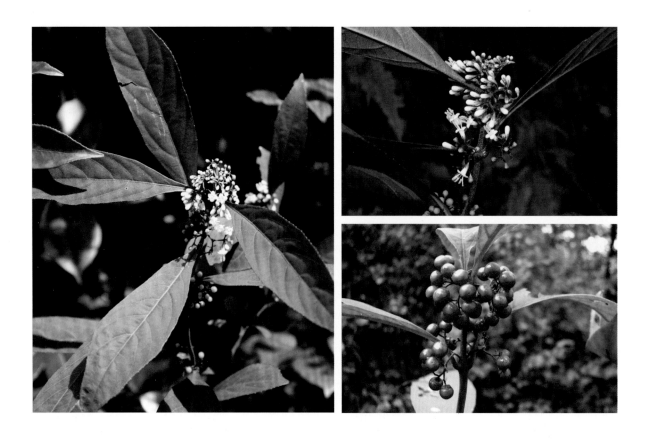

7 | 湖北紫珠 *Callicarpa gracilipes* Rehder

　　落叶灌木。小枝圆柱形，与叶柄、花序均被灰褐色星状茸毛。叶片卵形或卵状椭圆形，下表面密生厚灰色星状茸毛，毛下隐藏细小黄色腺点。聚伞花序，二至三歧；花序梗等于或稍长于叶柄；苞片线形；花萼杯状，具星状毛，萼齿钝或近于截头状。果实长圆形，淡紫红色，被微毛和黄色腺点。花期7~8月，果期8~10月。

　　分布于神农架宋洛，生于山坡林缘。少见。

　　枝、叶可代紫珠入药。

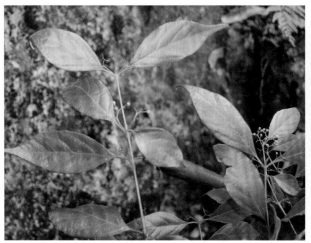

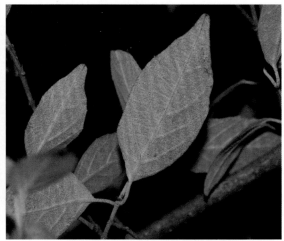

8 | 日本紫珠 Callicarpa japonica Thunberg

落叶灌木。小枝无毛。叶片倒卵形、卵形或椭圆形，两面通常无毛，边缘上半部有锯齿。聚伞花序细弱而短小，二至三歧；花萼杯状，无毛，萼齿钝三角形；花冠白色或淡紫色。果实球形。花期6~7月，果期8~10月。

分布于神农架木鱼、新华，生于山坡林缘。少见。

枝、叶可代紫珠入药。

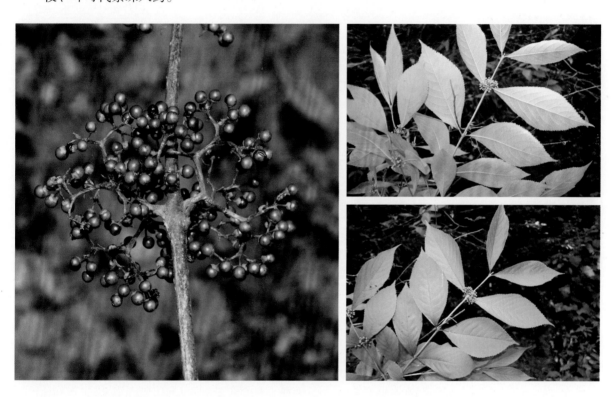

（三）豆腐柴属 Premna Linnaeus

乔木或灌木，有时攀缘。单叶对生，全缘或具锯齿，无托叶。花序由聚伞花序组成紧密如球或开展的各式花序；苞片通常呈锥形；花萼呈杯状或钟状，宿存，花后常稍增大；花冠外部通常有毛，多少呈二唇形；雄蕊4枚，通常2长2短。核果球形。

200种；我国46种；湖北2种；神农架1种，可供药用。

狐臭柴 Premna puberula Pampanini

落叶灌木。枝微四棱形。叶揉之有臭味，卵状披针形至倒卵形，先端急尖至长渐尖，基部渐狭窄下延至叶柄两侧，全缘至有不规则粗齿。聚伞花序组成顶生塔形的圆锥花序；花冠淡黄色，外有柔毛和腺点。核果紫色，球形至倒卵形。花、果期5~10月。

分布于神农架下谷、宋洛，生于山坡林下或林缘。常见。

叶（斑鸠占）清湿热，解毒。根（斑鸠占）调经，壮阳。

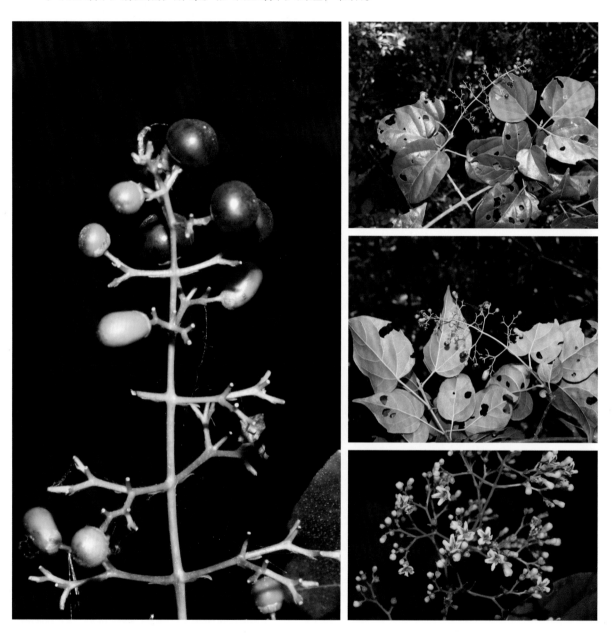

（四）牡荆属 Vitex Linnaeus

乔木或灌木。小枝常四棱形。掌状复叶，对生，小叶3~8枚，稀单叶。圆锥状聚伞花序；苞片小；花萼钟状或管状，近平截或具小齿5枚，有时稍呈二唇形，常被微柔毛及黄色腺点；花冠白色、淡蓝色、淡蓝紫色或淡黄色，稍长于花萼，二唇形，上唇2裂，下唇3裂，中裂片较大。核果球形或倒卵圆形，外包宿存萼。

250种；我国14种；湖北2种；神农架2种，均可供药用。

■ 分种检索表

1. 灌木；小叶两面被柔毛；萼齿不明显 ······························1. 黄荆 V. negundo

1. 乔木；叶下表面密被灰黄色柔毛；萼齿明显 ··················2. 灰毛牡荆 V. canescens

1　黄荆 Vitex negundo Linnaeus

■ 分变种检索表

1. 小叶全缘，偶具少数锯齿 ····························1a. 黄荆 V. negundo var. negundo

1. 小叶具粗锯齿 ·······························1b. 牡荆 V. negundo var. cannabifolia

1a　黄荆（原变种）Vitex negundo var. negundo

　　灌木或小乔木。小枝四棱形，密生灰白色绒毛。掌状复叶，小叶片长圆状披针形至披针形，先端渐尖，基部楔形，全缘或偶具少数锯齿，上表面绿色，下表面密生灰白色绒毛。聚伞花序排成圆锥花序式，花序梗密生灰白色绒毛；花冠淡紫色，外有微栗毛。核果近球形。花期 4~6 月，果期 7~10 月。

　　分布于神农架各地，生于低海拔的山坡路旁或灌木丛中。常见。

　　果实（黄荆子）祛风，除痰，行气，止痛。根清热止咳，化痰截疟。枝祛风解表，消肿解毒。叶清热解表，化湿截疟。

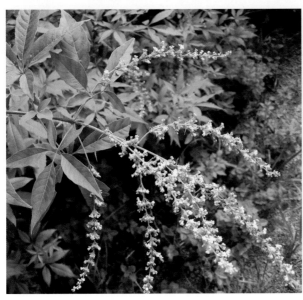
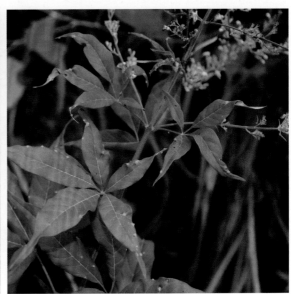

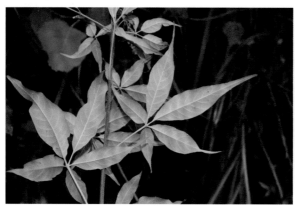 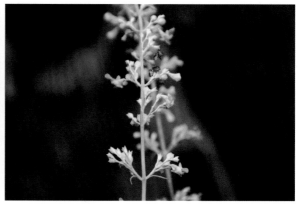

1b 牡荆（变种）**Vitex negundo** var. **cannabifolia** (Siebold & Zuccarini) Handel-Mazzetti

　　落叶灌木或小乔木。小枝四棱形。叶对生，掌状复叶，小叶片披针形或椭圆状披针形，先端渐尖，基部楔形，边缘有粗锯齿，上表面绿色，下表面淡绿色，通常被柔毛。圆锥花序顶生，长10~20cm；花冠淡紫色。果实近球形，黑色。花期6~7月，果期8~11月。

　　分布于神农架阳日，生于山坡路边灌丛中。常见。

　　果实（黄荆子）祛风，除痰，行气，止痛。根清热止咳，化痰截疟。枝祛风解表，消肿解毒。叶清热解表，化湿截疟。

　　在江西、湖南、湖北，我们观察到本变种与黄荆（原变种）之间存在性状的过渡状态，即小叶的边缘全缘或具锯齿有时在同一株上出现，故这一变种的划分是不适合的。

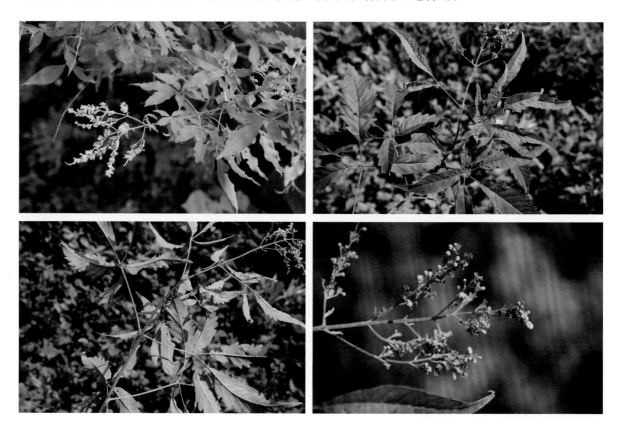

2 | 灰毛牡荆 **Vitex canescens** Kurz

　　落叶乔木。小枝密被灰黄色细柔毛。掌状复叶，小叶 3~5 枚，小叶片卵形，椭圆形或椭圆状披针形，侧生的小叶基部常不对称，全缘，下表面密生灰黄色柔毛和黄色腺点。圆锥花序顶生，花序梗密生灰黄色细柔毛；花萼顶端有 5 个小齿，外面密生柔毛和腺点；花冠黄白色。核果近球形或长圆状倒卵形，宿存萼外具毛。花期 4~5 月，果期 5~6 月。

　　分布于神农架木鱼至兴山一带，生于山坡石缝中。常见。

　　果实用于胃痛。根祛风解表，截疟等。

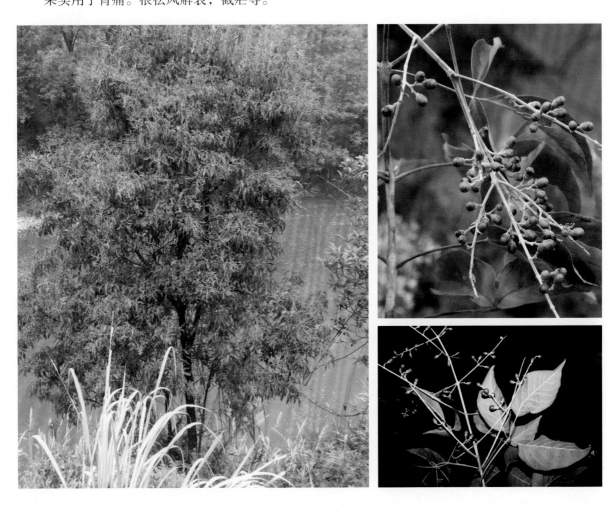

（五）大青属 **Clerodendrum** Linnaeus

　　灌木或小乔木，直立。单叶对生，叶稀 3~5 枚轮生。聚伞花序或组成伞房状、圆锥状或近头状花序；苞片宿存或早落；花萼色艳，钟状或杯状，宿存；花冠高脚杯状或漏斗状，5 裂；雄蕊 4 枚，着生于花冠筒上部，伸出花冠；子房 4 室，每室具胚珠 1 枚。浆果状核果，具分核 4 个，有时分裂为 2 个或 4 个分果爿。

　　约 400 种；我国 34 种；湖北 5 种；神农架 3 种，均可供药用。

■ **分种检索表**

1. 伞房状聚伞花序紧缩成头状 ·································· 1. **臭牡丹 C. bungei**
1. 伞房状花序。
  2. 叶下表面微被柔毛或白色柔毛 ························ 2. **海州常山 C. trichotomum**
  2. 叶下表面密被灰白色绒毛 ···························· 3. **海通 C. mandarinorum**

1 臭牡丹 Clerodendrum bungei Steudel

    灌木。植株有臭味。小枝近圆形,皮孔显著。叶片纸质,表面散生短柔毛,基部脉腋有数盘状腺体。伞房状聚伞花序紧缩成头状,披针形或卵状披针形;花冠淡红色、红色或紫红色。核果近球形,成熟时蓝黑色。花、果期5~11月。

    分布于神农架各地,生于沟谷、路旁。常见。

    茎及叶(臭牡丹)活血散瘀,消肿解毒。根(臭牡丹根)行气健脾,祛风平肝,消肿解毒。

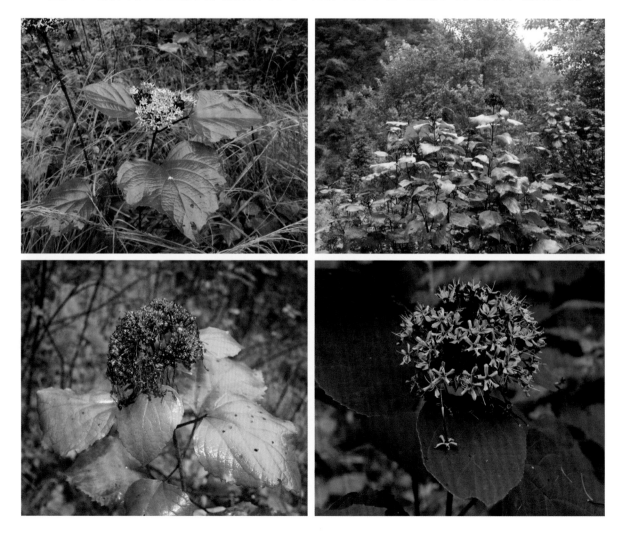

2 | 海州常山 Clerodendrum trichotomum Thunberg

　　灌木或小乔木。幼枝、叶柄、花序轴等多少被黄褐色柔毛或近于无毛。老枝灰白色，具皮孔，髓白色，有淡黄色薄片状横隔。叶片纸质，先端渐尖，基部宽楔形至截形，上表面深绿色，下表面淡绿色。伞房状聚伞花序，顶生成腋生，通常二歧分枝；花香，花冠白色或带粉红色。核果近球形，包藏于增大的宿存萼内，成熟时外果皮蓝紫色。花、果期6~11月。

　　分布于神农架各地，生于山坡灌丛中。常见。

　　嫩枝及叶（臭梧桐）祛风湿，降血压。花（臭梧桐花）祛风，截疟。果实（臭梧桐子）祛风湿，平喘。根（臭梧桐根）用于疟疾、风湿疼痛、食积饱胀、小儿疳积、跌打损伤。

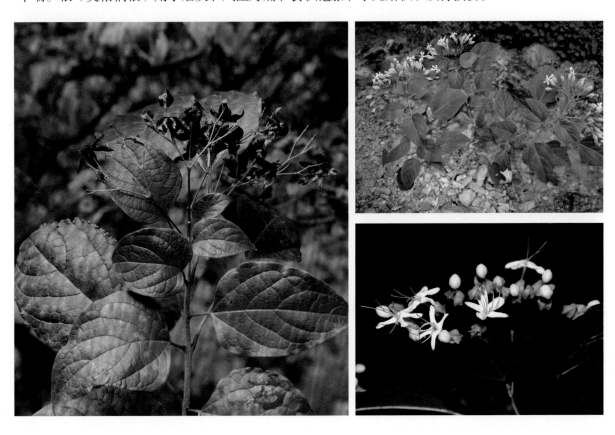

3 | 海通 Clerodendrum mandarinorum Diels

　　灌木或乔木。幼枝略呈四棱形，密被黄褐色绒毛，髓具明显的黄色薄片状横隔。叶片近革质，卵状椭圆形至心形，先端渐尖，基部截形、近心形或稍偏斜，上表面绿色，被短柔毛，下表面密被灰白色绒毛。伞房状聚伞花序；花冠白色，有香气。核果近球形，幼时绿色，成熟后蓝黑色，干后果皮常皱成网状，宿存萼增大，红色，包果1/2以上。花、果期7~12月。

　　分布于神农架下谷等地，生于路边、溪旁或丛林中。常见。

　　枝叶用于半边风（半身不遂）。

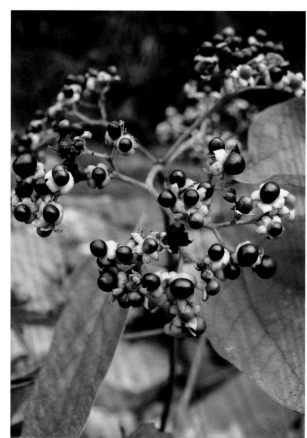
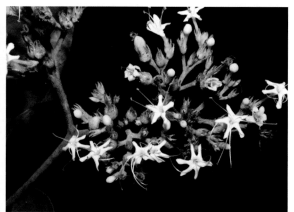
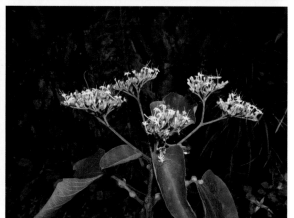

（六）莸属 Caryopteris Bunge

直立或披散灌木。单叶对生，通常具黄色腺点。聚伞花序腋生或顶生，常再排列成伞房状或圆锥状；萼宿存，钟状，通常5裂，裂片三角形或披针形；花冠通常5裂，二唇形，下唇中间1枚裂片较大，全缘至流苏状；雄蕊4枚，2长2短，伸出花冠管外，花丝通常着生于花冠管喉部；子房不完全4室，每室具胚珠1枚；花柱线形，柱头2裂。蒴果小，通常球形。

16种；我国14种；湖北5种；神农架5种，均可供药用。

■ 分种检索表

1. 花序无苞片及小苞片；叶下表面灰白色。
  2. 叶缘具粗齿，很少近全缘…………………………………………………2. 兰香草 C. incana
  2. 叶缘具深锯齿……………………………………………………………5. 光果莸 C. tangutica
1. 花序具苞片及小苞片。
  3. 花序通常具花2~5朵，有时单生。
    4. 叶缘有6~10对圆齿，上部叶也具齿………………………………1. 三花莸 C. terniflora
    4. 叶缘有1~3对浅齿，上部叶有时全缘……………………………3. 金腺莸 C. aureoglandulosa
  3. 花序通常具花7~9朵……………………………………………………4. 莸 C. divaricata

1 三花莸 **Caryopteris terniflora** Maximowicz

直立亚灌木。常自基部分枝。茎方形，密生灰白色向下弯曲的柔毛。叶片纸质，卵圆形至长卵形，顶端尖，基部阔楔形至圆形，两面具柔毛和腺点，叶下表面较密，边缘具规则钝齿。聚伞花序；花冠紫红色或淡红色，外面疏被柔毛和腺点。蒴果成熟后四瓣裂，果瓣倒卵状舟形，无翅，表面明显凹凸成网纹，密被糙毛。花、果期 6~9 月。

分布于神农架各地，生于低海拔的山坡、平地或水沟河边。常见。

全草（六月寒）解表宣肺。

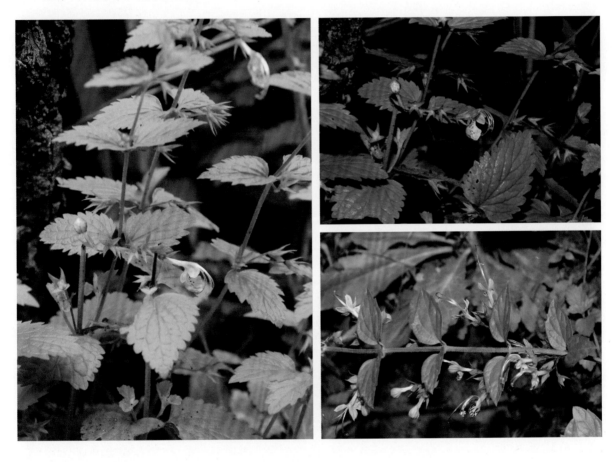

2 兰香草 **Caryopteris incana** (Thunberg ex Houttuyn) Miquel

小灌木。嫩枝圆柱形，略带紫色，被灰白色柔毛，老枝毛渐脱落。叶片厚纸质，披针形至长圆形，先端钝或尖，基部楔形或近圆形至截平，边缘有粗齿，很少近全缘，被短柔毛，上表面色较淡，两面有黄色腺点，背脉明显；叶柄被柔毛。聚伞花序，花冠淡紫色或淡蓝色。蒴果倒卵状球形，被粗毛，果瓣有宽翅。花、果期 6~10 月。

分布于神农架松柏、新华、阳日，生于较干旱的山坡或悬崖石上。常见。

全草（兰香草）祛风解表，止咳化痰，散瘀止痛。

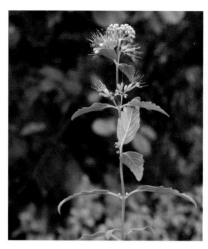
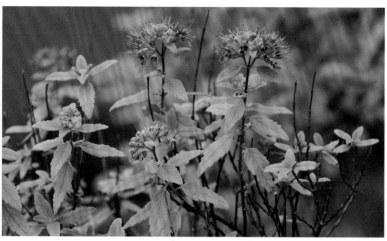

3 金腺莸 Caryopteris aureoglandulosa (Vaniot) C. Y. Wu

落叶亚灌木。茎方形，密被卷曲微柔毛。叶片纸质，卵形至宽卵形，先端急尖，基部圆形至阔楔形，下表面被稀疏金黄色腺点，边缘上部有 1~3 对不规则粗齿。聚伞花序，具花 2~3 朵，腋生，密被柔毛，花序总梗及花柄极短；花萼钟形，4 裂，裂片披针形至卵状三角形；花冠白色，带淡红色。蒴果淡黄色。花期 5~6 月，果期 8~9 月。

分布于神农架下谷，生于山坡林缘。少见。

叶接骨。

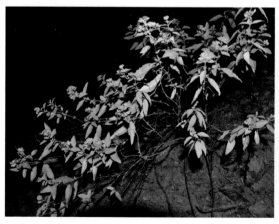
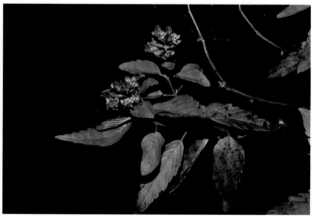

4 莸 Caryopteris divaricata Maximowicz

多年生草本。茎方形，疏被柔毛或无毛。叶片膜质，卵圆形、卵状披针形至长圆形，边缘具粗齿，两面疏生柔毛，下表面的毛较密。二歧聚伞花序腋生；苞片披针形至线形；花萼杯状，外面被柔毛，结果时增大近一倍，裂齿三角形；花冠紫色或红色。蒴果黑棕色，4 瓣裂，无毛，无翅。花期 7~8 月，果期 8~9 月。

分布于神农架下谷至房县一带，生于山坡林下阴湿地。少见。

全草祛暑解表，利尿解毒。

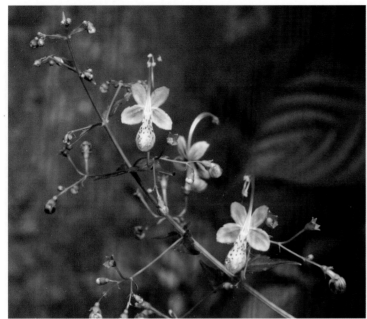
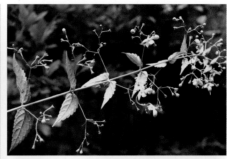
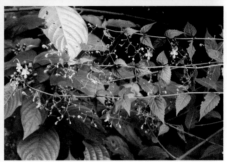

5 光果莸 **Caryopteris tangutica** Maximowicz

　　落叶灌木。嫩枝密生灰白色绒毛。叶片披针形至卵状披针形，边缘常具深锯齿，下表面密生灰白色茸毛。聚伞花序紧密，呈头状，腋生和顶生，无苞片和小苞片；花萼外面密生柔毛，顶端5裂，裂片披针形，结果时花萼增大；花冠蓝紫色，二唇形，下唇中裂片较大，边缘呈流苏状。蒴果倒卵圆状球形，无毛，果瓣具宽翅。花期7~9月，果期9~10月。

　　分布于神农架下谷至房县一带，生于山坡林下阴湿地。常见。

　　全草活血止痛，消食理气，解毒消肿，止痒。

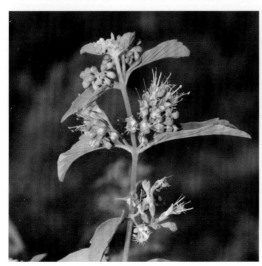
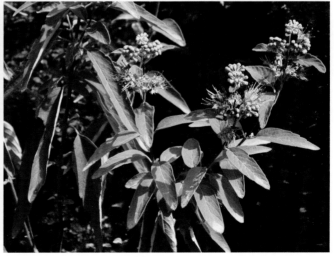

（七）四棱草属 Schnabelia Handel-Mazzetti

多年生草本。具稍膨大的根茎。茎绿色，四棱形，棱角上具翅。叶通常早落。聚伞花序退化成1朵花，或有时具2~3朵花，疏离，着生于茎上部叶腋内；总梗先端有1对小苞片，花梗通常弯曲，开花时上部呈膝曲状；花二型，为开花授粉型或闭花授粉型；开花授粉的花花冠大，花冠筒细长，花蕾时上部呈球状，几乎全藏于萼筒，开花时伸出，二唇形，上唇2裂，下唇3裂，雄蕊4枚，二强，子房4室；闭花授粉的花花萼、子房和花盘与开花授粉的花相同，但花冠极小，圆锥状，内藏，早落，冠檐闭合，从不开放，长几为花冠筒的1/2，雄蕊4枚，几等长，内藏，花丝极短。小坚果倒卵珠形，被短柔毛。

2种，我国特有；湖北2种；神农架2种，均可供药用。

■ 分种检索表

1. 萼齿4枚，总梗长小于2mm ·························· 2. 四齿四棱草 S. tetrodonta
1. 萼齿5枚，总梗长大于7mm ·························· 1. 四棱草 S. oligophylla

---

1 | 四棱草 Schnabelia oligophylla Handel-Mazzetti

多年生草本。茎四棱形，棱边具膜质翅，节处变细。叶片卵形或卵状披针形，两面均被毛，下部的叶多为3裂，上部节上的叶渐小或无叶。花淡紫色，单生于叶腋；萼钟形，5裂；花冠唇形，淡紫色，上唇2裂，下唇3裂；雄蕊4枚，常伸于花冠管外；子房上位，4深裂。小坚果4枚。花期5月，果期6~7月。

分布于神农架木鱼（红花），生于溪边密林下。常见。

全草除风湿，行血活血。

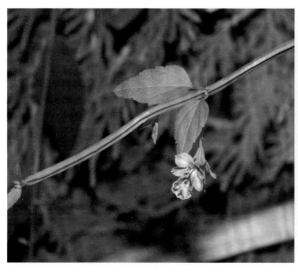
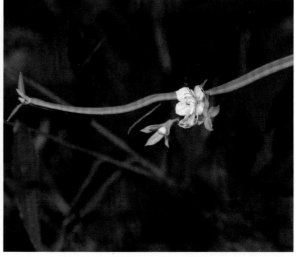

2 | 四齿四棱草 **Schnabelia tetrodonta** (Sun) C. Y. Wu & C. Chen

　　多年生草本。叶对生，叶片纸质，卵形，边缘具粗锯齿，中脉不甚明显，两面被疏糙伏毛，茎上部的叶渐小而狭。总梗极短，着生于茎上部叶腋，具花 1 朵或 2~3 朵，连同花梗长 2~2.5mm，被疏短柔毛，中部具 2 枚苞片；苞片钻形，被微柔毛；花梗极短；闭花授粉的花，花萼钟状，萼齿 4 枚，花冠极小，圆锥形，从不开放，内藏，早落。花期 5 月，果期 6~7 月。

　　分布于神农架宋洛、新华、阳日，生于山坡密林下。常见。

　　全草除风湿，行血活血。

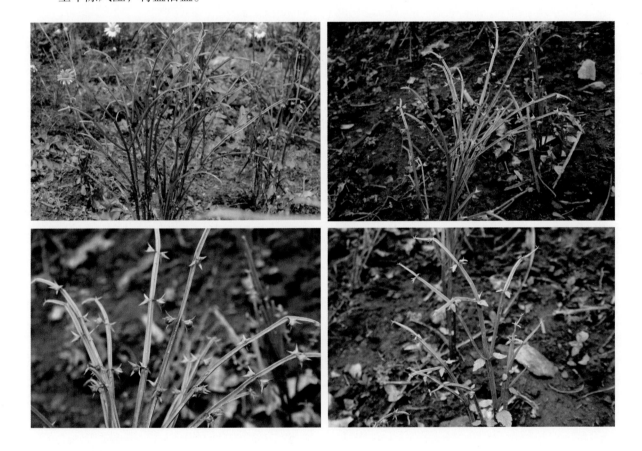

唇形科 Lamiaceae

一年生或多年生草本，稀为灌木，常芳香。茎多为四棱形。叶对生，无托叶。聚伞花序常组成轮伞花序；花两性；花萼宿存，具5齿，上唇3齿或全缘，下唇2或4齿，萼筒内有时具毛环；花冠冠檐常二唇形，上唇2裂，下唇3裂，稀上唇全缘而下唇4裂；雄蕊4或2枚，离生，花药1~2室，常纵裂；花柱近基生，柱头2浅裂；花盘宿存。果常为4枚小坚果。

约220属，3500种；我国96属，807种；湖北49属，153种；神农架41属，118种，可供药用的36属，94种。

■ 分属检索表

1. 花柱不着生于子房基部，花冠单唇或假单唇，稀二唇或近辐射对称。
  2. 花冠单唇或二唇形，若二唇形则雄蕊伸出花冠。
    3. 花冠二唇形，花丝较花冠筒长2~3倍，花后直伸·····················1. 动蕊花属 Kinostemon
    3. 花冠单唇，花丝长不及冠筒的2倍，花后多弓曲·····················2. 香科科属 Teucrium
  2. 花冠二唇形，雄蕊内藏，稀伸出花冠。
    4. 叶不裂，仅具锯齿·····················3. 筋骨草属 Ajuga
    4. 叶3深裂，稀不裂或5裂·····················4. 水棘针属 Amethystea
1. 花柱着生于子房基部，花冠二唇形。
  5. 花萼2裂，上唇具盾片或囊状突起，早落，子房具柄·····················5. 黄芩属 Scutellaria
  5. 花萼无盾片，子房无柄。
    6. 雄蕊上升、伸展或伸出，花冠筒常伸出萼外。
      7. 花冠筒藏于花萼内，雄蕊和花柱藏于花冠内·····················6. 夏至草属 Lagopsis
      7. 花冠筒伸出花萼外，雄蕊和花柱伸出花冠外。
        8. 花药非球形，药室平行或叉开，顶端不汇合或稀近汇合。
          9. 花冠二唇形，上唇外凸，弧状、镰状或盔状。
            10. 雄蕊4枚，花药卵球形，药隔不延长。
              11. 后对雄蕊长于前对雄蕊。
                12. 两对雄蕊稍叉开，后对前倾，前对直立·····················7. 藿香属 Agastache
              12. 两对雄蕊平行，均弧曲上升至花冠上唇之下。
                13. 花萼不在齿间角上具小瘤。
                  14. 植株无地上横走茎；花序顶生·····················8. 荆芥属 Nepeta
                  14. 植株常有地上横走茎；花序腋生。
                    15. 药室叉开或平行；叶先端稍钝圆；花长不及3cm·····················
·····················9. 活血丹属 Glechoma

　　15. 药室平行；叶先端尖或短渐尖；花长 3cm 以上…………………………
　　　　　　　　　　　　　　　　　　…………10. 龙头草属 Meehania

　　13. 花萼不在齿间角上具脉结形成的小瘤………11. 青兰属 Dracocephalum

11. 后对雄蕊短于前对雄蕊。

　　16. 花萼二唇形，喉部果期稍缢缩闭合…………12. 夏枯草属 Prunella

　　16. 萼齿近等大，喉部果期张开。

　　　　17. 花萼裂片三角形………………………13. 铃子香属 Chelonopsis

　　　　17. 花萼裂片披针形或锥状。

　　　　　　18. 花冠上唇外凸或盔状，被密毛。

　　　　　　　　19. 柱头裂片不等长，后裂片较前裂片短。

　　　　　　　　　　20. 花萼具 10 齿………………………14. 绣球防风属 Leucas

　　　　　　　　　　20. 花萼具 5 齿…………………………15. 糙苏属 Phlomis

　　　　　　　　19. 柱头裂片近等长或等长。

　　　　　　　　　　21. 花冠下唇颚上有齿状突起………………16. 鼬瓣花属 Galeopsis

　　　　　　　　　　21. 花冠下唇颚上无齿状突起。

　　　　　　　　　　　22. 小坚果稍三棱形，顶端不平截。

　　　　　　　　　　　　23. 花萼 5 枚裂片相等或近相等。

　　　　　　　　　　　　　24. 花冠筒伸长，喉部膨大，萼齿不为刺状。

　　　　　　　　　　　　　　25. 花冠下唇侧裂片半圆形，边缘常具一至数个尖齿………
　　　　　　　　　　　　　　　………………………………17. 野芝麻属 Lamium

　　　　　　　　　　　　　　25. 花冠下唇侧裂片近圆形或卵形，边缘无尖齿………
　　　　　　　　　　　　　　　………………………18. 小野芝麻属 Galeobdolon

　　　　　　　　　　　　　24. 花冠筒稍伸出，喉部不膨大，萼齿先端针状………
　　　　　　　　　　　　　　　………………………………19. 益母草属 Leonurus

　　　　　　　　　　　　23. 花萼 5 枚裂片极不相等………20. 斜萼草属 Loxocalyx

　　　　　　　　　　　22. 小坚果卵球形，顶端钝圆。

　　　　　　　　　　　　26. 花冠上唇长于下唇…………21. 假糙苏属 Paraphlomis

　　　　　　　　　　　　26. 花冠上唇短于下唇…………………22. 水苏属 Stachys

　　　　　　18. 花冠上唇短而扁平，无毛或略有毛………23. 冠唇花属 Microtoena

10. 雄蕊 2 枚，花药药隔延长…………………………24. 鼠尾草属 Salvia

9. 花冠近辐射对称，裂片近相似，或稍分化。

　　27. 后对雄蕊自花冠上唇 2 枚裂片间伸出………25. 异野芝麻属 Heterolamium

　　27. 雄蕊及花特征不同上述。

　　　　28. 雄蕊上升于花冠上唇之下，花冠二唇形，花萼 13 条脉。

　　　　　29. 花冠筒中部以下向后折升…………………26. 蜜蜂花属 Melissa

　　　　　29. 花冠筒直伸或稍弯………………27. 风轮菜属 Clinopodium

28. 雄蕊直伸，突出，花萼10~13（~15）条脉。

30. 雄蕊4枚（除地笋属外），近等长，花丝直伸。

31. 花冠2/3式，上唇微凹或凹缺，花萼5齿相等，15条脉……………………
………………………………………………………………**28. 牛至属 Origanum**

31. 花冠近辐射对称，冠檐4裂，花萼10~13条脉。

32. 能育雄蕊4枚，近等大；小坚果顶端圆…………**29. 薄荷属 Mentha**

32. 能育雄蕊2枚（前对），后对雄蕊为棒状退化或缺如…**30. 地笋属 Lycopus**

30. 雄蕊2枚，或2长2短，直伸，花萼具10条脉。

33. 能育雄蕊4枚，花丝直伸，花冠筒短，5裂…………**31. 紫苏属 Perilla**

33. 能育雄蕊2枚（后对），前对雄蕊为线形退化………**32. 石荠苎属 Mosla**

8. 花药球形，药室叉开，顶端汇合为一室，花粉散后则平展，花冠筒内藏。

34. 萼齿近相等，果时增大成二唇形…………………**34. 筒冠花属 Siphocranion**

34. 花萼5齿，相等或近相等…………………………**33. 香薷属 Elsholtzia**

6. 雄蕊下倾，平卧于花冠下唇或内藏。

35. 花冠前（下）裂片内凹，常呈舟状，不反折，基部窄…………**35. 香茶菜属 Isodon**

35. 花冠前（下）裂片扁平或稍内凹，基部不窄…………**36. 罗勒属 Ocimum**

（一）动蕊花属 Kinostemon Kudo

多年生草本。叶具短柄。轮伞花序具花2朵；苞片披针形；花萼钟形，具10条脉，二唇形，上唇3齿，中齿大，具网脉，侧齿小，下唇2齿；花冠二唇形，2/3式，中裂片最大；雄蕊4枚，自花冠上唇伸出，直伸，前对较花冠筒长2倍，花丝丝状，药室稍叉开，顶端汇合；子房4浅裂，顶端平截。小坚果倒卵球形，4枚，背部微具网纹，合生面达果长的1/2。

3种，我国特有；湖北3种；神农架3种，可供药用的2种。

■ 分种检索表

1. 植物体无毛；花冠上唇2枚裂片斜三角状卵形…………………**1. 动蕊花 K. ornatum**

1. 植物体被平展白色长柔毛；花冠上唇2枚裂片扁圆形…………**2. 粉红动蕊花 K. alborubrum**

1 动蕊花 Kinostemon ornatum (Hemsley) Kudo

多年生草本。茎四棱形，光滑无毛。叶片卵状披针形或长圆状线形，尾状渐尖，基部楔状下延，两面光滑无毛。花冠紫红色，外面极疏被微柔毛及淡黄色腺点，花冠上唇2枚裂片斜三角状卵形。坚果。花期6~8月，果期8~11月。

分布于神农架红坪、新华、阳日、宋洛等地，生于山坡密林下。常见。

全草（动蕊花）清热解毒，利水消肿，散瘀止痛；用于外感风热引起的发热、恶寒、头痛、身痛、咽痛、咳嗽、咳黄稠痰等。

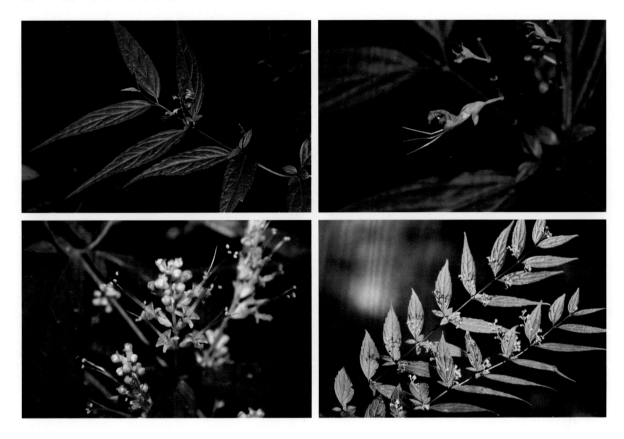

2 粉红动蕊花 **Kinostemon alborubrum** (Hemsley) C. Y. Wu & S. Chow

多年生草本。具匍匐茎，茎基部近圆柱形，上部四棱形，密被平展白色长柔毛。叶片卵圆形或卵圆状披针形，上表面被疏柔毛，下表面脉上密生长柔毛，余部为疏柔毛。花冠粉红色，外被白色绵状长柔毛及淡黄色腺点，花冠上唇2枚裂片扁圆形。花期7月，果期8~9月。

分布于神农架新华、阳日，生于山坡草丛中或林下。常见。

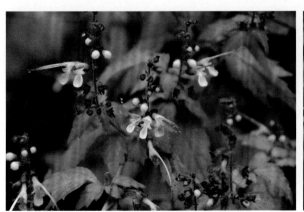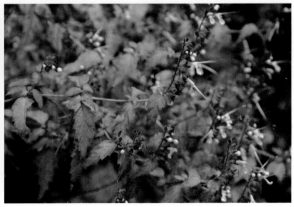

全草清热解毒，利水消肿，散瘀止痛；用于外感风热引起的发热、恶寒、头痛、身痛、咽痛、咳嗽、咳黄稠痰等。

（二）香科科属 Teucrium Linnaeus

单叶，具羽状脉。轮伞花序具花 2~3 朵；花萼具 10 条脉，萼筒基部前面鼓胀，萼檐具 5 齿或二唇形，3/2 式；花冠单唇，冠檐具 5 枚裂片，两侧裂片短小；雄蕊 4 枚，前对稍长，花丝长不及冠筒的 2 倍，花后多弓曲，花药药室极叉开；子房球形，花柱与花丝等长或稍长，柱头 2 浅裂。小坚果倒卵状球形，无毛，合生面约为果长的 1/2。

约 260 种；我国 18 种；湖北 6 种；神农架 4 种，均可供药用。

■ 分种检索表

1. 花萼二唇形，雄蕊比花冠筒长 1 倍以上；小坚果具网纹⋯⋯⋯⋯⋯1. **二齿香科科 T. bidentatum**
1. 花萼二唇形不明显或明显，雄蕊稍露出至伸出部分与花冠筒等长；小坚果无网纹。
  2. 假穗状花序由密集轮伞花序组成，生于茎及短枝上部，宛如圆锥花序⋯⋯2. **血见愁 T. viscidum**
  2. 假穗状花序不构成圆锥花序状。
    3. 茎无毛，稀近节处疏被长柔毛⋯⋯⋯⋯⋯⋯⋯⋯⋯⋯⋯3. **穗花香科科 T. japonicum**
    3. 茎被白色或淡黄色长达 3mm 的长柔毛⋯⋯⋯⋯⋯⋯⋯⋯⋯4. **长毛香科科 T. pilosum**

1   二齿香科科 Teucrium bidentatum Hemsley

多年生草本。茎部近圆柱形，上部四棱形，具微柔毛。叶柄被微柔毛；叶片卵圆形至披针形，侧脉 4~6 对，先端渐尖或尾状渐尖，基部楔形或阔楔形。花冠白色，花萼二唇形，雄蕊比花冠筒长 1 倍以上。小坚果卵圆形，具网纹，黄棕色。花期 9 月，果期 10~11 月。

分布于神农架各地，生于低海拔的山地林下。常见。

根解毒，健脾利湿。

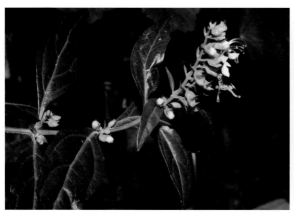
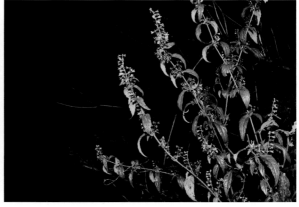

2 | 血见愁 Teucrium viscidum Blume

■ 分变种检索表

1. 花萼具腺毛 ··2a. *血见愁* **T. viscidum** var. **viscidum**

1. 花萼无腺毛 ··2b. *微毛血见愁* **T. viscidum** var. **nepetoides**

2a | **血见愁**（原变种）**Teucrium viscidum** var. **viscidum**

多年生草本。茎下部无毛或近无毛，上部被腺毛及柔毛。叶卵形或卵状长圆形，具重圆齿，两面近无毛或疏被柔毛。轮伞花序具花 2 朵，密集成穗状花序；苞片披针形；花梗密被腺状长柔毛；花萼钟形，上唇 3 齿，下唇 2 齿；花冠白色、淡红色或淡紫色，中裂片圆形，侧裂片卵状三角形。小坚果扁球形。花期 7~9 月，果期 11 月。

分布于神农架各地，生于低海拔的山地林下。少见。

全草（水藿香）用于风湿冷痛。

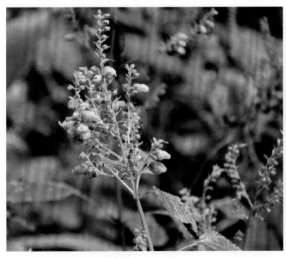 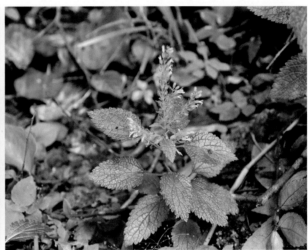

2b | **微毛血见愁**（变种）**Teucrium viscidum** var. **nepetoides** (H. Léveillé) C. Y. Wu & S. Chow

多年生草本。具匍匐茎，茎下部无毛或几近无毛，上部具夹生腺毛的短柔毛。叶柄无毛；叶片圆形至卵圆状长圆形，两面近无毛，或被极稀的微柔毛。花冠白色、淡红色或淡紫色；花及苞片均较大；花萼密被灰白色微柔毛。小坚果扁球形，黄棕色。花期 7~9 月，果期 11 月。

分布于神农架各地，生于低海拔的山地林下。少见。

全草（水藿香）用于风湿冷痛。

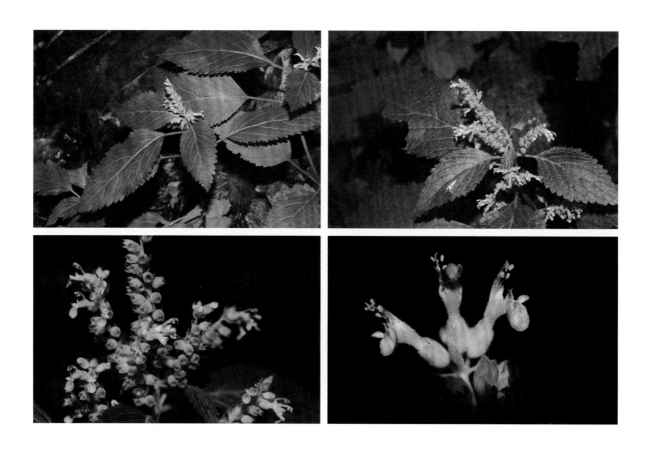

3　穗花香科科 **Teucrium japonicum** Willdenow

多年生草本。具匍匐茎，茎四棱形，平滑无毛。叶片卵圆状长圆形至卵圆状披针形，基部心形

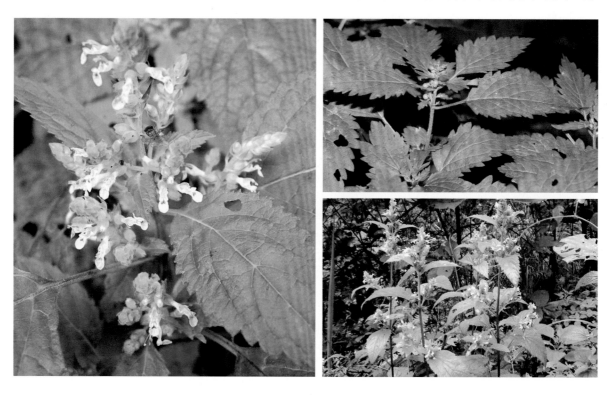

至平截。花萼钟形，萼齿5枚，上3齿正三角形，下2齿锐三角形，与上3齿等长；花冠白色或淡红色。小坚果倒卵形，栗棕色，疏被白色波状毛。花期7~9月，果期10月。

分布于神农架松柏（黄连架），生于山地林下阴湿处。常见。

全草祛风散寒，解表。

4 长毛香科科 **Teucrium pilosum** (Pampanini) C. Y. Wu & S. Chow

多年生草本。植株粗壮，被稠密的黄色长柔毛，具匍匐茎。叶大，长圆形，先端短渐尖或渐尖，基部截平或近心形，边缘具重锯齿，上表面中肋被长柔毛，余部为贴生短柔毛，下表面脉上被长柔毛。假穗状花序极短；花冠淡红色，冠筒不达花冠长的1/3；雄蕊稍伸出唇片，花柱与雄蕊等长。花期7~8月，果期11月。

分布于神农架大九湖，生于荒地中或山坡林缘。常见。

全草用于风热感冒、咽喉肿痛、腮腺炎、痢疾、漆疮、湿疹、疥癣、风疹。

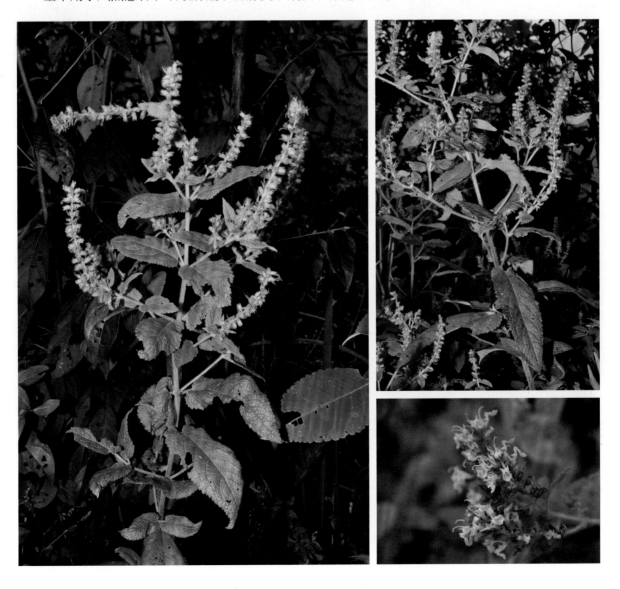

（三）筋骨草属 Ajuga Linnaeus

多年生草本。单叶。轮伞花序具花2朵至多朵，组成穗状花序；花近无梗；花萼具10条脉，5条副脉有时不明显，萼齿5枚，近整齐；花冠常宿存，冠筒内具毛环，稀无，冠檐二唇形；雄蕊4枚，二强，前对较长，常自上唇间伸出，花药2室，横裂汇合为1室；柱头2浅裂，裂片钻形，花盘小。

40~50种；我国18种；湖北4种；神农架4种，均可供药用。

分种检索表

1. 苞叶与茎叶同形同色 ···4. 线叶筋骨草 A. linearifolia
1. 苞叶与茎叶异形，苞叶紫色。
　2. 花较小，花冠筒在毛环上方稍膨大，浅囊状或曲膝状。
　　3. 植株花时常无基生叶 ···1. 紫背金盘 A. nipponensis
　　3. 植株花时具基生叶 ···2. 金疮小草 A. decumbens
　2. 花冠筒直伸或微弯，不为囊状或曲膝状 ······················3. 筋骨草 A. ciliata

---

1　紫背金盘 Ajuga nipponensis Makino

多年生草本。茎基部常带紫色。叶片纸质，先端钝，基部楔形，下延，具缘毛，两面被毛，侧脉4~5对。轮伞花序多花。小坚果卵状三棱形，具网状皱纹。花期12月至翌年3月，果期1~5月。

分布于神农架各地，生于低海拔的田边、林内及向阳坡地。常见。

全草（紫背金盘）消炎，接骨，凉血。

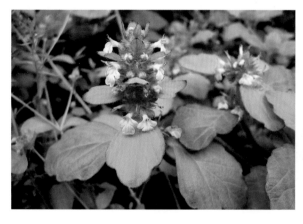 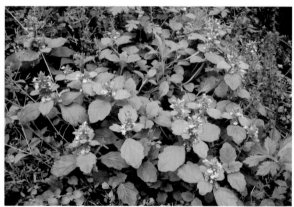

2　金疮小草 Ajuga decumbens Thunberg

多年生草本。具匍匐茎。叶片薄纸质，基部渐狭，下延，具缘毛，两面被疏糙伏毛或疏柔毛，尤以脉上为密，侧脉 4~5 对，斜升，与中脉在上表面微隆起，下表面十分突起。轮伞花序多花。小坚果倒卵状三棱形，背部具网状皱纹。花期 3~7 月，果期 5~11 月。

分布于神农架各地，生于低海拔的田边、路旁及湿润的草坡上。常见。

全草（白毛夏枯草）止咳化痰，清热凉血，消肿解毒。

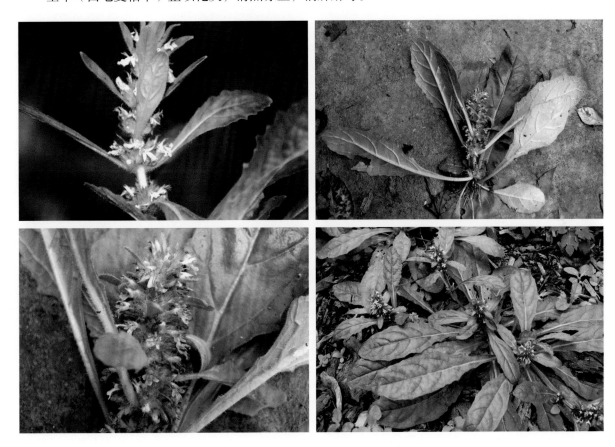

3　筋骨草 Ajuga ciliata Bunge

■ 分变种检索表

1. 叶被灰白色疏柔毛·······························3a. 筋骨草 A. ciliata var. ciliata

1. 叶无毛或近无毛·······················3b. 微毛筋骨草 A. ciliata var. glabrescens

3a　筋骨草（原变种）Ajuga ciliata var. ciliata

多年生草本。叶卵状椭圆形或窄椭圆形，基部抱茎，叶被灰白色柔毛。轮伞花序组成穗状花序；苞叶卵形，紫红色，全缘或稍具缺刻；花萼漏斗状钟形，萼齿被长柔毛及缘毛，长三角形或窄三角形；花冠紫色，具蓝色条纹，冠筒被柔毛，内面被微柔毛，基部具毛环，上唇先端圆，微缺，下唇中裂片倒心形，侧裂片线状长圆形。花期4~8月，果期7~9月。

分布于神农架下谷，生于路边。常见。

全草（筋骨草）清热，凉血，消肿。

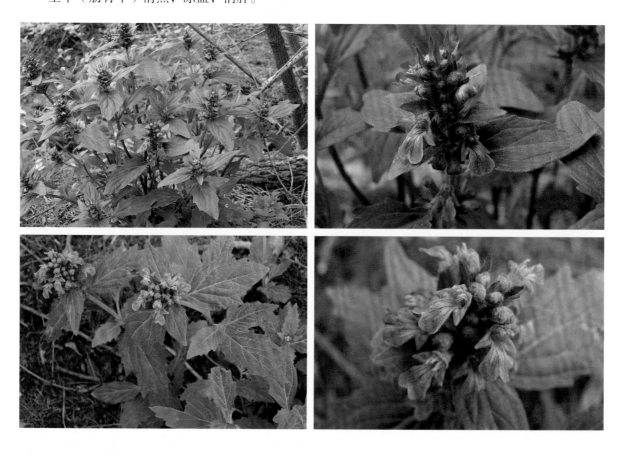

3b 微毛筋骨草（变种）**Ajuga ciliata var. glabrescens** Hemsley

多年生草本。叶柄绿黄色或紫红色，被毛；叶薄，阔椭圆形或椭圆状卵形。花白色至红色，花萼被疏微柔毛或几无毛。小坚果长圆状或卵状三棱形，背部具网状皱纹。花期4~8月，果期7~9月。

分布于神农架阳日，生于山坡草丛中及林下。常见。

全草（筋骨草）清热，凉血，消肿。

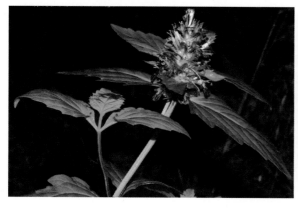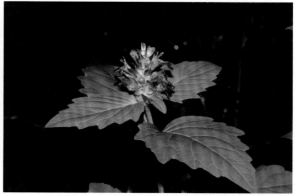

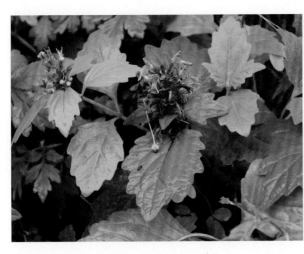
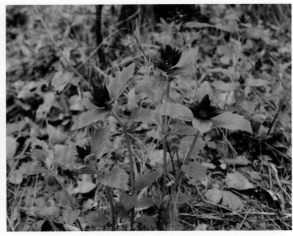

4 | 线叶筋骨草 **Ajuga linearifolia** Pampanini

　　多年生草本。全株被白色具腺长柔毛或绵毛。根部肥大，木质化。茎四棱形，淡紫红色。叶柄极短，具狭翅及槽；叶片线状披针形或线形，基部渐狭，下延，抱茎。轮伞花序；苞叶与茎叶同形，无柄；花萼萼齿 5 枚，狭三角形或线状狭披针形，密具长柔毛状缘毛；花冠白色或淡紫色。小坚果倒卵状或长倒卵状三棱形。花期 4~5 月，果期 5 月以后。

　　分布于神农架各地，生于高海拔的山坡林缘。常见。

　　全草（筋骨草）清热，凉血，消肿。

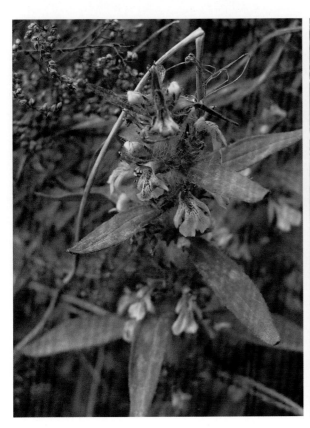
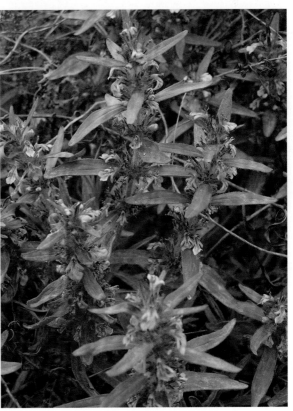

（四）水棘针属 Amethystea Linnaeus

叶三角形或近卵形，3 深裂，裂片窄卵形或披针形，稀不裂或 5 裂，具粗锯齿或重锯齿。聚伞花序具长梗，组成圆锥花序；苞片与茎叶同形，小苞片线形；花萼钟形，具 10 条脉，5 条脉明显，具 5 齿；花冠蓝色或紫蓝色，上唇 2 裂，下唇 3 裂，中裂片近圆形。小坚果倒卵球状三棱形。

1 种，神农架有分布，可供药用。

水棘针 Amethystea caerulea Linnaeus

本种特征同水棘针属。花期 8~9 月，果期 9~10 月。

分布于神农架的低海拔地区，生于田野中。常见。

全草（水棘针）清热解毒，消肿止痛。

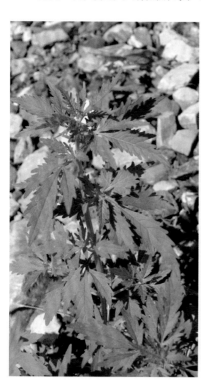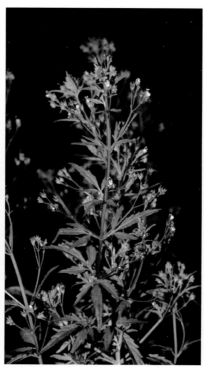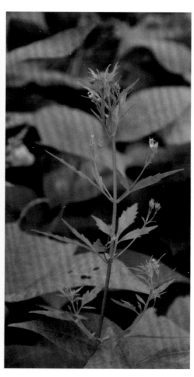

（五）黄芩属 Scutellaria Linnaeus

草本或亚灌木。花腋生；花萼短筒形，背腹扁，二唇，唇片全缘，果时闭合沿缝线开裂，裂达基部，上唇片早落，下唇片宿存；花冠二唇形，冠筒伸出，喉部宽大，内无明显毛环，上唇盔状，下唇 3 裂，中裂片宽扁，两侧裂片和上唇稍靠合；雄蕊 4 枚，二强，前对较长，花药成对靠近，后对花药具 2 室，药隔稍尖，前对花药败育为 1 室；子房具柄，柱头不等 2 浅裂。

约 350 种；我国 98 种；湖北 9 种；神农架 9 种，可供药用的 6 种。

■ 分种检索表

1. 总状或穗状花序顶生，多具小苞叶。
　　2. 高大的蔓性草本···4. 莸状黄芩 S. caryopteroides
　　2. 矮小的直立草本。
　　　　3. 叶基部圆形、浅心形至心形·····························1. 韩信草 S. indica
　　　　3. 叶基部截形至圆形·····················6. 紫茎京黄芩 S. pekinensis var. purpureicaulis
1. 单花或总状花序腋生，如为顶生花序，其花多具苞叶，苞叶与茎叶同形，并渐呈苞片状。
　　4. 总状花序腋生。
　　　　5. 叶缘全部具圆齿或重锯齿·················5. 锯叶峨眉黄芩 S. omeiensis var. serratifolia
　　　　5. 叶全缘或仅下部具3~4枚粗齿·····················3. 岩藿香 S. franchetiana
　　4. 单花腋生···2. 半枝莲 S. barbata

---

1 韩信草 Scutellaria indica Linnaeus

■ 分变种检索表

1. 叶两面被微柔毛···1a. 韩信草 S. indica var. indica
1. 叶两面密被白色柔毛···1b. 长毛韩信草 S. indica var. elliptica

1a 韩信草（原变种）Scutellaria indica var. indica

　　多年生草本。茎四棱形，暗紫色，被微柔毛。叶草质至近坚纸质，心状卵圆形或圆状卵圆形至椭圆形，先端钝或圆，基部圆形、浅心形至心形。总状花序，对生；花冠蓝紫色。成熟小坚果栗色或暗褐色，卵形。花、果期2~6月。

　　分布于神农架各地，生于低海拔的山地疏林下、路旁空地及草地上。常见。

　　全草舒筋活络，散瘀止痛。

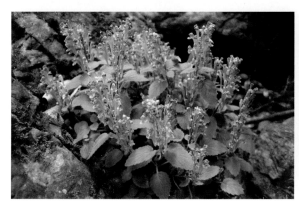
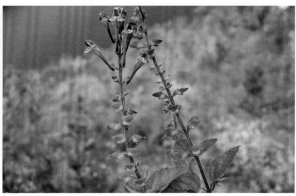

1b 长毛韩信草（变种） *Scutellaria indica* var. *elliptica* Sun ex C. H. Hu

本变种与韩信草（原变种）的区别为全株密被白色具节柔毛。

分布于神农架各地，生于低海拔的山坡林缘。少见。

全草舒筋活络，散瘀止痛。

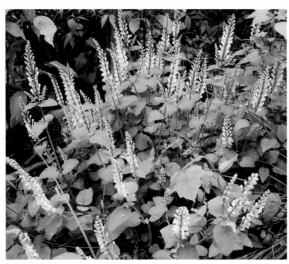
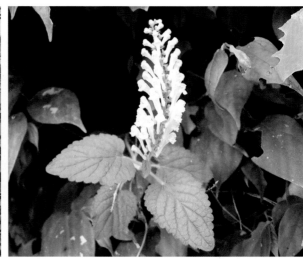

2 半枝莲 *Scutellaria barbata* D. Don

多年生草本。具匍匐根。茎四棱形。叶对生，茎下部叶有短柄，上部叶无柄，卵状椭圆形至条状披针形，基部截形或圆形。轮伞花序；花冠紫蓝色，外密被柔毛。小坚果褐色，扁球形。花期5~6月，果期6~8月。

分布于神农架新华至兴山一线，生于低海拔的水田边、溪边或湿润草地上。少见。

全草清热解毒，活血化瘀，消肿止痛。

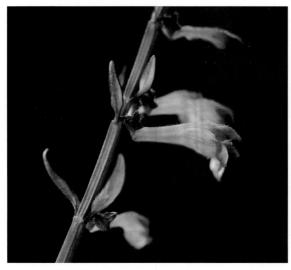
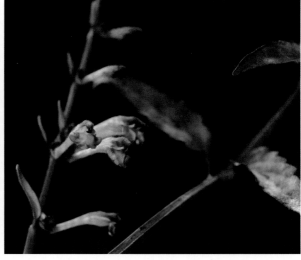

3 | 岩藿香 Scutellaria franchetiana H. Léveillé

多年生草本。根茎横走，密生须根，在节上生匍匐枝。茎锐四棱形，紫色。茎叶具柄，被微柔毛；叶片草质，卵圆形至卵圆状披针形，基部宽楔形、近截形至心形，侧脉2~3对，中脉在上表面不明显，下表面多少显著。总状花序，花冠紫色，花萼散布腺点。小坚果黑色，卵球形。花期6~7月，果期8~9月。

分布于神农架宋洛、新华，生于山坡湿地上。常见。

全草（岩藿香）用于跌打红肿、风热咳嗽、痈疽。

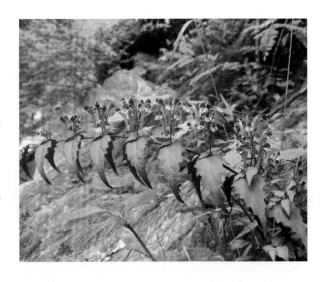

4 | 莸状黄芩 Scutellaria caryopteroides Handel-Mazzetti

多年生草本。茎密被腺状柔毛。叶三角状卵形，先端尖，基部心形或近平截，具圆齿状重锯齿，两面密被微柔毛，下表面脉上毛较密。总状花序；苞片和花梗密被腺状柔毛；花冠暗紫色，疏被腺状柔毛。花期6~7月，果期6~8月。

分布于神农架宋洛、新华，生于溪边湿地上。常见。

全草（莸黄芩）用于黄疸型肝炎、咽喉炎、牙痛。

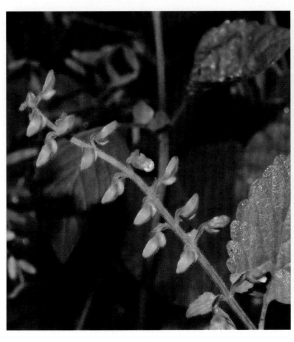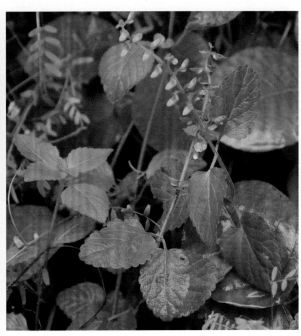

| 5 | 锯叶峨眉黄芩（变种） | **Scutellaria omeiensis** C. Y. Wu var. **serratifolia** C. Y. Wu & S. Chow |

多年生草本。茎锐四棱形，棱上微具翅，常呈紫色。叶片卵圆形，先端短渐尖至尾状渐尖，基部平截而下延，边缘具圆齿或重锯齿。花序总状，顶生或腋生；苞片卵圆形，由茎叶逐渐过渡而成；花萼盾片极发达，呈倒卵形；花冠黄色至紫红色，外被短柔毛，冠筒基部前方稍膝曲状膨大。花期6~7月，果期7~8月。

分布于神农架木鱼，生于山谷溪边。少见。

全草（峨眉黄芩）清热，祛风除湿。

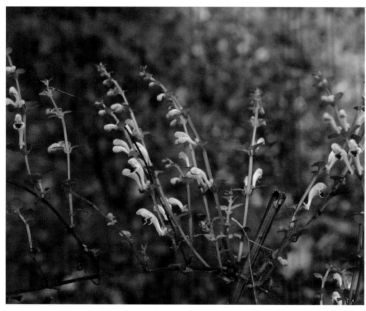
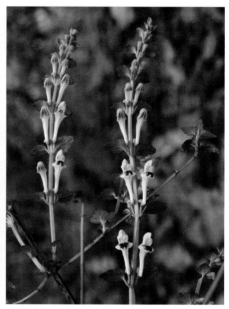

| 6 | 紫茎京黄芩（变种） | **Scutellaria pekinensis** Maximowiez var. **purpureicaulis** (Migo) C. Y. Wu & H. W. Li |

一年生草本。茎直立，四棱形，密被短柔毛，常带紫色。叶卵圆形或三角状卵圆形，两面疏被具节的柔毛。花排列成顶生的总状花序；花梗与序轴密被柔毛；苞片花序上最下一对较大，且呈叶状，其余均细小，狭披针形，全缘；花萼果时增大，密被小柔毛；花冠蓝紫色，外被具腺小柔毛，内面无毛。成熟小坚果栗色，具瘤。花期6~8月，果期7~10月。

分布于神农架宋洛、新华，生于溪边湿地上。常见。

全草清热解毒；用于跌打损伤。

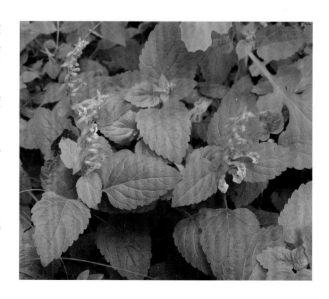

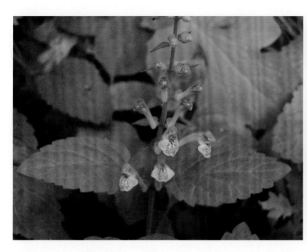
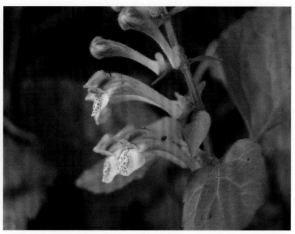

（六）夏至草属 Lagopsis (Bunge ex Bentham) Bunge

多年生草本。叶阔卵形、肾状圆形至心形，掌状浅裂或深裂。轮伞花序腋生，花小，白色、黄色至褐紫色；花萼管形或管状钟形，具5齿，其中2齿稍大，在果时尤为明显且展开；雄蕊4枚，前对较长，均内藏于花冠筒内，花丝短小，花药2室，叉开；花盘平顶；花柱内藏，先端2浅裂。小坚果卵圆状三棱形，光滑，或具鳞秕，或具细网纹。

4种；我国3种；湖北1种；神农架1种，可供药用。

夏至草 Lagopsis supina (Stephan ex Willdenow) Ikonnikov-Galitzky ex Knorring

多年生草本。叶圆形，先端圆，基部心形，3浅裂或深裂，裂片具圆齿或长圆状牙齿，基生裂片较大，上表面疏被微柔毛，下表面被腺点，沿脉被长柔毛，具缘毛。轮伞花序疏花；小苞片弯刺状；花萼密被微柔毛，萼齿三角形；花冠白色，稍伸出，被绵状长柔毛。小坚果褐色，被鳞片。花期3~4月，果期5~6月。

分布于神农架松柏、阳日，生于路边或土边。常见。

全草（夏至草）活血调经。

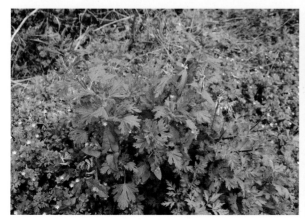
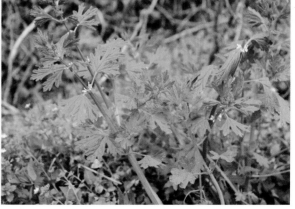

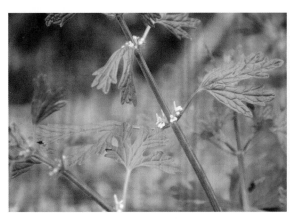
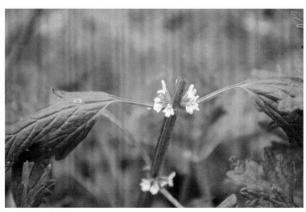

（七）藿香属 Agastache Clayton ex Gronovius

多年生草本，有香气。茎方形，略带红色，上部微被柔毛。叶对生，心状卵形或长圆状披针形，边缘具不整齐钝锯齿，下表面有短柔毛和腺点。轮伞花序组成顶生的假穗状花序；苞片披针形；花萼筒状，有缘毛和腺点；花冠淡紫色或红色，二唇形，下唇中部裂片有波状细齿；雄蕊4枚，二强，伸出花冠外。小坚果。

9种；我国1种；湖北1种；神农架栽培1种，可供药用。

藿香 Agastache rugosa (Fischer & C. Meyer) Kuntze

多年生草本。茎四棱形。叶心状卵形至长圆状披针形，基部心形，稀截形。轮伞花序多花，花

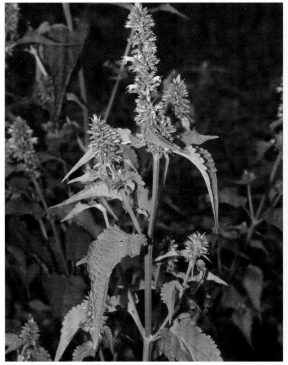
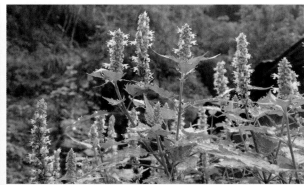
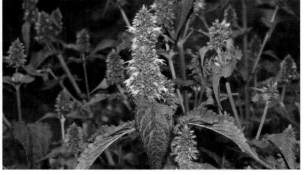

冠淡紫蓝色。成熟小坚果卵状长圆形，褐色。花期 6~9 月，果期 9~11 月。

野生种只见于神农架木鱼（官门山），生于海拔 1400m 的林缘，神农架各地广为栽培。

全草（草藿香）和中，辟秽，祛湿。根解表止吐。

（八）荆芥属 Nepeta Linnaeus

一年生或多年生草本，稀为亚灌木。叶有齿缺或分裂，上部叶有时全缘。花组成轮伞花序或聚伞花序；花萼管形，倒锥形，具 15 条脉，具 5 齿，等大或不等大；花冠筒内无毛环，冠檐二唇形，上唇 2 裂，下唇 3 裂，中裂片最宽大。小坚果长圆状卵形，光滑或具突起。

250 种；我国 41 种；湖北 4 种；神农架 4 种，均可供药用。

■ 分种检索表

1. 2 对雄蕊不互相平行，后对雄蕊上升，前对雄蕊向前直伸。
　2. 叶指状 3 裂 ···3. 裂叶荆芥 **N. tenuifolia**
　2. 叶羽状深裂或分裂，有时浅裂至近全缘 ·······················2. 多裂叶荆芥 **N. multifida**
1. 2 对雄蕊互相平行，皆向花冠上唇，下部弧状上升。
　3. 叶三角状卵形，先端急尖或尾尖；花紫色 ·······················4. 心叶荆芥 **N. fordii**
　3. 叶卵形或三角状心形，先端钝；花白色 ·························1. 荆芥 **N. cataria**

1 | 荆芥 Nepeta cataria Linnaeus

多年生草本。茎基部木质化。叶卵状至三角状心形，边缘具粗圆齿或牙齿，侧脉 3~4 对，在上表面微凹陷，下表面隆起。花序为聚伞状，再组成顶生的圆锥花序；苞叶叶状，上部的变小而呈披针状；花萼花后增大，呈瓮状，纵肋十分清晰；花冠白色，下唇有紫点，外被白色柔毛，内面在喉部被短柔毛。小坚果卵形，灰褐色。花期 7~9 月，果期 9~10 月。

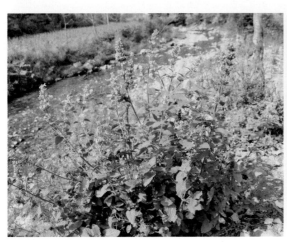
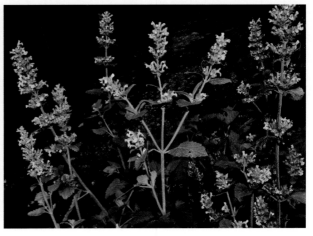

分布于神农架红坪（红举），栽培屋前。

干燥茎叶和花穗祛风解表，透疹，止血。

2 多裂叶荆芥 Nepeta multifida Linnaeus

多年生草本。叶卵形，羽状深裂、浅裂或近全缘，基部平截或心形，裂片线状披针形或卵形，全缘或疏生齿，下表面被白色微硬毛及腺点，具缘毛。轮伞花序组成穗状花序；苞片卵形，深裂或

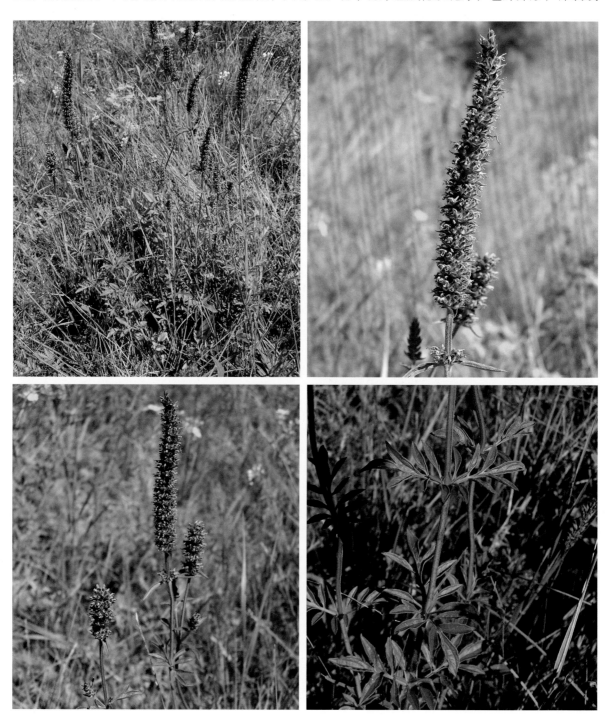

全缘，淡紫色；花萼紫色，基部淡黄色，疏被短柔毛，萼齿三角形；花冠蓝紫色，被长柔毛，上唇2裂，下唇3裂。小坚果褐色，扁长圆形。花期7~9月，果期8~10月。

原产于我国华北，神农架阳日有栽培。

地上部分疏风，解表透疹。

3 裂叶荆芥 Nepeta tenuifolia Bentham

一年生草本。叶为指状3裂，先端锐尖，裂片披针形，全缘，草质。花序为多数轮伞花序组成的顶生穗状花序，花萼管状钟形。小坚果长圆状三棱形。

原产于我国华北、西北至西南，神农架阳日有栽培。

全草、花穗解表。

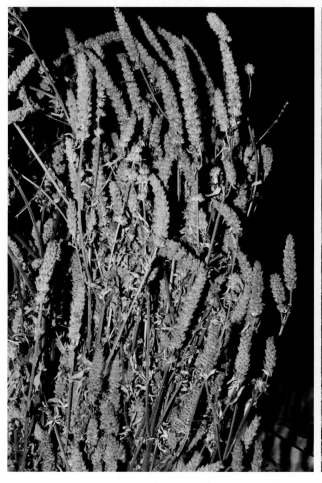
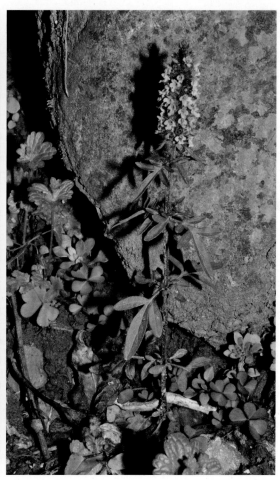

4 心叶荆芥 Nepeta fordii Hemsley

多年生草本。叶三角状卵形，先端急尖或尾状渐尖，基部心形，边缘有粗圆齿。聚伞花序二歧

状分枝，下部的腋生，上部的组成松散的圆锥花序；花萼瓶状，5 齿近相等；花冠紫色，上唇 2 浅裂，下唇 3 裂；雄蕊 4 枚。小坚果卵状三棱形。

分布于神农架各地，生于海拔 400~900m 的山坡林缘及林下沟边。

干燥茎叶和花穗祛风解表，透疹，止血。

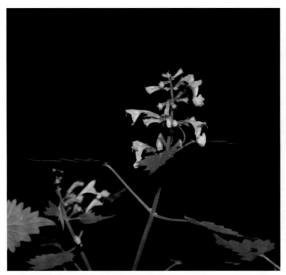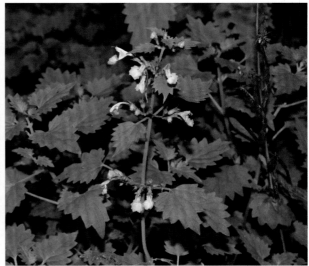

（九）活血丹属 Glechoma Linnaeus

多年生草本。具匍匐茎。叶具长柄，基部心形。轮伞花序腋生，具花 2~6 朵；花萼近喉部微弯，15 条脉，3/2 式；花冠管形，上部膨大，上唇直伸，下唇平展，3 裂；雄蕊 4 枚，花丝无毛；雌花雄蕊不育，药室长圆形；子房无毛，花柱纤细，柱头 2 浅裂。小坚果深褐色，长圆状卵球形，无毛。

约 8 种；我国 5 种；湖北 3 种；神农架 3 种，均可供药用。

■ 分种检索表

1. 叶卵状心形，边缘具粗齿；花冠筒细长，钟状。
  2. 花冠无毛，萼齿卵状三角形，先端细尖····················1. 活血丹 G. longituba
  2. 花冠被毛，萼齿狭三角形，先端具长芒状细尖··············2. 白透骨消 G. biondiana
1. 叶肾形或心状肾形，边缘具圆齿；花冠筒上部膨大成漏斗状······3. 大花活血丹 G. sinograndis

1 活血丹 Glechoma longituba (Nakai) Kuprianova

多年生草本。具匍匐茎，四棱形，基部淡紫红色，几无毛，幼嫩部分被疏长柔毛。叶草质，基部心形，叶脉不明显，下表面紫色，被疏柔毛或长硬毛；叶柄被长柔毛。轮伞花序通常具花 2 朵，稀具花 4~6 朵；花冠淡蓝色至紫色。成熟小坚果深褐色，长圆状卵形。花期 4~5 月，果期 5~6 月。

广泛分布于神农架各地，生于林缘、疏林下、草地中、溪边等阴湿处。常见。

地上部分（连钱草）清热解毒，利尿排石，散瘀消肿。

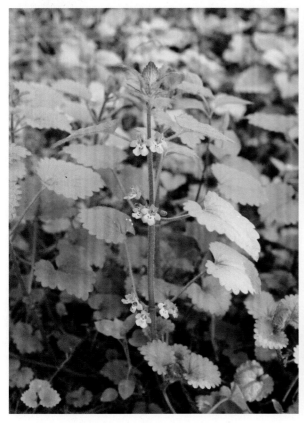
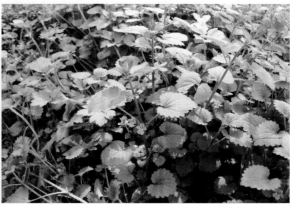
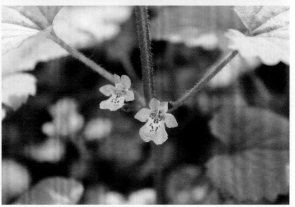

2　白透骨消 Glechoma biondiana (Diels) C. Y. Wu & C. Chen

■ 分变种检索表

1. 花萼管状，微弯 ·· 2a. 白透骨消 G. biondiana var. biondiana

1. 花萼圆柱状，直 ·· 2b. 狭萼白透骨消 G. biondiana var. angustituba

2a　白透骨消（原变种）Glechoma biondiana var. biondiana

多年生草本。植株高大，通常高 30cm 以上，全体被稀疏的长柔毛，具较长的匍匐茎。叶草质，心形，基部心形，下表面紫色，被长柔毛。聚伞花序，通常具花 9 朵，稀为 6 朵；花冠粉红色至淡紫色；花萼管状，微弯，口部比基部稍宽。成熟小坚果长圆形，深褐色。花期 4~5 月，果期 5~6 月。

分布于神农架各地，生于林缘、溪边等阴湿处。常见。

全草清热解毒，利尿排石，散瘀消肿。

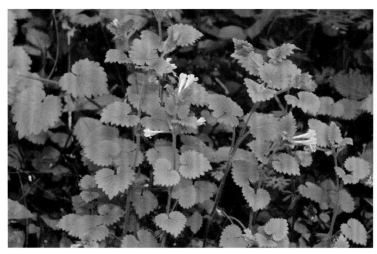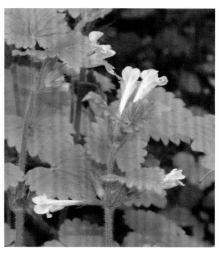

2b 狭萼白透骨消（变种）**Glechoma biondiana** var. **angustituba** C. Y. Wu & C. Chen

本变种与白透骨消（原变种）的区别为花萼狭，圆柱形，口部与基部等宽。

分布于神农架各地，生于林缘、溪边等阴湿处。常见。

全草清热解毒，利尿排石，散瘀消肿。

本变种与原变种在野外很难分清，存在过渡性状，应予以归并为宜。

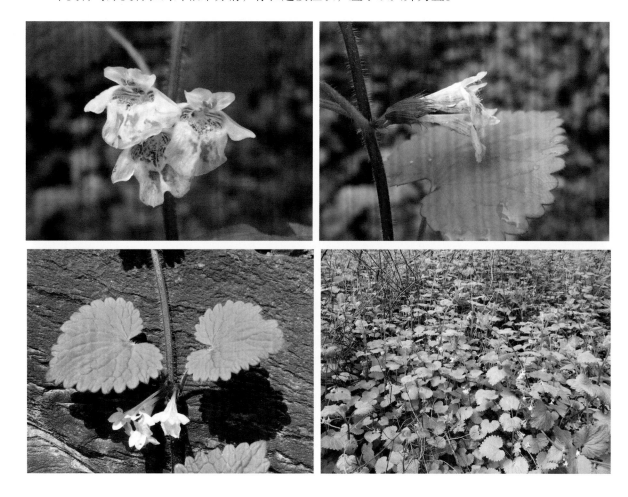

3　大花活血丹 Glechoma sinograndis C. Y. Wu

　　多年生草本。全株被具节蜷曲的长柔毛。叶片心状肾形，先端近圆形或钝，基部心形，边缘具圆齿，上表面被短硬毛，下表面被微柔毛。轮伞花序具花 2~4 朵；萼齿 5 枚，上唇 3 齿略长，下唇 2 齿较短，先端芒状，具缘毛；花冠粉红色或淡蓝色，被柔毛，上唇先深凹，下唇 3 裂，中裂片近圆形，先端凹入，边缘微波状。小坚果长圆状卵形，深褐色。花期 4~5 月，果期 5~6 月。

　　分布于神农架大九湖（大界岭），生于山沟阴湿地。少见。

　　全草清热解毒，利尿排石，散瘀消肿。

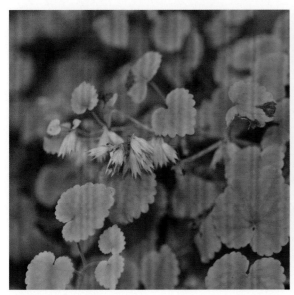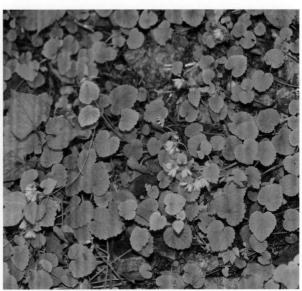

（十）龙头草属 Meehania Britton

　　多年生草本。具匍匐茎，茎节被毛。轮伞花序，具少花，组成总状花序，稀单花腋生；苞片披针形，小苞片 2 枚，钻形或刚毛状；花萼钟形或管状钟形，被毛，具 15 条脉，二唇形，萼齿卵状三角形或披针形，3/2 式；花冠淡紫色或紫色，内面无毛环，冠檐二唇形，上唇先端微缺或 2 裂，下唇 3 裂，中裂片较大。小坚果长圆形或长圆状卵球形，被毛。

　　约 7 种；我国 5 种；湖北 3 种；神农架 3 种，均可供药用。

■ 分种检索表

1. 叶卵形或卵状椭圆形，基部近楔形或稍心形·····················1. 肉叶龙头草 M. faberi
1. 叶心形或卵形，基部心形。
　2. 花萼窄，管形·································2. 龙头草 M. henryi
　2. 花萼钟形或近管形·································3. 华西龙头草 M. fargesii

1 肉叶龙头草 Meehania faberi (Hemsley) C. Y. Wu

多年生草本。叶通常仅有 2~3 对，有时几无柄，幼嫩时密被短柔毛，叶片近肉质，卵形或卵状椭圆形。花成对组成顶生的假总状花序，稀腋生；花冠紫色或粉红色。花期 7~9 月，果期 9 月以后。

分布于神农架各地，生于高海拔的混交林内。少见。

叶解蛇毒，消肿。根补血。

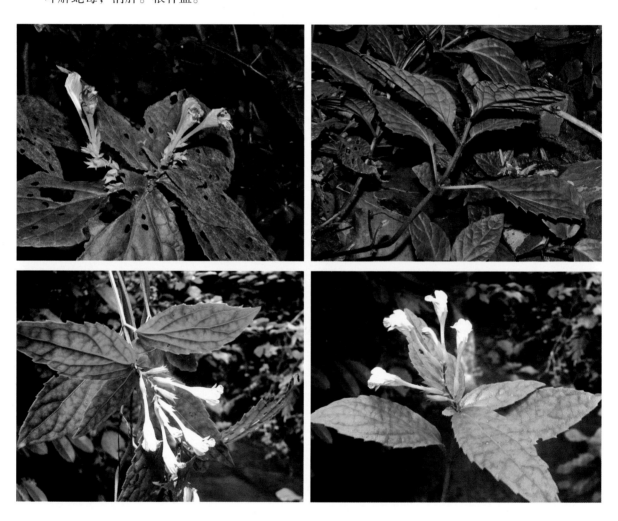

2 龙头草 Meehania henryi (Hemsley) Sun ex C. Y. Wu

多年生草本。茎四棱形。叶具长柄，向上渐变短或几无柄，叶基部心形。聚伞花序组成假总状花序，花冠淡红紫色或淡紫色。小坚果圆状长圆形，平滑，密被短柔毛。花期 9 月。

分布于神农架新华（马鹿场），生于沟谷林下。常见。

叶外敷解蛇毒。根浸酒服补血。

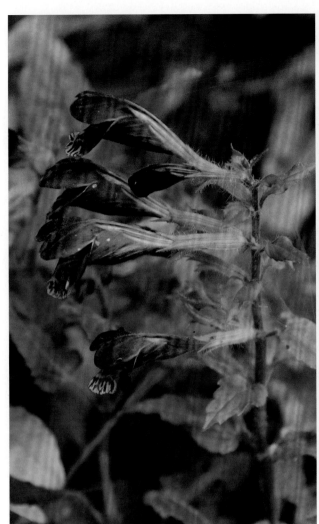
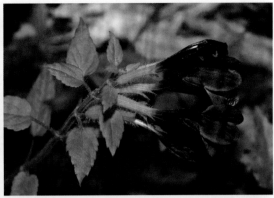
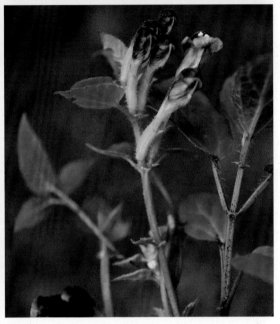

3　华西龙头草 Meehania fargesii (H. Léveillé) C. Y. Wu

■ 分变种检索表

1. 茎高大、粗状，但不具匍匐的分枝……………3a. 梗花华西龙头草 M. fargesii var. pedunculata
1. 常具匍匐茎…………………………………3b. 走茎华西龙头草 M. fargesii var. radicans

3a　梗花华西龙头草（变种）Meehania fargesii var. pedunculata (Hemsley) C. Y. Wu

　　多年生草本。茎较高大而粗壮。叶具柄，向顶端渐变短，有时几无柄；叶片纸质，基部心形，上表面被疏糙伏毛，下表面被疏柔毛。花3朵以上，聚伞花序形成轮伞花序或假总状花序；花冠淡红色至紫红色，外被极疏的短柔毛。花期4~6月，果期6月以后。

分布于神农架各地，生于高海拔的混交林内。常见。

根及叶（梗花华西龙头草）止牙痛。

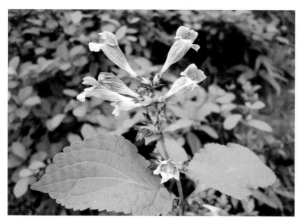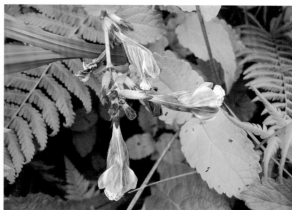

3b 走茎华西龙头草（变种） Meehania fargesii var. radicans (Vaniot) C. Y. Wu

多年生草本。茎较粗壮而长，常超过 30cm，具匍匐茎。叶具柄，向顶端渐变短，有时几无柄；叶片纸质，长圆状卵形，基部心形，上表面被疏糙伏毛，下表面被疏柔毛。花 2 朵，腋生；花冠淡红色至紫红色，外被极疏的短柔毛。坚果未见。花期 4~6 月，果期 6 月以后。

分布于神农架各地，生于高海拔的混交林内。少见。

全草（走茎华西龙头草）祛风除湿，活血散瘀。

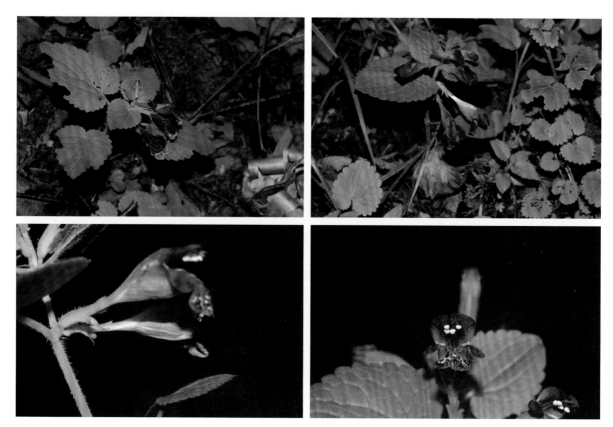

（十一）青兰属 Dracocephalum Linnaeus

多年生草本，稀一年生。具木质根茎。茎直立，稀铺地，四棱形。叶对生，基出叶心状卵形、长圆形或披针形。轮伞花序密集成头状或穗状，或稀疏排列；花冠筒下部细，在喉部变宽；雄蕊4枚，后对较前对为长，通常与花冠等长或稍伸出，花药无毛，稀被毛，具2室，近于180°叉状分开；子房4裂，花柱细长，先端2裂相等。小坚果长圆形。

70种；我国35种；湖北1种；神农架1种，可供药用。

毛建草 Dracocephalum rupestre Hance

多年生草本。具多数基出叶，花后宿存，叶片三角状卵形，先端钝，基部常为深心形或浅心形；茎中部叶具明显的叶柄，叶片似基出叶，花序处的叶变小，具鞘状短柄或几无柄。轮伞花序密集，通常呈头状；苞片大者倒卵形，每侧具刺状小齿，小者倒披针形，常带紫色；花冠紫蓝色。花期7~9月。

分布于神农架红坪（神农谷），生于山坡岩石石缝中。少见。

全草清热排脓，镇咳，平喘。

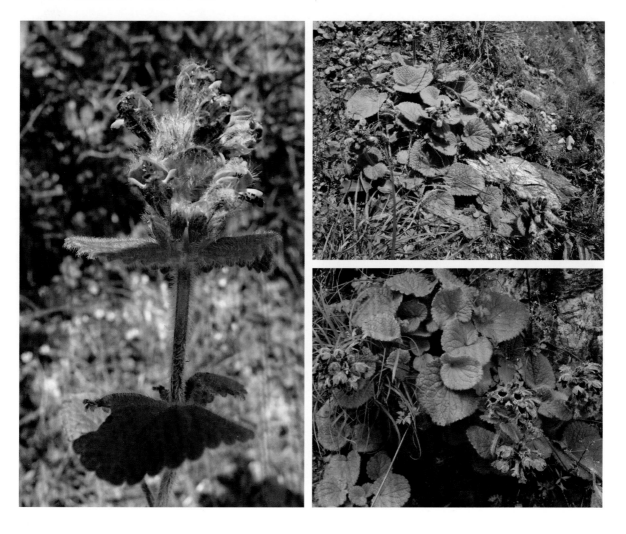

（十二）夏枯草属 Prunella Linnaeus

多年生草本。轮伞花序，具花6朵，多数聚集成卵状或卵圆状的穗状花序，其下承以宽大、膜质、具脉的苞片；花萼管状钟形，二唇形，果时花萼缢缩闭合；花冠筒内面近基部具短毛及鳞片的毛环，冠檐二唇形，上唇直立，盔状，下唇3裂，中裂片较大，内凹，具齿状小裂片，侧裂片反折下垂。小坚果圆形、卵形至长圆形，光滑或具瘤。

7种；我国4种；湖北1种；神农架1种，可供药用。

1 ┃ 夏枯草 Prunella vulgaris Linnaeus

■ 分变种检索表

1. 叶卵状长圆形或卵圆形，边缘具波状齿⋯⋯⋯⋯⋯⋯⋯⋯⋯1a. 夏枯草 P. vulgaris var. vulgaris
1. 叶披针形至长圆状披针形，边全缘⋯⋯⋯⋯⋯⋯⋯1b. 狭叶夏枯草 P. vulgaris var. lanceolata

1a ┃ 夏枯草（原变种）Prunella vulgaris var. vulgaris

多年生草本。根茎匍匐。茎钝四棱形，紫红色。叶草质，侧脉3~4对。轮伞花序密集，组成顶

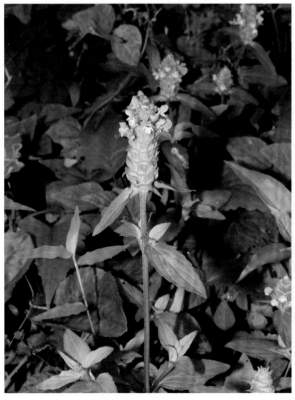
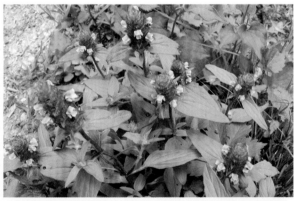
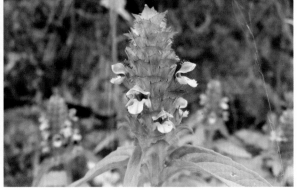

生穗状花序，花序长 2~4cm；花冠紫色、蓝紫色或红紫色。小坚果黄褐色，长圆状卵珠形。花期4~6月，果期 7~10月。

分布于神农架各地，生于荒坡、草地、溪边及路旁等湿润地上。常见。

果穗（夏枯草）清肝明目，散结。

1b　狭叶夏枯草（变种）Prunella vulgaris var. lanceolata (W. P. G. Barton) Fernald

本变种与原变种的区别为叶披针形至长圆状披针形，全缘，无毛或近无毛。

分布于神农架各地，生于荒坡、草地、溪边及路旁等湿润地上。常见。

带花果穗（夏枯草）清肝明目，散结。

夏枯草由于分布广，海拔跨度大，各种生境均有分布，故外形表现出多型性，花色典型的有白色、红色和紫色，叶形卵形至披针形，它们之间没有明显的界限，故不宜划分这个狭叶变种。

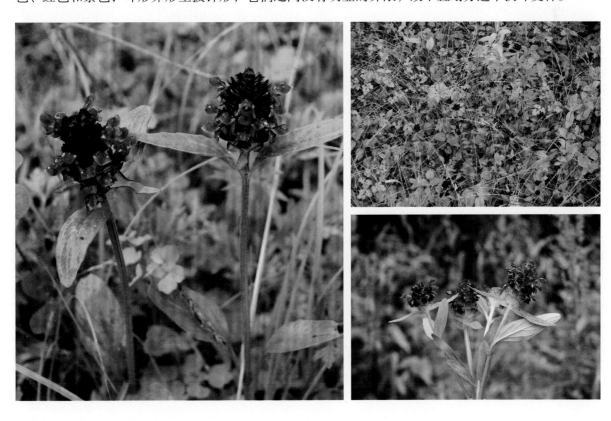

（十三）铃子香属 Chelonopsis Miquel

多年生草本或半灌木至灌木。花叶与茎叶同形。轮伞花序腋生；花大，美丽，白色、黄色至紫红色；花萼膜质，钟形，花后膨大；花冠筒近基部向前方膨大，长伸出，冠檐二唇形，上唇短小，直立，全缘或微凹，下唇较长，近开展，3 裂，中裂片最大，先端微凹或边缘波状至牙齿状。雄蕊4 枚，前对较长；花柱先端 2 浅裂。小坚果顶端具斜向伸长的翅。

16 种；我国 13 种；湖北 1 种；神农架 1 种，可供药用。

小叶铃子香 Chelonopsis giraldii Diels

　　落叶灌木。茎近圆柱形，具条纹，密被微柔毛，多分枝，枝条纤细。叶小，卵圆形或卵圆状三角形；叶柄纤细，近圆柱形。聚伞花序腋生；花紫红色，小苞片线状披针形；花萼钟形；花柱丝状，无毛，伸出花药外，先端等 2 浅裂；花盘斜向。小坚果黑褐色，具条纹。花期 10 月。

　　分布于神农架新华（庙儿观、马鹿场），生于山坡石坎边。少见。

　　同属植物浙江铃子香 C. chekiangensis 的根解表散寒，祛寒通络，消积。本种药效有待进一步研究验证。

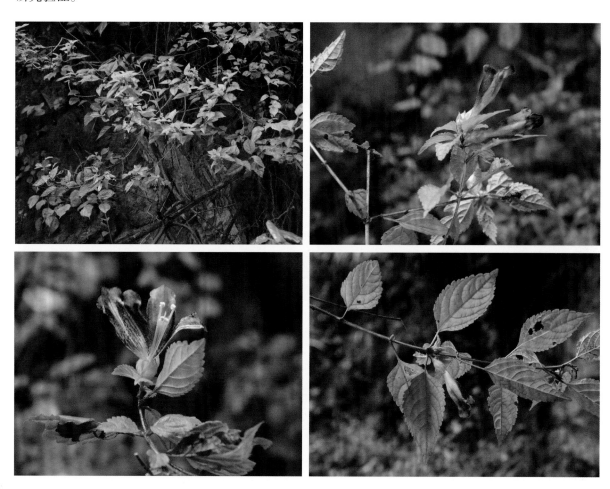

（十四）绣球防风属 Leucas R. Brown

　　草本或半灌木。叶全缘或具齿。轮伞花序少花至多花，疏离，等大，或于枝条顶端紧缩而变小；花萼管状或倒圆锥状，具 10 条脉纹；花冠通常白色，冠筒不超出花萼外，冠檐二唇形，上唇直伸，盔状，全缘或偶有微凹，外密被长柔毛，下唇长于上唇，3 裂，中裂片最大。小坚果卵珠形，三棱状。

　　100 种；我国 8 种；湖北 1 种；神农架 1 种，可供药用。

疏毛白绒草（变种）**Leucas mollissima** Wallich ex Bentham var. **chinensis** Bentham

多年生草本。叶卵圆形，边缘有圆齿状锯齿，上表面绿色，具皱纹，密被柔毛状绒毛，下表面淡绿色，毛较疏；叶柄短，枝条上部叶常近于无柄。轮伞花序腋生，球状，多花密集；花萼管状，外表面密被柔毛，萼筒极短；花冠白色、淡黄色至粉红色，密被白色长柔毛，内面无毛。花、果期5~10月。

分布于神农架木鱼至兴山一带，生于干旱的河谷中。常见。

全草补肾固精，并可配伍用于骨折。

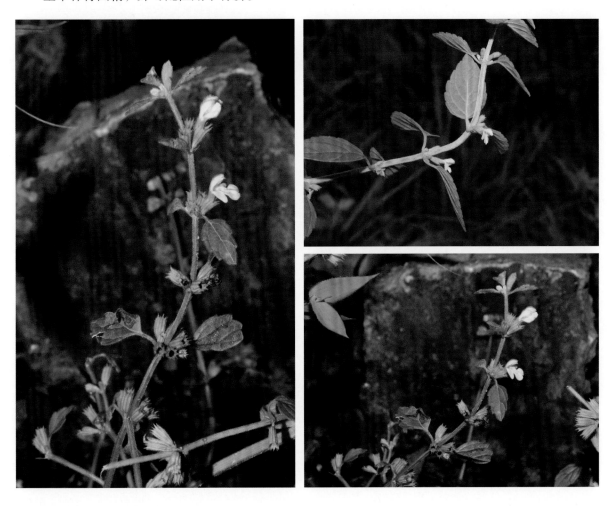

（十五）糙苏属 **Phlomis** Linnaeus

多年生草本。轮伞花序腋生；苞叶与茎叶相似；花无梗；花萼喉部不偏斜，5（10~11）条脉，凸起，萼齿5枚，等长，齿间弯缺，具三角形齿；花冠二唇形，内面常具毛环，下唇3裂，中裂片较侧裂片宽；雄蕊二强，前对较长，后对花丝基部常具附属物，花药成对靠近，药室2个，极叉开，后先端汇合；柱头裂片钻形。小坚果卵状三棱形。

约100种；我国43种；湖北2种；神农架2种，均可供药用。

■ **分种检索表**

1. 花淡紫色或白色 ·······························1. 糙苏 **P. umbrosa**
1. 花黄色 ·······································2. 大花糙苏 **P. megalantha**

| 1 | 糙苏 **Phlomis umbrosa** Turczaninow |

■ **分变种检索表**

1. 叶先端急尖。
  2. 苞片线状钻形，稍比萼筒长 ·················1a. 糙苏 **P. umbrosa** var. **umbrosa**
  2. 苞片线状披针形，比萼筒稍短 ·············1b. 南方糙苏 **P. umbrosa** var. **australis**
1. 叶先端微凹 ·······························1c. 凹叶糙苏 **P. umbrosa** var. **emarginata**

| 1a | 糙苏（原变种）**Phlomis umbrosa** var. **umbrosa** |

多年生草本。茎多分枝，四棱形。叶近圆形、圆卵形至卵状长圆形，先端急尖，稀渐尖，基部浅心形或圆形。轮伞花序通常具花 4~8 朵；花冠通常粉红色；花萼多密生星状毛，稀无毛。小坚果无毛。花期 6~9 月，果期 9 月。

分布于神农架松柏（黄连架），生于山坡疏林下。常见。

根及全草（糙苏）清热解毒，消肿。

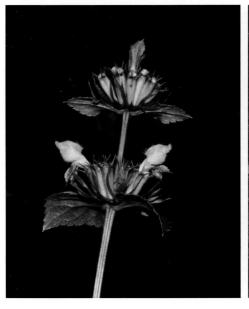
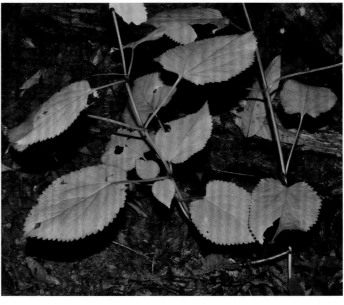

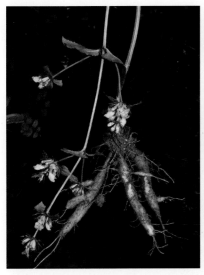 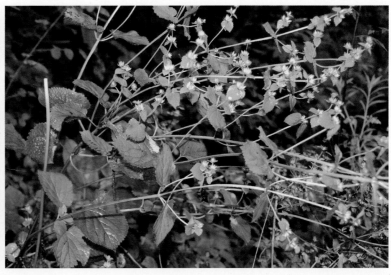

1b 南方糙苏（变种） **Phlomis umbrosa** var. **australis** Hemsley

本变种与糙苏（原变种）的区别为苞片线状披针形，比萼筒稍短。

分布于神农架大九湖、宋洛，生于山坡林下。常见。

根（南方糙苏）祛风止咳，解毒散结。

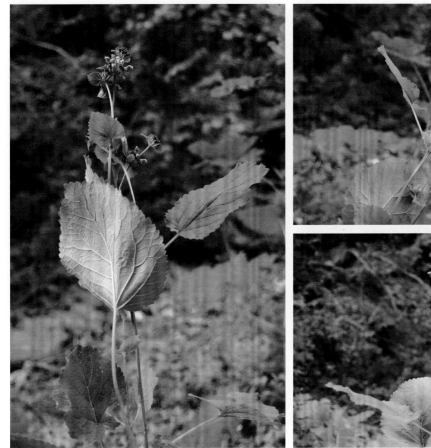

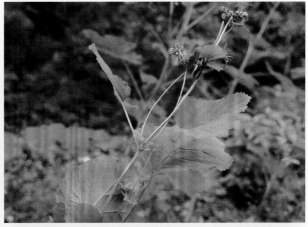

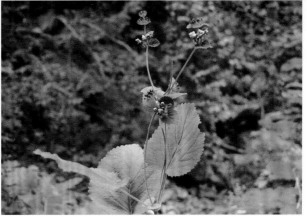

1c **凹叶糙苏**（变种）**Phlomis umbrosa var. emarginata** S. H. Fu & J. H. Zheng

本变种与糙苏（原变种）的区别为叶先端微凹至 2 裂。花期 6~8 月，果期 9~10 月。

广泛分布于神农架各地，生于山坡林下。常见。

本变种是在《湖北植物志》中不合格发表的新变种，它的根为木质而非肉质，须根刺状，与大花糙苏 *P. megalantha* 近缘，可能不是糙苏 *P. umbrosa* 的变种，或为柴续断 *P. szechuanensis*，性凉，味苦，是中药中很少用到的一种草药。

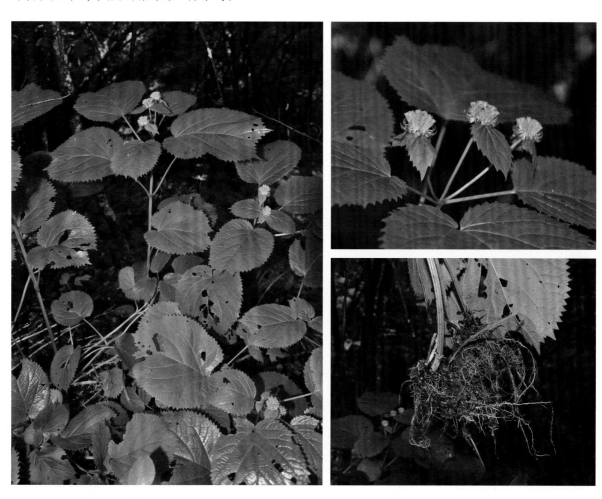

2 **大花糙苏** **Phlomis megalantha** Diels

多年生草本。根木质，由主根生出多数坚硬木质的须根。茎疏被倒向短硬毛。茎生叶圆卵形或卵形至卵状长圆形；苞叶卵形至卵状披针形，较小，但超过花序。轮伞花序多花，苞片线状钻形，花萼管状钟形，花冠淡黄色、蜡黄色至白色。花期 6~7 月，果期 8~11 月。

分布于神农架各地，生于高海拔的草坡上。少见。

全草（老鼠刺）祛风，清热，解毒。

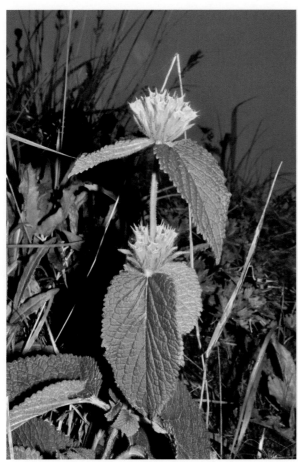

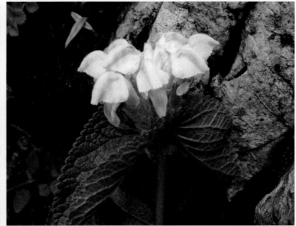

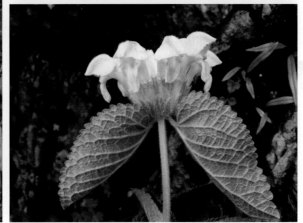

（十六）鼬瓣花属 Galeopsis Linnaeus

一年生草本。茎直立或植株下部匍匐。叶卵状披针形或披针形。轮伞花序腋生；花白色、淡黄色至紫色；花萼管状钟形；雄蕊4枚，前对较长，花药2室。小坚果宽倒卵状珠形，近扁平，先端钝，光滑。

10种；我国1种；湖北1种；神农架1种，可供药用。

鼬瓣花 Galeopsis bifida Boenninghausen

一年生草本。茎节被刚毛，节间被长刚毛及平伏短柔毛。茎生叶卵状披针形或披针形，先端尖或渐尖，基部楔形或宽楔形，具圆齿状锯齿，上表面被平伏刚毛，下表面疏被微柔毛及腺点。轮伞花序腋生，多花密集；苞片先端刺尖，边缘具刚毛；花萼被开展刚毛，萼齿长三角形，具长刺尖；花冠白色或黄色，有时淡

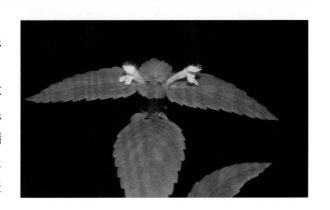

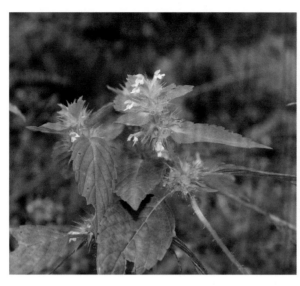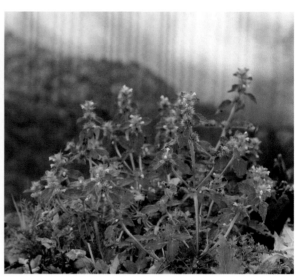

紫红色。小坚果褐色，被鳞片。花期 7~9 月，果期 9 月。

分布于神农架各地，生于荒地中或林缘，有时变成恶性杂草。常见。

全草清热解毒，明目退翳。

（十七）野芝麻属 Lamium Linnaeus

草本。茎叶具圆齿或牙齿状锯齿。轮伞花序具花 4~14 朵；苞叶似茎叶，较轮伞花序长，苞片早落；花萼稍被毛，萼齿 5 枚，近等大，锥尖；花冠二唇形，较花萼长 2 倍，被毛，上唇直伸，长圆形，稍盔状，下唇 3 裂，中裂片倒心形，侧裂片半圆形；雄蕊 4 枚，被毛，药室 2 个，叉开，被毛；子房裂片顶端平截，柱头近相等 2 浅裂。

约 40 种；我国 4 种；湖北 2 种；神农架 2 种，均可供药用。

■ 分种检索表

1. 花冠白色或浅黄色…………………………………………………1. 野芝麻 L. barbatum

1. 花冠紫红色或粉红色………………………………………………2. 宝盖草 L. amplexicaule

---

1 野芝麻 Lamium barbatum Siebold & Zuccarini

多年生草本。根茎具长的地下匍匐枝。茎四棱形，中空，几无毛。茎下部叶卵圆形或心形，基部心形；茎上部叶卵圆状披针形，草质，两面均被短硬毛。轮伞花序，具花 4~14 朵；花冠白色或浅黄色；花药深紫色。小坚果倒卵圆形，淡褐色。花期 4~6 月，果期 7~8 月。

分布于神农架松柏等地，生于山坡溪旁。常见。

花及全草用于肺热咳血、血淋、带下、月经不调、小儿虚热、跌打损伤、肿毒。

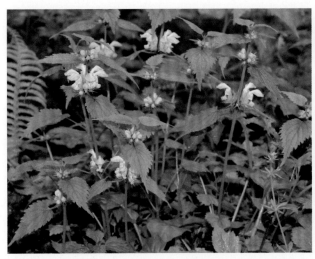 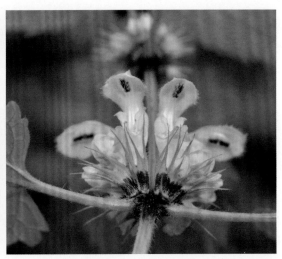

2 ｜ 宝盖草 **Lamium amplexicaule** Linnaeus

　　一年生或二年生草本。茎四棱形，几无毛，中空。茎下部叶具长柄，上部叶无柄；叶片均圆形或肾形，基部截形或截状阔楔形，两面均疏生小糙伏毛。轮伞花序，具花 6~10 朵；花冠紫红色或粉红色。小坚果倒卵圆形，淡灰黄色。花期 3~5 月，果期 7~8 月。

　　分布于神农架各地，生于路旁、林缘及宅旁等地。常见。

　　全草（宝盖草）祛风，通络，消肿止痛。

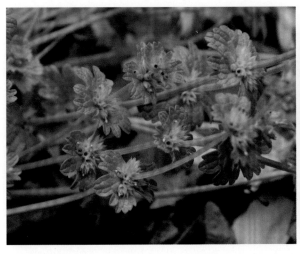 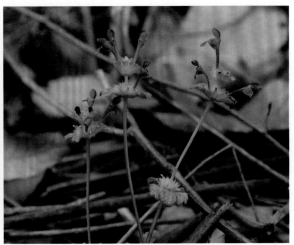

（十八）小野芝麻属 **Galeobdolon** Adanson

　　多年生草本。茎四棱形。叶卵圆形、卵圆状长圆形至阔披针形，下表面被污黄色绒毛。轮伞花序；花冠粉红色，外面被白色长柔毛；雄蕊花丝扁平，无毛；花药紫色，无毛；花柱丝状，先端不相等的 2 浅裂，花盘杯状；子房无毛。小坚果三棱状倒卵圆形，长约 2.1mm，直径 0.9mm，顶端截形。

　　6 种；我国 5 种；湖北 1 种；神农架 1 种，可供药用。

小野芝麻 Galeobdolon chinensis (Bentham) C. Y. Wu

　　一年生草本。茎四棱形，具槽，密被污黄色绒毛。叶卵圆形至阔披针形，基部阔楔形，草质。轮伞花序具花 2~4 朵；花冠粉红色，外面被白色长柔毛。小坚果三棱状倒卵圆形。花期 3~5 月，果期在 6 月以后。

　　广泛分布于神农架各地，生于路边或疏林下。常见。

　　全草入药，为浙江的民间草药，当地用于肺结核、上呼吸道及肺部出血等，临床疗效较好。

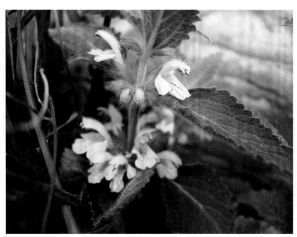
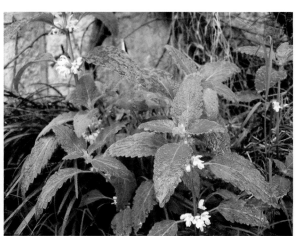

（十九）益母草属 Leonurus Linnaeus

　　草本。叶 3~7 裂，下部叶近掌状分裂，茎叶全缘。轮伞花序具花多朵，组成长穗状花序；花萼具 5 条脉，稍二唇形，上唇 3 齿，下唇 2 齿较长，靠合；花冠二唇形，冠筒伸出，上唇全缘，下唇被斑纹，3 裂，侧裂片卵形；雄蕊 4 枚，前对较长，后对平行，药室 2 个，平行；柱头 2 浅裂，裂片钻形。小坚果尖三棱形，顶端平截，基部楔形。

　　20 种；我国 12 种；湖北 2 种；神农架 2 种，均可供药用。

■ **分种检索表**

1. 花冠长 1cm 以上，冠筒内具近水平向毛环 ···1. *益母草* **L. japonicus**
1. 花冠长不及 1cm，冠筒内无毛环，被微柔毛 ·····························2. *假鬃尾草* **L. chaituroides**

1　益母草 Leonurus japonicus Houttuyn

　　一年生或二年生草本。茎钝四棱形。叶掌状 3 裂，裂片呈长圆状菱形至卵圆形，裂片上再分裂，有糙伏毛。花冠粉红色至淡紫红色。小坚果长圆状三棱形，基部楔形，淡褐色，光滑。花期通常在

6~9 月，果期 9~10 月。

分布于神农架各地，生于河边、旷野和林缘。常见。

全草活血调经，利尿消肿。

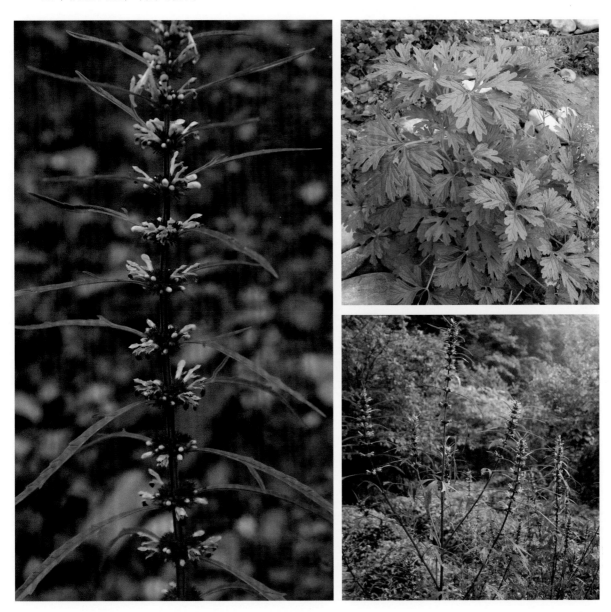

| 2 | **假鬃尾草** Leonurus chaituroides C. Y. Wu & H. W. Li |

一年生或二年生草本。根茎匍匐生长。茎钝四棱形。叶长圆形至卵圆形，基部楔形，草质，侧脉 2~4 对；叶柄短或近于无柄。轮伞花序腋生，具花 2~12 朵，组成长穗状花序。小坚果卵圆状三棱形，栗褐色。花期 9 月，果期 10 月。

分布于神农架阳日（寨湾），生于河边、旷野和林缘。少见。

全草活血调经，利尿消肿。

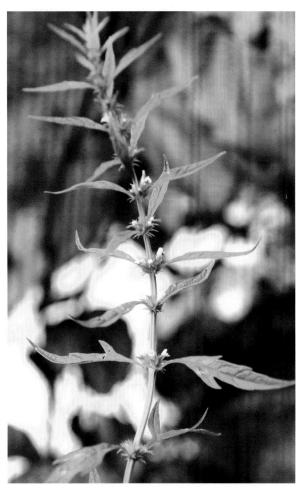
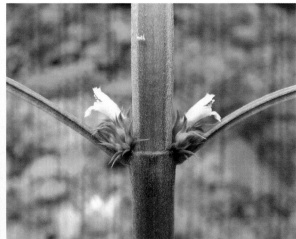
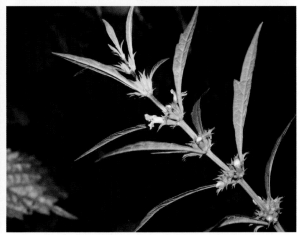

（二十）斜萼草属 Loxocalyx Hemsley

多年生草本。茎通常多分枝。叶具长柄，具齿。轮伞花序；花冠玫瑰红色、紫色、深紫色至暗红色，外面被微柔毛，内面在冠筒近基部具柔毛环；雄蕊4枚，几等长，均延伸至上唇片之下；花柱丝状，先端相等2浅裂，短于上唇片或略伸出。小坚果卵珠状三棱形。

2种，我国特有；湖北1种；神农架1种，可供药用。

斜萼草 Loxocalyx urticifolius Hemsley

多年生草本。叶宽卵形或心状卵形，先端长渐尖或尾尖，基部平截或心形，具粗大锯齿状牙齿，两面疏被细硬毛，下表面被腺点。轮伞花序具花（2~）6~12朵；花萼具8条脉，脉被细硬毛，萼齿5枚，长三角形或卵形，后3齿近等大，均具刺尖；花冠淡红色、紫色或深红色，下唇3裂，中裂片长圆形或倒心形，侧裂片近圆形。花期7~8月，果期9月。

分布于神农架各地，生于高海拔的山坡潮湿地。少见。

全草止痛，消炎。

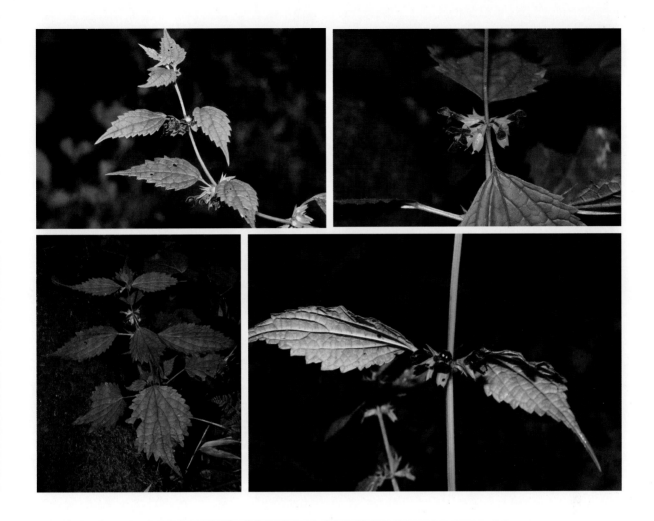

（二十一）假糙苏属 Paraphlomis (Prain) Prain

草本或亚灌木。具根茎。轮伞花序腋生；花萼口部有时稍缢缩，具脉 5~10 条，萼齿 5 枚，宽三角形或钻形；花冠二唇形，冠筒内具毛环，上唇扁平，密被毛，下唇近水平开展，3 裂，中裂片较大；雄蕊 4 枚，前对较长，花丝丝状，扁平，稍被毛，药室 2 个；子房顶部平截，柱头 2 浅裂，裂片钻形。小坚果倒卵球形或三棱状长圆形。

24 种；我国 23 种；湖北 4 种，神农架 3 种，可供药用的 1 种。

狭叶假糙苏（变种） Paraphlomis javanica (Blume) Prain var. angustifolia (C. Y. Wu) C. Y. Wu & H. W. Li

多年生草本。茎钝四棱形。叶卵圆状披针形至狭长披针形，基部圆形或近楔形，侧脉 5~6 对，具极不显著的细圆齿。轮伞花序具花多朵，轮廓为圆球形；花冠通常黄色、淡黄色或白色；萼齿尖明显针状，具细刚毛。小坚果倒卵珠状三棱形，黑色。花期 6~8 月，果期 8~12 月。

分布于神农架新华至兴山一线，生于山坡密林下。少见。

全草祛风活络，强筋壮骨，消肿。

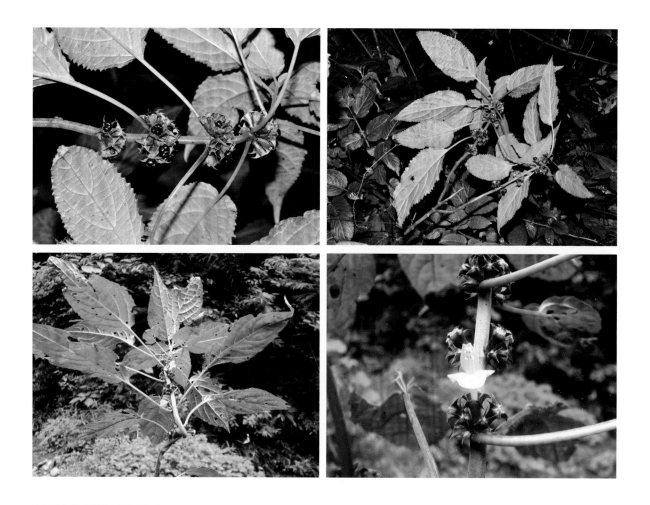

（二十二）水苏属 Stachys Linnaeus

草本，稀亚灌木或灌木。轮伞花序具花2至多朵，组成顶生穗状花序；花萼管状钟形，萼齿5枚；花冠筒圆柱形，内面具毛环，稀无，筒上部内弯，喉部不增大，冠檐二唇形，下唇较上唇长，3裂；雄蕊4枚，上升至上唇片之下，前对较长，常在喉部向两侧弯曲，药室2个；柱头近相等2浅裂，裂片钻形。

300种；我国18种；湖北8种；神农架7种，可供药用的4种。

■ 分种检索表

1. 叶狭长，披针形或长圆状披针形。

  2. 叶下表面密被长柔毛，中脉上被长柔毛⋯⋯⋯⋯⋯⋯⋯⋯⋯⋯⋯1. 针筒菜 S. oblongifolia

  2. 叶下表面无毛⋯⋯⋯⋯⋯⋯⋯⋯⋯⋯⋯⋯⋯⋯⋯⋯⋯⋯⋯⋯⋯⋯⋯4. 水苏 S. japonica

1. 叶卵形、长圆状卵形或心形。

  3. 萼齿先端刺尖⋯⋯⋯⋯⋯⋯⋯⋯⋯⋯⋯⋯⋯⋯⋯⋯⋯⋯⋯⋯⋯2. 甘露子 S. sieboldii

  3. 萼齿先端尖⋯⋯⋯⋯⋯⋯⋯⋯⋯⋯⋯⋯⋯⋯⋯⋯⋯⋯⋯⋯⋯3. 地蚕 S. geobombycis

1 针筒菜 Stachys oblongifolia Wallich ex Bentham

多年生草本。茎锐四棱形，不分枝或少分枝。茎生叶长圆状披针形，基部浅心形，上表面绿色，疏被微柔毛及长柔毛，下表面灰绿色；叶柄长约 2mm，至近于无柄，密被长柔毛。轮伞花序通常具花 6 朵；花冠粉红色或粉红紫色。小坚果卵珠状，褐色，光滑。花期 6 月，果期 8~9 月。

分布于神农架各地，生于荒地及湿地中。常见。

全草及根（野油麻）补中益气，止血生肌。

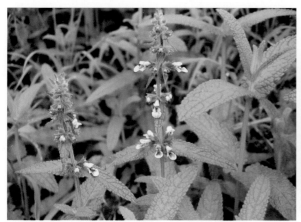 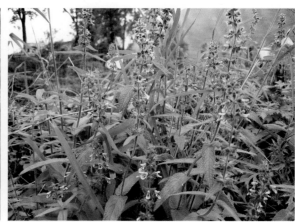

2 甘露子 Stachys sieboldii Miquel

多年生草本。在茎基部数节上生有密集的须根及多数横走的根茎，白色，在节上有鳞状叶及须根，顶端有念珠状或螺蛳形的肥大块茎。茎生叶卵圆形或长椭圆状卵圆形，基部平截至浅心形，有时宽楔形或近圆形，侧脉 4~5 对。轮伞花序通常具花 6 朵，花冠粉红色至紫红色。小坚果卵珠形，黑褐色，具小瘤。花期 7~8 月，果期 9 月。

分布于神农架红坪（板仓），生于房屋边坎石缝中。少见。

块茎及全草（草石蚕）用于风热感冒、虚劳咳嗽。

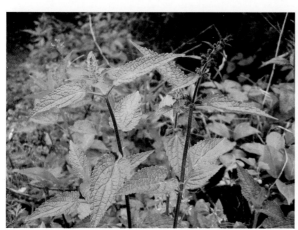 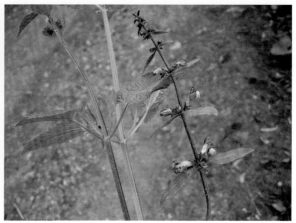

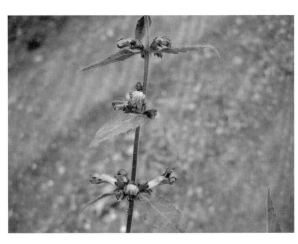 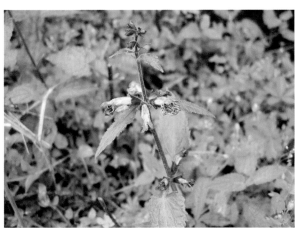

3 地蚕 *Stachys geobombycis* C. Y. Wu

多年生草本。根茎横走，肉质，肥大。茎叶长圆状卵圆形，基部浅心形或圆形，上表面绿色，散布疏柔毛状刚毛。轮伞花序腋生，具花 4~6 朵，花冠淡紫色至紫蓝色，亦有淡红色。花期 4~5 月。

分布于神农架松柏、阳日，生于荒地、田地及草丛湿地上。常见。

根茎益肾润肺，滋阴补血，清热除烦。

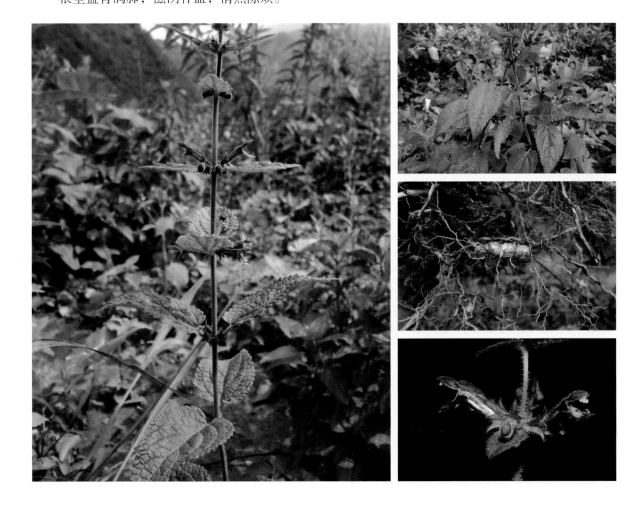

4 | 水苏 Stachys japonica Miquel

　　多年生草本。茎棱及节被细糙硬毛，余无毛。叶长圆状宽披针形，先端尖，基部圆形或微心形，具圆齿状锯齿，两面无毛。轮伞花序具花 6~8 朵，组成顶生穗状花序；苞叶无柄，披针形，近全缘，小苞片刺状，无毛；花萼钟形，萼齿三角状披针形，刺尖，具缘毛；花冠粉红色或淡红紫色，下唇 3 裂，中裂片近圆形。花期 5~7 月，果期 8~9 月。

　　分布于神农架松柏、宋洛，生于土边潮湿地。少见。

　　全草疏风理气，止血消炎。

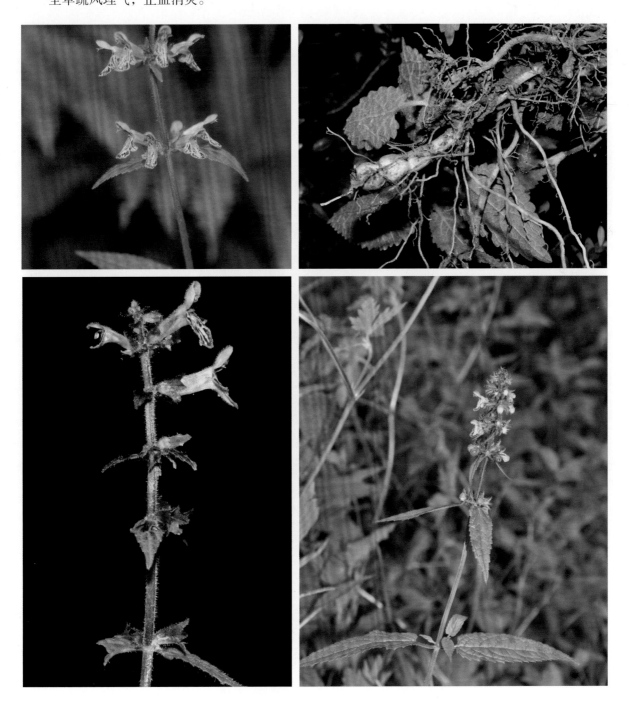

（二十三）冠唇花属 Microtoena Prain

多年生或一年生草本。聚伞花序常呈二歧状，腋生，或组成顶生圆锥花序；花萼钟形，具不明显的 10 条脉，具 5 齿，近相等，或后齿较前齿长许多，果时花萼常呈囊状增大；花冠黄色，稀白色，上唇常为紫红色或褐色，冠筒十分伸出，直伸，基部狭，自中部以上扩展，内无毛环，冠檐二唇形，上唇直立，盔状，先端微缺或全缘。

24 种；我国 20 种；湖北 2 种；神农架 2 种，可供药用的 1 种。

粗壮冠唇花 Microtoena robusta Hemsley

多年生草本。茎粗壮，中空。叶阔心状卵圆形或有时圆心形，先端渐尖，基部心形，边缘具粗圆齿，多为叶下表面具疏微柔毛。花形成顶生及腋生的狭圆锥花序；花梗极短；花萼被疏柔毛，果时膨大，坚硬，5 齿裂，齿略不等大，后一齿较大；花冠粉红色，被短柔毛，直立。小坚果大，黑褐色，无毛。

分布于神农架新华（马鹿场），生于山谷溪边。少见。

全草用于风湿疼痛。

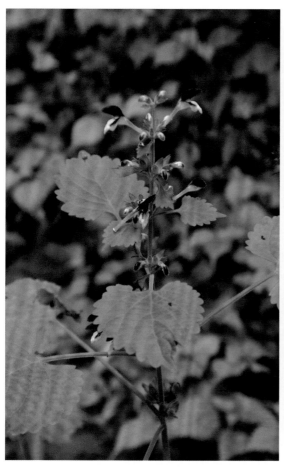
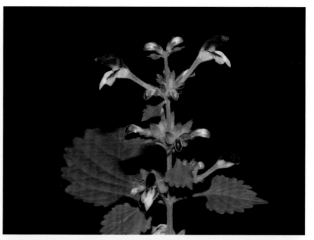
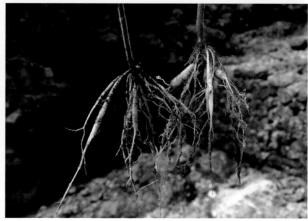

（二十四）鼠尾草属 Salvia Linnaeus

多年生或二年生草本。单叶或羽状复叶。轮伞花序具花 2 至多朵，稀单花腋生；小苞片细小；花萼二唇形，上唇全缘，具 2~3 齿，下唇 2 齿；花冠二唇形，下唇开展，3 裂，中裂片宽大；能育雄蕊 2 枚，花丝短，药隔线形，具斧形关节且与花丝相连，呈 "T" 字形，退化雄蕊 2 枚；柱头 2 浅裂，后裂片不明显。小坚果卵球状三棱形或长圆状三棱形，无毛。

900（~1100）种；我国 84 种；湖北 17 种；神农架 18 种，可供药用的 12 种。

■ 分种检索表

1. 药隔稍弯成半圆形或弧形，上臂较下臂长或相等，臂端花药均能育。
　　2. 二年生草本；叶三角状戟形或箭形······················12. 黄鼠狼花 S. tricuspis
　　2. 多年生草本；叶非上述形状。
　　　　3. 花冠直伸，不弯曲························3. 鄂西鼠尾草 S. maximowicziana
　　　　3. 花冠不直伸，多少弯曲。
　　　　　　4. 花黄色··························9. 犬形鼠尾草 S. cynica
　　　　　　4. 花紫色··························10. 湖北鼠尾草 S. hupehensis
1. 药隔稍直伸，下臂花药不育。
　　5. 药隔下臂连生。
　　　　6. 二年生草本；植株多分枝；全为单叶··············5. 荔枝草 S. plebeia
　　　　6. 多年生草本；植株不分枝或少分枝；单叶或奇数羽状复叶。
　　　　　　7. 花冠长管状，直伸，较花萼长 2~3 倍。
　　　　　　　　8. 花萼内无毛环；植株近无毛或被柔毛·······6. 长冠鼠尾草 S. plectranthoides
　　　　　　　　8. 花萼喉部内面被长硬毛环；植株密被平展的白色绵毛······························7. 南川鼠尾草 S. nanchuanensis
　　　　　　7. 花冠筒弯，顶部膨大。
　　　　　　　　9. 花冠长不及 1.5cm。
　　　　　　　　　　10. 茎叶被白色长硬毛··············11. 红根草 S. prionitis
　　　　　　　　　　10. 茎叶无毛或被微柔毛··············1. 贵州鼠尾草 S. cavaleriei
　　　　　　　　9. 花冠大型，长 1.5cm 以上··············4. 丹参 S. miltiorrhiza
　　5. 药隔下臂分离。
　　　　11. 冠筒内具硬毛毛环··················8. 华鼠尾草 S. chinensis
　　　　11. 冠筒内无硬毛毛环··················2. 佛光草 S. substolonifera

1 贵州鼠尾草 Salvia cavaleriei H. Léveillé

1a 贵州鼠尾草（原变种）Salvia cavaleriei var. cavaleriei

多年生草本。茎四棱形，青紫色，下部无毛。叶形状不一，下部的叶为羽状复叶，顶生小叶长卵圆形或披针形，基部楔形或圆形而偏斜，草质，上表面绿色，下表面紫色。轮伞花序具花 2~6 朵，

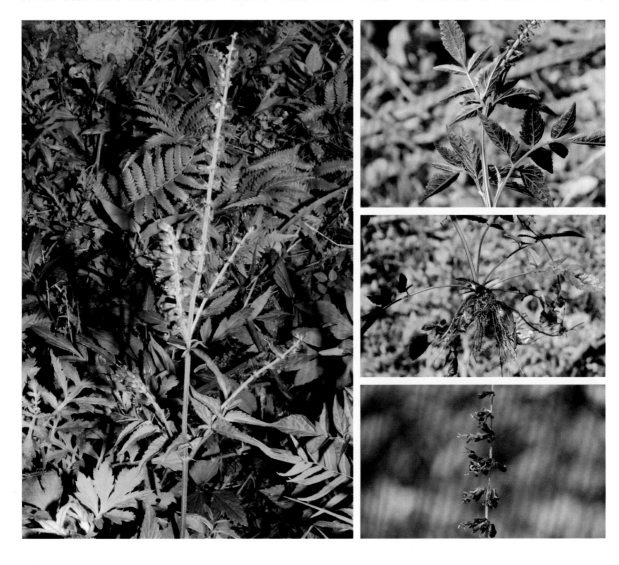

组成顶生总状花序；花冠蓝紫色或紫色。小坚果长椭圆形，黑色，无毛。花期 7~9 月。

分布于神农架宋洛、新华等石灰岩地区，生于多岩石的山坡林下、水沟边。常见。

全草止血，疗疮，消肿止痛。

1b **血盆草**（变种）**Salvia cavaleriei var. simplicifolia** E. Peter

本变种与贵州鼠尾草（原变种）的区别为叶为单叶。

分布于神农架木鱼，生于溪沟边。常见。

全草止血，疗疮，消肿止痛。

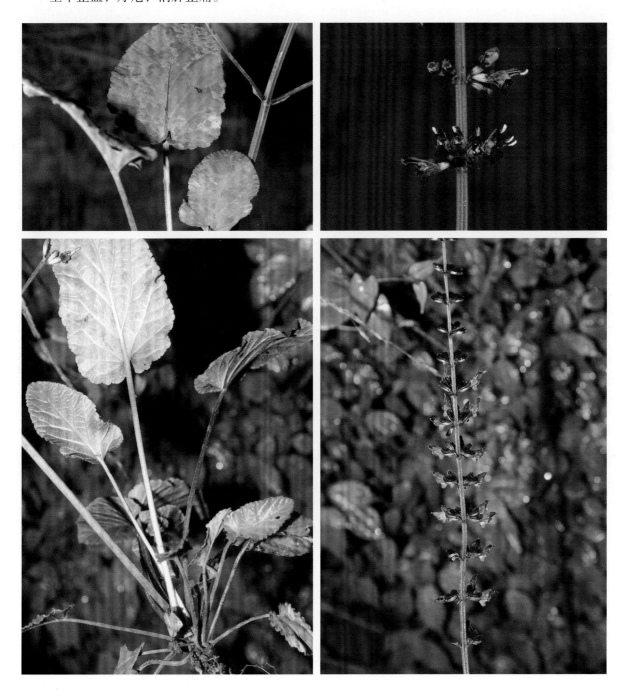

1c **紫背鼠尾草**（变种）**Salvia cavaleriei** var. **erythrophylla** (Hemsley) E. Peter

本变种与贵州鼠尾草（原变种）的区别为叶为单叶与羽状复叶混生，叶下表面多为紫色。

分布于神农架木鱼，生于山坡石上。常见。

全草止血，疗疮，消肿止痛。

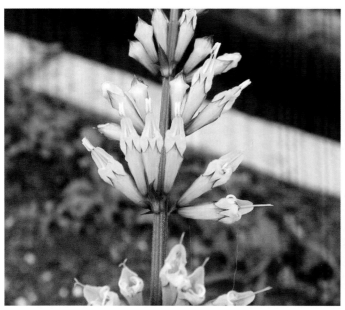
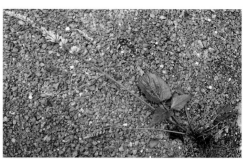
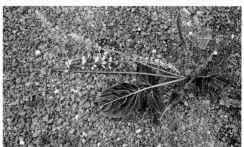

2 **佛光草 Salvia substolonifera** E. Peter

一年生草本。茎四棱形。茎生叶为单叶或三出叶或 3 裂；单叶叶片卵圆形，基部截形或圆形，边缘具圆齿，膜质。轮伞花序具花 2~8 朵，花冠淡红色或淡紫色。小坚果卵圆形，淡褐色，顶端圆形，无毛。花期 3~5 月。

分布于神农架新华至兴山一带，生于水边、石隙等潮湿地。少见。

全草清热化痰，益肾调经，止血。

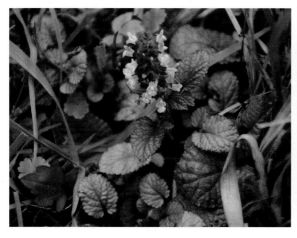
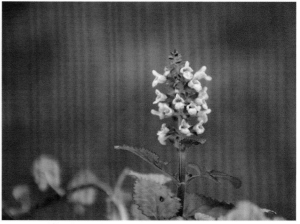

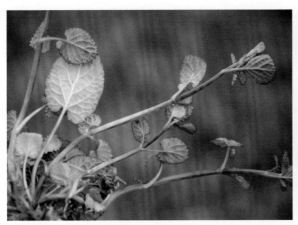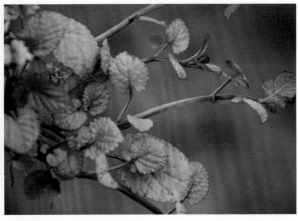

3 | 鄂西鼠尾草 **Salvia maximowicziana** Hemsley

多年生草本。茎四棱形。叶片圆心形或卵圆状心形，先端圆形成骤然渐尖，基部心形或近戟形，膜质，上表面深绿色，下表面色较淡。轮伞花序通常具花 2 朵，排列成疏松庞大的总状圆锥花序；花冠黄色。小坚果倒卵圆形，黄褐色。花期 7~8 月。

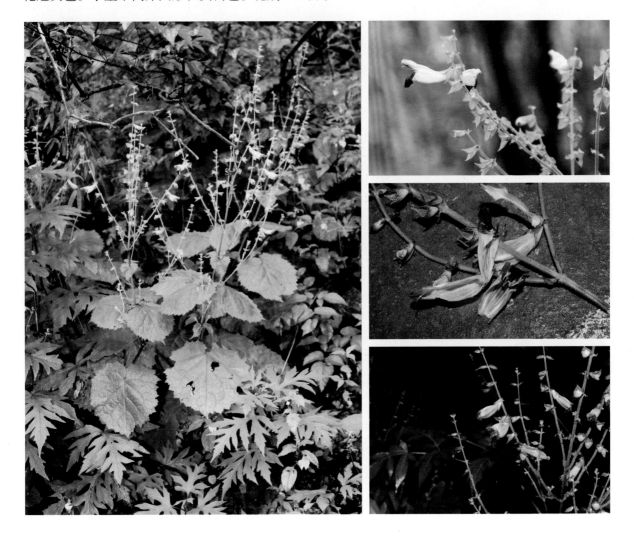

分布于神农架各地，生于高海拔的山坡林下。常见。

全草祛风除湿。

4 丹参 *Salvia miltiorrhiza* Bunge

多年生草本。根肥厚，肉质，外面朱红色，内面白色。茎四棱形。叶常为奇数羽状复叶，卵圆形、椭圆状卵圆形或宽披针形，草质。轮伞花序具花 6 朵或多朵，苞片基部楔形，花冠紫蓝色。花、果期 4~8 月。

原产于我国华北、华中，神农架有栽培。

根活血祛瘀，通经止痛，清心除烦，凉血消痈。

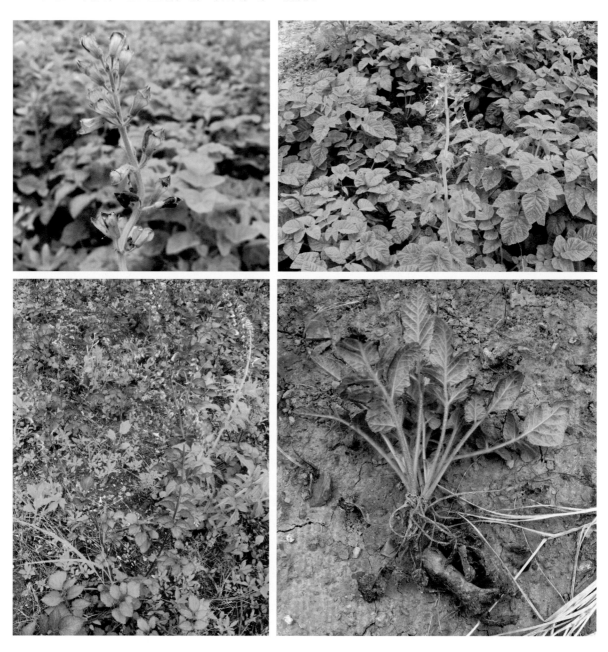

5 | 荔枝草 Salvia plebeia R. Brown

一年生或二年生草本。叶椭圆状卵圆形或椭圆状披针形，先端钝或急尖，基部圆形或楔形，草质，上表面被稀疏的微硬毛，下表面被短疏柔毛。轮伞花序具花6朵，组成总状或总状圆锥花序；苞片基部渐狭；花冠淡红色至蓝色，稀白色。小坚果倒卵圆形，光滑。花期4~5月，果期6~7月。

分布于神农架各地，生于田野潮湿的土壤。常见。

全草清热解毒，利尿消肿，凉血止血。

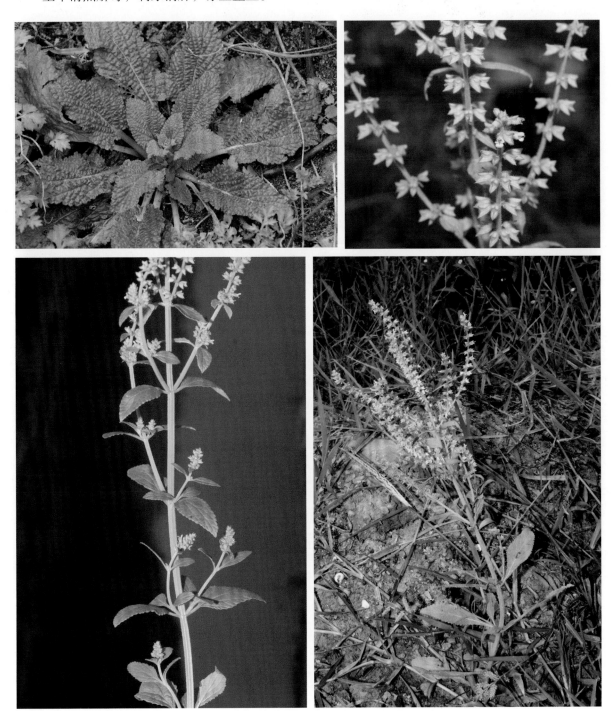

6 长冠鼠尾草 Salvia plectranthoides Griffith

　　多年生草本。叶为单叶或由 3 枚小叶组成的复叶，具柄，基部略宽大，呈鞘状，单叶时叶片为卵圆形，基部心形，草质。轮伞花序具花 5~9 朵。小坚果长圆状椭圆形，光滑。花期 5 月，果期 6~7 月。

　　分布于神农架木鱼，生于路边石上。少见。

　　全草（活血草）用于感冒风寒、腹泻、咳嗽及妇科疾病。

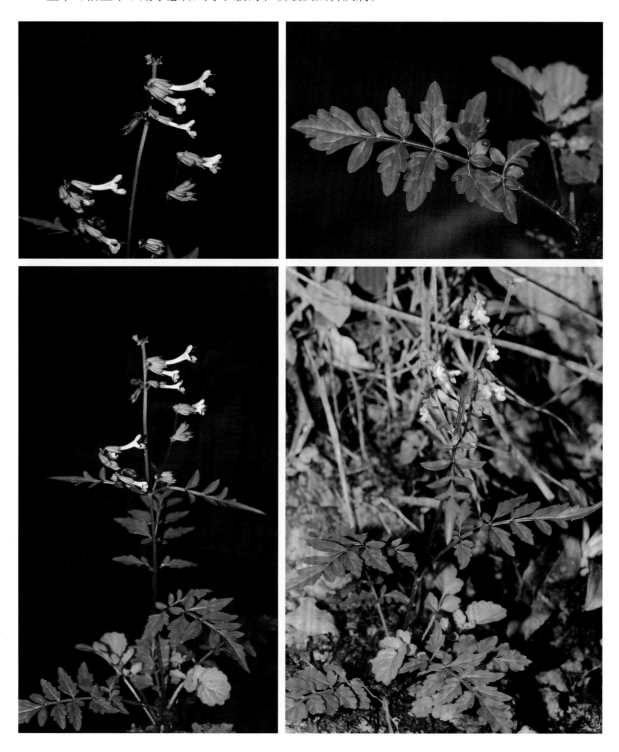

7 | 南川鼠尾草 **Salvia nanchuanensis** Sun

多年生草本。叶茎生，大都为一回奇数羽状复叶，间有二回裂片；叶柄密被白色绵毛；小叶卵圆形或披针形，基部偏斜，圆形或心形，薄纸质，上表面绿色，无毛，下表面青紫色，脉上有长柔毛。轮伞花序具花 2~6 朵，组成顶生或腋生的总状花序；苞片基部渐狭；花冠紫红色。小坚果椭圆形，褐色，无毛。花期 7~8 月，果期 8~9 月。

分布于神农架木鱼至兴山一带，生于河边岩石上。常见。

全草用于感冒风寒、腹泻、咳嗽及妇科疾病。

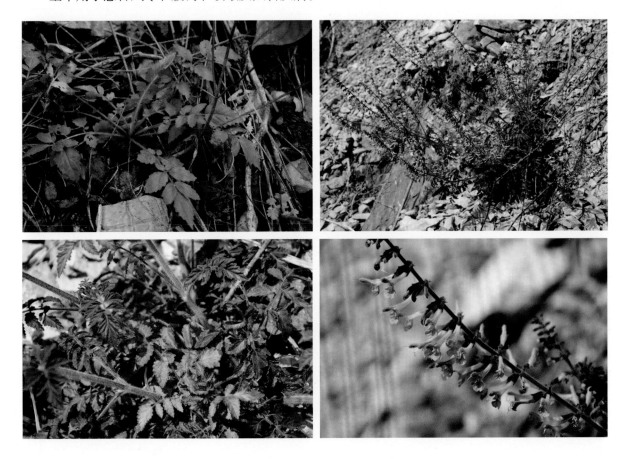

8 | 华鼠尾草 **Salvia chinensis** Bentham

一年生草本。茎直立或基部平卧。茎上部叶为单叶，卵形或卵状椭圆形，先端钝或尖，基部心形或圆形；茎下部具 3 枚小叶的复叶。轮伞花序具花 6 朵；花萼钟形，紫色，喉部内面具长硬毛环；花冠蓝紫色或紫色，冠筒内具斜向柔毛环，下唇中裂片倒心形。花期 8~10 月。

分布于神农架新华至兴山一带，生于溪边灌丛中。常见。

在江苏一带，全草多用于肝炎、面神经麻痹、乳腺炎、痈疖、痛经及骨痛等。根调经活血，祛湿疗疮。

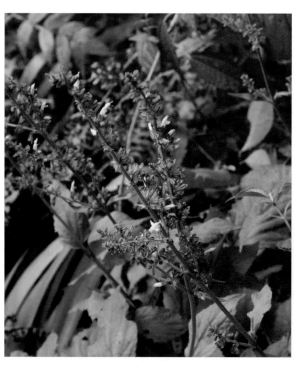
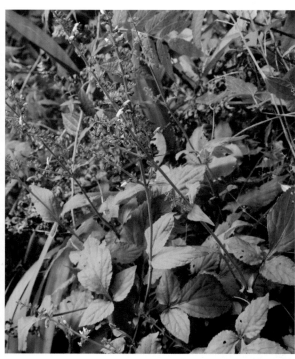

9 犬形鼠尾草 **Salvia cynica** Dunn

多年生草本。茎生叶宽卵形、宽戟状卵形或近圆形，先端渐尖，基部心状戟形，具重牙齿或重锯齿，两面疏被微硬毛及黄褐色腺点。轮伞花序具花 2~6 朵，疏离；花萼筒形，带紫色；花冠黄色，

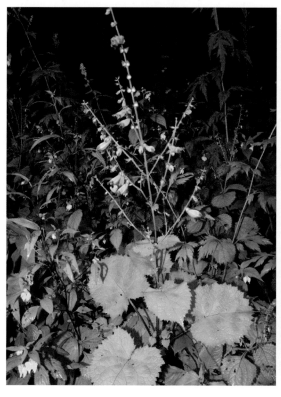
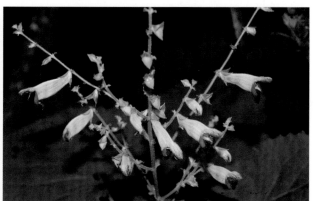
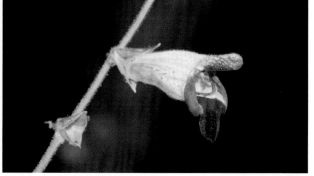

冠筒内具柔毛环，上唇长圆形，下唇中裂片倒心形，边缘浅波状，侧裂片近半圆形。花期 7~8 月，果期 9~10 月。

分布于神农架各地，生于高海拔的山坡林下。少见。

根活血祛瘀，通经止痛，清心除烦，凉血消痈。

10 | 湖北鼠尾草 Salvia hupehensis E. Peter

多年生草本。叶片心状圆形，先端圆形，边缘具整齐的重圆齿状锯齿，齿具短尖头，上表面稍密被具关节紧贴的柔毛，下表面密被腺点及极疏的柔毛；叶柄狭鞘状。轮伞花序具花 2 朵；下部苞片披针状卵圆形，比花萼长；花萼钟形，果时增大，上唇反折；花紫色，花冠筒自基部向上渐腹状膨大，微向上弯，内面具疏柔毛毛环。

分布于神农架红坪，生于山坡林下。少见。

根活血祛瘀，通经止痛，清心除烦，凉血清痈。

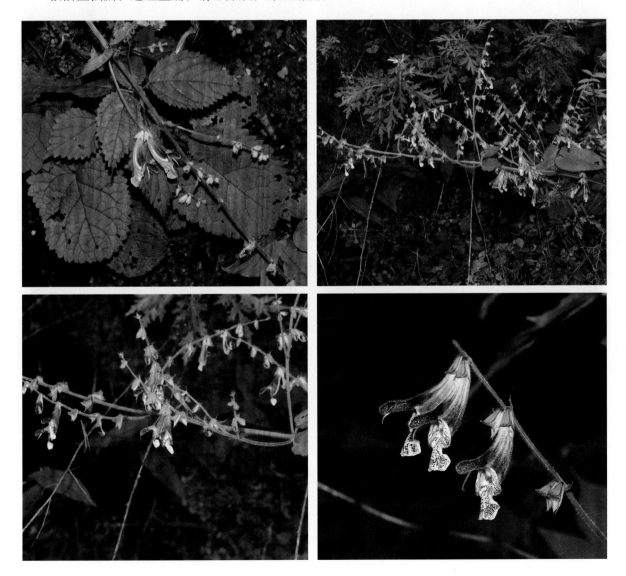

11 红根草 Salvia prionitis Hance

　　多年生草本。茎直立，四棱形，具四槽，密被白色长硬毛。叶大多数基出，具茎生叶，单叶或三出羽状复出；单叶叶片长圆形、椭圆形或卵圆状披针形；复叶的顶生小叶最大，卵状椭圆形，叶柄腹凹密被白色长硬毛。轮伞花序具花6~14朵，组成顶生总状花序或总状圆锥花序；苞片极小，披针形，全缘，被长柔毛；花萼钟形，带紫色；花冠青紫色，内面在冠筒中部有斜向完全的小疏柔毛毛环；能育雄蕊2枚，上臂较长，顶端联合。花期6~8月，果期7~9月。

　　分布于神农架宋洛，生于山坡石上。少见。

　　全草疏风清热，利湿，止血，安胎。

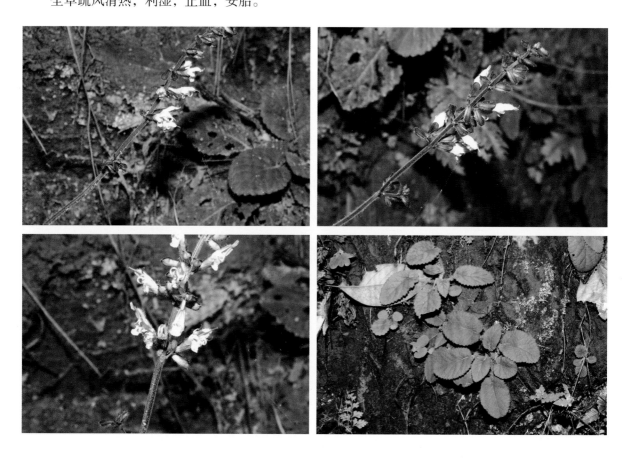

12 黄鼠狼花 Salvia tricuspis Franchet

　　一年生或二年生草本。叶片3裂，呈三角状戟形或箭形，先端渐尖或变锐尖，基部心形，基部两侧卵圆形，锐尖，向两侧平伸。轮伞花序具花2（~4）朵，排列成腋生总状花序，或顶生分枝组成总状圆锥花序；苞片狭披针形；花冠黄色。小坚果倒卵圆形，褐色，光滑。花期7~9月，果期9~10月。

　　分布于神农架阳日（长青矿区），生于山坡沟边。少见。

　　根活血祛瘀，通经止痛，清心除烦，凉血消痈。

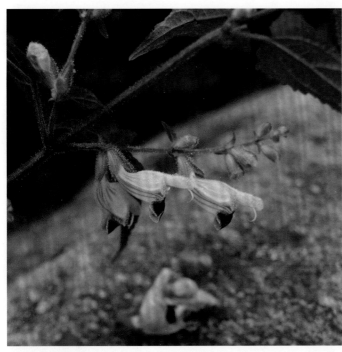
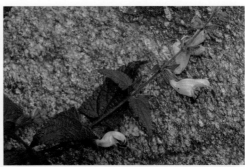
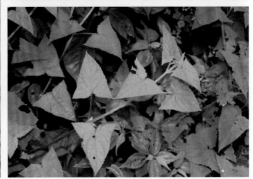

（二十五）异野芝麻属 Heterolamium C. Y. Wu

多年生草本。叶卵状心形。花序为顶生狭窄的开向一面的总状圆锥花序，由含 1~5 朵花的具短总梗的密生小聚伞花序组成；花萼管状，内面近喉部具毛环，具 15 条脉，二唇形，上唇 3 齿，中齿大，卵状正圆形，下唇 2 齿，钻状三角形；花冠深紫色，冠筒长出萼外，内面无毛，上唇直立，深 2 裂，裂片卵圆形，平展，先端圆，下唇 3 裂，中裂片大，正圆形，全缘，微内凹。

1 种，我国特有，神农架有分布，可供药用。

| 1 | **异野芝麻 Heterolamium debile** (Hemsley) C. Y. Wu |

■ 分变种检索表

1. 叶下表面绿色，花白色 ································1a. **异野芝麻 H. debile** var. **debile**
1. 叶下表面紫色，花紫色 ····················1b. *细齿异野芝麻* **H. debile** var. **cardiophyllum**

| 1a | **异野芝麻**（原变种）**Heterolamium debile** var. **debile** |

多年生草本至半灌木状。叶心形，具长柄。轮伞花序具花 2~6 朵，具梗；花梗纤细；花萼管状，具 15 条脉，内面近喉部具毛环，二唇形，上唇 3 齿，中齿大于侧齿，卵圆形，下唇具 2 齿；花冠二唇形，冠筒伸出，上唇直立，2 裂，下唇 3 裂，侧裂片较短；雄蕊 4 枚，药室 2 个；柱头 2 浅裂，

裂片线形，稍弯。小坚果三角状卵球形，无毛。

分布于神农架木鱼、下谷，生于山坡林缘。常见。

全草理气和胃，清热解毒。

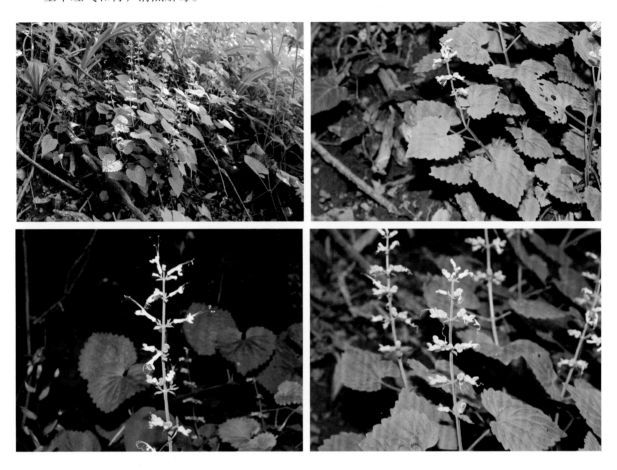

1b 细齿异野芝麻（变种）Heterolamium debile var. cardiophyllum (Hemsley) C. Y. Wu

多年生草本。本变种与异野芝麻（原变种）的区别为叶背常呈紫色，花紫色。

分布于神农架各地，生于高海拔的山坡林下阴湿地。常见。

全草理气和胃，清热解毒。

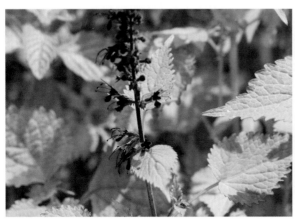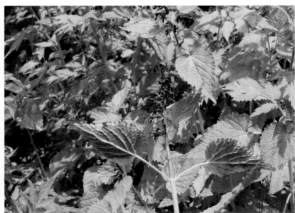

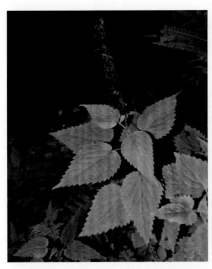
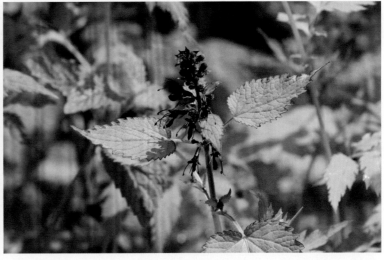

（二十六）蜜蜂花属 Melissa Linnaeus

多年生草本。叶对生，卵圆形，边缘具锯齿或钝齿。轮伞花序腋生；花萼钟形，开花后下垂；花冠白色、黄白色、黄色或淡红色，冠筒稍伸出或不伸出，在喉部稍扩大；雄蕊 4 枚，前对较长，紧靠上唇，不伸出或稍伸出，花药 2 室，裂片与子房裂片互生；花柱先端相等 2 浅裂，裂片钻形，外卷。小坚果卵圆形，光滑。

约 4 种；我国 3 种，引入栽培 1 种；湖北 1 种；神农架 1 种，可供药用。

蜜蜂花 Melissa axillaris (Bentham) R. Bakhuizen

多年生草本。具地下茎，地上茎四棱形。叶具柄，密被短柔毛；叶片卵圆形，先端急尖或短渐尖，基部圆形、钝、近心形或急尖，草质，上表面绿色，疏被短柔毛，下表面淡绿色，侧脉 4~5 对。轮伞花序；花冠白色或淡红色。小坚果卵圆形。花、果期 6~11 月。

分布于神农架松柏、宋洛、新华，生于山谷潮湿地。常见。

全草（鼻血草）清热解毒。

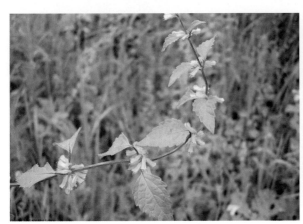
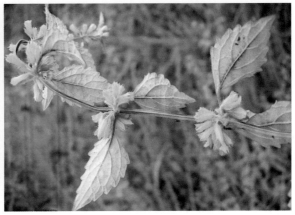

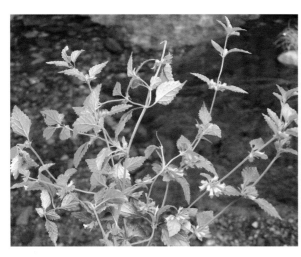 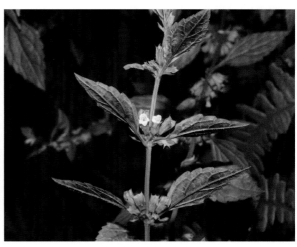

（二十七）风轮菜属 Clinopodium Linnaeus

多年生草本。叶具齿，苞片状。轮伞花序近球形，组成圆锥花序；花萼管形，具 13 条脉，喉部稍缢缩，基部一边肿胀，喉部内面疏被毛，萼檐上唇 3 齿，下唇 2 齿，齿具芒尖及缘毛；花冠被微柔毛，冠筒伸出，上唇直伸，下唇 3 裂；雄蕊 4 枚，前对较长，药室 2 个，叉开；柱头不等 2 裂，前裂片披针形，后裂片不显著。小坚果无毛，果脐小，基生。

约 20 种；我国 11 种；湖北 6 种；神农架 6 种，可供药用的 5 种。

■ 分种检索表

1. 轮伞花序总梗多分枝，偏向一侧···2. 风轮菜 C. chinense
1. 轮伞花序无总梗或总梗少分枝，不偏向一侧。
  2. 茎单一或二分枝，直立···5. 灯笼草 C. polycephalum
  2. 植株多茎，铺散式或自基部多分枝，茎柔弱上升。
    3. 花萼长不及 5mm···1. 细风轮菜 C. gracile
    3. 花萼长 5mm 以上。
      4. 花冠长 1.5~2cm，冠筒较花萼长 2 倍或以上·······················3. 寸金草 C. megalanthum
      4. 花冠长约 7mm，冠筒与花萼近等长·······························4. 匍匐风轮菜 C. repens

1 | 细风轮菜 Clinopodium gracile (Bentham) Matsumura

多年生草本。茎四棱形。最下部的叶圆卵形，先端钝，基部圆形，边缘具疏圆齿；较下部或全部叶均为卵形，先端钝，基部圆形或楔形，薄纸质，上表面橄榄绿色，近无毛，下表面较淡，脉上被疏短硬毛，侧脉 2~3 对。轮伞花序，花冠白色至紫红色。小坚果卵球形，褐色，光滑。花期 6~8 月，果期 8~10 月。

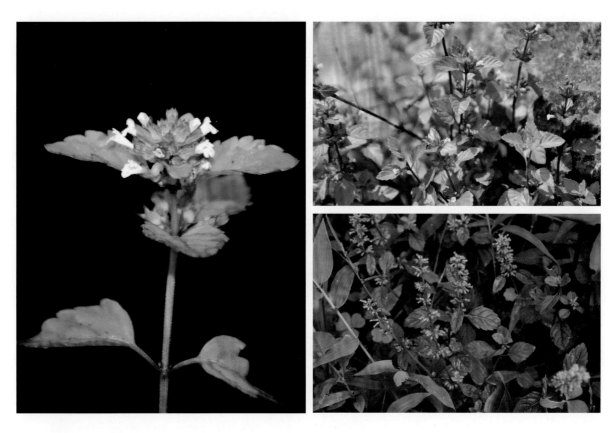

分布于神农架各地，生于路旁、沟边、空旷草地和灌丛下。常见。

全草（剪刀草）祛风清热，散瘀消肿。

2 | 风轮菜 Clinopodium chinense (Bentham) Kuntze

多年生草本。叶卵圆形，不偏斜，先端急尖或钝，基部圆形至阔楔形，坚纸质，上表面榄绿色，密被平伏短硬毛，下表面灰白色，被疏柔毛，侧脉 5~7 对。轮伞花序；花冠紫红色。小坚果倒卵形，黄褐色。花期 5~8 月，果期 8~10 月。

分布于神农架各地，生于山坡、荒地中。常见。

全草疏风清热，解毒消肿，止血。

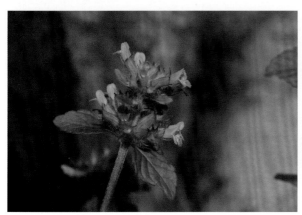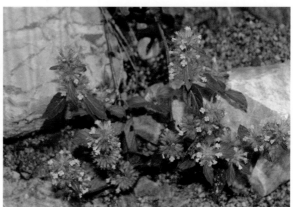

3 | 寸金草 Clinopodium megalanthum (Diels) C. Y. Wu & Hsuan ex H. W. Li

多年生草本。叶三角状卵圆形，先端钝或锐尖，基部圆形或近浅心形，上表面橄榄绿色，被白色纤毛，下表面较淡，侧脉4~5对；叶柄极短，常带紫红色，密被白色平展刚毛。轮伞花序多花密集，花冠粉红色。小坚果倒卵形，褐色，无毛。花期7~9月，果期8~11月。

分布于神农架各地，生于高海拔的山坡草地。少见。

全草（寸金草）清热平肝，消肿活血。

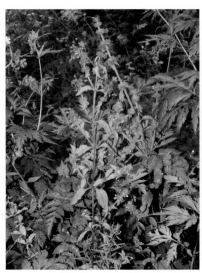 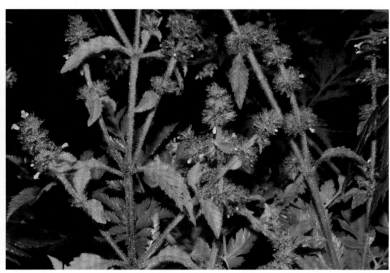

4 | 匍匐风轮菜 Clinopodium repens (Buchanan-Hamiltonex D. Don) Bentham

多年生草本。叶卵圆形，先端锐尖或钝，基部阔楔形至近圆形，上表面橄榄绿色，下表面略淡，两面疏被短硬毛，侧脉5~7对。轮伞花序，花冠粉红色。小坚果近球形，褐色。花期6~9月，果期10~12月。

分布于神农架各地，生于路边、沟边等处。常见。

全草收敛止血。

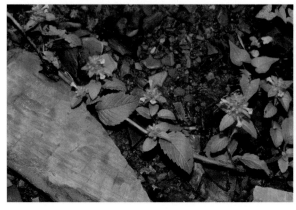 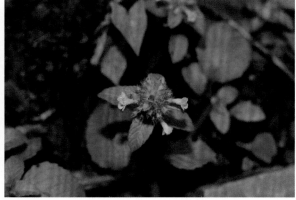

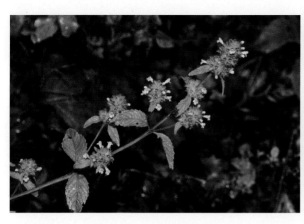
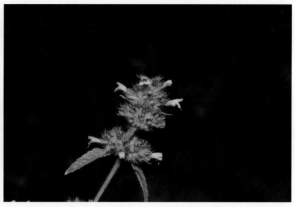

5 | 灯笼草 Clinopodium polycephalum (Vaniot) C. Y. Wu & Hsuan ex P. S. Hsu

多年生草本。叶卵形，基部宽楔形或近圆形，疏生圆齿状牙齿，两面被糙伏毛。轮伞花序具花多朵，球形，组成圆锥花序；苞片针状；花萼喉部疏被糙硬毛，果萼基部一边肿胀；花冠紫红色，被微柔毛，冠筒伸出，上唇直伸，先端微缺，下唇3裂。小坚果褐色，平滑。花期7~8月，果期9月。

分布于神农架各地，生于高海拔的山坡草地。少见。

全草除疳积，祛风除湿，消肿止痛；用于牙痛等。种子壮阳。

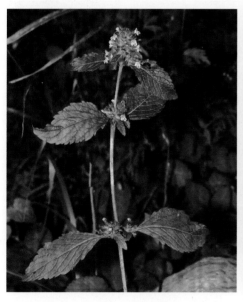
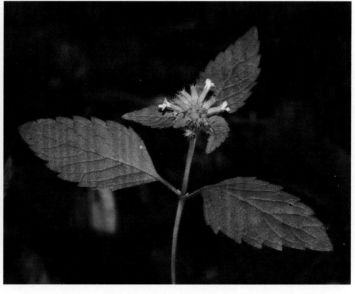

（二十八）牛至属 Origanum Linnaeus

多年生草本或半灌木。叶大多卵形或长圆状卵形，全缘或具疏齿。常为雌花、两性花异株；小穗状花序圆形或长圆形；雄蕊4枚，在两性花中通常短于上唇或稍超过上唇，在雌性花中则内藏；花柱伸出花冠，先端不相等2浅裂；花盘平顶。小坚果干燥，卵圆形，略具棱角，无毛。

15~20种；我国1种；湖北1种；神农架1种，可供药用。

牛至 满坡香
Origanum vulgare Linnaeus

多年生草本或半灌木。叶具柄，腹面具槽，背面近圆形；叶片卵圆形或长圆状卵圆形，先端钝或圆钝，基部宽楔形至近圆形或微心形，全缘或有远离的小锯齿，上表面亮绿色，下表面淡绿色，侧脉 3~5 对。伞房状圆锥花序；花冠紫红色、淡红色至白色。小坚果卵圆形，褐色，无毛。花期 7~9 月，果期 10~12 月。

分布于神农架各地，生于多石的山坡草丛中。常见。

全草（土香薷）发汗解表，消暑化湿。

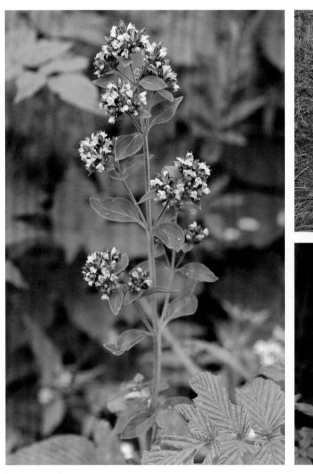
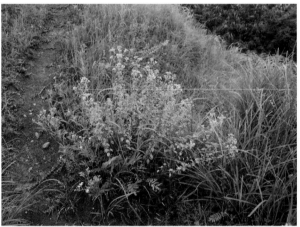
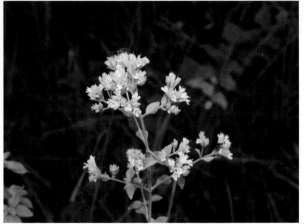

（二十九）薄荷属 Mentha Linnaeus

多年生草本。上部茎叶靠近花序者大多无柄或近无柄。轮伞花序，稀具花 2~6 朵，通常为多花密集，具梗或无梗；花萼钟形，漏斗形或管状钟形，具 10~13 条脉，萼齿 5 枚，相等或近 3/2 式二唇形，内面喉部无毛或具毛；花冠漏斗形，大多近于整齐或稍不整齐，冠筒通常不超出花萼，冠檐具 4 枚裂片，上裂片大都稍宽，全缘或先端微凹或 2 浅裂，其余 3 枚裂片等大，全缘。

约 30 种；我国 12 种，其中栽培 6 种；湖北栽培 3 种；神农架 3 种，均可供药用。

■ **分种检索表**

1. 茎叶高出轮伞花序。
  2. 茎上部及下部沿棱脊被微柔毛·······························1. 薄荷 **M. canadensis**
  2. 茎全部密被柔毛··································3. 东北薄荷 **M. sachalinensis**
1. 茎叶低于轮伞花序··································2. 辣薄荷 **M.×piperita**

---

1   **薄荷** **Mentha canadensis** Linnaeus

    多年生草本。叶片长圆状披针形至卵状被针形，稀长圆形，先端锐尖，基部楔形至近圆形，侧脉 5~6 对。轮伞花序腋生，球形；花冠淡紫色。小坚果卵珠形，黄褐色。花期 7~9 月，果期 10 月。

    分布于神农架各地，生于水旁潮湿地。常见。

    全草疏散风热，清利头目，利咽，透疹，疏肝行气；用于风热感冒、风温初起、头痛、目赤、喉痹、口疮、风疹、麻疹、胸胁胀闷。

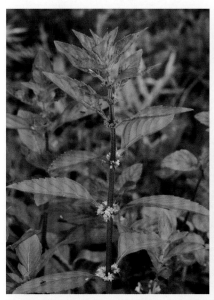
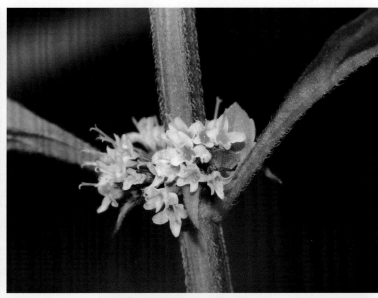
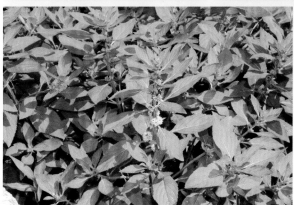
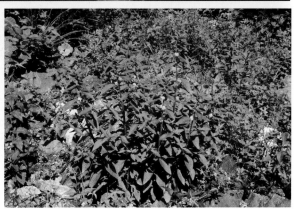

2 | 辣薄荷 ^{薄荷} **Mentha × piperita** Linnaeus

多年生草本。茎和枝条四棱形。叶披针形全卵状披针形，先端急尖，基部近圆形或楔形，叶缘具细锯齿，叶两面均被腺鳞及疏被毛茸。轮伞花序聚合成穗状，花冠白色或淡紫色。花期7月，果期8月。

原产于欧洲，神农架各地均有栽培。

全草疏散风热，解毒散结。

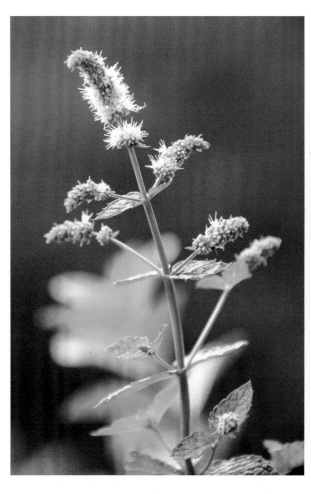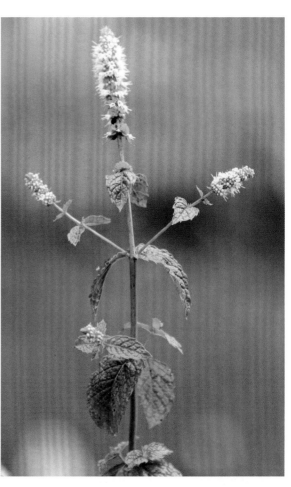

3 | 东北薄荷 **Mentha sachalinensis** (Briquet ex Miyabe & Miyake) Kudô

多年生草本。茎直立，下部数节具纤细的须根及水平的匍匐根茎，钝四棱形，微具槽，具条纹，棱上密被倒向柔毛，不分枝或稍分枝。本种与薄荷相近，仅毛被较密。

分布于神农架大九湖，生于水沟边。少见。

全草疏散风热，清利头目，利咽，透疹，疏肝行气；用于风热感冒、风温初起、头痛、目赤、喉痹、口疮、风疹、麻疹、胸胁胀痛。

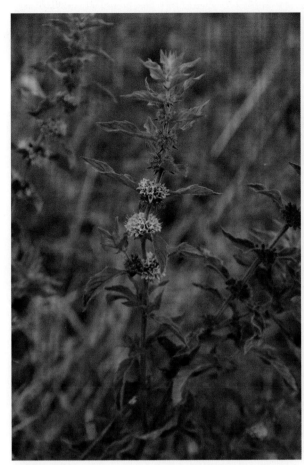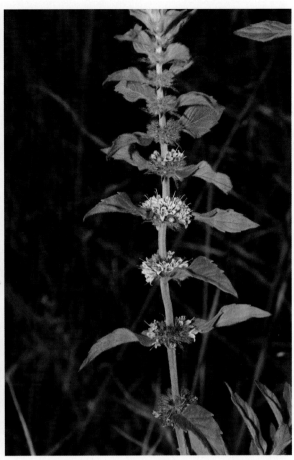

（三十）地笋属 **Lycopus** Linnaeus

多年生沼泽或湿地生草本。通常具肥大的根茎。叶具锐齿或羽状分裂。轮伞花序腋生，多花密集；花萼钟形，萼齿 4~5 枚，等大或有 1 枚特大，冠筒内藏或略伸出，钟形，内面在喉部有交错的柔毛，冠檐二唇形，上唇全缘或微缺，下唇 3 裂，中裂片稍大。

10 种；我国 4 种；湖北 2 种；神农架 2 种，均可供药用。

■ 分种检索表

1. 叶小，比节间短，边缘疏生浅波状牙齿⋯⋯⋯⋯⋯⋯⋯⋯⋯⋯⋯⋯⋯⋯⋯2. 小叶地笋 L. cavaleriei
1. 叶稍大，远长于节间，边缘具锐齿⋯⋯⋯⋯⋯⋯⋯⋯⋯⋯⋯⋯⋯⋯1. 硬毛地笋 L. lucidus var. hirtus

---

| 1 | 硬毛地笋（变种）Lycopus lucidus Turczaninow ex Bentham var. hirtus Regel |

多年生草本。茎棱上被向上小硬毛，节上密集硬毛。叶披针形，暗绿色，上表面密被细刚毛状硬毛，侧脉 6~7 对，叶缘具缘毛，下表面主要在肋及脉上被刚毛状硬毛，两端渐狭，边缘具锐齿。轮伞花

序无梗，圆球形；花冠白色。小坚果倒卵圆状四边形，褐色，有腺点。花期 6~9 月，果期 8~11 月。

分布于神农架各地，生于沼泽地、水边、沟边等潮湿处。常见。

茎叶（泽兰）活血，行水。根茎（地笋）活血，益气，消水。

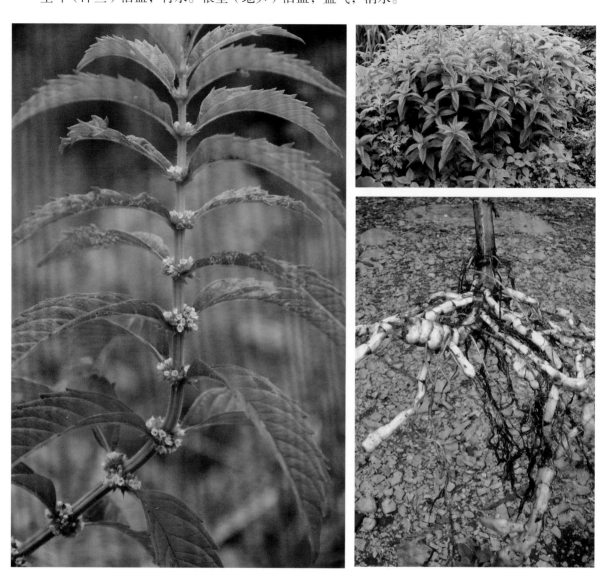

2　小叶地笋 Lycopus cavaleriei H. Léveillé

多年生草本。根茎横走，有先端逐渐肥大的地下长匍匐枝，具节，节上有鳞叶及须根。茎直立，节间通常比叶长。叶长圆状倒披针形至长圆状卵圆形，边缘具不规则的圆齿状牙齿，两面近无毛，具腺点。轮伞花序无梗，多花密集，花无梗；花萼钟形，萼齿三角状披针形，先端具硬刺尖；花冠白色。花期 7~8 月，果期 8~9 月。

分布于神农架大九湖，生于沼泽地中。常见。

茎叶活血，行水。

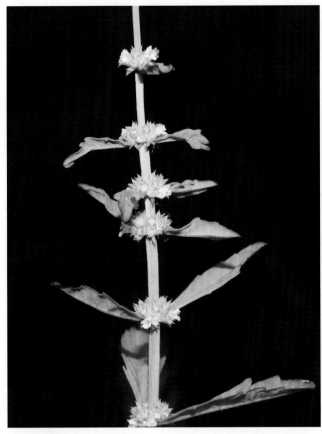
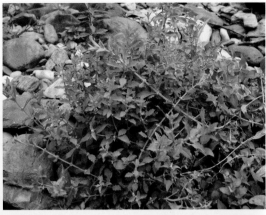
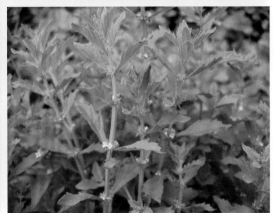

（三十一）紫苏属 **Perilla** Linnaeus

一年生草本。叶具齿。轮伞花序具花 2 朵，组成偏向一侧的总状花序；苞片宽卵形或近圆形；花萼钟形，结果时增大，基部一边肿胀，喉部被柔毛环，檐部二唇形，上唇 3 齿；花冠白色或紫红色，冠筒短，冠檐二唇形，上唇微缺，下唇 3 裂，侧裂片与上唇相似，中裂片较大。小坚果近球形，被网纹。

1 种，神农架有分布，可供药用。

---

1 | 紫苏 **Perilla frutescens** (Linnaeus) Britton

■ **分变种检索表**

1. 叶边缘具粗锯齿。

  2. 叶、花萼和种子较大，毛被较密·····················1a. 紫苏 **P. frutescens** var. **frutescens**

  2. 叶、花萼和种子较小，毛被稀疏·················1c. 野生紫苏 **P. frutescens** var. **purpurascens**

1. 叶边缘皱波状·····································1b. 回回苏 **P. frutescens** var. **crispa**

1a 紫苏（原变种） Perilla frutescens var. frutescens

一年生草本。茎绿色或紫色，钝四棱形，密被长柔毛。叶阔卵形或圆形，先端短尖或突尖，基部圆形或阔楔形，膜质或草质，两面绿色或紫色，或仅下表面紫色，上表面被疏柔毛，下表面被贴生柔毛，侧脉7~8对。轮伞花序具花2朵，组成顶生及腋生的总状花序；花冠白色至紫红色。小坚果近球形，灰褐色，具网纹。花期8~12月，果期8~12月。

分布于神农架各地，生于屋旁，也有栽培。常见。

果实（紫苏子）下气，消痰，润肺，宽肠。茎（紫苏梗）顺气，消食，止痛，安胎。叶（紫苏叶）解表，散寒，理气，消食。

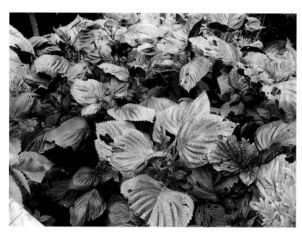
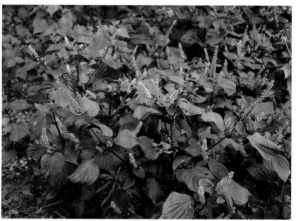

1b 回回苏（变种） Perilla frutescens var. crispa (Bentham) Deane ex Bailey

本变种与紫苏（原变种）的区别为叶边缘皱波状。

分布于神农架各地，生于屋旁，也有栽培。常见。

果实（紫苏子）下气，消痰，润肺，宽肠。茎（紫苏梗）顺气，消食，止痛，安胎。叶（紫苏叶）解表，散寒，理气，消食。

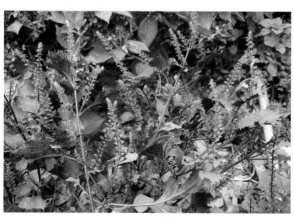
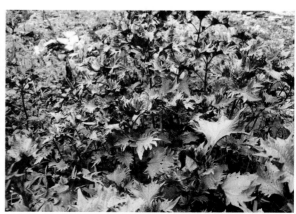

1c 野生紫苏（变种） Perilla frutescens var. purpurascens (Hayata) H. W. Li

本变种与紫苏（原变种）的区别为叶较小，卵形，两面被疏柔毛。果萼小；小坚果较小，土黄色。分布于神农架各地，生于屋旁、路边。常见。

果实（紫苏子）下气，消痰，润肺，宽肠。茎（紫苏梗）顺气，消食，止痛，安胎。叶（紫苏叶）解表，散寒，理气，消食。

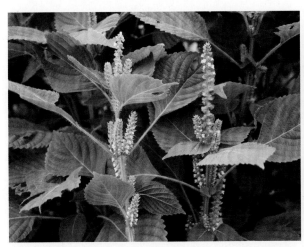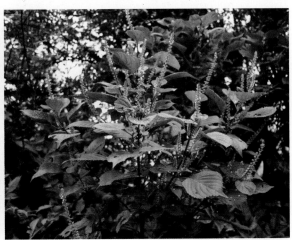

（三十二）石荠苧属 Mosla (Bentham) Buchanan-Hamilton ex Maximowicz

一年生草本。叶具齿及柄，下表面被腺点。轮伞花序具花2朵，组成顶生总状花序；花具梗；花萼钟形，10条脉，喉部被毛，萼檐具5齿或二唇形，上唇3齿，下唇2齿，披针形；花冠檐近二唇形，上唇微缺，下唇3裂；雄蕊4枚，后对能育，花药2室叉开，前对退化；柱头近相等2浅裂。小坚果近球形，果脐基生，点状。

约22种；我国12种；湖北4种；神农架3种，均可供药用。

■ 分种检索表

1. 苞片倒卵圆形，花萼5齿近等大；小坚果被深洼雕纹·······················**2. 石香薷 M. chinensis**
1. 苞片卵状披针形、披针形或针形，花萼二唇形；小坚果被疏网纹，稀被深洼雕纹。
  2. 花萼上唇具尖齿···**3. 石荠苧 M. scabra**
  2. 花萼上唇具钝齿···**1. 小鱼仙草 M. dianthera**

1 小鱼仙草 Mosla dianthera (Buchanan-Hamilton ex Roxburgh) Maximowicz

一年生草本。叶卵状披针形或菱状披针形，有时卵形，先端渐尖或急尖，基部渐狭，边缘具锐尖的疏齿，近基部全缘，纸质，上表面橄榄绿色，无毛或近无毛，下表面灰白色，无毛，散布凹陷腺点。总状花序，花冠淡紫色。小坚果灰褐色，近球形，具疏网纹。花、果期5~11月。

分布于神农架各地，生于荒地或水边。常见。

全草用于感冒发热、中暑头痛、恶心、无汗、热痱、皮炎、湿疹、疮疖、痢疾、肺积水、肾炎水肿、多发性疖肿、外伤出血、鼻出血、痔瘘下血等，此外，还用于灭蚊。

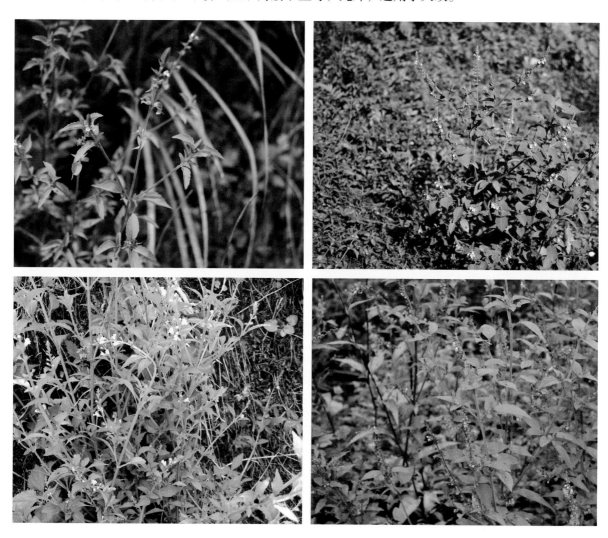

2 石香薷 **Mosla chinensis** Maximowicz

一年生草本。茎被白色疏柔毛。叶线状长圆形至线状披针形，先端渐尖或急尖，基部渐狭或楔形，上表面橄榄绿色，下表面较淡，两面均被疏短柔毛及棕色凹陷腺点，被疏短柔毛。总状花序头状，花冠紫红色、淡红色至白色。小坚果球形，灰褐色，无毛。花期6~9月，果期7~11月。

分布于神农架松柏至房县一带，生于草坡或林缘。常见。

全草用于中暑发热、感冒恶寒、胃痛呕吐、急性肠胃炎、痢疾、跌打肿痛、下肢水肿、颜面浮肿、消化不良、皮肤湿疹瘙痒、多发性疖肿，此外，亦作为治疗毒蛇咬伤的要药。

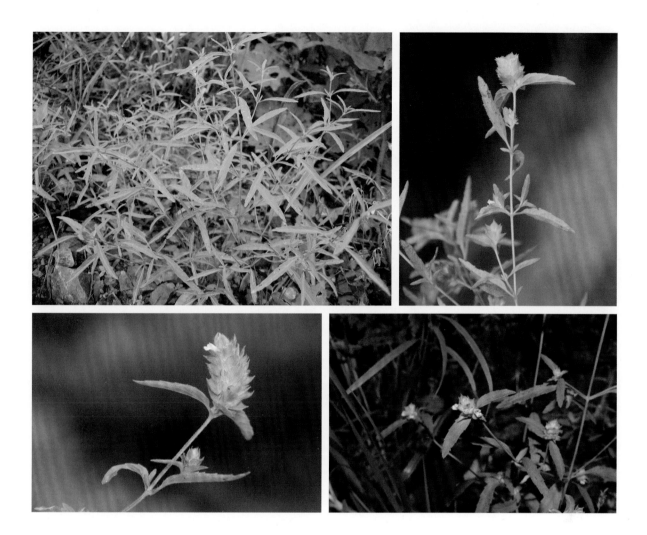

3 石荠苧 *Mosla scabra* (Thunberg) C. Y. Wu & H. W. Li

　　一年生草本。茎密被短柔毛。叶卵形或卵状披针形，先端急尖或钝，基部圆形或宽楔形，纸质，上表面橄榄绿色，被灰色微柔毛，下表面灰白色，密布凹陷腺点；叶柄被短柔毛。总状花序，花冠粉红色。小坚果黄褐色，球形。花期5~11月，果期9~11月。

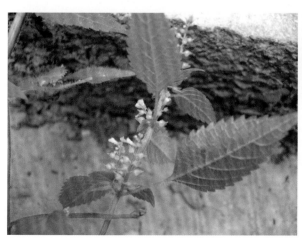

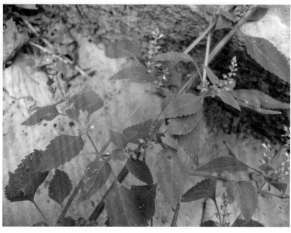

分布于神农架各地，生于山坡、路旁或灌丛下。常见。

全草（细叶香薷）清暑热，祛风湿，消肿，解毒。

（三十三）香薷属 Elsholtzia Willdenow

草本至灌木。轮伞花序组成穗状至圆锥花序；苞片披针形至扇形，覆瓦状排列；花喉部无毛；萼齿5枚；花冠白色至淡紫色，常被毛及腺点，冠筒漏斗形，冠檐上唇直伸，下唇3裂，侧裂片全缘；雄蕊4枚，伸出，前对较长，分离，花丝无毛，药室2个；子房无毛，柱头2裂，近等长。

约40种；我国33种；湖北8种；神农架8种，可供药用的6种。

■ 分种检索表

1. 苞片披针形、钻形或线形。
  2. 灌木。
    3. 叶基部圆形或微心形，偏斜 ·············· 5. 黄花香薷 E. flava
    3. 叶基部狭楔形，整正 ·············· 6. 鸡骨柴 E. fruticosa
  2. 草本。
    4. 叶菱状卵圆形 ·············· 2. 穗状香薷 E. stachyodes
    4. 叶卵形至长圆形 ·············· 1. 野香草 E. cyprianii
1. 苞片扇形、近圆形或阔卵形。
  5. 苞片仅边缘具缘毛，余无毛 ·············· 3. 香薷 E. ciliata
  5. 苞片外面被白色柔毛 ·············· 4. 紫花香薷 E. argyi

---

1 | 野香草 Elsholtzia cyprianii (Pavolini) S. Chow ex P. S. Hsu

一年生草本。叶卵形至长圆形，先端急尖，基部宽楔形，草质，上表面深绿色，被微柔毛，下表面淡绿色，密被短柔毛及腺点，侧脉5~6对。穗状花序，花冠玫瑰红色。小坚果长圆状椭圆形，

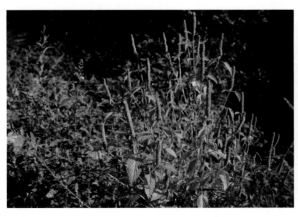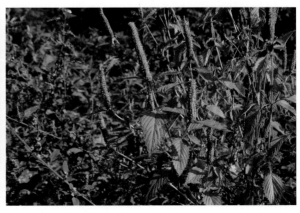

黑褐色，略被毛。花、果期 8~11 月。

分布于神农架各地，生于田边、路旁、河谷两岸、林中或林边草地。常见。

全草（野草香）用于疟疾、风寒感冒、肠炎。

2　穗状香薷 **Elsholtzia stachyodes** (Link) C. Y. Wu

一年生草本。茎黄褐色或常带紫红色。叶菱状卵圆形，先端骤渐尖，基部楔形或阔楔形，薄纸质，上表面绿色，散布白色短柔毛，下表面淡绿色，侧脉约 4 对。轮伞花序，花冠白色。小坚果椭圆形，淡黄色。花、果期 9~12 月。

分布于神农架各地，生于空旷山坡、路旁、荒地、林中旷处或石灰岩上。常见。

全草用于疟疾、风寒感冒、肠炎。

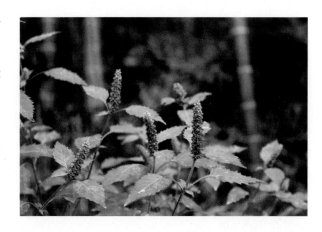

3　香薷 **Elsholtzia ciliata** (Thunberg) Hylander

一年生草本。叶卵形或椭圆状披针形，先端渐尖，基部楔状，下延成狭翅，上表面绿色，疏被小硬毛，下表面淡绿色，侧脉 6~7 对；叶柄疏被小硬毛。穗状花序，花冠淡紫色。小坚果长圆形，

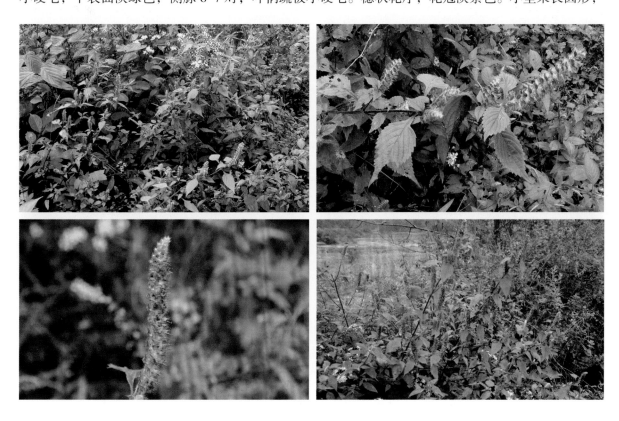

棕黄色，光滑。花期 7~10 月，果期 10 月至翌年 1 月。

分布于神农架各地，生于路旁、山坡、荒地、林内和河岸。常见。

全草（半边苏）祛风，发汗，利湿。

| 4 | **紫花香薷** **Elsholtzia argyi** H. Léveillé |

一年生草本。叶卵状三角形，卵状长圆形至长圆状披针形或披针形，先端渐尖，基部阔楔或狭楔形，上表面绿色，疏被小纤毛，下表面较淡。穗状花序顶生，花冠玫瑰红紫色。小坚果长圆形，黑棕色。花、果期 9~11 月。

分布于神农架各地，生于山坡路旁或草丛中。常见。

全草（紫花香薷）祛风，散寒，解表。

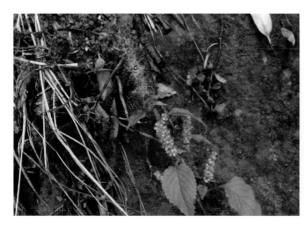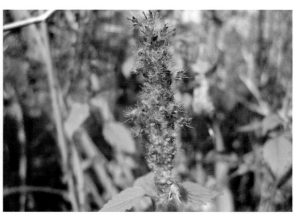

| 5 | **黄花香薷** **Elsholtzia flava** (Bentham) Bentham |

落叶半灌木。茎直立，不分枝或分枝，四棱形，被微柔毛。叶对生；叶柄长 1.5~9mm，被长柔毛；叶片长圆形或卵状长圆形，长 0.8~4cm，宽 4~15mm，先端稍钝，基部楔形圆形，边缘具细锯齿或锯齿状圆齿，两面被长柔毛。穗状花序，花冠黄色。小坚果长圆形，黑褐色。花期 7~10 月，果期 9~11 月。

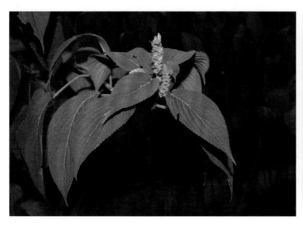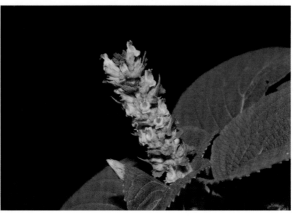

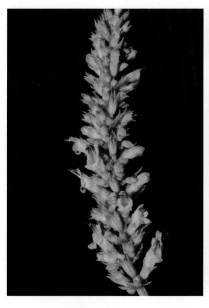
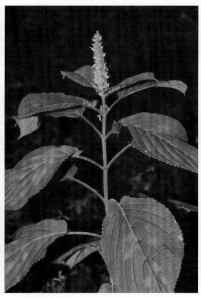
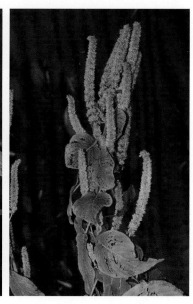

分布于神农架松柏、阳日，生于山坡林缘。常见。

全草解毒敛疮，温中健胃。

6 鸡骨柴 Elsholtzia fruticosa (D. Don) Rehder

落叶灌木。叶披针形或椭圆状披针形，先端渐尖，基部窄楔形，基部以上具粗锯齿，上表面被糙伏毛，下表面被弯曲短柔毛，两面密被黄色腺点，侧脉6~8对。穗状花序圆柱形；花萼钟形，

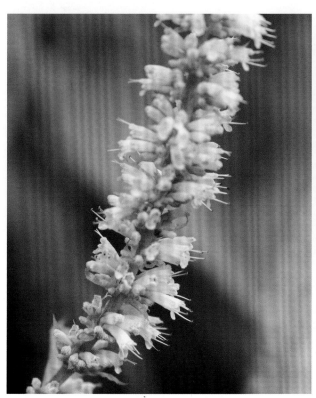
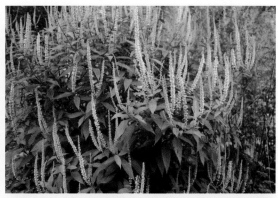
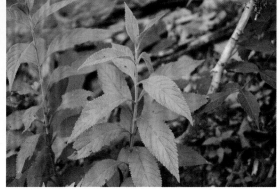

萼齿三角状钻形；花冠白色或淡黄色，被卷曲柔毛及黄色腺点，内面具毛环。花期 7~9 月，果期 10~11 月。

分布于神农架红坪，生于山坡林缘。常见。

根（双翎草）温经通络，祛风除湿。

（三十四）筒冠花属 Siphocranion Kudô

多年生草本。根茎匍匐。花序总状，通常单生于茎顶；花萼阔钟形；雄蕊 4 枚，内藏于冠筒中，前对较长，花丝无毛，花药 2 室，药室汇合；花柱先端相等 2 浅裂，花盘前方呈指状膨大，其长度超过子房；子房无毛。小坚果长圆形或卵圆形，褐色，具点，基部具一小白痕。

2 种；我国 1 种；湖北 1 种；神农产 1 种，可供药用。

光柄筒冠花 Siphocranion nudipes (Hemsley) Kudô

多年生草本。叶披针形，先端锐尖及长渐尖，基部楔形，下延至叶柄，边缘有细锐锯齿，近膜质，上表面绿色，下表面较淡，侧脉 5~6 对。总状花序；花冠筒部白色，上部紫红色。小坚果长圆形，褐色。花期 7~9 月，果期 10~11 月。

分布于神农架宋洛，生于山坡林下。常见。

茎叶解毒疗疮。

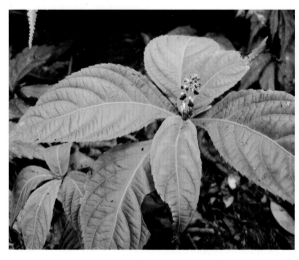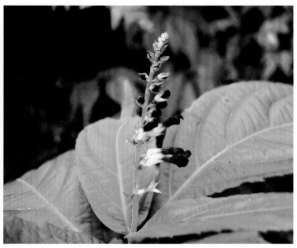

（三十五）香茶菜属 Isodon (Schrader ex Bentham) Spach

多年生草本或半灌木。根茎木质，块状。叶具齿及柄。聚伞花序具花（1~）3 朵至多朵；花具梗；花萼檐具近等大的 5 齿，或上唇具 3 齿，下唇具 2 齿；花冠筒伸出，具 4 圆裂，下唇全缘，内凹，常呈舟状；雄蕊 4 枚，下倾，花丝分离，无齿，药室 2 个，顶端常汇合；柱头 2 浅裂。小坚果近球形，稀长圆形或卵球形，平滑。

约 100 种；我国 77 种；湖北 10 种；神农架 9 种，均可供药用。

■ 分种检索表

1. 果萼直立，具 5 相等的萼齿。
 2. 叶披针形至狭披针形·····························4. 显脉香茶菜 I. nervosus
 2. 叶宽倒卵形至卵状披针形。
  3. 叶卵状披针形或披针形···························3. 溪黄草 I. serra
  3. 叶宽卵形或卵形·····························8. 毛叶香茶菜 I. japonicus
1. 果萼下倾，萼齿近相等或唇形。
 4. 花萼 5 齿相等或微呈 3/2 式或二唇形。
  5. 花萼具 5 短齿，占萼长度的 1/3。
   6. 叶先端明显具一凹缺·····················5. 尾叶香茶菜 I. excisus
   6. 叶先端无凹缺，渐尖···················9. 线纹香茶菜 I. lophanthoides
  5. 花萼具 5 长齿，占萼长度的 1/2·················1. 碎米桠 I. rubescens
 4. 花萼 5 齿明显呈 3/2 式或二唇形。
  7. 花萼裂至 1/2 以上·····················7. 鄂西香茶菜 I. henryi
  7. 花萼裂至 1/2 以下。
   8. 叶菱状卵圆形，先端长尾尖···············2. 总序香茶菜 I. racemosus
   8. 叶卵圆形，先端长渐尖，有时具缺刻·········6. 拟缺香茶菜 I. excisoides

---

1 | 碎米桠 Isodon rubescens (Hemsley) H. Hara

 小灌木。茎叶对生，卵圆形或菱状卵圆形，先端锐尖或渐尖，基部宽楔形，骤然渐狭，下延成假翅，膜质至坚纸质，上表面橄榄绿色，下表面淡绿色，密被灰白色短绒毛至近无毛，侧脉 3~4 对。聚伞花序具花 3~5 朵，有时多至 7 朵。小坚果倒卵状三棱形，淡褐色，无毛。花期 7~10 月，果期 8~11 月。

 分布于神农架红坪、新华至兴山一带，生于溪边灌丛中。常见。

 地上部分清热解毒，活血止痛，抑菌，抗肿瘤；用于急慢性咽炎、急性扁桃体炎、慢性肝炎、支气管炎，对食道癌、贲门癌、肝癌、乳腺癌、直肠癌等亦有缓解症状、延长生命的作用。此外，贵州凤岗用全草入药，用于感冒头痛、风湿筋骨痛、关节痛。

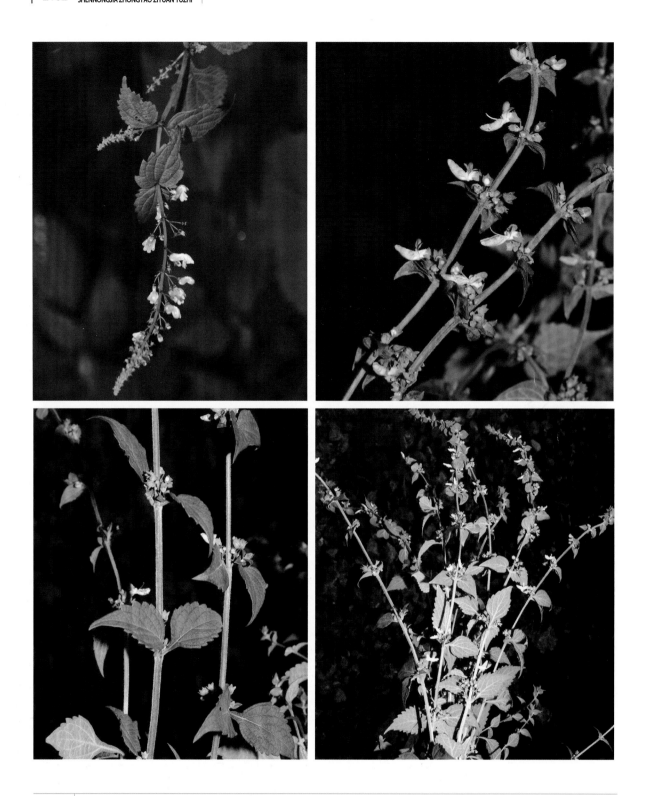

2 　总序香茶菜 Isodon racemosus (Hemsley) H. W. Li

　　多年生草本。茎叶菱状卵圆形，先端长渐尖，基部楔形，坚纸质或近膜质，上表面深绿色，下表面淡绿色，侧脉约3对；叶柄被短柔毛。总状或假总状花序；花冠白色或微红色。成熟小坚果倒卵珠形，淡黄褐色，无毛。花期8~9月，果期9~10月。

分布于神农架宋洛，生于溪边灌丛中。常见。

全草可代碎米桠入药。

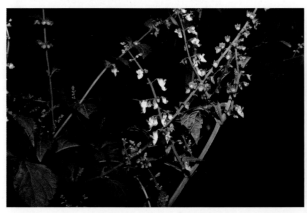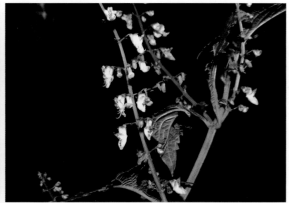

3 | 溪黄草 Isodon serra (Maximowicz) Kudô

多年生草本。根茎肥大，粗壮，有时呈疙瘩状。茎钝四棱形，具四浅槽，有细条纹，带紫色，基部木质。茎叶对生，卵状披针形或披针形，先端近渐尖，基部楔形，边缘具粗大内弯的锯齿，侧脉每侧4~5条，与中脉在两面微隆起。圆锥花序生于茎及分枝顶上；萼齿5枚，长三角形，近等大；花冠紫色。成熟小坚果阔卵圆形。花、果期8~9月。

分布于神农架红坪、下谷，生于溪旁、河岸草丛中。常见。

全草（溪黄草）祛湿，消肿，散毒。

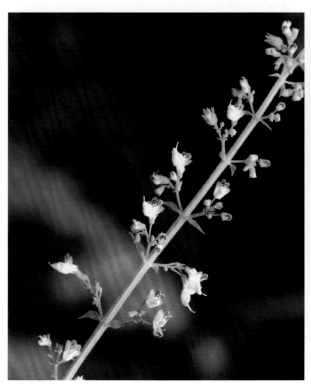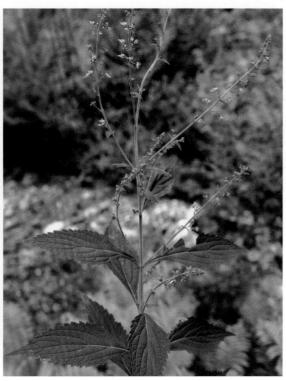

4 显脉香茶菜 Isodon nervosus (Hemsley) Kudô

　　多年生草本。根茎稍增大，呈结节块状。茎四棱形，明显具槽。叶披针形至狭披针形，先端长渐尖，基部楔形至狭楔形，边缘有具胼胝尖的粗浅齿，侧脉 4~5 对，在两面隆起。聚伞花序于茎顶组成疏散的圆锥花序；萼齿 5 枚，近相等；花冠蓝色。小坚果卵圆形。花期 7~10 月，果期 8~11 月。

　　分布于神农架各地，生于溪边草丛中。常见。

　　茎及叶（显脉香茶菜）清热，除湿，解毒。

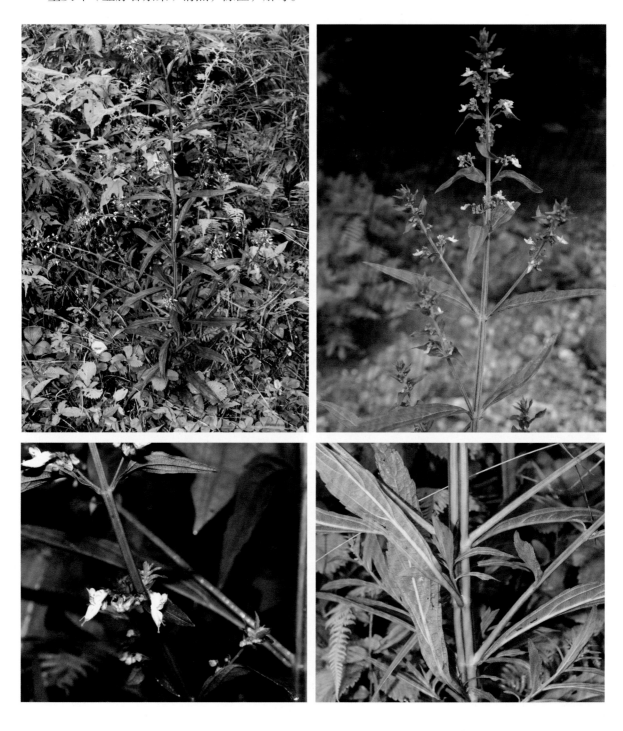

5 尾叶香茶菜 Isodon excisus (Maximowicz) Kudô

多年生草本。叶圆形或圆卵形，先端凹缺，具尾状长尖齿，其下部具一对粗齿，基部宽楔形或近平截，骤渐窄下延，具粗牙齿状锯齿，上表面被糙伏微硬毛，下表面无毛，被淡黄色腺点，侧脉3~4对。聚伞花序具花 3~5 朵，组成圆锥花序；花萼钟形，被柔毛及腺点，二唇深裂；花冠淡紫色、紫色或蓝色，被微柔毛及腺点。花期 7~8 月，果期 8~9 月。

分布于神农架各地，生于高海拔的山坡林缘。少见。

全草可代碎米桠入药。

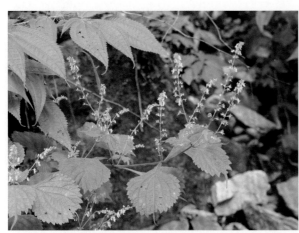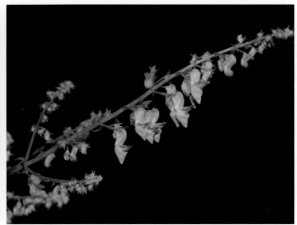

6 拟缺香茶菜 Isodon excisoides (Sun ex C. H. Hu) H. Hara

多年生草本。叶卵圆形，具不整齐锯齿状牙齿，先端长渐尖，有时具缺刻，两面近无毛，下表面疏被淡黄色腺点。聚伞花序具花 3~5 朵，组成窄总状花序；苞叶近无柄，卵形；花萼宽钟形，萼齿三角形；花冠淡紫色或紫红色，疏被微柔毛及腺点。花期 7~8 月，果期 9~10 月。

分布于神农架各地，生于高海拔的山坡林缘。少见。

全草祛风活血，解毒消肿。

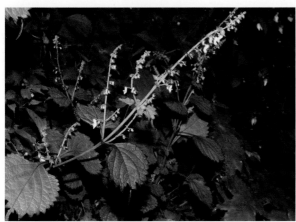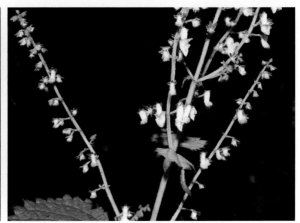

7 鄂西香茶菜 Isodon henryi (Hemsley) Kudô

多年生草本。叶菱状卵形或披针形，先端渐尖，基部近平截，骤窄下延成窄翅，具圆齿状锯齿，上表面疏被糙硬毛，沿脉毛密，下表面无毛，沿脉疏被糙硬毛。聚伞花序具花 3~5 朵；苞叶叶状；花萼宽钟形，淡紫色；果萼脉纹明显，近无毛，被腺点；花冠白色或淡紫色，具紫斑，被微柔毛及腺点。花期 8~9 月，果期 9~10 月。

分布于神农架松柏、红坪，生于山坡林缘。常见。

全草可代碎米桠入药。

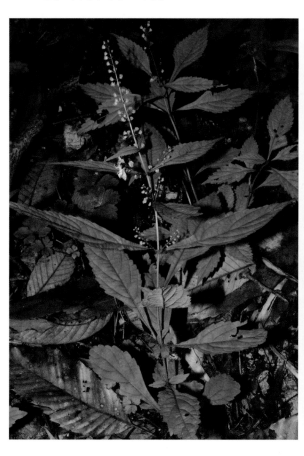 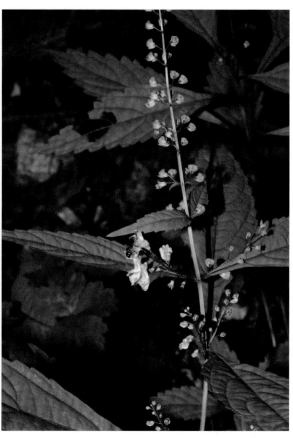

8 毛叶香茶菜 Isodon japonicus (N. Burman) H. Hara

多年生草本。叶卵形或宽卵形，先端渐尖，基部宽楔形，骤渐窄，具锯齿或圆齿状锯齿，两面被微柔毛及淡黄色腺点。聚伞花序具花（3~）5~7 朵，组成疏散圆锥花序，顶生，被柔毛及腺点；苞叶卵形；花萼钟形，密被灰白柔毛及腺点，萼齿三角形；花冠淡紫色或蓝色，上唇具深色斑点。花期 7~8 月，果期 9~10 月。

分布于神农架各地，生于山坡林缘。常见。

全草（毛叶香茶菜）用于肺痨。

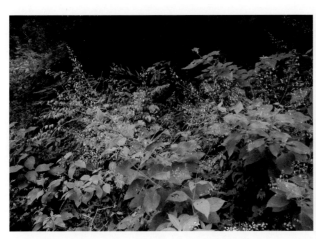 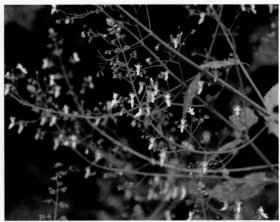

9 线纹香茶菜 *Isodon lophanthoides* (Buchanan-Hamilton ex D. Don) H. Hara

■ 分变种检索表

1. 叶基部阔楔形至浅心形·····························9a. 线纹香茶菜 **I. lophanthoides** var. **lophanthoides**

1. 叶基部楔形···9b. 狭基线纹香茶菜 **I. lophanthoides** var. **gerardianus**

9a 线纹香茶菜（原变种）*Isodon lophanthoides* var. *lophanthoides*

多年生草本。基部匍匐生根，并具小球形块根。茎叶卵形、阔卵形或长圆状卵形。圆锥花序顶生及侧生；苞叶卵形，下部的叶状，但远较小，上部的苞片状，无柄；花冠白色或粉红色。花、果期8~12月。

分布于神农架各地，生于溪边灌丛。常见。

全草用于急性黄疸型肝炎、急性胆囊炎、咽喉炎、妇科病，尚可解草乌中毒。

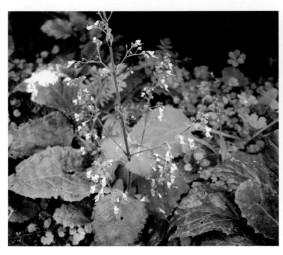 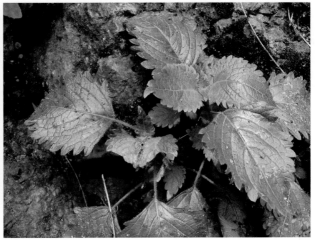

9b **狭基线纹香茶菜**（变种）*Isodon lophanthoides* var. *gerardianus* (Bentham) H. Hara

多年生草本。本变种与线纹香茶菜（原变种）的区别为植株高大，叶大，卵形，长达 20cm，宽达 8.5cm，先端渐尖，基部楔形。

分布于神农架松柏，生于旱地土坎上。少见。

全草用于急性黄胆型肝炎、急性胆囊炎、蛔虫病。

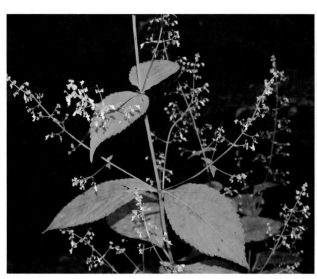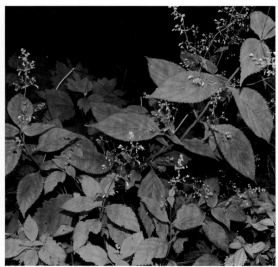

（三十六）罗勒属 *Ocimum* Linnaeus

草本、亚灌木或灌木。轮伞花序具花 6~10 朵，多数排列成具梗的穗状或总状花序，再组成圆锥花序；花萼卵圆形或钟状，果时下倾，外常被腺点；萼齿 5 枚，二唇形，上唇 3 齿，中齿圆形或倒卵圆形，宽大，边缘呈翅状下延至萼筒，花后反折；花冠筒内无毛环，喉部鼓大成斜钟形，冠檐二唇形，上唇近相等 4 裂，下唇下倾，全缘，扁平或稍内凹。

100~150 种；我国 5 种；湖北栽培 1 种；神农架栽培 1 种，可供药用。

1 **罗勒** *Ocimum basilicum* Linnaeus

■ 分变种检索表

1. 叶卵圆形至卵圆状长圆形，叶柄和花序微被柔毛·············1a. 罗勒 O. basilicum var. basilicum

1. 叶长圆形，较小，叶柄和花序密被疏柔毛·············1b. 毛罗勒 O. basilicum var. pilosum

1a 罗勒（原变种）Ocimum basilicum var. basilicum

一年生草本。叶卵圆形至卵圆状长圆形，先端微钝或急尖，基部渐狭，侧脉 3~4 对。总状花序，花冠淡紫色。小坚果卵珠形，黑褐色。花期通常 7~9 月，果期 9~12 月。

原产于北美，神农架有栽培。

全草（罗勒）疏风行气，化湿消食，活血，解毒。根（罗勒根）用于小儿黄水疮（烧灰敷之）。果实（光明子）用于目赤多眵、倒睫拳毛、目翳、走马牙疳。

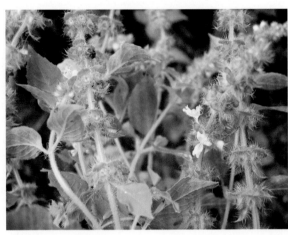
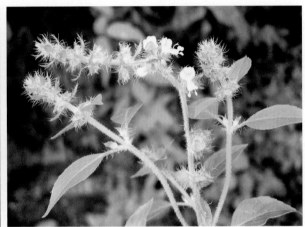

1b 毛罗勒（变种）Ocimum basilicum var. pilosum (Willdenow) Bentham

本变种与罗勒（原变种）的区别为叶小，长圆形，叶柄和花序密被疏柔毛。

原产于北美，神农架有栽培。

全草（省头香）祛风解表，化湿和中，活血。果实（光明子）明目退翳。

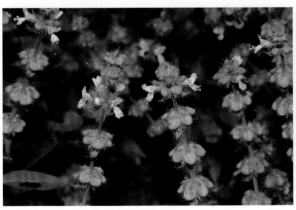
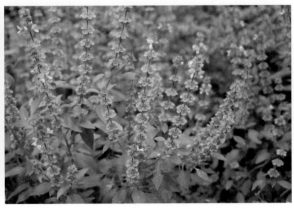

茄科 Solanaceae

草本、灌木或小乔木，直立或攀缘。茎有时具皮刺。叶互生，单叶或羽状复叶，全缘，具齿、浅裂或深裂。花序顶生、腋生或腋外生，为总状、圆锥状或伞形花序，或单花腋生或簇生，花两性；花萼5（~10）裂，稀平截，花后不增大或增大，宿存，稀基部宿存；花冠筒辐状、漏斗状、高脚碟状、钟状或坛状；花药2个；子房2室。浆果或蒴果。

95属，2300种；我国20属，101种；湖北包括栽培的共16属，34种；神农架包括栽培的共14属，27种，可供药用的13属，25种。

■ 分属检索表

1. 花少数至多数组成花序。
  2. 花冠筒长于花冠裂片。
    3. 常绿灌木；浆果······10. 夜香树属 Cestrum
    3. 一年生或多年生草本；蒴果······11. 烟草属 Nicotiana
  2. 花冠筒短于花冠裂片。
    4. 花药纵裂······8. 番茄属 Lycopersicon
    4. 花药孔裂······6. 茄属 Solanum
1. 花 1~5 朵，腋生。
  5. 果为宿存萼包被。
    6. 蒴果。
      7. 花萼裂片顶端渐尖，柔软······2. 天蓬子属 Atropanthe
      7. 花萼裂片顶端坚硬成刺状······13. 天仙子属 Hyoscyamus
    6. 浆果。
      8. 宿存萼顶端不闭合······3. 散血丹属 Physaliastrum
      8. 宿存萼膀胱状，全包浆果，顶端闭合······4. 酸浆属 Physalis
  5. 果不为宿存萼包被。
    9. 蒴果······9. 曼陀罗属 Datura
    9. 浆果。
      10. 花冠漏斗状，雄蕊伸出······1. 枸杞属 Lycium
      10. 花冠钟状、辐状或星状，雄蕊内藏。
        11. 花萼常具齿10枚······7. 红丝线属 Lycianthes
        11. 花药纵裂。
          12. 花冠宽钟状，黄色；花萼顶端平截或近全缘······12. 龙珠属 Tubocapsicum
          12. 花冠辐状，白色或带紫色；花萼具5（~7）枚小齿······5. 辣椒属 Capsicum

（一）枸杞属 Lycium Linnaeus

落叶灌木，通常具棘刺。单叶互生或因侧枝极度缩短而数枚簇生，叶柄有或近于无柄。具花梗；花单生于叶腋或簇生于极度缩短的侧枝上；花萼钟状，具不等大的 2~5 枚萼齿或裂片，花后宿存；花冠漏斗状；雄蕊 5 枚；子房 2 室，花柱丝状，柱头 2 浅裂。浆果，具肉质的果皮。

约 80 种；我国 7 种；湖北 2 种；神农架 2 种，均可供药用。

■ 分种检索表

1. 花萼通常 2 中裂，花冠裂片边缘无缘毛⋯⋯⋯⋯⋯⋯⋯⋯⋯⋯⋯⋯1. 宁夏枸杞 **L. barbarum**
1. 花萼通常 4~5 裂，花冠裂片边缘具缘毛⋯⋯⋯⋯⋯⋯⋯⋯⋯⋯⋯⋯2. 枸杞 **L. chinense**

1 宁夏枸杞 Lycium barbarum Linnaeus

落叶灌木，具棘刺。叶互生或簇生，披针形或长椭圆状披针形，顶端短渐尖或急尖，基部楔形，叶脉不明显。花 1~2 朵腋生于长枝，2~6 朵同叶簇生于短枝上；花萼钟状，通常 2 中裂；花冠漏斗状，紫堇色，花冠裂片边缘无缘毛。浆果红色，广椭圆状或近球状。花、果期 5~10 月。

原产于我国华北，神农架有栽培。

果实（枸杞子）滋补肝肾，益精明目。根皮（地骨皮）清热凉血。

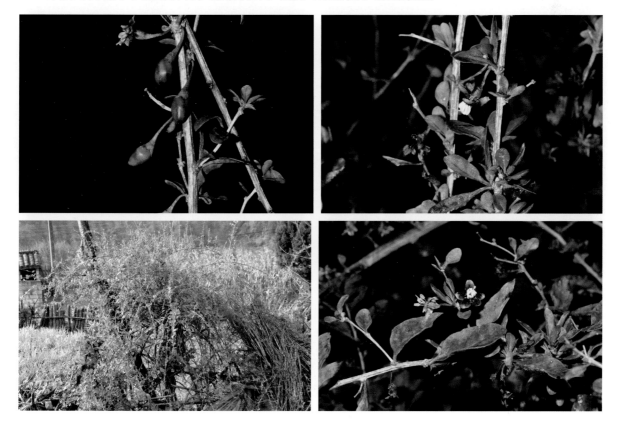

2 枸杞 Lycium chinense Miller

多分枝灌木。叶卵形、卵状菱形、长椭圆形或卵状披针形，先端尖，基部楔形。花 1~2 朵腋生于长枝，或簇生于短枝；花冠漏斗状，淡紫色。浆果卵圆形，红色。种子扁肾形，黄色。花期 5~9 月，果期 8~11 月。

分布于神农架各地，生于低海拔的溪边、沟边、塘边。常见。

果实（枸杞子）滋补肝肾，益精明目。根皮（地骨皮）解热止咳。

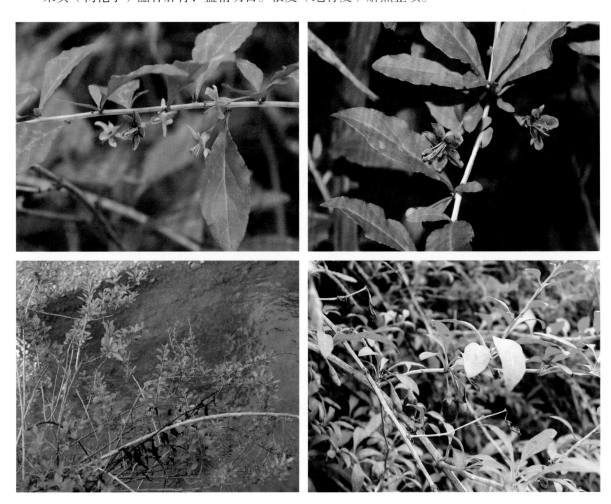

（二）天蓬子属 Atropanthe Pascher

多年生草本或亚灌木。单叶，互生或大小不等双生，叶椭圆形或卵形，先端渐尖，基部楔形，微下延，全缘，两表面无毛。花单生、腋生或侧生；花梗俯垂；花萼钟状；花冠漏斗状筒形，黄绿色，冠檐 5 裂，上方 1 枚稍大；雄蕊 5 枚，着生于花冠筒基部，不等长，花丝基部被毛；子房 2 室，圆锥形。蒴果近球形，俯垂，宿存萼包果，顶端缢缩。

1 种，我国特有，神农架有分布，可供药用。

天蓬子 Atropanthe sinensis (Hemsley) Pascher

本种特征同天蓬子属。花期 4~5 月，果期 8~9 月。

分布于神农架红坪（阴峪河），生于山坡林下阴湿处或沟边。少见。

根祛风散寒，舒筋活络，止痛。

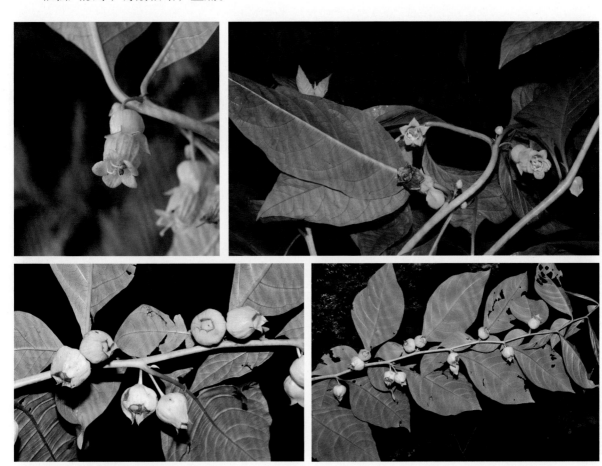

（三）散血丹属 Physaliastrum Makino

多年生草本。根多条簇生，肉质。茎、枝上部叶 2 枚簇生，大小不相等。花单生或数朵聚生；花梗细长，俯垂；花萼短 5 裂，果实增大时贴于或包被浆果；花冠阔钟状，白色，具羽状脉纹。浆果，球形；果萼比果略短，露出果实顶端，顶口不闭合。

9 种；我国 7 种；湖北 2 种；神农架 2 种，均可供药用。

■ **分种检索表**

1. 果萼紧包浆果，不呈膀胱状，无纵肋·······························1. 江南散血丹 P. heterophyllum

1. 果萼呈膀胱状包围浆果，具 10 条纵肋······························2. 地海椒 P. sinense

1 江南散血丹 Physaliastrum heterophyllum (Hemsley) Migo

多年生草本。根多条簇生，肉质。茎、枝上部叶2枚簇生，大小不相等，阔椭圆形或卵状椭圆形，顶端短渐尖，基部不对称，变狭而成0.5~1cm长的叶柄，边缘略呈波状。花单生或双生；花梗细长，俯垂；花冠阔钟状，白色，具羽状脉纹。浆果球形，包被于增大的草质而带肉质的宿存萼内；果萼比果略短，露出果实顶端，表面具尖瘤状突起和白色硬毛。花期5月，果熟期8月。

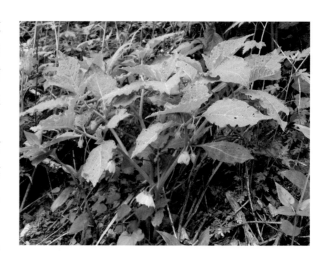

分布于神农架木鱼，生于山坡林下。少见。

根（龙须参）补气。

2 地海椒 Physaliastrum sinense (Hemsley) D'Arcy & Z. Y. Zhang

亚灌木或草本。叶宽椭圆形或卵形，先端渐尖，基部歪斜，圆形或宽楔形，两表面近无毛，侧脉5~6对。花冠白色。浆果单生或2个并生，球状。种子淡黄色。花期7~9月，果期8~11月。

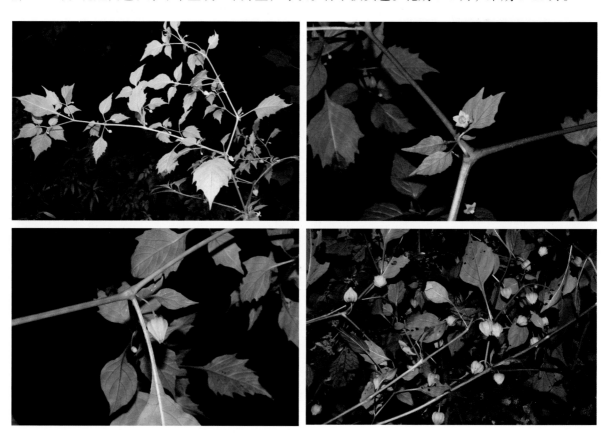

分布于神农架下谷（石柱河），生于沟谷林下的阴湿地。少见。

根补气。

（四）酸浆属 Physalis Linnaeus

一年生或多年生草本。叶不裂或具不规则波状牙齿，稀羽状深裂，互生，或在枝上端 2 枚叶双生，大小不等。花单生于叶腋或枝腋；花萼钟状，5 浅裂或中裂；花冠白色或黄色，辐状或辐状钟形；雄蕊 5 枚；子房 2 室，柱头 2 浅裂。浆果球形，膀胱状，多汁，具 10 条纵肋，5 或 10 条棱，膜质或革质，顶端闭合，基部常凹下。

75 种；我国 6 种；湖北 3 种；神农架 2 种，均可供药用。

■ 分种检索表

1. 花冠白色，花药黄色，宿存萼橙色或红色·······························1. 酸浆 **P. alkekengi**
1. 花冠淡黄色或黄色···2. 苦蘵 **P. angulata**

| 1 | 酸浆 **Physalis alkekengi** Linnaeus |

■ 分变种检索表

1. 花梗和花萼筒密生柔毛·······························1a. 酸浆 **P. alkekengi** var. **alkekengi**
1. 花梗和花萼筒被疏毛或几无毛·····················1b. 挂金灯 **P. alkekengi** var. **franchetii**

| 1a | 酸浆（原变种）**Physalis alkekengi** var. **alkekengi** |

多年生草本。根茎白色，横卧地下，多分枝，节部具不定根。叶互生，每节生有 1~2 枚叶；叶具短柄；叶片卵形，先端渐尖，基部宽楔形，边缘具不整齐的粗锯齿或呈波状，无毛。花单生于叶腋内；花萼绿色，5 浅裂，花后膨大成卵囊状，基部稍内凹，薄革质，成熟时橙红色或火红色；花冠辐射状，白色；雄蕊 5 枚，花药黄色。萼内浆果橙红色。花期 5~9 月，果期 6~10 月。

分布于神农架红坪、木鱼，生于房屋边、荒地。少见。

根、果实清热解毒，利尿，降压，强心。

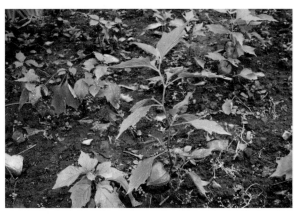 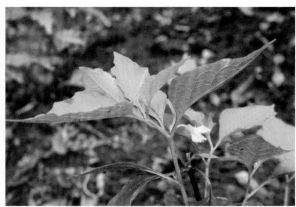

| 1b | **挂金灯**（变种）**Physalis alkekengi** var. **franchetii** (Masters) Makino |

一年生草本。茎节肿大。叶仅具缘毛。花梗近无毛或疏被柔毛；花萼裂片毛较密，萼筒毛稀疏，宿存萼无毛。果实无毛。花期5~6月，果期8~10月。

分布于神农架木鱼（官门山），生于山坡林下的阴湿地。常见。

宿存萼或带有成熟果实的宿存萼清热，解毒，利尿；用于骨蒸劳热、咳嗽、咽喉肿痛、黄疸、水肿、天疱疮。

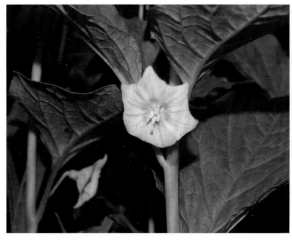 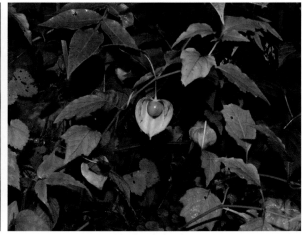

| 2 | **苦蘵 Physalis angulata** Linnaeus |

一年生草本。茎疏被短柔毛或近无毛。叶卵形或卵状椭圆形，先端渐尖或尖，基部宽楔形或楔形，全缘或具不等大牙齿，两表面近无毛。花梗被短柔毛；花萼被短柔毛，裂片披针形，具缘毛；花冠淡黄色，喉部具紫色斑纹；花药蓝紫或黄色。宿存萼卵球状，薄纸质。浆果。种子盘状。花期5~7月，果期7~12月。

分布于神农架各地，生于山谷林下、村旁、荒地。常见。

全草清热，利尿，解毒。

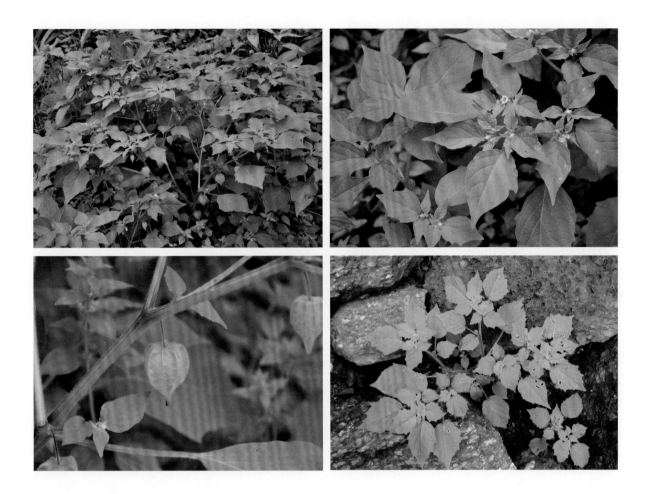

（五）辣椒属 Capsicum Linnaeus

一年生草本，或灌木、亚灌木。单叶互生，卵形至狭披针形。花白色或绿白色，1~3 朵聚生；花冠 5 裂；雄蕊 5 枚。浆果，果皮肉质或近革质，颜色和形状多种，常具辛辣味。种子多数，扁圆盘形。

25 种；我国栽培 1 种；湖北栽培 1 种；神农架栽培 1 种，可供药用。

辣椒 Capsicum annuum Linnaeus

一年生草本或灌木状。茎分枝稍呈"之"字形折曲。叶互生，枝顶端节不伸长而呈双生或簇生状，矩圆状卵形、卵形或卵状披针形，全缘，顶端短渐尖或急尖，基部狭楔形。花单生，俯垂；花萼具不显著齿 5 枚；花冠白色，裂片卵形；花药灰紫色。果梗较粗壮，俯垂；果实长指状，顶端渐尖且常弯曲，成熟后红色，味辣。花、果期 5~11 月。

原产于南美洲，神农架普遍有栽培。

果实（辣椒）温中，散寒，开胃，消食。

本种曾根据果形划分为多个变种，《Flora of China》皆归并至辣椒（原变种），这一处理是合理的。

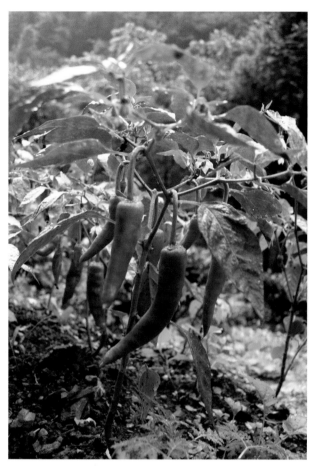
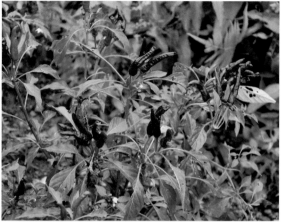
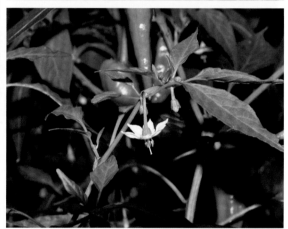

（六）茄属 Solanum Linnaeus

草本、亚灌木、灌木或小乔木，稀藤本。单叶互生，稀双生，全缘，波状或分裂，稀复叶。花序顶生、侧生、腋生、腋外生或对叶生，稀单花，花两性，全部能孕或仅花序下部的能孕；花萼4~5裂，果时稍增大，宿存；花冠辐状，白色，有时青紫色、红紫色或黄色，花冠筒短；雄蕊5（4）枚，花丝短，花药常靠合成圆筒。

1200 余种；我国 41 种；湖北 11 种；神农架 8 种，均可供药用。

■ 分种检索表

1. 植株被星状毛，具刺。

  2. 果形状多变异，有白色、红色、紫色等 ·······················6. 茄 S. melongena

  2. 果直径2~3cm，球形，黄色 ·······················7. 喀西茄 S. aculeatissimum

1. 植株无毛或被单毛。

  3. 奇数羽状复叶 ·······················5. 阳芋 S. tuberosum

  3. 单叶全缘或分裂。

    4. 花序总状，或兼具单花或双花 ·······················2. 珊瑚樱 S. pseudocapsicum

4. 花序伞形或圆锥状。

    5. 花序伞形·······························1. 龙葵 **S. nigrum**

    5. 圆锥花序。

        6. 植株无毛或几无毛。

           7. 草质藤本；叶至少有部分叶片的基部具裂片············8. 野海茄 **S. japonense**

           7. 蔓生灌木；叶全缘·····················4. 海桐叶白英 **S. pittosporifolium**

        6. 茎叶被长柔毛·······················3. 白英 **S. lyratum**

1 | 龙葵 **Solanum nigrum** Linnaeus

    一年生草本。茎近无毛或被微柔毛。叶卵形，先端钝，基部楔形或宽楔形，下延，全缘或具 4~5 对不规则波状粗齿，两表面无毛或疏被短柔毛，叶脉 5~6 对。伞形状花序腋外生，具花 3~6（~10）朵；花梗近无毛或被短柔毛；花冠白色。浆果球形，黑色。种子近卵圆形。花期 5~8 月，果期 7~11 月。

    分布于神农架各地，生于田边、荒地、村庄附近。常见。

    全草（龙葵）清热解毒，活血，消肿。根（龙葵根）用于痢疾、淋浊、带下、跌打损伤、痈疽肿毒。种子（龙葵子）用于急性扁桃体炎、疔疮。

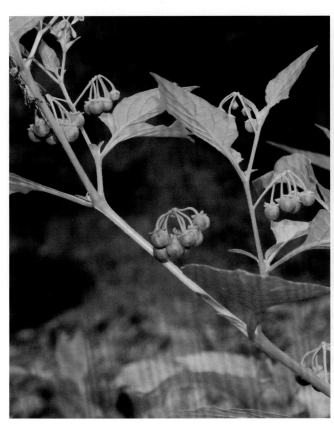

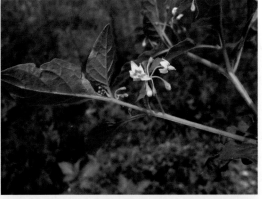

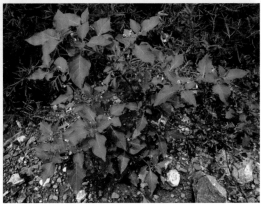

2 | 珊瑚樱 Solanum pseudocapsicum Linnaeus

常绿灌木，植株无毛。叶窄长圆形或披针形，基部窄楔形下延，全缘或波状，侧脉 4~7 对。花单生，稀双生或排成短总状花序与叶对生或腋外生；花序梗无或极短；花白色。浆果橙红色。种子盘状。花期初夏，果期秋末。

原产于南美洲，神农架各地均有栽培。

根（玉珊瑚根）止痛，解毒。

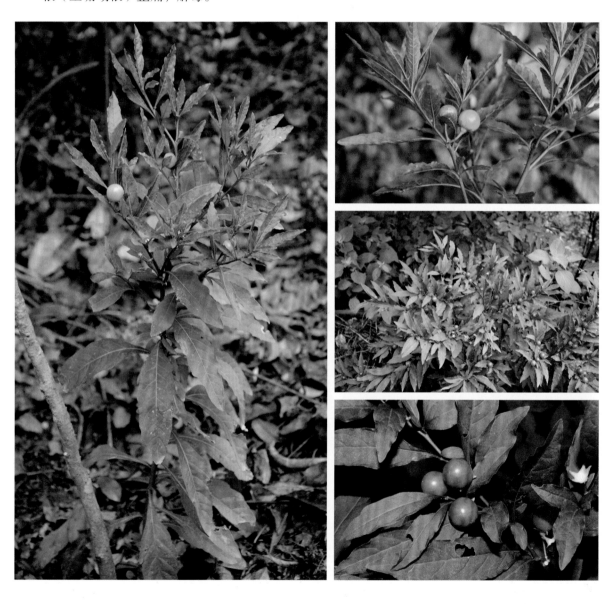

3 | 白英 Solanum lyratum Thunberg

多年生草质藤本。茎及小枝密被长柔毛。叶椭圆形或琴形，基部心形或戟形，两表面被白色长柔毛，侧脉 5~7 对；叶柄被长毛。圆锥花序顶生或腋外生；花序梗被长柔毛，花梗被毛；花冠蓝紫色或白色。浆果球状，红黑色。种子近盘状。花期 6~10 月，果期 10~11 月。

分布于神农架各地，生于山坡灌丛中或林缘。常见。

全株（白英）清热解毒，利湿消肿。

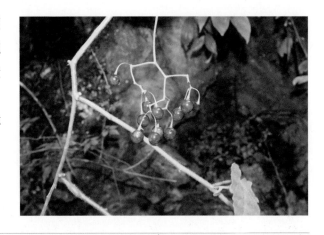

4 海桐叶白英 *Solanum pittosporifolium* Hemsley

落叶蔓生灌木，植株无毛或疏被短柔毛。叶互生，披针形或卵状披针形，先端渐尖，基部圆形或楔形，两表面无毛，侧脉 6~7 对。圆锥状花序腋外生；花冠白色，稀紫色。浆果球形，红色。花期 6~8 月，果期 9~12 月。

分布于神农架大九湖、红坪、阳日，生于山谷林下。常见。

全株（海桐叶白英）散瘀，消肿，祛风湿。

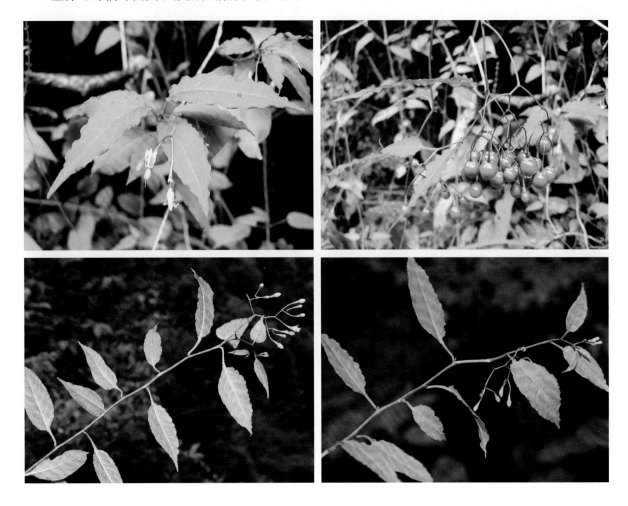

5 | 阳芋 _{马铃薯}
Solanum tuberosum Linnaeus

多年生草本，无毛或疏被柔毛。小叶 6~8 对，卵形或长圆形，先端尖，基部稍不对称，全缘，两表面疏被白色柔毛，侧脉 6~8 对。圆锥状花序顶生，与叶对生或腋生；花白色或蓝白色。浆果球形。花期夏季，结实较少，果期 9~10 月。

原产于南美洲，神农架各地均有栽培。

块茎（土豆）补气，健脾，消炎。

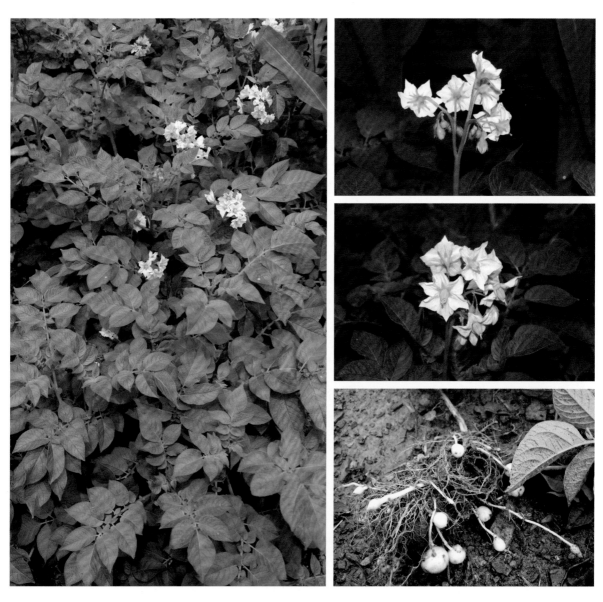

6 | 茄 **Solanum melongena** Linnaeus

草本或亚灌木状。小枝、叶、叶柄、花梗、花萼、花冠、子房顶端及花柱中下部均被星状毛。

叶卵形或长圆状卵形，先端钝，基部不对称，边缘浅波状或深波状圆裂，侧脉 4~5 对。花多单生，稀总状花序；花白或紫色。果球形或圆柱状，有白色、红色、紫色等。栽培条件下花、果期几乎全年。

原产于亚洲热带，神农架各地均有栽培。

果实（茄子）清热，活血，止痛，消肿。根（茄根）用于久痢便血、脚气、齿痛、冻疮。叶（茄叶）止血消痈。花（茄花）用于疥疮、牙痛。宿存萼（茄蒂）用于肠风下血、痈疽肿毒、口疮、牙痛。

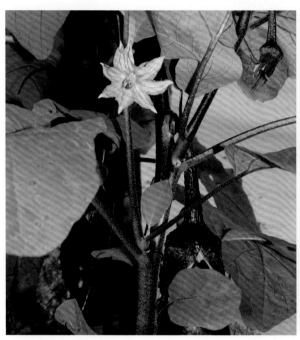
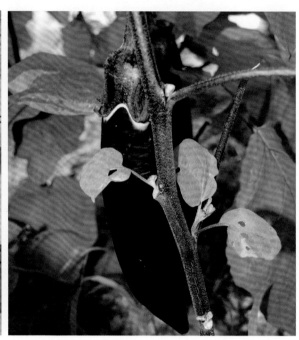

7　喀西茄 **Solanum aculeatissimum** Jacquin

草本或亚灌木状。小枝、叶、叶柄、花序、花萼及花冠均被星状毛。叶脉、叶柄及花萼被细刺。小枝老时毛脱落，具皮刺。叶卵形或卵状椭圆形，侧脉 3~5 对。蝎尾状总状花序腋外生，具少花；花梗具细刺；花冠紫蓝色。浆果球形，黄色。种子扁圆形。花期 5~7 月，果期 5~12 月。

分布于神农架各地，生于村寨边或路边荒地。少见。

根（黄果茄根）、果实（黄果茄）、种子（黄果茄子）清热利湿，散瘀止痛。

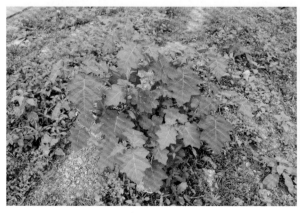
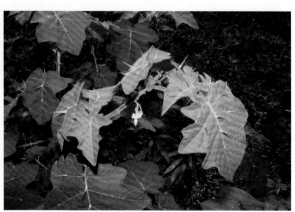

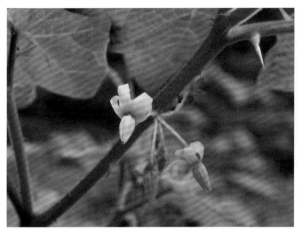
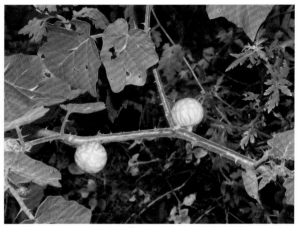

8 | 野海茄 *Solanum japonense* Nakai

多年生草质藤本。叶三角状宽披针形或卵状披针形，先端长渐尖，基部圆形或楔形，边缘波状，无毛或在两表面均被具节疏柔毛或仅脉上被疏柔毛；在小枝上部的叶较小，卵状披针形。聚伞花序顶生或腋外生，萼浅杯状，花冠紫色。浆果圆形，成熟后红色。花期夏秋季，果熟期秋末。

分布于神农架阳日，生于山谷溪边。少见。

叶（千年不烂心叶）用于偏头痛、蛇伤。

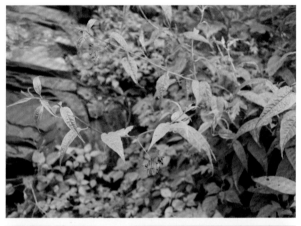

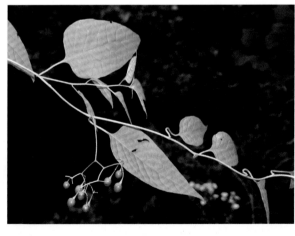
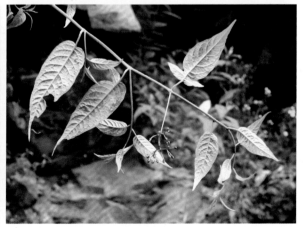

（七）红丝线属 *Lycianthes* (Dunal) Hassler

灌木或亚灌木，稀草本。小枝被多细胞的单毛或 2 至多分枝的树枝状毛。单叶，全缘，上部叶常双生，大小不等。花单生或具花 2~10（~30）朵簇生于叶腋；萼筒杯形，萼筒边缘平截，具齿 10

枚，稀5枚齿或近无齿，萼齿钻状线形；花冠辐状或星状，白色或紫蓝色，5中裂；雄蕊5枚，着生于花冠筒喉部；子房2室，胚珠多数。浆果小，球形，红色或红紫色。

约180种；我国10种；湖北3种；神农架2种，均可供药用。

■ 分种检索表

1. 灌木；花序具花2~4朵·······························2. 鄂红丝线 L. hupehensis

1. 多年生草本，具匍匐茎；花单生，稀2朵花并生·············1. 单花红丝线 L. lysimachioides

| 1 | **单花红丝线** Lycianthes lysimachioides (Wallich) Bitter |

■ 分变种检索表

1. 叶下表面被毛·······················1a. 单花红丝线 L. lysimachioides var. lysimachioides

1. 叶下表面无毛·······················1b. 中华红丝线 L. lysimachioides var. sinensis

| 1a | **单花红丝线**（原变种）Lycianthes lysimachioides var. lysimachioides |

多年生草本。茎匍匐。叶卵形、椭圆形或卵状披针形，两表面疏被柔毛。花1（2）朵腋生，花冠白色、粉红色或淡紫色。浆果红色，球形。种子卵状三角形。花期7月，果期10月。

分布于神农架各地，生于海拔800m以下的山谷林下或溪边潮湿处。常见。

全草（佛葵）杀虫，解毒。

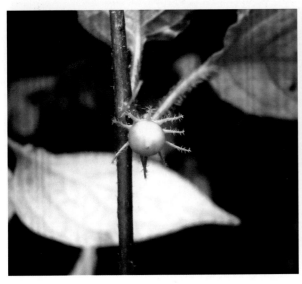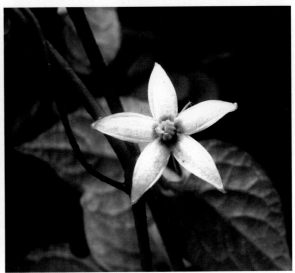

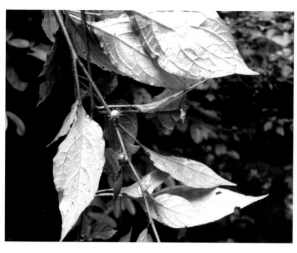 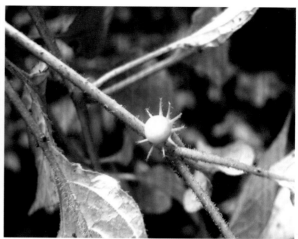

1b 中华红丝线（变种）Lycianthes lysimachioides var. sinensis Bitter

本变种与单花红丝线（原变种）的区别仅为叶下表面无毛。花期 7 月，果期 10 月。

分布于神农架各地，生于低海拔的山谷林下或溪边潮湿处。

全草杀虫，解毒。

本变种与原变种混生，二者常不可分，应处理为同一种为宜。

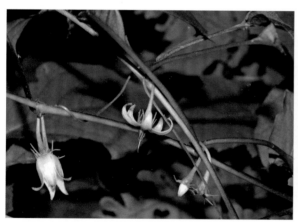 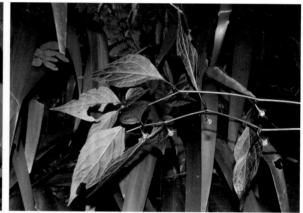

2 鄂红丝线 Lycianthes hupehensis (Bitter) C. Y. Wu & S. C. Huang

灌木或亚灌木。上部叶假双生，大小不相等，大叶片长椭圆状斜披针形，先端渐尖，基部楔形下延到叶柄而成窄翅；小叶片近圆卵形，先端钝，基部圆形到叶柄处聚窄而下延，2 裂稍不相等，每边具侧脉 7~8 条。花序无柄，通常具花 2~4 朵着生于叶腋内；花萼紫色，萼齿 10 枚；花冠紫蓝色，顶端深 5 裂。浆果红色，球状。花期秋季，果期冬季。

分布于神农架下谷，生于山谷林下。常见。

全株清肺止咳，散瘀止血。

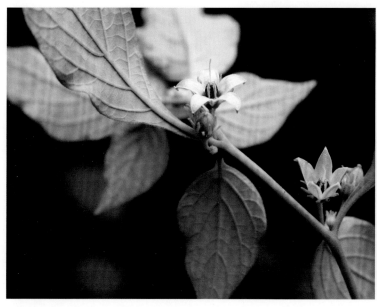
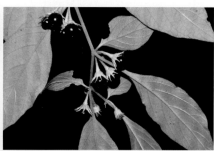
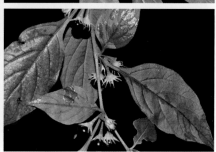

（八）番茄属 Lycopersicon Miller

一年生或多年生草本、亚灌木。茎直立或平卧。羽状复叶，小叶极不等大，边缘具锯齿或分裂。圆锥状聚伞花序，腋外生；花萼辐状，具5~6枚裂片，果时不增大或稍增大，开展；花冠辐状，筒部短，5~6裂；雄蕊花丝极短，花药伸展，向顶端渐尖，靠合成圆锥状。浆果多汁，扁球状或近球状。种子扁圆形。

9种；我国1种；湖北1种；神农架1种，可供药用。

番茄 Lycopersicon esculentum Miller

一年生草本，被黏质腺毛。羽状复叶或羽状深裂，卵形或长圆形。花冠黄色。浆果扁球形或近球形，橘黄色或鲜红色，光滑。种子黄色，被柔毛。栽培条件下花、果期几乎全年。

原产于南美洲，神农架有栽培或逸为野生。

果实生津止渴，健胃消食。

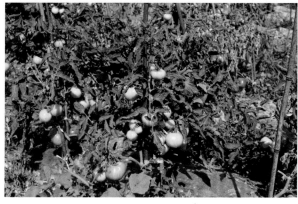
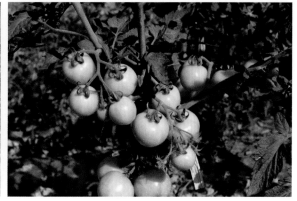

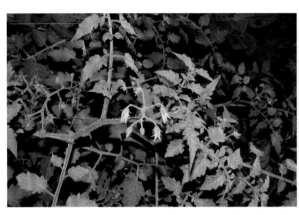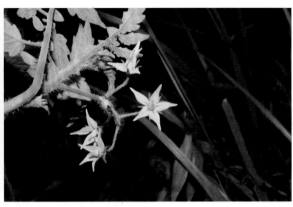

（九）曼陀罗属 **Datura** Linnaeus

草本或亚灌木状，无毛或幼嫩部分被短柔毛。单叶，互生，全缘或波状不规则浅裂。花大，单生于叶腋，直立；萼长管状，顶端5裂或呈佛焰苞状，果期基部宿存；花冠喇叭形，白色至淡紫色，冠檐折扇状，浅5裂，裂片渐尖。蒴果卵圆形，淡黄色，直立，具刺或平滑，顶部4裂。种子卵圆形，黑色。

约11种；我国4种；湖北4种；神农架2种，均可供药用。

■ 分种检索表

1. 果直立；花萼筒部具棱角5个 ······························ 1.曼陀罗 **D. stramonium**

1. 果横生或下垂；花萼筒部圆筒形 ······················ 2.毛曼陀罗 **D. inoxia**

---

1 曼陀罗 **Datura stramonium** Linnaeus

草本或亚灌木状，无毛或幼嫩部分被短柔毛。叶宽卵形，先端渐尖，基部不对称楔形，侧脉3~5对。花冠下部淡绿色，上部白色或淡紫色。蒴果卵圆形，淡黄色。种子卵圆形，黑色。花期6~10月，果期7~11月。

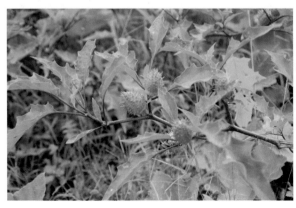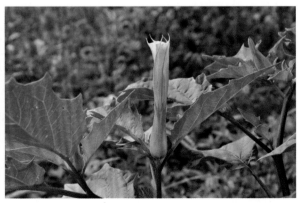

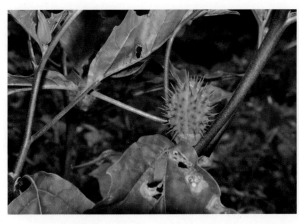 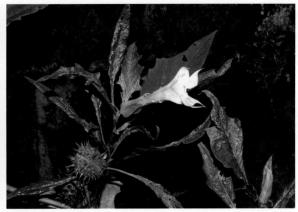

分布于神农架松柏，生于公路边垃圾堆或弃土场。少见。

花（洋金花）定喘，祛风，麻醉止痛。

2 | 毛曼陀罗 Datura inoxia Miller

一年生直立草本或半灌木状，全体密被细腺毛和短柔毛。叶片广卵形，基部不对称近圆形，全缘而微波状或具不规则的疏齿。花单生于枝叉间或叶腋；花萼圆筒状而不具棱角，花后宿存部分随果实增大而渐大呈五角形，果时向外反折；花冠长漏斗状，白色，花开放后呈喇叭状，边缘具 10个尖头。蒴果俯垂，近球状或卵球状，密生细针刺，全果亦密生白色柔毛。花、果期 6~9 月。

神农架木鱼（官门山）有栽培。

叶、花含莨菪碱和东莨菪碱。全草镇痉，镇静，镇痛，麻醉；有毒。

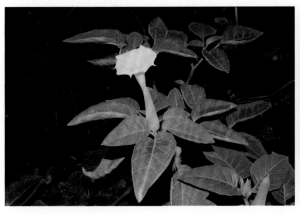 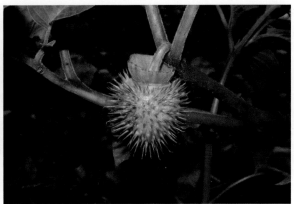

（十）夜香树属 Cestrum Linnaeus

灌木或乔木。叶互生，全缘。花序顶生或腋生，呈伞房状或圆锥状聚伞花序，或簇生于叶腋；花萼钟状或近筒状；花冠长筒状、近漏斗状或高脚碟状，筒部伸长，上部扩大成棍棒状或向喉部常缢缩而膨胀；雄蕊 5 枚，贴生于花冠筒中部，花丝基部常具长柔毛或齿状小附属物。浆果少汁液。种子少数或因败育而仅 1 枚。

约 175 种；我国栽培 2 种；湖北栽培 1 种；神农架栽培 1 种，可供药用。

夜香树 Cestrum nocturnum Linnaeus

直立或近攀缘状灌木，无毛。叶长圆状卵形或长圆状披针形，先端渐尖，基部近圆形或宽楔形，侧脉6~7对。总状圆锥花序腋生或顶生，具多花；花绿白色或黄绿色。浆果长圆形或球形，白色。种子 1 枚，长卵圆形。

原产于南美，神农架有栽培。

花行气止痛。

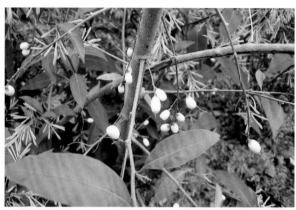

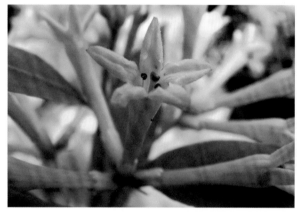

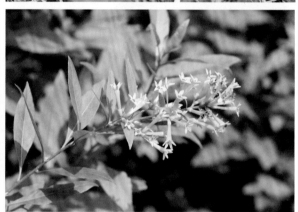

（十一）烟草属 Nicotiana Linnaeus

一年生或多年生植物，常具黏质柔毛。叶互生，单叶。花排成顶生的圆锥花序或偏于一侧的总状花序；萼管状钟形，5 裂，果时常宿存并稍增大，不完全或完全包被果实；花冠筒状、漏斗状或高脚碟状，管长，檐 5 裂；雄蕊 5 枚，着生于花冠筒中部以下；子房 2 室，花柱柱头 2 裂。蒴果，2 裂。种子微小，多数。

约 95 种；我国栽培 3 种；湖北栽培 1 种；神农架栽培 1 种，可供药用。

烟草 Nicotiana tabacum Linnaeus

一年生草本，被腺毛。叶长圆状披针形、披针形、长圆形或卵形。花序圆锥状，顶生；花冠漏斗状，淡黄色、淡绿色、红色或粉红色。蒴果卵圆形或椭圆形。种子圆形或宽长圆形，褐色。花、果期夏、秋二季。

原产于南美洲，神农架多有栽培。

叶行气止痛，解毒杀虫。

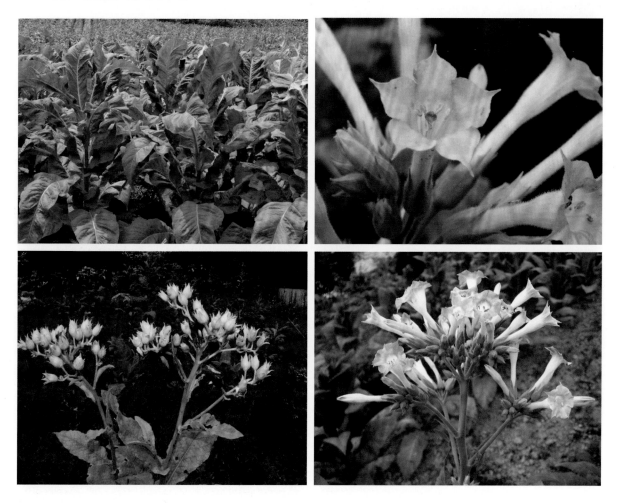

（十二）龙珠属 Tubocapsicum (Wettstein) Makino

　　多年生草本。根粗壮。叶互生或在枝上端2枚叶双生，大小不等，卵形、椭圆形或卵状披针形，先端渐尖，基部歪斜楔形下延，全缘或浅波状，侧脉5~8对。花单生或具花2~6朵，簇生于叶腋或枝腋；花梗俯垂；花萼短，皿状，顶端平截，果时稍增大，宿存；花冠黄色，宽钟状，裂片三角形，先端尖，反曲；雄蕊5枚；花盘果时垫座状；子房2室。浆果俯垂，球形，红色。

　　1种，神农架有分布，可供药用。

龙珠 Tubocapsicum anomalum (Franchet et Savatier) Makino

　　本种特征同龙珠属。花、果期8~10月。

　　分布于神农架新华（马鹿场），生于山谷、沟边或密林中。少见。

　　根止痢。

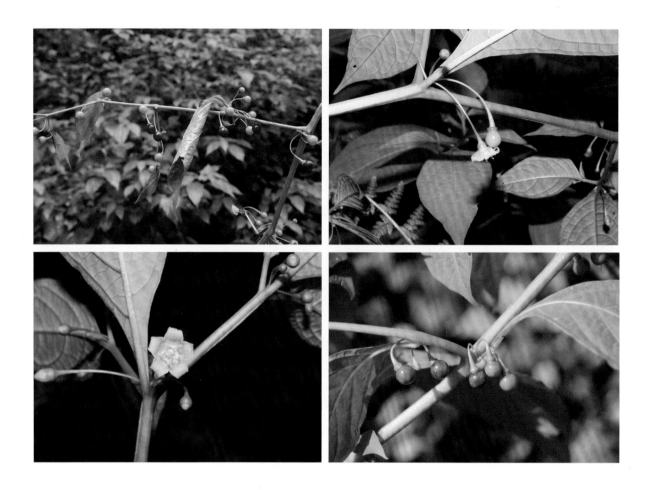

（十三）天仙子属 Hyoscyamus Linnaeus

一年生或多年生草本，通常被毛。叶互生，具粗齿或羽状分裂，很少全缘。花腋生，上部的形成一具叶的花束或穗状花序；萼5齿裂，结果时扩大，有明显纵肋，裂片顶端具硬针刺；花冠漏斗状5裂，常一边开裂；雄蕊5枚，着生于冠筒的近中部，常伸出冠筒外；子房2室，柱头头状，浅2裂。蒴果盖裂或有时瓣裂。种子肾形，略扁。

20种；我国2种；湖北1种；神农架1种，可供药用。

天仙子 **Hyoscyamus niger** Linnaeus

一年生或二年生草本，全体被黏性腺毛和柔毛。基生叶大，丛生，呈莲座状；茎生叶互生；近花序的叶常交叉互生，基部扭转，呈2列状，叶片长圆形，边缘羽状深裂或浅裂。花单生于叶腋，常于茎端密集；花萼管状钟形；花冠漏斗状，黄绿色，具紫色脉纹；雄蕊5枚，不等长，花药深紫色；子房2室。蒴果卵球形，直径1.2cm，盖裂，藏于宿存萼内。花期6~7月，果期8~9月。

原产于我国华北、西北及西南，神农架新华有栽培。

种子（天仙子）强志，益力，通神。

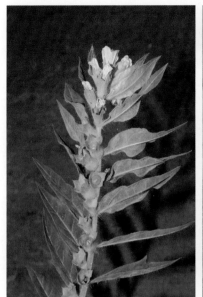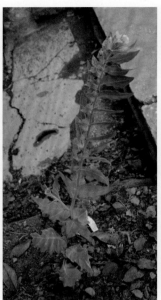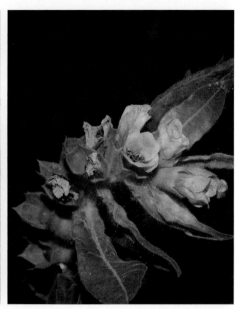

玄参科 Scrophulariaceae

草本、灌木或少有乔木。叶互生、下部对生而上部互生，或全对生、轮生；无托叶。花序总状、穗状或聚伞状，常合成圆锥花序，向心或更多离心；花常不整齐，萼下位，常宿存；花冠4~5裂，裂片多少不等或作二唇形；雄蕊常4枚，而有1枚退化，少有2~5枚或更多，子房2室。果为蒴果，稀浆果状。

220属，4500种；我国61属，681种；湖北30属，97种；神农架20属，68种，可供药用的16属，48种。

■ 分属检索表

1. 乔木或灌木；茎叶幼嫩时常被星状毛。
  2. 灌木；花红色 ···1. 来江藤属 Brandisia
  2. 乔木；花白色或紫色至浅紫色 ·····················2. 泡桐属 Paulownia
1. 草本，稀为木本；茎叶无星状毛。
  3. 果为顶端开裂的肉质果；叶二型 ···············10. 鞭打绣球属 Hemiphragma
  3. 果为干燥蒴果或核果；叶同型。
    4. 能育雄蕊4枚，具1枚退化雄蕊，位于花冠上唇中央或缺 ·········3. 玄参属 Scrophularia
    4. 能育雄蕊2、4或5枚，退化雄蕊如存在则有2枚，且位于花冠前方。
      5. 雄蕊2枚，无退化雄蕊。
        6. 花萼裂片近等长 ·····························11. 腹水草属 Veronicastrum
        6. 花萼裂片4枚，如5枚则后方1枚小得多 ·········12. 婆婆纳属 Veronica
      5. 雄蕊4枚，如2枚则在花冠前方具2枚退化雄蕊。
        7. 花冠上唇多少向前方弓曲，呈盔状或为窄长的倒舟状。
          8. 蒴果含1~4枚种子 ·····················16. 山罗花属 Melampyrum
          8. 蒴果含多枚种子。
            9. 花萼下无小苞片。
              10. 花萼均等5裂；花冠上唇边缘向外翻卷 ·······13. 松蒿属 Phtheirospermum
              10. 花萼常具2~5齿裂；花冠上唇常延长成喙 ·········14. 马先蒿属 Pedicularis
            9. 花萼下有1对小苞片 ·················15. 阴行草属 Siphonostegia
        7. 花冠上唇伸直或向后翻卷，不呈盔状。
          11. 花萼具翅5个或具明显的棱，萼5齿。
            12. 花萼5个翅或5条棱，檐部不为平截，果期不膨大。
              13. 花萼具棱5条，不呈唇形；蒴果隔膜宿存 ···········4. 母草属 Lindernia
              13. 花萼具明显翅5个，多少呈唇形；蒴果隔膜不宿存 ······5. 蝴蝶草属 Torenia
            12. 花萼具5条棱，檐部平截或斜截，具睫毛 ·········6. 沟酸浆属 Mimulus

11. 花萼无翅亦无明显的棱, 5 深裂。

14. 花冠大, 呈喇叭状。

15. 叶具腺毛; 萼齿全缘, 或仅偶有浅裂 ·····························8. 地黄属 **Rehmannia**

15. 叶无腺毛, 被棉毛; 萼齿 3 深裂 ·····························9. 崖白菜属 **Triaenophora**

14. 花冠小, 呈唇形 ···7. 通泉草属 **Mazus**

（一）来江藤属 Brandisia J. D. Hooker & Thomson

直立、攀缘或藤状灌木，常具星状绒毛。叶对生，稀亚对生。花腋生，单个或成对；花梗上生小苞片 2 枚，萼钟状，外面被星状毛；花冠具长短不等的管部；雄蕊 4 枚，为二强雄蕊，多少伸出或包于花冠之内；子房卵圆形，被毛。蒴果质厚，卵圆形，室背开裂。种子线形；种皮具薄翅，膜质而有网纹。

11 种；我国 8 种；湖北 1 种；神农架 1 种，可供药用。

来江藤 Brandisia hancei J. D. Hooker

落叶灌木，全体密被锈黄色星状绒毛，枝及叶上表面逐渐变无毛。叶片卵状披针形，顶端锐尖头，基部近心脏形，稀圆形，全缘，很少具锯齿；叶柄短，被锈色绒毛。花单生于叶腋；花冠橙红

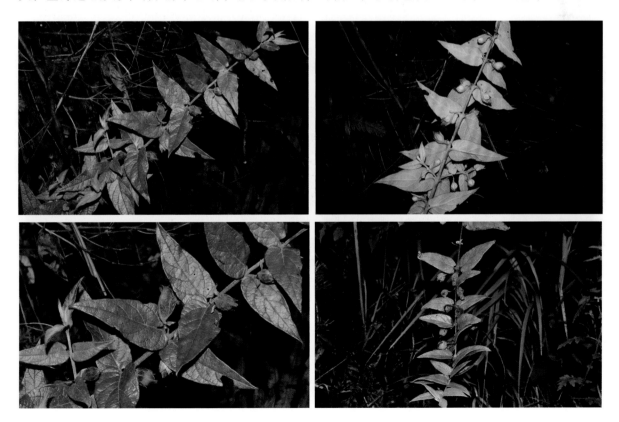

色，外面被星状绒毛；子房卵圆形，与花柱均被星状毛。蒴果卵圆形，略扁平，具短喙，被星状毛。花期 11 月至翌年 2 月，果期翌年 3~4 月。

分布于神农架木鱼、新华等地的石灰岩山地，生于林缘或灌丛的石壁上。常见。

根清热解毒。叶清热解毒，祛风利湿，止血。

（二）泡桐属 Paulownia Siebold & Zuccarini

落叶乔木。枝对生，全体均被毛，并常被黏质腺毛。叶对生，大而有长柄，心形至长卵状心形，基部心形，全缘、波状或 3~5 浅裂。花 3~5 朵排成小聚伞花序，再组成大型圆锥花序；萼齿 5 枚，稍不等；花冠大，花白色或紫色至浅紫色，为漏斗状钟形至管状漏斗形，内面常具深紫色斑点，檐部二唇形，上唇 2 裂，下唇 3 裂。蒴果卵圆形至长圆形。种子小而多，具膜质翅。

7 种；我国 6 种；湖北 5 种；神农架 4 种，可供药用的 2 种。

■ 分种检索表

1. 果卵圆形；花紫色或浅紫色···1. 毛泡桐 P. tomentosa
1. 果长圆形或长椭圆形；花冠白色或浅紫色·································2. 白花泡桐 P. fortunei

1 毛泡桐 Paulownia tomentosa (Thunberg) Steudel

落叶乔木。树冠宽大伞形。树皮褐灰色。小枝具明显皮孔，幼时常具黏质短腺毛。叶片心形，顶端为锐尖头，全缘或波状浅裂，上表面毛稀疏，下表面毛密或较疏。花序枝的侧枝不发达，花序为金字塔形或狭圆锥形；花冠紫色或浅紫色。蒴果卵圆形，幼时密生黏质腺毛；宿存萼不反卷。种子连翅长 2.5~4mm。花期 4~5 月，果期 8~9 月。

分布于神农架各地，生于山谷、疏林、村寨边。常见。

茎皮（泡桐皮）用于痔疮、淋病、丹毒、跌打损伤。嫩根、根皮（泡桐根）祛风湿，清肠胃热毒。木部（泡桐木）利水消肿。叶（泡桐叶）疗疮，止血。果实（泡桐果）祛痰，止咳，平喘。花（泡桐花）用于上呼吸道感染、支气管肺炎、急性扁桃体炎、细菌性痢疾、脑炎、疖肿。

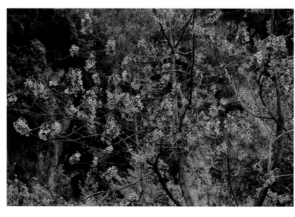
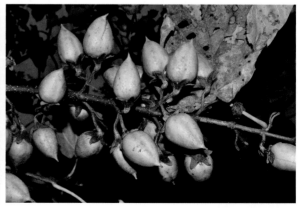

2 白花泡桐 *Paulownia fortunei* (Seemann) Hemsley

落叶乔木。树冠圆锥形。主干直。树皮灰褐色。幼枝、叶、花序各部和幼果均被黄褐色星状绒毛，但叶柄、叶片上表面和花梗渐变无毛。叶片长卵状心形或卵状心形，顶端长渐尖或锐尖头。花序狭长，几呈圆柱形；花冠白色，仅外面稍带紫色或浅紫色。蒴果长圆形或长圆状椭圆形，果皮木质。种子连翅长 6~10 mm。花期 3~4 月，果期 7~8 月。

分布于神农架红坪、宋洛，生于低海拔的山坡、林中、山谷及荒地。少见。

根（泡桐根）止血，祛风，解毒，消肿。树皮（泡桐皮）接骨续筋。

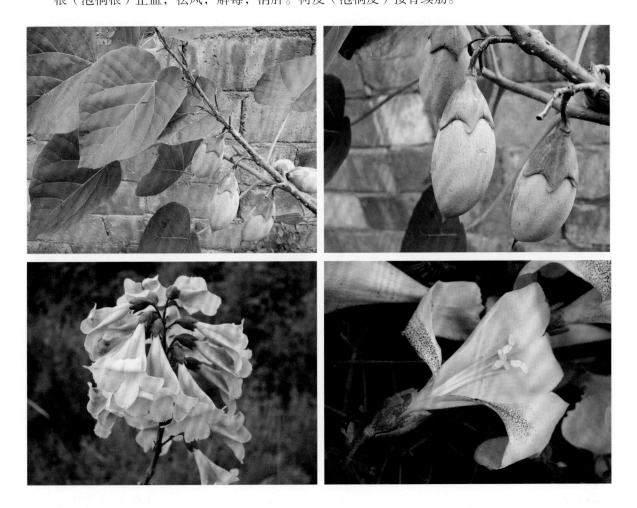

（三）玄参属 Scrophularia Linnaeus

一年生或多年生草本，常有臭味。叶对生，或上部的互生，常具透明的斑点。花排成圆锥花序或密圆锥花序状的聚伞花序，绿紫色或黄色；萼片 5 枚，短，平坦，上面 4 枚直立，下面 1 枚广展；雄蕊 4 枚，2 长 2 短，第 5 枚退化或缺，花药汇合成 1 室，横生于花丝顶部；花盘偏斜；子房 2 室，具胚珠多枚。

约 200 种；我国 36 种；湖北 4 种；神农架 4 种，均可供药用。

■ **分种检索表**

1. 聚伞花序集成圆锥花序。
  2. 叶边缘具细锯齿·······································1. 玄参 **S. ningpoensis**
  2. 叶边缘具重锯齿·······································2. 长梗玄参 **S. fargesii**
1. 聚伞花序集成穗状花序。
  3. 花冠上唇微缺；叶卵形至矩圆状卵形·······················4. 华北玄参 **S. moellendorffii**
  3. 花冠上唇 2 裂；叶卵形至椭圆形·······················3. 鄂西玄参 **S. henryi**

---

1 玄参 Scrophularia ningpoensis Hemsley

多年生草本。支根数条，纺锤形或胡萝卜状膨大。茎四棱形，具浅槽，无翅或有极狭的翅，无毛或多少被白色卷毛，常分枝。茎下部叶多对生，具柄；茎上部叶有时互生，柄极短，叶形多变化，多为卵形，边缘具细锯齿。花序为疏散的大圆锥花序。蒴果卵圆形，连同短喙长 8~9mm。花期 6~10 月，果期 9~11 月。

分布于神农架松柏，生于竹林、溪旁、丛林及高草丛中；神农架各地均有栽培。常见。

根（玄参）滋阴，降火，除烦，解毒。

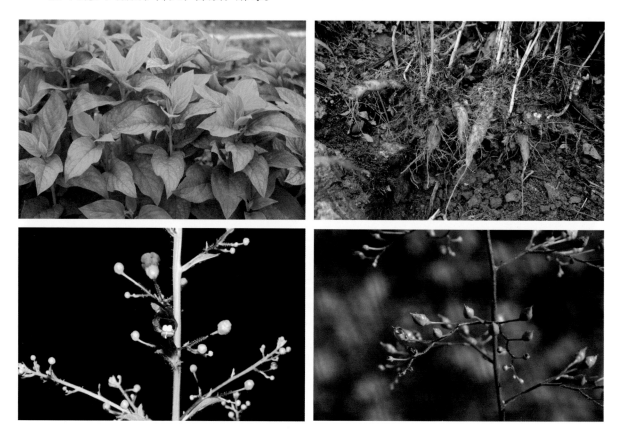

2 长梗玄参 Scrophularia fargesii Franchet

多年生草本。根多少肉质增粗，茎不明显四棱形，中空。叶全部对生，卵形至卵圆形，边缘重锐锯齿。聚伞花序极疏，全部腋生或生于分枝顶端，有时因上部的叶变小而多少呈圆锥状，具花1~3朵，总梗及花梗均细长，花冠紫红色，花冠筒卵状球形。蒴果尖卵形。花期6~7月，果期8月。

分布于神农架宋洛，生于山坡林缘。

块根（长梗玄参）清火，解肠胃之毒，温补。

在本书付梓之前，我们看到了发表于 Phytotaxa 350（1）的产于神农架的新种大齿玄参 Scrophularia jinii P. Li，作者指出，大齿玄参乃《中国植物志》长梗玄参的误定，大齿玄参叶边缘具3~7个大牙齿，根细而密，长梗玄参叶边缘具10~20个锯齿，有结实的块茎。后者仅分布于川西及重庆的城口。由于大齿玄参的药用价值尚不十分清楚，故暂录于此供读者参考。

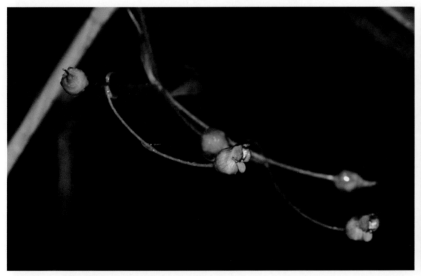 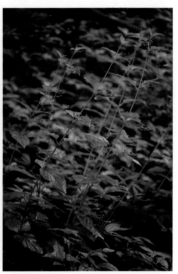

3 鄂西玄参 Scrophularia henryi Hemsley

多年生草本。茎下部节上具鳞片状叶，上部节上有分枝。叶片卵形至椭圆形，边缘具锯齿。花序顶生，穗状，由对生作轮状排列的聚伞花序组成；总花梗和花梗均极短；花冠黄绿色，花冠筒略呈球形。蒴果球状卵形。花期6~7月，果期7~8月。

分布于神农架各地，生于高海拔山坡林下或草丛石缝中。常见。

根清热解毒。

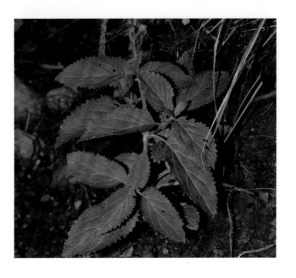

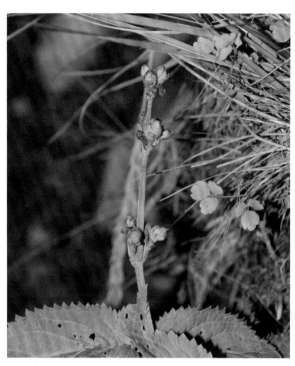
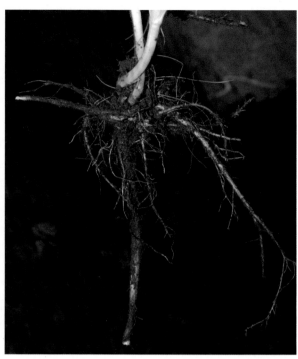

4 华北玄参 Scrophularia moellendorffii Maximowicz

多年生草本。茎下部节上具鳞片状叶。叶片卵形至矩圆状卵形，少有矩圆状披针形，边缘常具粗锯齿，齿多少重出，很不规则。花序顶生，多为长穗状，由对生作轮状排列的聚伞花序组成；总

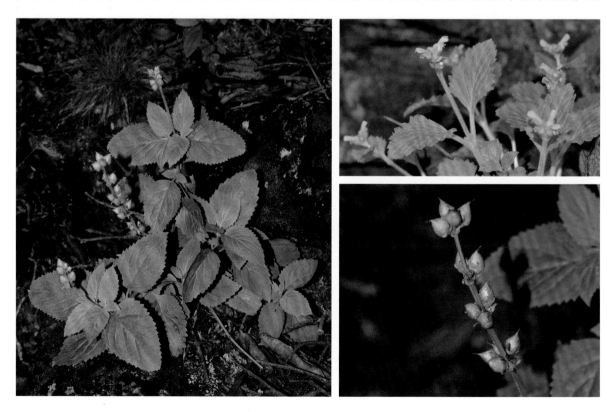

花梗和花梗均极短而密生腺毛；花萼歪斜；花冠黄色，外面被微腺毛。蒴果卵圆形。花期6~7月，果期7~8月。

分布于神农架各地，生于高海拔的山坡林下或草丛石缝中。少见。

根清热解毒。

（四）母草属 Lindernia Allioni

多年生草本，直立、倾卧或匍匐。叶对生，具柄或无，形状多变，常具齿，稀全缘，脉羽状或掌状。花常对生，生于叶腋之中或在茎枝之顶形成疏总状花序，有时短缩而呈假伞形花序；无小苞片；萼具5齿，齿相等或微不等；花冠紫色、蓝色或白色，二唇形，上唇直立，微2裂，下唇较大而伸展，3裂；能育雄蕊4枚，或1对退化而无花药，其花丝常有附属物。蒴果。

约70种；我国29种；湖北6种；神农架4种，均可供药用。

■ 分种检索表

1. 能育雄蕊4枚。
　2. 花萼半裂；叶边缘具浅圆钝齿或波状齿·····················1. 宽叶母草 L. nummularifolia
　2. 宽萼浅裂；叶边缘具明显锯齿·····························2. 母草 L. crustacea
1. 雄蕊仅后方1对能育。
　3. 叶边缘具浅而不整齐锯齿·······························4. 泥花母草 L. antipoda
　3. 叶边缘具密生整齐而急尖的锯齿·······················3. 旱田草 L. ruellioides

1 宽叶母草 Lindernia nummulariifolia (D. Don) Wettstein

一年生草本。根须状。茎直立，茎枝多少四角形，棱上被伸展的细毛。叶无柄或具短柄，叶片宽卵形或近圆形，顶端圆钝，基部宽楔形或近心形，边缘和下表面中肋被极稀疏的毛或近于无毛。

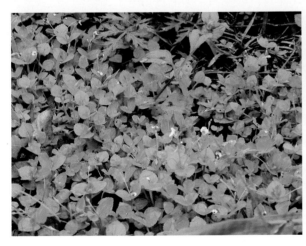
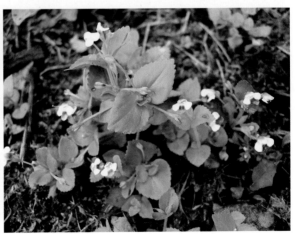

花少数，花冠紫色，少有蓝色或白色。蒴果长椭圆形，顶端渐尖，比宿存萼长约2倍。种子棕褐色。花期7~9月，果期8~11月。

　　分布于神农架各地，生于低海拔的田边、沟旁等湿润处。常见。

　　全草凉血止血。

2 　母草 Lindernia crustacea (Linnaeus) F. Mueller

　　一年生草本。根须状，常铺散成密丛，多分枝，微方形具深沟纹，无毛。叶片三角状卵形或宽卵形，顶端钝或短尖，基部宽楔形或近圆形，边缘具浅钝锯齿，上表面近于无毛，下表面沿叶脉被稀疏柔毛或近于无毛。花单生，花冠紫色。蒴果椭圆形，与宿存萼近等长。种子近球形，浅黄褐色，具明显的蜂窝状瘤突。花、果期全年。

　　分布于神农架各地，生于田边、草地、路边等的低湿处。常见。

　　全草清热利湿，活血止痛。

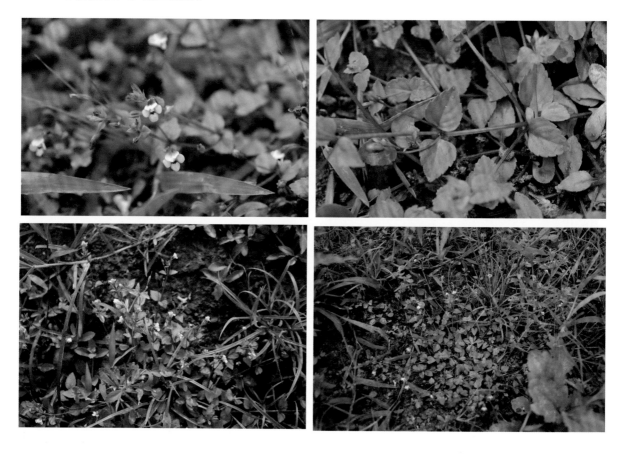

3 　旱田草 Lindernia ruellioides (Colsmann) Pennell

　　一年生草本。主茎稀直立，通常分枝而长蔓，节上生根，近于无毛。叶柄前端渐宽而连于叶片，基部多少抱茎；叶片矩圆形至圆形，顶端圆钝或急尖，基部宽楔形，边缘除基部外密生整齐而急尖的细锯齿，但无芒刺，两表面被粗涩的短毛或近于无毛。总状花序顶生，花冠紫红色。蒴果圆柱形，向顶端渐尖。种子椭圆形，褐色。花期 6~9 月，果期 7~11 月。

分布于神农架各地，生于田边及潮湿的草地中。常见。

全草理气活血，解毒消肿。

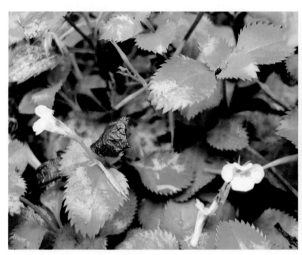
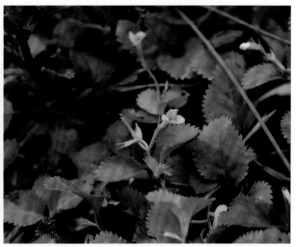

4 泥花母草 Lindernia antipoda (Linnaeus) Alston

一年生草本。根须状成丛。枝基部匍匐，下部节上生根，茎枝具沟纹，无毛。叶片矩圆形至条状披针形，顶端急尖或圆钝，边缘有少数不明显的锯齿至有明显的锐锯齿或近于全缘，两表面无毛。花总状着生，花冠紫色、紫白色或白色。蒴果圆柱形，顶端渐尖。种子为不规则三棱状卵形，褐色，具网状孔纹。花、果期春季至秋季。

分布于神农架各地，生于草地、平原、山谷及林下。少见。

全草清热解毒，活血祛瘀。

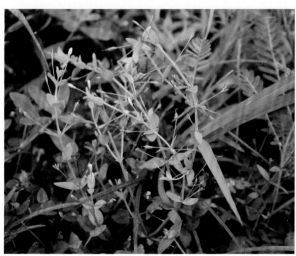
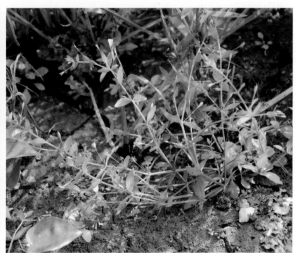

（五）蝴蝶草属 Torenia Linnaeus

一年生草本。叶对生，具齿。花具梗，排成总状或伞形花序，亦或单朵腋生或顶生；无小苞片；花萼具棱或翅，萼齿通常 5 枚；花冠筒状，上部常扩大，5 裂，裂片呈二唇形，上唇直立，先端微凹或 2 裂，下唇开展，裂片 3 枚；雄蕊 4 枚，均发育，后方 2 枚内藏，花丝基部各具 1 枚附属物，稀不具附属物，花药成对紧密靠合，药室顶部常汇合。蒴果矩圆形，为宿存萼所包藏。

约 50 种；我国 10 种；湖北 3 种；神农架 3 种，均可供药用。

■ 分种检索表

1. 花丝无附属物。
   2. 花冠超出萼齿 2~7mm·······················1. 紫萼蝴蝶草 T. violacea
   2. 花冠超出萼齿 10~23mm·······················3. 兰猪耳 T. fournieri
1. 花丝附属物长 1~2mm·······················2. 光叶蝴蝶草 T. asiatica

1 紫萼蝴蝶草 Torenia violacea (Azaola ex Blanco) Pennell

一年生草本。茎直立或多少外倾，自近基部起分枝。叶片卵形或长卵形，先端渐尖，基部楔形或多少截形，向上逐渐变小，边缘具略带短尖的锯齿，两表面疏被柔毛。花在分枝顶部排成伞形花序或单生叶腋，稀可同时存在总状排列；花冠淡黄色或白色；花丝不具附属物。花、果期 8~11 月。

分布于神农架各地，生于山坡草地、林下、田边及路旁潮湿处。常见。

全草清热解毒，利湿止咳，化痰。

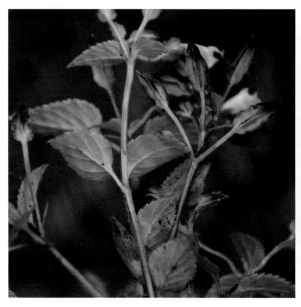
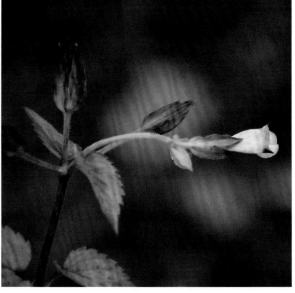

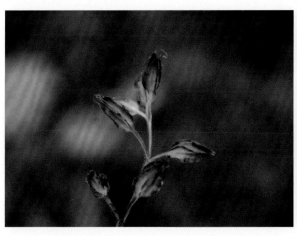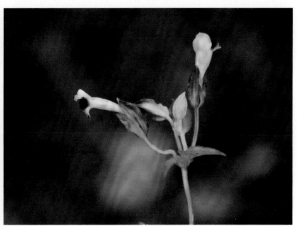

2 光叶蝴蝶草 **Torenia asiatica** Linnaeus

匍匐或多少直立草本。节上生根，分枝多。叶三角状卵形至卵圆形，边缘具带短尖的圆锯齿，基部突然收缩，多少截形或宽楔形，无毛或疏被柔毛。花单朵腋生或顶生，亦或排成伞形花序；花冠紫红色或蓝紫色；前方一对花丝各具 1 枚长 1~2mm 的线状附属物。花、果期 5 月至翌年 1 月。

分布于神农架各地，生于山坡、路旁或阴湿处。常见。

全草清热解毒，消肿止痛。

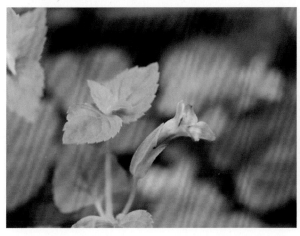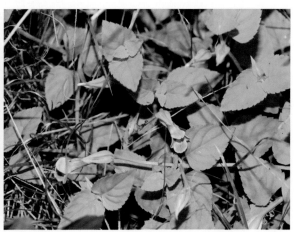

3 兰猪耳 **Torenia fournieri** Linden ex Fournier

一年生草本。方茎，分枝多，呈披散状。叶对生，卵形或卵状披针形，边缘具锯齿；叶柄长为叶长的一半，秋季叶片变红色。花在茎上部顶生或腋生，2~3 朵不排成花序；花萼膨大，萼筒上有 5 条棱状翼；花蓝色；花冠唇形，杂色，上唇淡雪青色，下唇紫堇色，喉部黄色。花、果期 6~12 月。

原产于亚洲、非洲的热带地区，神农架有栽培。

全草清热解毒，利湿，止咳，和胃止呕，化瘀。

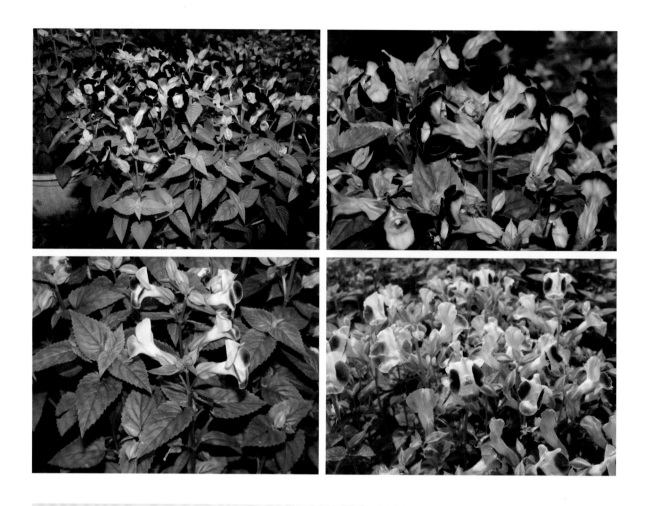

（六）沟酸浆属 Mimulus Linnaeus

一年生或多年生草本。茎直立或铺散状平卧，圆柱形或四方形，具窄翅。叶对生。花单生于叶腋内或为顶生的总状花序；具小苞片或无；花萼筒状或钟状，果期有时膨大成囊泡状，具肋5条，肋有的稍作翅状，萼齿5枚；花冠二唇形，花冠筒筒状，上唇2裂，直立或反折，下唇3裂；雄蕊4枚，为二强雄蕊，着生于花冠筒内，内藏；子房2室。蒴果被包于宿存的花萼内或伸出。

150种；我国5种；湖北2种；神农架2种，均可供药用。

▇ 分种检索表

1. 茎具窄翅；萼口斜截，萼齿长短不齐，后方1枚较大·············1. **四川沟酸浆 M. szechuanensis**
1. 茎具翅；萼口平截，萼齿刺状，短而齐···································2. **沟酸浆 M. tenellus**

---

1 | 四川沟酸浆 Mimulus szechuanensis Pai

多年生直立草本。根茎长。茎四方形，无毛或有时疏被柔毛，常分枝，角处具狭翅。叶卵形，顶端锐尖，基部宽楔形，边缘具疏齿。花单生于茎枝近顶端叶腋；萼圆筒形，萼口斜截，萼齿5枚，刺状，后方1枚较大；花冠长约2cm，黄色，喉部具紫斑。蒴果长椭圆形，稍扁。种子棕色，卵圆形，具明显的网纹。花期6~8月，果期9月。

分布于神农架各地，生于林下阴湿处、水沟边、溪旁。少见。

全草（四川沟酸浆）清热解毒，利湿，消肿，止血。

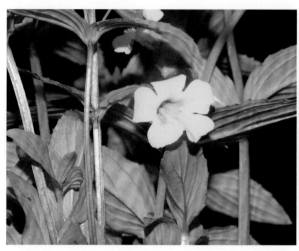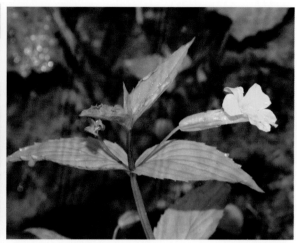

2 沟酸浆 **Mimulus tenellus** Bunge

多年生柔弱草本，常铺散状，无毛。茎多分枝，下部匍匐生根，四方形，角处具窄翅。叶卵形至卵状矩圆形，顶端急尖，基部截形，边缘具明显的疏锯齿。花单生于叶腋；花萼圆筒形，萼口平截，萼齿5枚，细小，刺状；花冠漏斗状，黄色，喉部具红色斑点。蒴果椭圆形。种子卵圆形，具细微的乳头状突起。花、果期6~9月。

分布于神农架各地，生于水边、林下湿地。常见。

全草清热解毒，利湿，消肿，止血。

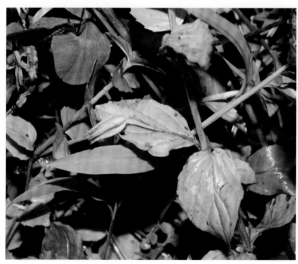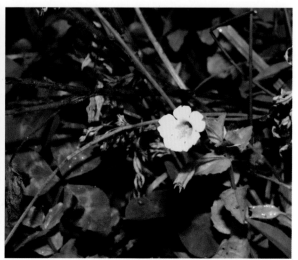

（七）通泉草属 Mazus Loureiro

多年生草本，稀为常绿灌木。叶以基生为主，多为莲座状；茎下部叶对生；上部叶多为互生，叶边缘具锯齿，少全缘或羽裂。花小，排成顶生稍偏向一边的总状花序；花萼漏斗状或钟形，萼齿5枚；花冠二唇形，紫白色，上唇直立，2裂，下唇较大，3裂；雄蕊4枚，二强，着生于花冠筒上。蒴果被包于宿存的花萼内。

约35种；我国25种；湖北10种；神农架8种，可供药用的4种。

■ 分种检索表

1. 无长蔓匍匐茎；子房被毛。
  2. 植株细瘦，基部倾卧；节上常生不定根 ·····························1. 毛果通泉草 M. spicatus
  2. 植株粗壮，直立；节上不生根 ·····························2. 弹刀子菜 M. stachydifolius
1. 植株有匍匐茎或茎倾卧上升。
  3. 茎倾卧上升 ·····························3. 通泉草 M. pumilus
  3. 具匍匐茎和直立茎 ·····························4. 匍茎通泉草 M. miquelii

1 毛果通泉草 Mazus spicatus Vaniot

多年生草本，全体被长柔毛。茎圆柱形，细瘦，基部木质化，直立或倾卧状上升，着地部分节上常生不定根。叶倒卵形至倒卵状匙形，膜质，基部渐狭成具翅的柄，边缘具锯齿。总状花序顶生；花萼钟状，果期长5~8mm；花冠白色或淡紫色，长8~12mm；子房被长硬毛。蒴果小，卵球形，淡黄色，被长硬毛。种子表皮具细网纹。花期5~6月，果期7~8月。

分布于神农架各地，生于山坡及路旁草丛中。常见。

全草（毛果通泉草）用于烫伤，止血。

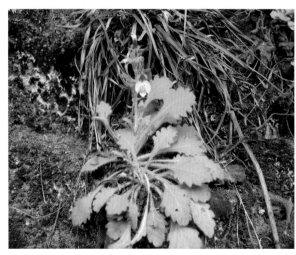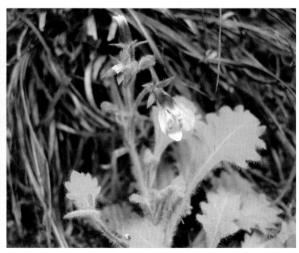

2 | 弹刀子菜 Mazus stachydifolius (Turczaninow) Maximowicz

多年生草本，粗壮，全体被长柔毛。根茎短。茎直立，圆柱形，老时基部木质化。基生叶匙形，茎生叶对生；无柄；长椭圆形至倒卵状披针形，纸质，边缘具不规则锯齿。总状花序顶生；花萼漏斗状，长 5~10mm，果时长达 16mm；花冠蓝紫色；子房上部被长硬毛。蒴果扁卵球形。花期 4~6 月，果期 7~9 月。

分布于神农架各地，生于较湿润的路旁、草坡及林缘。常见。

全草解蛇毒。

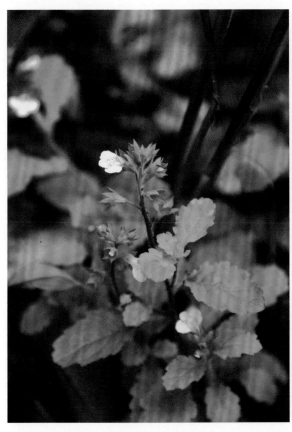
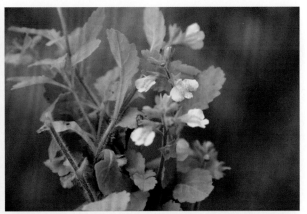
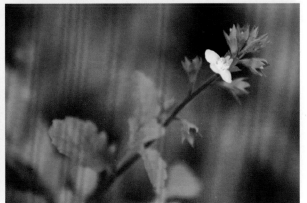

3 | 通泉草 Mazus pumilus (N. L. Burman) Steenis

一年生草本，无毛或疏生短柔毛，本种在体态上变化幅度很大。茎直立，上升或倾卧状上升，着地部分节上长不定根，分枝多而披散。基生叶少或多数，倒卵状匙形至卵状倒披针形，膜质至薄纸质。总状花序；花萼钟状，果期多少增大；花冠白色、紫色或蓝色；子房无毛。蒴果球形。种子黄色，种皮上具不规则的网纹。花、果期 4~10 月。

分布于神农架木鱼、松柏等地，生于湿润的草坡、沟边、路旁及林缘。常见。

全草（绿兰花）消炎，解毒。

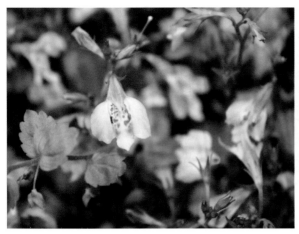
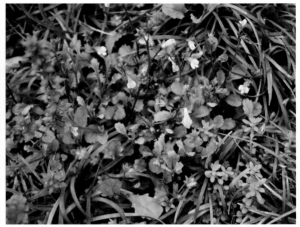

4 匍茎通泉草 **Mazus miquelii** Makino

多年生草本，无毛或少被疏柔毛。茎分为直立茎和匍匐茎，匍匐茎长达 15~20cm，有时不发育。基生叶常多数呈莲座状，倒卵状匙形，边缘具细锯齿；茎生叶多互生，在匍匐茎上的多对生，具短柄，卵形或近圆形，具疏锯齿。总状花序顶生；花冠紫色或白色，具紫斑，长 1.5~2cm。蒴果圆球形，稍伸出于萼筒。花、果期 2~8 月。

分布于神农架各地，生于潮湿的路旁、荒林及疏林中。常见。

本草消炎，解毒。

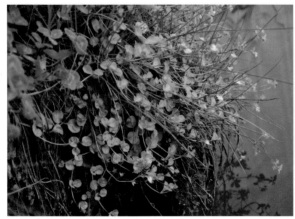
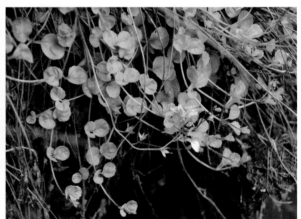

（八）地黄属 **Rehmannia** Liboschitz ex Fischer & C. A. Meyer

多年生草本，被多细胞长柔毛及腺毛。叶互生。花大，具短柄，生于叶腋内或排成顶生的总状花序；萼钟形，顶部 5 裂，裂片不等长，通常后方 1 枚最长，全缘或再分裂；花冠二唇形，稍弯曲，管一侧肿胀，裂片偏斜；雄蕊 4 枚，有时 5 枚，但 1 枚较小，内藏；子房基部托具一环状或浅杯状花盘；子房 2 室，胚珠多数。蒴果具宿存萼，室背开裂。

6 种；我国 6 种；湖北 4 种；神农架 3 种，均可供药用。

■ **分种检索表**

1. 花梗上有叶状或钻状小苞片。
　2. 花梗上有 1~2 枚钻状小苞片 ·· 1. 湖北地黄 **R. henryi**
　2. 花梗上有 2 枚叶状小苞片 ·· 3. 裂叶地黄 **R. piasezkii**
1. 花梗上无叶状小苞片 ·· 2. 地黄 **R. glutinosa**

---

1 ｜ **湖北地黄** Rehmannia henryi N. E. Brown

　　多年生草本。基生叶多少成丛，叶片椭圆状矩圆形，两表面均被多细胞长柔毛，边缘具不规则圆齿，叶片顶部钝圆，基部渐狭成带翅的柄；茎生叶与基生叶相似，但向上逐渐变小。花单生；花冠淡黄色，外面被白色柔毛，上唇裂片横矩圆形，下唇裂片矩圆形；花丝基部疏被极短的腺毛；子房无毛；下托具一环状花盘；柱头圆形。花期 4~5 月，果期 5~7 月。

　　分布于神农架各地，生于路边或石缝中。少见。

　　根凉血止血，清热生津；用于发热、血热、尿血、崩漏、斑疹、消渴。

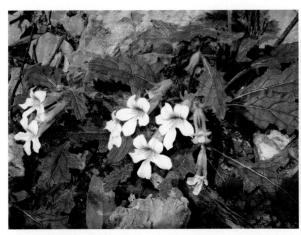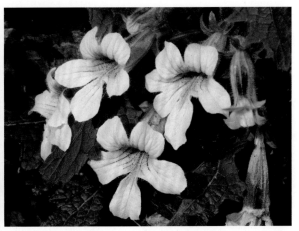

---

2 ｜ **地黄** Rehmannia glutinosa (Gaertner) Liboschitz ex Fischer & C. A. Meyer

　　多年生草本。根茎肉质肥厚，黄色。叶在茎基部集成莲座状，向上则缩小成苞片，或逐渐缩小而在茎上互生，叶片卵形至长椭圆形，边缘具不规则圆齿或钝锯齿。花在茎顶部略排成总状花序，或几乎全部单生于叶腋而分散在茎上；花萼钟状；花冠筒状而弯曲，外面紫红色，被多细胞长柔毛。蒴果卵形至长卵形。花、果期 4~7 月。

　　分布于神农架各地，生于路边石壁上。少见。

　　块根（地黄）滋阴补肾，养血补血，凉血。

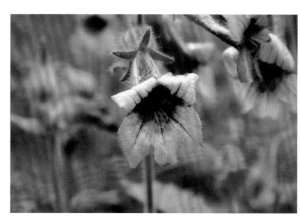
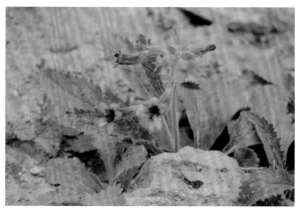

3 裂叶地黄 **Rehmannia piasezkii** Maximowicz

多年生草本。茎简单。叶片纸质，长椭圆形，花冠紫红色，花冠筒长，前端扩大，多少囊状，外面被长柔毛或无毛，内面褶襞上被长腺毛；花冠裂片两面几无毛或被柔毛，边缘有缘毛；上唇裂片横矩圆形；下唇中裂片稍长而突出于两侧裂片之外，倒卵状矩圆形，侧裂片近于圆形；花丝无毛或近基部略被腺毛；柱头 2 枚，片状。花、果期 4~7 月。

分布于神农架大九湖、下谷，生于海拔 200~400m 的路边石壁上。少见。

全草用于水火烫伤、疔疮。

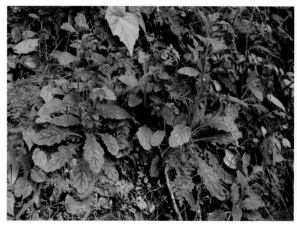
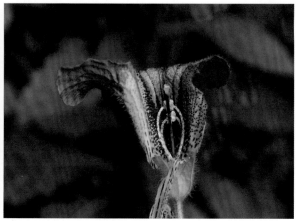

（九）崖白菜属 **Triaenophora** Solereder

多年生草本，全体密被白色绵毛。基生叶略排成莲座状，卵状矩圆形或长椭圆形，叶片两表面被白色绵毛或几无毛，边缘具齿或浅裂，有时全缘，具柄；茎生叶与基生叶相似，往上渐变小。花为总状花序，具短梗，小苞片 2 枚，条形；花萼筒状或近钟状，萼齿 5 枚；花冠筒状，裂片 5 枚，略呈唇形；雄蕊 4 枚，为二强雄蕊，花丝基部被长柔毛；子房卵形，无毛，花柱稍长于雄蕊，柱头 2 裂。蒴果矩圆形。种子多数，矩圆形。

2 种；我国特有；湖北 1 种；神农架 1 种，可供药用。

崖白菜 Triaenophora rupestris (Hemsley) Solereder

多年生草本，密被白色绵毛。基生叶较厚，叶片卵状矩圆形，长椭圆形，两表面被白色绵毛，边缘具粗锯齿或为多少带齿的浅裂片，顶部钝圆，基部近于圆形或宽楔形。花为总状花序；小苞片条形，着生于花梗中部；花冠紫红色，狭筒状，伸直或稍弯曲，外面被多细胞长柔毛；子房卵形，无毛。花期 7~9 月。

分布于神农架红坪、木鱼、新华，生于干燥悬岩的石缝中。常见。

全草（岩白菜）止带止血。

本种属于国家二级重点保护野生植物。神农架崖白菜 *T. shennongjiaensis* 与本种之间有过渡性状，其分类地位和药用价值有待进一步研究。

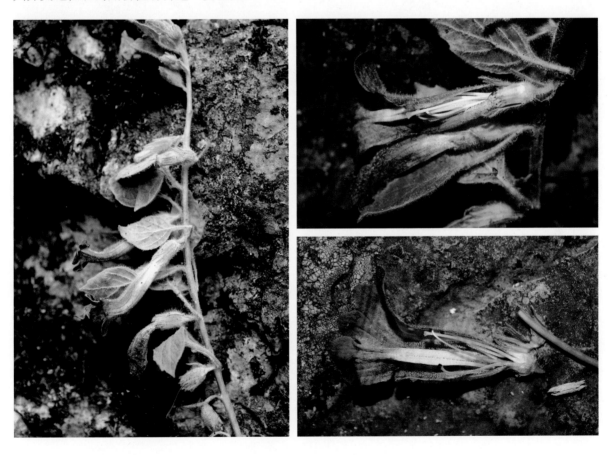

（十）鞭打绣球属 Hemiphragma Wallich

多年生匍匐草本，全体被短柔毛。茎纤细，节上生根。叶 2 型，主茎的叶对生；叶柄短；叶片圆形至肾形，顶端钝或渐尖，基部截形或宽楔形，边缘具锯齿 5~9 对；分枝上的叶腋生，针形。花单生；花冠裂片 5 枚，近于相等；花冠白色至玫瑰色，辐射对称。果实卵球形，红色，近于肉质。种子卵形，浅棕黄色。

1 种，神农架有分布，可供药用。

鞭打绣球 Hemiphragma heterophyllum Wallich

本种特征同鞭打绣球属。花期 4~6 月，果期 6~8 月。

分布于神农架各地，生于高海拔的草丛中。少见。

全草活血调经，舒筋活络，祛风除湿。

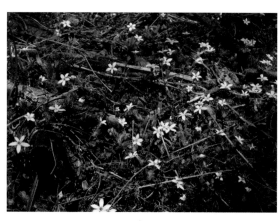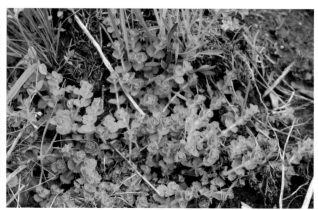

（十一）腹水草属 Veronicastrum Heister ex Fabricius

多年生草本。根嫩时通常密被黄色茸毛。茎直立或像钓鱼杆一样弓曲而顶端着地生根。叶互生、对生或轮生。穗状花序顶生或腋生，花通常极为密集；花萼深裂，裂片 5 枚；花冠管伸直或稍弓曲，辐射对称或多少二唇形，裂片不等宽；雄蕊 2 枚。蒴果。

20 种；我国 14 种；湖北 5 种，1 亚种；神农架 4 种，均可供药用。

■ 分种检索表

1. 茎直立。
   2. 花冠白色至橙黄色 ·· 1. 美穗草 V. brunonianum
   2. 花冠血红色、紫红色或暗紫色 ······························· 2. 四方麻 V. caulopterum
1. 茎弓曲。
   3. 茎有由叶柄下延形成的狭棱 ································· 3. 爬岩红 V. axillare
   3. 茎无棱，仅上部有时具狭棱 ······························· 4. 宽叶腹水草 V. latifolium

1 美穗草 Veronicastrum brunonianum (Bentham) D. Y. Hong

多年生草本。茎直立，圆柱形，具狭棱。叶长椭圆形，两表面无毛或上表面疏生短毛，顶端渐尖至尾状渐尖，基部楔形且有时稍抱茎，边缘具细齿。花序顶生，长尾状；花冠白色至橙黄色，上唇伸直或多少里罩状，下唇条状披针形，反折。蒴果卵圆状。种子具棱角，有透明而网状的厚种皮。花期7~8月，果期10月。

　　分布于神农架各地，生于高海拔的山坡草丛中。常见。

　　根茎、全草消炎，解毒，止咳化痰，降气平喘，消肿止痛。

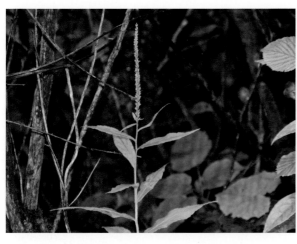
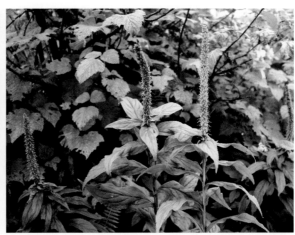

2　四方麻 *Veronicastrum caulopterum* (Hance) T. Yamazaki

　　多年生直立草本，全体无毛。茎具翅。叶互生，叶片矩圆形，卵形至披针形。花序顶生；花冠血红色、紫红色或暗紫色，筒部约占 1/2，后方裂片卵圆形至前方裂片披针形。蒴果卵状或卵圆状。

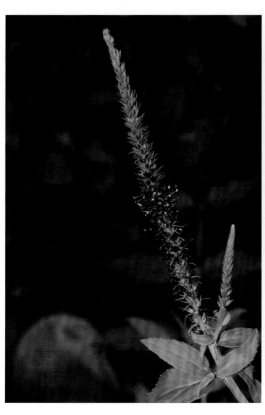
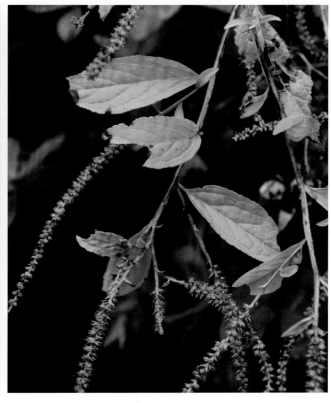

花期 8~11 月，果期翌年 2~3 月。

分布于神农架各地，生于低海拔的山谷溪边灌丛中。少见。

全草清热解毒，消肿止痛。

---

3 爬岩红 **Veronicastrum axillare** (Siebold & Zuccarini) T. Yamazaki

多年生草本。根茎短而横走。茎弓曲，顶端着地生根。叶互生，叶片纸质，无毛，卵形至卵状披针形。花序腋生，极少顶生于侧枝上；苞片和花萼裂片条状披针形至钻形；花冠紫色或紫红色；雄蕊略伸出花冠。蒴果卵球状。花期 7~9 月，果期 12 月。

分布于神农架各地，生于低海拔的山坡林缘。常见。

全草（钓鱼竿）清热解毒，利水消肿，散瘀止痛。

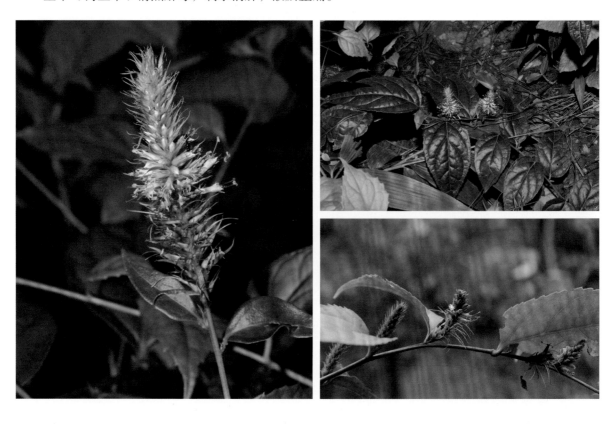

---

4 宽叶腹水草 **Veronicastrum latifolium** (Hemsley) T. Yamazaki

多年生草本。茎细长，弓曲，顶端着地生根，圆柱形，仅上部有时具狭棱，通常被黄色倒生短曲毛。叶具短柄；叶片圆形至卵圆形，基部圆形、平截形或宽楔形，顶端短渐尖，通常两表面疏被短硬毛，边缘具三角状锯齿。花序腋生；花冠淡紫色或白色。蒴果卵状。花期 8~9 月，果期 12 月。

分布于神农架各地，生于低海拔的林中或灌丛中，有时倒挂于岩石上。常见。

全草可代爬岩红入药。

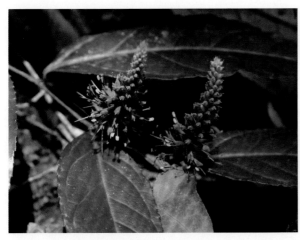
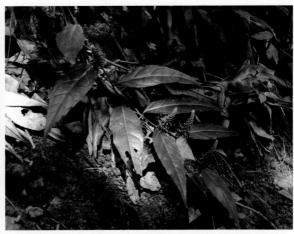

（十二）婆婆纳属 Veronica Linnaeus

一年生、二年生或多年生草本。叶多数为对生，少轮生和互生。总状花序顶生或侧生于叶腋，花密集成穗状或头状；花萼深裂，裂片 4 或 5 枚，如 5 枚则后方近轴面的 1 枚小得多；花冠具很短的筒部，近于辐状，裂片 4 枚，常开展，不等宽，后方 1 枚最宽，前方 1 枚最窄，有时稍二唇形；雄蕊 2 枚，药室叉开或并行，顶端汇合；花柱宿存，柱头头状。

约 250 种；我国 53 种；湖北 14 种；神农架 14 种，可供药用的 9 种。

■ 分种检索表

1. 总状花序顶生。
  2. 多年生草本；具根茎··7. 小婆婆纳 V. serpyllifolia
  2. 一年生草本；根细；不具根茎。
    3. 花梗比萼短···3. 蚊母草 V. peregrina
    3. 花梗长，与苞片近等长或过之。
      4. 花梗比苞片稍短；蒴果无明显网纹，凹口的角度近 90°··············2. 婆婆纳 V. polita
      4. 花梗比苞片长；蒴果具明显网纹，凹口的角度大于 90°······6. 阿拉伯婆婆纳 V. persica
1. 总状花序侧生于叶腋，往往成对。
  5. 陆生草本；茎草质。
    6. 花萼裂片 5 枚，其中 1 枚比其他 4 枚远较小······················9. 光果婆婆纳 V. rockii
    6. 花萼裂片 4 枚，等长。
      7. 蒴果倒心形，宽度略大于长度。
        8. 萼裂片比果短···8. 四川婆婆纳 V. szechuanica
        8. 萼裂片比果长或两者等长···1. 疏花婆婆纳 V. laxa
      7. 蒴果折扇状菱形，宽度明显大于长度·························5. 华中婆婆纳 V. henryi
  5. 水生或沼生草本；茎多少肉质······································4. 水苦荬 V. undulata

1 疏花婆婆纳 Veronica laxa Bentham

　　全体被白色多细胞柔毛。茎直立或上升，不分枝。叶无柄或具极短的叶柄；叶片卵形或卵状三角形，边缘具深刻的粗锯齿，多为重锯齿。总状花序单枝或成对；花冠辐状，紫色或蓝色；雄蕊与花冠近等长。蒴果倒心形，基部楔状浑圆，具多细胞睫毛。种子南瓜子形。花期 6 月。

　　分布于神农架各地，生于山坡林下及草丛中。常见。

　　全草（疏花婆婆纳）清热解毒，活血祛瘀。

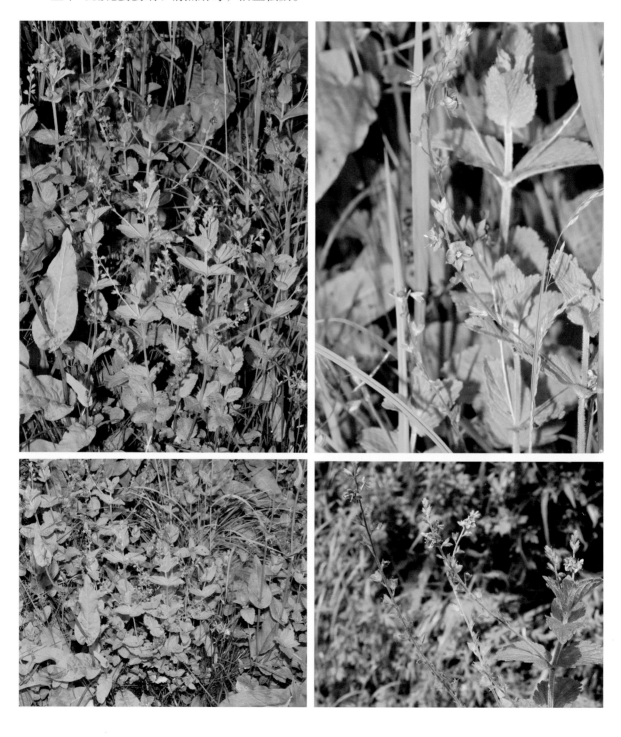

2　婆婆纳 Veronica polita Fries

　　铺散多分枝草本，多少被长柔毛。叶仅 2~4 对，具短柄；叶片心形至卵形，两表面被白色长柔毛。总状花序；花梗比苞片略短；花冠淡紫色、蓝色、粉色或白色，裂片圆形至卵形；雄蕊比花冠短。蒴果近于肾形，密被腺毛，略短于花萼，裂片顶端圆，脉不明显，宿存的花柱与凹口齐或略过之。种子背面具横纹。花、果期 3~10 月。

　　分布于神农架各地，生于路边荒地中。常见。

　　全草（婆婆纳）用于疝气、腰痛、带下。

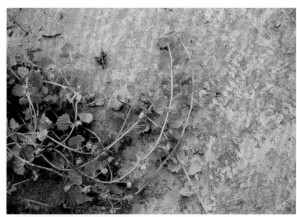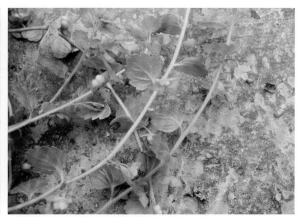

3　蚊母草 Veronica peregrina Linnaeus

　　主茎直立，全体无毛或疏生柔毛。叶无柄，下部叶倒被针形；上部叶长矩圆形，全缘或中上端具三角状锯齿。总状花序；花萼裂片长矩圆形至宽条形；花冠白色或浅蓝色，裂片长矩圆形至卵形；雄蕊短于花冠。蒴果倒心形，明显侧扁，边缘生短腺毛，宿存的花柱不超出凹口。种子矩圆形。花、果期 5~6 月。

　　分布于神农架各地，生于潮湿的荒地、路边。少见。

　　带虫瘿的全草活血止血，消肿止痛。

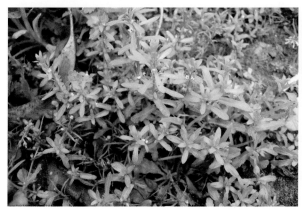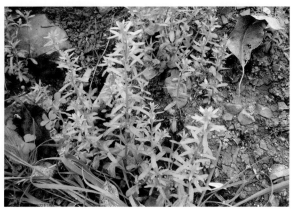

4 水苦荬 Veronica undulata Wallich ex Jack

多年生草本，通常全体无毛。叶片有时为条状披针形，通常叶缘具尖锯齿。茎、花序轴、花梗、花萼和蒴果上多少被腺毛。花梗在果期挺直，横叉开，与花序轴几乎呈直角；因而花序宽 1cm，可达 1.5cm；花柱也较短，长 1cm 左右。花、果期 5~7 月。

分布于神农架各地，生于水边及沼地。少见。

全草（北水苦荬）清热利湿，止血化瘀。根（北水苦荬根）清热解毒，祛风解表。

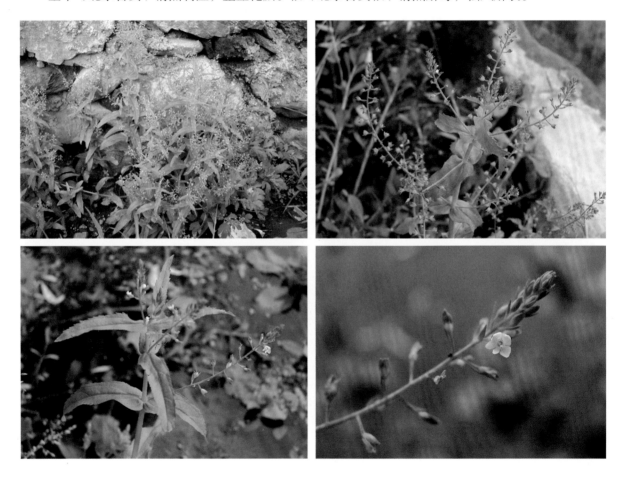

5 华中婆婆纳 Veronica henryi T. Yamazaki

茎直立、上升或中下部匍匐，着地部分节外生根，下部近无毛，上部被细柔毛，常红紫色。叶片薄纸质，卵形至长卵形，基部通常楔形，顶端常急尖。总状花序，侧生于茎上部叶腋，具疏生的花数朵；花冠白色或淡红色，具紫色条纹。蒴果折扇状菱形，有的几乎平截形，上缘疏生多细胞腺质硬睫毛。种子长 1.5mm。花期 4~5 月，果期 6~7 月。

分布于神农架各地，生于山坡林下。常见。

全草（华中婆婆纳）用于小儿口疮。

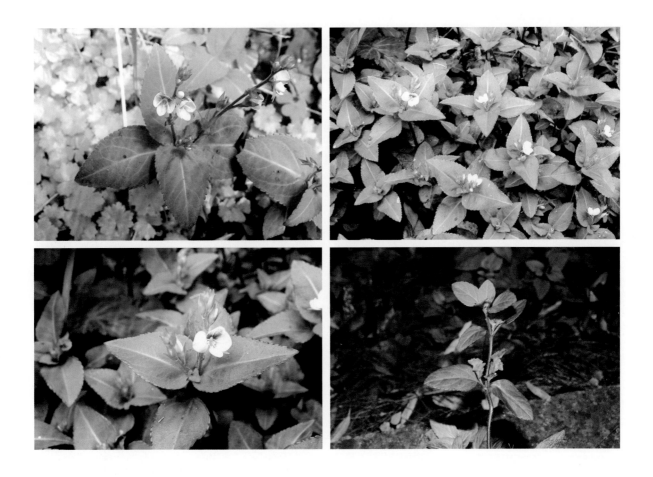

6 阿拉伯婆婆纳 Veronica persica Poiret

铺散多分枝草本。茎密生 2 列多细胞柔毛。叶具短柄，卵形或圆形，基部浅心形，平截或浑圆，边缘具钝齿，两表面疏生柔毛。总状花序；花冠蓝色、紫色或蓝紫色，裂片卵形至圆形；花梗比苞片长。蒴果肾形，被腺毛，成熟后几乎无毛，网脉明显，裂片钝，宿存的花柱超出凹口。种子背面具深的横纹。花期 3~5 月，果期 6~7 月。

分布于神农架各地，生于路边或荒地。常见。

全草祛风除湿，壮腰膝，截疟。

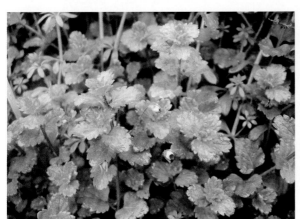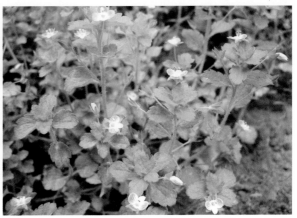

7 小婆婆纳 Veronica serpyllifolia Linnaeus

茎多分枝丛生，下部匍匐生根，中上部直立，高 10~30cm，被多细胞柔毛，上部常被多细胞腺毛。叶无柄，卵圆形至卵状矩圆形，边缘具浅齿缺，极少全缘。总状花序；花冠蓝色、紫色或紫红色。蒴果肾形或肾状倒心形，基部圆或几乎平截，边缘具 1 圈多细胞腺毛。花期 4~6 月，果期 6~7 月。

分布于神农架各地，生于高海拔的山坡路边的潮湿地。常见。

果实中具虫瘿的全草（地涩涩）活血止血，清热解毒。

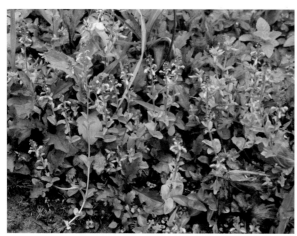 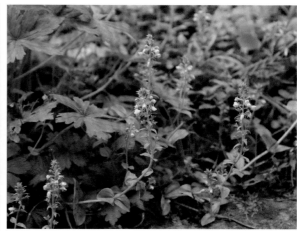

8 四川婆婆纳 Veronica szechuanica Batalin

一年生草本。叶片卵形，边缘具尖锯齿或钝齿。总状花序具花数朵，极短，侧生于茎顶端叶腋，茎顶端节间缩短，故花序集成伞房状；苞片条形，与花梗近等长，边缘具睫毛，有时位于花梗中下部；花冠白色，少淡紫色。蒴果倒心状三角形，边缘生多细胞睫毛。花期 7 月，果期 8~9 月。

分布于神农架各地，生于高海拔的山坡林下。少见。

全草（四川婆婆纳）清热解毒。

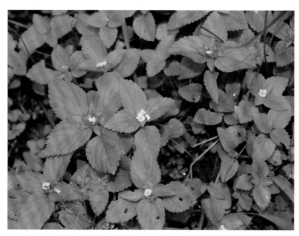 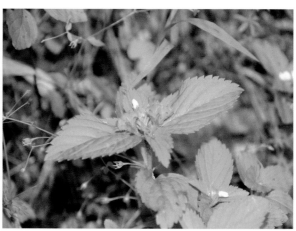

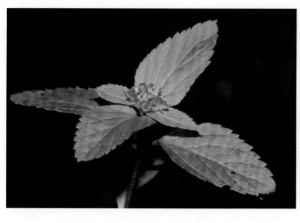 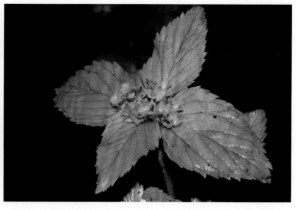

9 | 光果婆婆纳 Veronica rockii H. L. Li

　　一年生草本。叶无柄，卵状披针形至披针形，基部圆钝，边缘具三角状尖锯齿，两表面疏被柔毛或变无毛。总状花序 2 至数枝，侧生于茎顶端叶腋；苞片条形，通常比花梗长；花冠蓝色或紫色；子房及蒴果均无毛。蒴果卵形至长卵状锥形，渐狭而顶端钝。花期 7~8 月，果期 8~9 月。

　　分布于神农架各地，生于高海拔的山坡林下。少见。

　　全草止血，疗伤，生肌，止痛，清热。

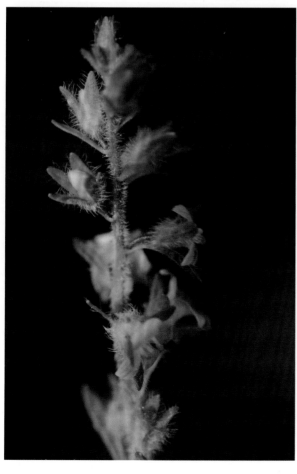 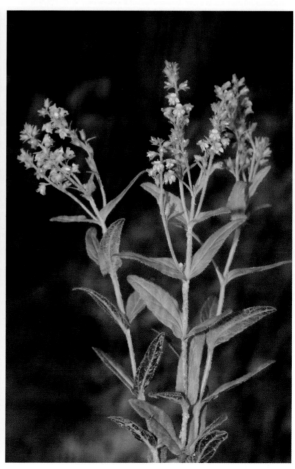

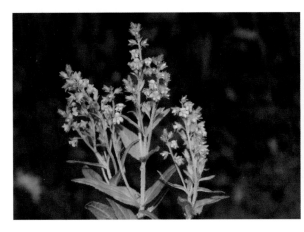
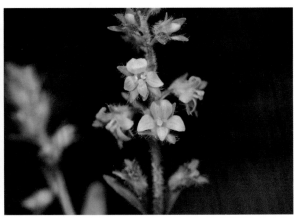

（十三）松蒿属 **Phtheirospermum** Bunge ex Fischer & C. A. Meyer

一年生或多年生草本，具黏质。叶对生，一至三回羽状分裂。花腋生，单生，无柄或具短柄，无小苞片；萼钟状，5裂，裂片短；花冠二唇形，花冠管阔，上唇极短，直立，裂片2枚，反折，下唇较长且阔，2裂；雄蕊4枚，2长2短，花药基部具小尖；柱头匙状，2短裂。蒴果压扁，具喙，室背开裂。

3种；我国2种；湖北1种；神农架1种，可供药用。

松蒿 **Phtheirospermum japonicum** (Thunberg) Kanitz

一年生草本，全体被多细胞腺毛。叶柄边缘具狭翅；叶片长三角状卵形，近基部的羽状全裂，向上则为羽状深裂，小裂片长卵形至卵圆形，多少歪斜，边缘具重锯齿或深裂。萼齿5枚，叶状，披针形，羽状浅裂至深裂；花冠紫红色至淡紫红色。蒴果卵球形。种子卵圆形，扁平。花、果期6~10月。

分布于神农架各地，生于山坡灌丛的林荫处。常见。

全草（松蒿）清热利湿。

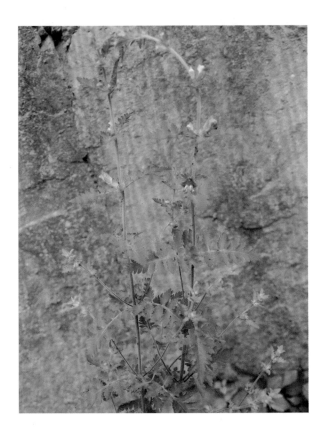

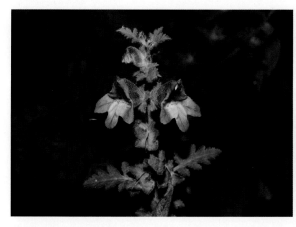
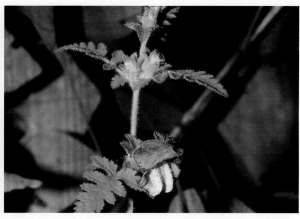

（十四）马先蒿属 Pedicularis Linnaeus

多年生草本。叶互生、对生或 3~5 枚轮生，全缘或羽状分裂。花序总状或穗状，顶生；苞片叶状；花萼管状，2~5 齿裂；花冠管圆柱状，二唇形，上唇盔状，下唇 3 裂；雄蕊 4 枚，二强，花药包藏于盔瓣中；子房 2 室，花柱细长。蒴果。

约 600 种；我国 352 种；湖北 15 种；神农架 11 种，可供药用的 6 种。

■ 分种检索表

1. 叶互生，至少茎上部的叶互生。
  2. 花盔下缘无长须毛。
    3. 总状花序长，花多数，密集 ·················3. 扭旋马先蒿 P. torta
    3. 花序短总状至近头状而短，花数较少。
      4. 叶缘具重锯齿，有时全缘 ·················2. 返顾马先蒿 P. resupinata
      4. 叶羽状深裂至全裂 ·················1. 亨氏马先蒿 P. henryi
  2. 花盔下缘具长须毛 ·················4. 美观马先蒿 P. decora
1. 叶对生或轮生。
  5. 叶羽状深裂 ·················5. 全萼马先蒿 P. holocalyx
  5. 叶羽状全裂 ·················6. 葶苈叶马先蒿 P. nasturtiifolia

1 亨氏马先蒿 Pedicularis henryi Maximowicz

多年生草本。茎中空，上部略具棱角，密被锈褐色污毛。叶互生，长圆状披针形至线状长圆形，两表面均被短毛，羽状全裂。花梗细长，密被短毛；萼圆筒形，前方深裂至一半或大半，齿 5 枚，或有时退化为 3 枚；花冠浅紫红色。蒴果斜披针状卵形。种子卵形而尖，形如桃，具整齐的纵条纹，褐色。花期 5~9 月，果期 8~11 月。

分布于神农架新华，生于山顶草丛及林边。少见。

根（凤尾参）补气血，通经络，止咳平喘。

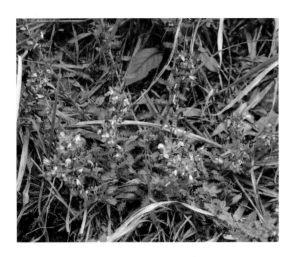
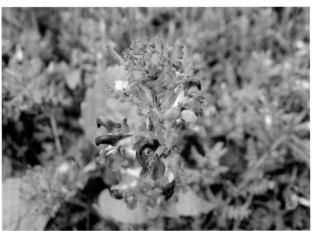

2 | 返顾马先蒿 *Pedicularis resupinata* Linnaeus

多年生草本，直立，干时不变黑色。茎常单出，多方形，有棱。叶互生，有时下部或中部者对生；叶柄短，无毛或被短毛；叶片卵形至长圆状披针形，先端渐狭，基部广楔形或圆形。花单生；萼齿仅2枚，宽三角形；花冠淡紫红色，管长12~15mm，花冠筒基部向右扭旋，下唇及上唇成为返顾状，

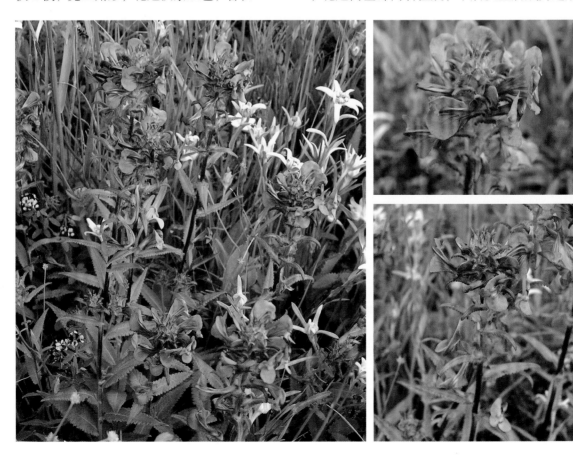

喙较长，下唇具缘毛。蒴果斜长圆状披针形。花期 6~8 月，果期 7~9 月。

分布于神农架宋洛、新华，生于山顶草地及林缘。常见。

根（返顾马先蒿）祛风湿，利尿。

3 扭旋马先蒿 **Pedicularis torta** Maximowicz

多年生草本。根垂直向下，近肉质，无侧根。叶互生或假对生，长圆状披针形至线状长圆形，渐上渐小。总状花序顶生，多花，无间断；萼卵状椭圆形，萼齿 3 枚；花冠具黄色的花管及下唇，盔紫色或紫红色，上唇紫色或紫红色，长喙 "S" 字形，具鸡冠状凸起。蒴果卵形，扁平，基部被宿存萼斜包。花期 6~8 月，果期 8~9 月。

分布于神农架各地，生于山顶草坡。常见。

全草（扭旋马先蒿）清热，消肿，解毒。

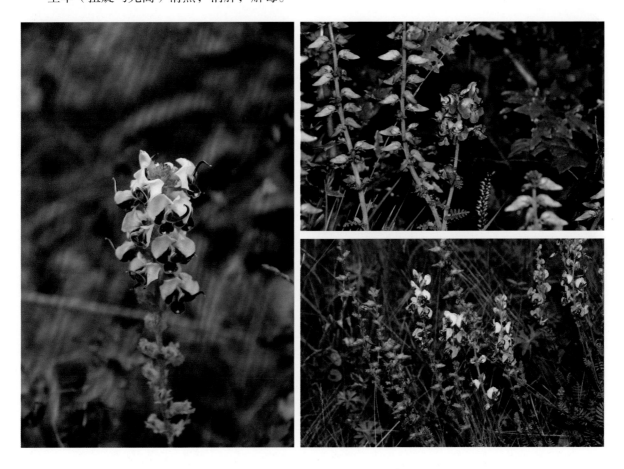

4 美观马先蒿 **Pedicularis decora** Franchet

多年生草本，全体多被毛，干时变为黑色。根茎粗壮肉质。叶线状披针形至狭披针形，边缘深裂。花序穗状而长，毛较密而具腺，下部的花疏，上部较密；苞片始叶状而长，愈上则愈小；花黄色；

萼被密腺毛；花管下唇裂片卵形，钝头，中裂片较大于侧裂片，盔约与下唇等长，舟形，下缘具长须毛。果卵圆而稍扁。花期 6~8 月，果期 8~10 月。

分布于神农架各地，生于高海拔的山坡草丛中。常见。

根茎（太白参）补虚，健脾，养阴。

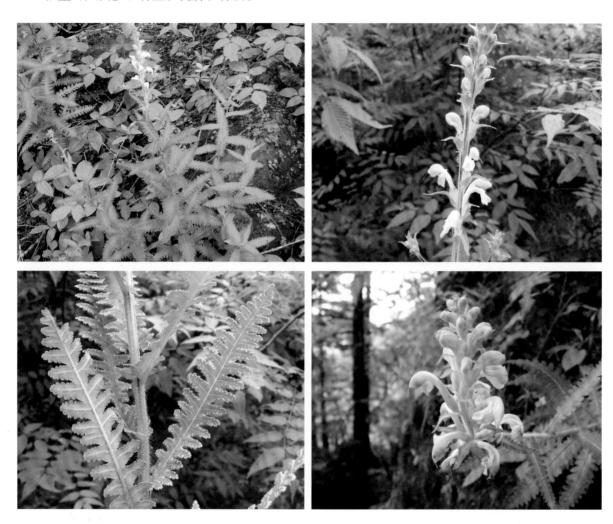

5 全萼马先蒿 *Pedicularis holocalyx* Handel-Mazzetti

一年生草本，干时不变黑色。叶基出者早枯，较小，向上渐大，叶片长圆状披针形，羽状深裂。花序生于主茎与短枝之端；苞片下部者狭披针形而羽状浅裂，长于花，上部者变宽而为三角状卵形，柄膜质而宽，具长缘毛；萼圆卵形，全部膜质透明；花冠管在近基部强烈向前作膝屈状。花期 6~8 月，果期 8~10 月。

分布于神农架各地，生于高海拔的山坡林缘。常见。

全草（全萼马先蒿）清热，养阴，祛风。

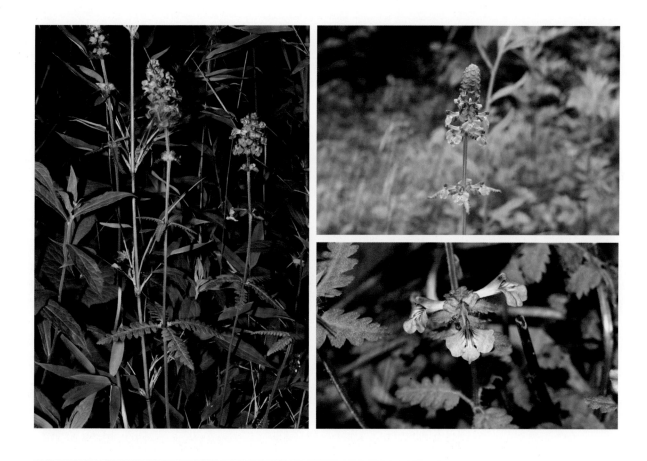

6 | 薪菜叶马先蒿 Pedicularis nasturtiifolia Franchet

多年生草本，干时不变黑色。茎生叶疏生，直达顶端，对生或亚对生，叶片卵形至椭圆形，羽状全裂。花均腋生；梗纤细；萼圆筒状倒圆锥形，萼齿5枚，稍不相等，上部膨大成叶状；花冠玫瑰色，花冠管略少于萼的2倍，下唇很大，圆形，微具缘毛，侧裂较大，半圆形，中裂几不向前凸出，狭卵形而尖。花期3~8月，果期8~9月。

分布于神农架各地，生于高海拔的山坡林缘。常见。

全草（薪菜叶马先蒿）消肿止痛，解蛇毒。

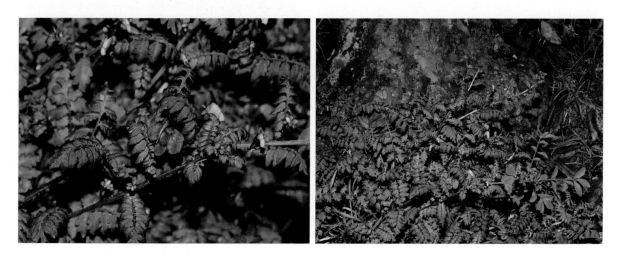

（十五）阴行草属 Siphonostegia Bentham

一年生草本，密被短毛或腺毛。茎中空。下部叶为假对生；上部叶互生，叶片轮廓为长卵形，二回羽状全裂或亚掌状 3 深裂。总状花序生于茎枝顶端；苞片不裂或羽状分裂；萼管状钟形而长，具 10 条脉；花冠二唇形，花冠管细而直，上唇盔状，弓曲，额部圆，下唇 3 裂，裂片近相等；雄蕊 4 枚，二强，花药开裂后常呈新月状弯曲；子房 2 室。蒴果黑色，包于宿存的萼管内。

4 种；我国 2 种；湖北 2 种，神农架 2 种，均可供药用。

■ 分种检索表

1. 植株密被短毛；叶二回羽状全裂 ·································1. 阴行草 S. chinensis

1. 植株密被腺毛；叶亚掌状 3 深裂 ·································2. 腺毛阴行草 S. laeta

1 阴行草 Siphonostegia chinensis Bentham

一年生草本。茎中空。枝对生，稍具棱角，密被无腺短毛。叶对生，广卵形，两表面密被短柔毛，二回羽状全裂。总状花序；花萼管部很长，厚膜质，萼齿 5 枚，绿色，密被短毛；花冠上唇红紫色，下唇黄色，外面密被长纤毛，内面被短毛。蒴果被包于宿存萼内，披针状长圆形，黑褐色。种子多数，黑色，长卵圆形。花期 6~8 月，果期 10 月。

分布于神农架各地，生于山坡及草地。常见。

全草（北刘寄奴）清热利湿，活血散瘀。

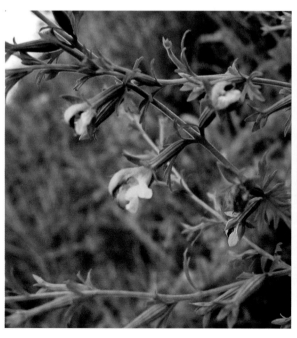
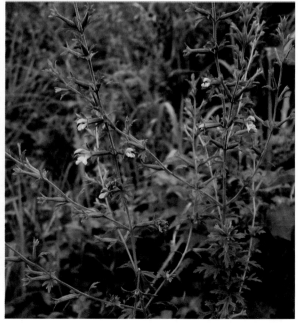

2 腺毛阴行草 Siphonostegia laeta S. Moore

一年生草本，全体密被腺毛。茎基部木质，圆筒形，中空，上部具明显的棱角，密被褐色细腺毛。叶对生，膜质，两表面被细腺毛，亚掌状 3 深裂。总状花序；萼管状钟形；花冠黄色，下唇褶襞不呈囊状，密被长柔毛。蒴果黑褐色，包于宿存萼内，卵状长椭圆形。种子多数，黄褐色，长卵圆形。花期 7~9 月，果期 9~10 月。

分布于神农架各地，生于低海拔的草丛或灌木林中较阴湿的地方。少见。

全草用于稻田性皮炎。

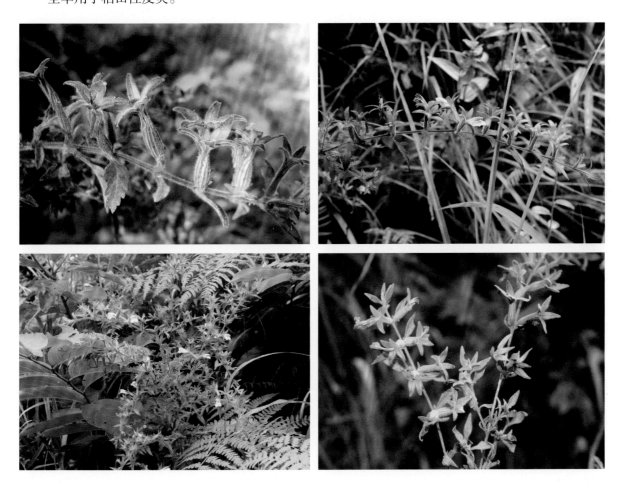

（十六）山罗花属 Melampyrum Linnaeus

一年生半寄生草本。叶对生，全缘。苞叶与叶同形。花具短梗，单生于苞叶叶腋中，集成总状花序或穗状花序；无小苞片；花萼钟状，萼齿 4 枚；花冠二唇形，上唇盔状，侧扁，顶端钝，边缘窄而翻卷，下唇稍长，开展，基部有 2 条皱褶，顶端 3 裂；雄蕊 4 枚，二强；子房每室具胚珠 2 枚，柱头头状。蒴果卵状，略扁。

20 种；我国 3 种；湖北 1 种；神农架 1 种，可供药用。

1 山罗花 Melampyrum roseum Maximowicz

■ 分变种检索表

1. 叶片顶端渐尖，基部圆钝或楔形·····················1a. 山罗花 M. roseum var. roseum
1. 叶片顶端稍钝，基部浅心形至宽楔形·········1b. 钝叶山罗花 M. roseum var. obtusifolium

1a 山罗花（原变种）Melampyrum roseum var. roseum

一年生草本。叶片披针形至卵状披针形，顶端渐尖，基部圆钝或楔形；苞叶绿色，仅基部具尖齿至整个边缘具多条刺毛状长齿，顶端急尖至长渐尖。花萼萼齿长三角形至钻状三角形，生短睫毛；花冠紫色、紫红色或红色，上唇内面密被须毛。蒴果卵状渐尖，直或顶端稍向前偏。花期夏、秋二季，果期9~10月。

分布于神农架各地，生于山坡林缘。常见。

全草（山罗花）清热解毒，消肿。

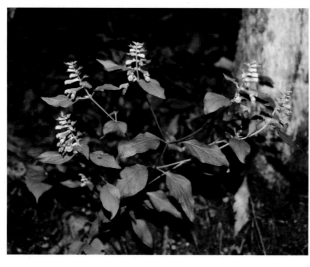 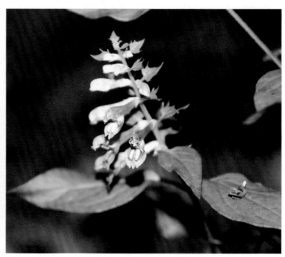

1b 钝叶山罗花（变种）Melampyrum roseum var. obtusifolium (Bonati) D. Y. Hong

本变种与山罗花（原变种）的区别为叶片椭圆形或卵状披针形，顶端稍钝，基部常楔状渐宽；苞叶卵形，顶端稍钝至急尖，边缘常具短的芒状齿。萼齿三角形至狭三角形。花、果期6~10月。

分布于神农架木鱼、红坪、松柏、宋洛、新华，生于山坡林缘。常见。

全草清热解毒，消肿。

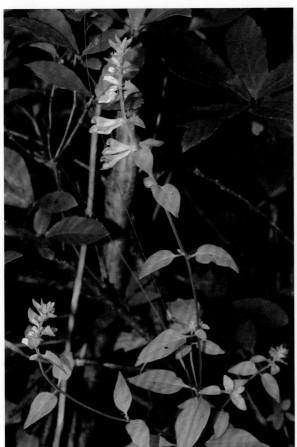
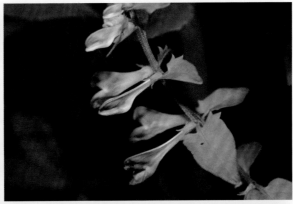
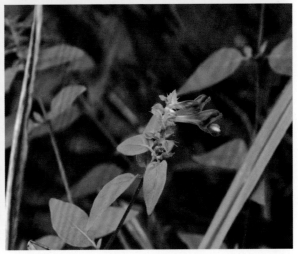

紫葳科 Bignoniaceae

落叶乔木或藤本，稀草本。羽状复叶，少单叶，对生或轮生。花常大型，艳丽，常不整齐；花冠合瓣，5 裂，漏斗形或钟形，有时唇状，上唇 2 裂，下唇 3 裂；雄蕊 5 枚，能育雄蕊 2 或 4 枚，生于冠筒上；雌蕊由 2 个心皮合成，花柱细长，柱头 2 个，子房上位，2 室，每室具胚珠多数。蒴果常细长下垂。种子小，扁平，常具毛或翅。

120 属，650 种；我国 12 属，35 种；湖北 2 属，5 种；神农架 2 属，3 种，均可供药用。

■ 分属检索表

1. 落叶乔木；单叶··1. 梓属 Catalpa
1. 藤本；羽状复叶··2. 凌霄属 Campsis

（一）梓属 Catalpa Scopoli

落叶乔木。单叶，大型，全缘或偶分裂，掌状脉三至五出，下表面脉腋常具腺点；具长叶柄。圆锥花序顶生；萼 2 裂；花冠钟状，裂片唇形，下唇大，3 裂，上唇 2 裂；能育雄蕊 2 枚，内藏。蒴果细长，线形。种子多数，两端被白色长毛。

约 13 种；我国 4 种；湖北 3 种；神农架 2 种，均可供药用。

■ 分种检索表

1. 聚伞状圆锥花序或圆锥花序，花淡黄色··1. 梓 C. ovata
1. 伞房状总状花序，花淡红色或淡紫色··2. 灰楸 C. fargesii

1 梓 Catalpa ovata G. Don

落叶乔木。树冠伞形。主干通直。嫩枝具稀疏柔毛。叶对生或近于对生，有时轮生，阔卵形，长宽近相等，顶端渐尖，基部心形，全缘或浅波状，叶片上表面及下表面均粗糙。圆锥花序顶生；花冠钟状，淡黄色，内面具 2 条黄色条纹及紫色斑点。蒴果线形，下垂。种子长椭圆形，两端被平展的长毛。花期 5~7 月，果期 8~9 月。

分布于神农架木鱼等地，公路两边及村庄周围多有栽培。常见。

根皮和树皮的韧皮部（梓白皮）清热解毒，杀虫。叶（梓叶）用于手脚火烂疮。果实（梓实）利水，消肿。心材（梓木）用于手足痛风。

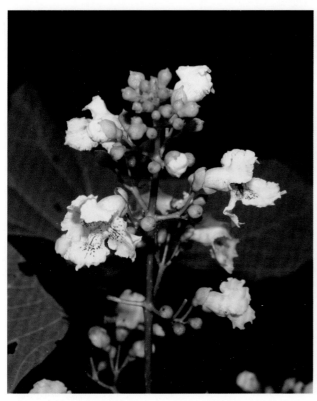
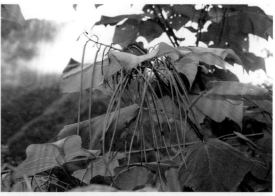
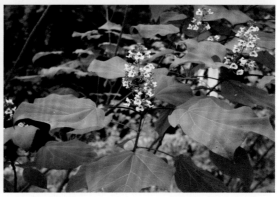

2 | 灰楸 Catalpa fargesii Bureau

　　落叶乔木。幼枝无毛。叶厚纸质，卵形至三角状心形，顶端渐尖，基部截形或微心形，叶幼时表面微被分枝毛，下表面较密，以后变无毛。伞房状总状花序顶生，花序多花，第二次分枝复杂；花冠淡红色至淡紫色，内面具紫色斑点，钟状。蒴果线形，下垂，长可达 1m。种子椭圆状线形，两端具丝状种毛。花期 3~5 月，果期 6~11 月。

　　分布于神农架宋洛，生于村庄边、山谷中。常见。

　　果实利尿。根皮用于皮肤病。

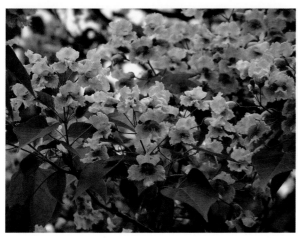
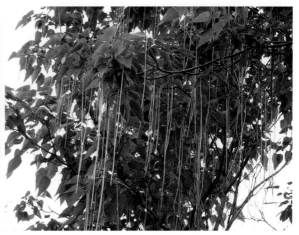

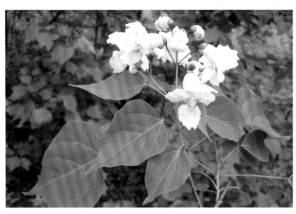
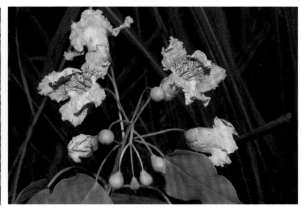

（二）凌霄属 Campsis Loureiro

落叶攀缘藤本。茎、枝具攀缘根。奇数羽状复叶，对生；小叶具锯齿。聚伞花序或圆锥花序顶生；花萼钟状，革质，5齿，略呈二唇状；雄蕊4枚，二强；子房2室。蒴果长如豆荚。种子多数，具膜质翅。

2种；我国含引种的共2种；湖北引种2种；神农架引种1种，可供药用。

凌霄 Campsis grandiflora (Thunberg) Schumann

落叶攀缘木质藤本，以气生根攀附于它物之上。叶对生，为奇数羽状复叶；小叶卵形至卵状披针形，顶端尾状渐尖，基部阔楔形，两表面无毛，边缘具粗锯齿。短圆锥花序；花萼钟状，分裂至中部，裂片披针形；花冠大，内面鲜红色，外面橙黄色，裂片半圆形；雄蕊着生于花冠筒近基部，花丝线形，细长。蒴果顶端钝。花期5~8月，果期9~10月。

分布于神农架各地，生于低海拔的山谷林下，多攀附于墙上或树干上。常见。

花（凌霄花）行血祛瘀，凉血祛风。根（凌霄根）活血散瘀，解毒消肿。茎、叶凉血散瘀。

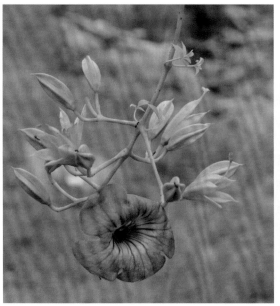
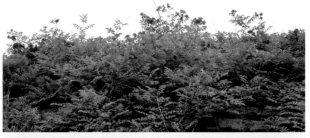
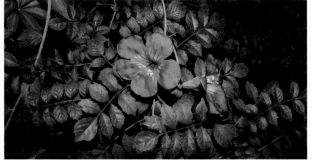

胡麻科 Pedaliaceae

　　草本，稀灌木，具腺毛。单叶对生，最上方的有时互生，全缘或浅裂，无托叶。花生于叶腋，单生或为聚伞花序，具1~2个特殊腺体（变形的花），两性；萼片5枚，基部结合；花冠常广筒形，5裂，稍二唇形；雄蕊4枚，二强，着生于花冠；子房上位，2室，或因假隔膜隔成4室，中轴胎座。蒴果室背裂开，或坚果。种子平滑。

　　13~14属，62~85种；我国2属，2种；湖北1属，1种；神农架1属，1种，可供药用。

胡麻属 Sesamum Linnaeus

　　草本。下部叶对生，其他叶互生或近对生。花白色或淡紫色，单生于叶腋内；萼5裂；花冠二唇形，5裂；雄蕊4枚，2长2短，着生于冠管近基部处；子房2室，每室内由一假隔膜分隔为2室。蒴果长椭圆形，成熟时从顶部向下开裂。

　　约21种；我国栽培1种；湖北栽培1种，神农架栽培1种，可供药用。

芝麻 Sesamum indicum Linnaeus

　　一年生直立草本。茎四棱形。叶矩圆形或卵形，下部叶常掌状3裂，中部叶有齿缺，上部叶近全缘。花单生或2~3朵同生于叶腋内；花冠筒状，白色而常具紫红色或黄色的彩晕；雄蕊4枚，内藏；子房上位，4室，被柔毛。蒴果矩圆形，具纵棱，直立，被毛，熟后开裂至中部或至基部。种子黑色或白色。花期夏末秋初，果期9~10月。

　　原产于印度，神农架多有栽培。

　　种子补肝肾，益精血，润肠燥，通乳。

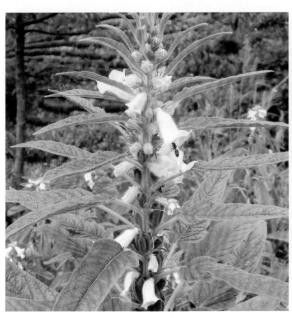
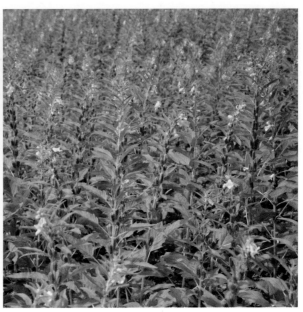

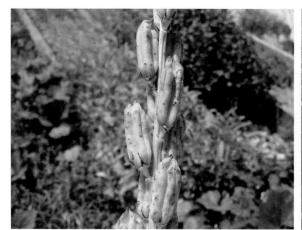

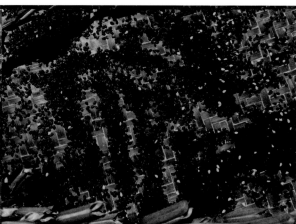

列当科 Orobanchaceae

寄生草本。叶鳞片状，螺旋状排列，或在茎的基部排列，密集成近覆瓦状。花多数，沿茎上部排成总状或穗状花序；苞片1枚，常与叶同形，在苞片上方有2枚小苞片，小苞片贴生于花萼基部或生于花梗上；花萼筒状、杯状或钟状，顶端4~5浅裂或深裂；花冠二唇形，上唇微凹或2浅裂，下唇3裂，或花冠筒状钟形或漏斗状，顶端5裂，裂片近等大；雄蕊4枚，二强。蒴果常2瓣裂。

15属，150种；我国9属，42种；湖北6属，8种；神农架4属，5种，均可供药用。

■ 分属检索表

1. 心皮3个。
  2. 花序总状或穗状 ································· 4. 草苁蓉属 Boschniakia
  2. 花序头状 ····································· 2. 黄筒花属 Phacellanthus
1. 心皮2个。
  3. 花淡紫色，茎及花萼被毛 ··················· 3. 列当属 Orobanche
  3. 花白色，茎及花萼无毛 ····················· 1. 假野菰属 Christisonia

（一）假野菰属 Christisonia Gardner

低矮寄生草本，常数株簇生在一起。茎短，不分枝。叶鳞片状，螺旋排列于茎基部。花簇生于茎端或排成总状或穗状花序；花萼筒状；花冠筒状钟形或漏斗状，顶端5裂，裂片近等大；雄蕊4枚，内藏或稍伸出，花药1室发育，另1室不存在或退化成距或距状物，极少2室全部发育。蒴果卵形或近球形，室背开裂。种子多数。

16种；我国1种；湖北1种；神农架1种，可供药用。

假野菰 Christisonia hookeri C. B. Clarke

植株常数株簇生，无毛。茎极短，不分枝。叶少数，卵形。花常2至数朵簇生于茎顶端；苞片长圆形或卵形；花萼筒状，顶端2裂，裂片卵状三角形；花冠筒状，白色，顶端5裂，裂片近圆形，全缘；雄蕊5枚，内藏，花丝着生于筒的近基部，花药黏合，上方的2枚雄蕊1室发育，下方的2枚雄蕊1室发育，另1枚退化成棍棒状附属物。花期5~8月，果期8~9月。

分布于神农架宋洛（徐家庄），寄生于禾本科植物箭竹属的根上。罕见。

全草（石腊竹）解毒除湿。

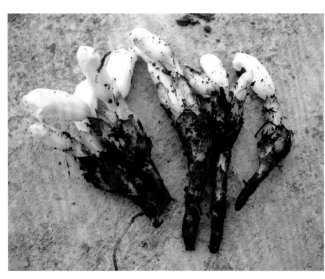
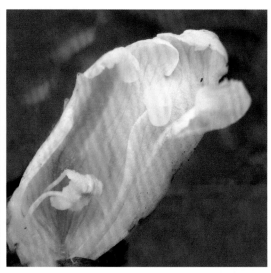

（二）黄筒花属 **Phacellanthus** Siebold & Zuccarini

寄生草本，无毛。花茎短，单生，粗厚；鳞片阔，覆瓦状排列；花无柄，花常 4 朵至十几朵簇生于茎端成近头状花序；萼片 2~4 裂；花冠管圆柱状，延长，裂片 5 枚，短，稍相等；雄蕊内藏，花丝上部增厚，药室平排，药隔和花丝贯连；子房具胎座 4 个。蒴果。

1 种，神农架有分布，可供药用。

黄筒花 **Phacellanthus tubiflorus** Siebold & Zuccarini

本种特征同黄筒花属。花期 5~7 月，果期 7~8 月。

分布于神农架木鱼、新华，生于山坡林下。少见。

全草（黄筒花）补肾壮阳，消肿，解毒。

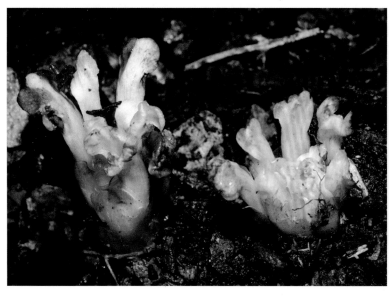
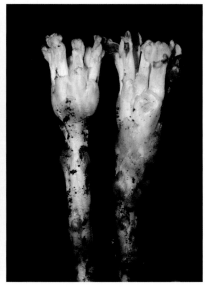

（三）列当属 Orobanche Linnaeus

寄生草本。茎直立，单生，被腺毛或柔毛。叶退化成鳞片状。穗状花序具花数十朵；苞片披针形；花萼 5 裂，贴茎的 1 枚裂片不显著，基部合生；花冠二唇形，上唇 2 裂，下唇 3 裂，蓝紫色；雄蕊 4 枚，二强，着生于花冠筒上，花冠在雄蕊着生以下部分膨大；雌蕊柱头膨大，花柱下弯，子房卵形。蒴果卵形，熟后 2 纵裂。种子粉尘状。

100 种；我国 25 种；湖北 3 种；神农架 2 种，均可供药用。

■ 分种检索表

1. 植株密被蛛丝状长绵毛···1. 列当 O. coerulescens
1. 植株具腺毛并夹杂柔毛···2. 短唇列当 O. elatior

1 | 列当 Orobanche coerulescens Stephan

二年生或多年生草本，全体密被蛛丝状长绵毛。茎不分枝，基部常稍膨大。叶干后黄褐色，生于茎下部的较密。花多数，排成穗状花序；苞片与叶同形并近等大；花萼 2 深裂，裂达近基部，每裂片中部以上再 2 浅裂；花冠深蓝色、蓝紫色或淡紫色，上唇 2 浅裂，下唇 3 裂；雄蕊 4 枚。蒴果卵状长圆形或圆柱形。种子多数。花期 4~7 月，果期 7~9 月。

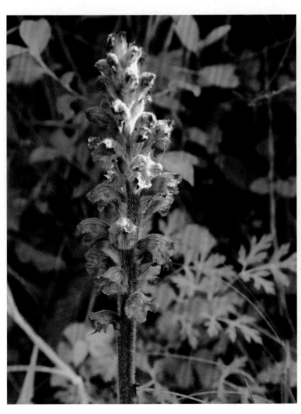
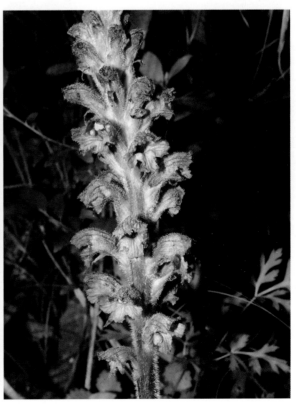

分布于神农架木鱼、松柏，生于山坡林缘。少见。

全草、根（列当）补肾壮阳，强筋骨，润肠。

2 短唇列当 Orobanche elatior Sutton

二年生或多年生草本。叶稀少，卵状披针形或披针形，连同苞片和花萼外面及边缘密被腺毛。花序穗状；苞片与叶同形并近等大；花萼不整齐 2 深裂，后面裂达基部，前面裂至近基部；花冠钟状，黄色或黄褐色，弧状弯曲。蒴果长圆形。花期 5~7 月，果期 7~9 月。

分布于神农架新华，生于山坡林下。常见。

全草、根补肾壮阳，强筋骨，润肠。

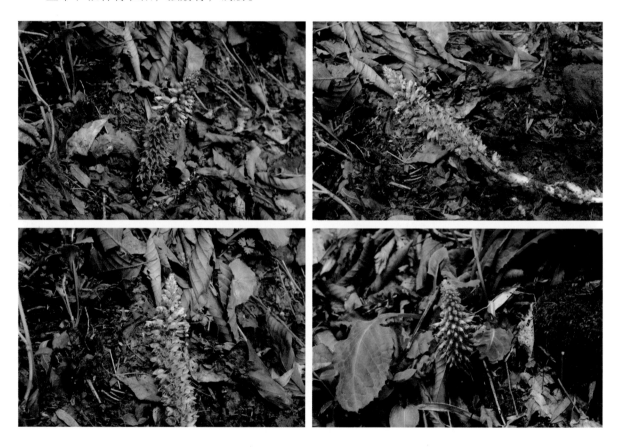

（四）草苁蓉属 Boschniakia C. A. Meyer

寄生肉质草本。根茎近球形或横走，圆柱状，常具 1~3 条直立茎。茎不分枝，圆柱状，肉质。叶鳞片状，螺旋状排列于茎上，三角形、三角状卵形或卵形。花序总状或穗状，苞片 1 枚，花几无梗或具短梗，花萼杯状或浅杯状，花冠二唇形。蒴果卵状长圆形，2 或 3 瓣开裂，常具宿存的花柱基部，顶端呈喙状。

2 种；我国 2 种；湖北 1 种；神农架 1 种，可供药用。

丁座草 **Boschniakia himalaica** J. D. Hooker & Thomson

一年生草本。根茎球形。茎不分枝，肉质。叶宽三角形、三角状卵形至卵形。花序总状，具密集的花多数；苞片生于花梗基部，三角状卵形，小苞片生于花梗上部与花萼基部之间；花萼浅杯状；花冠黄褐色或淡紫色，筒部稍膨大。果梗粗壮，蒴果近圆球形或卵状长圆形。花期4~6月，果期6~9月。

分布于神农架木鱼、宋洛、新华，生于山坡林下。少见。

块茎（枇杷芋）理气止痛，祛风活络，解毒，杀虫。

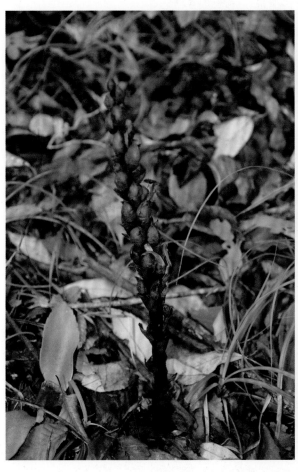
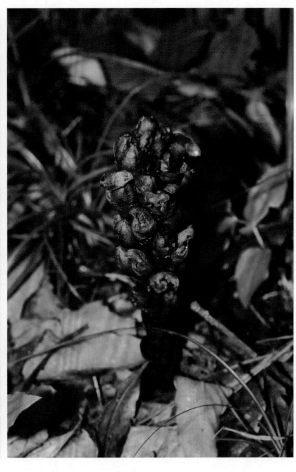

苦苣苔科 Gesneriaceae

多年生草本，稀为小灌木、乔木或藤本。叶为单叶，对生或轮生。花序通常为聚伞花序，稀为总状花序；苞片2枚；花两性，通常唇形，少辐射对称；花冠紫色、白色或黄色，辐状或钟状，檐部（4~）5裂，上唇2裂，下唇3裂；雄蕊4~5枚，通常有1或3枚退化，较少全部能育；雌蕊由2个心皮组成，子房上位、半下位或完全下位，1室。蒴果直或螺旋状卷曲。

约133属，3000种；我国56属，442种；湖北13属，24种；神农架12属，18种，可供药用的10属，15种。

■ **分属检索表**

1. 种子无附属物。
  2. 蒴果螺旋状卷曲。
    3. 叶下表面密被彼此交织的毡毛 ·············6. 蛛毛苣苔属 Paraboea
    3. 叶被不交织的柔毛 ·············7. 旋蒴苣苔属 Boea
  2. 蒴果直。
    4. 具明显的茎；叶茎生 ·············3. 半蒴苣苔属 Hemiboea
    4. 植株具根茎；叶基生。
      5. 能育雄蕊4枚。
        6. 雄蕊分生 ·············10. 马铃苣苔属 Oreocharis
        6. 雄蕊成对连着。
          7. 花冠筒较粗，直径1~2.2cm ·············1. 粗筒苣苔属 Briggsia
          7. 花冠筒较细，直径小于1cm。
            8. 花紫色或淡蓝色 ·············2. 珊瑚苣苔属 Corallodiscus
            8. 花橙黄色或黄白色 ·············9. 直瓣苣苔属 Ancylostemon
      5. 能育雄蕊2枚。
        9. 柱头片状 ·············4. 唇柱苣苔属 Chirita
        9. 柱头扁球形、截形或盘形 ·············5. 石山苣苔属 Petrocodon
1. 种子两端具钻状或毛状附属物 ·············8. 吊石苣苔属 Lysionotus

（一）粗筒苣苔属 Briggsia Craib

多年生草本。根茎短而粗。叶全部基生，似莲座状。聚伞花序；苞片2枚；花萼钟状，5裂，裂至近基部；花冠粗筒状，下部肿胀，蓝紫色或淡紫色，檐部二唇形，上唇2裂，下唇3裂，裂片近相等；能育雄蕊4枚，二强，内藏，着生于花冠筒基部，花药顶端成对连着，药室2个，基部略叉开。蒴果披针状长圆形或倒披针形，褐黄色。种子两端无附属物。

22 种；我国 21 种；湖北 3 种；神农架 2 种，均可供药用。

1 革叶粗筒苣苔 Briggsia mihieri (Franchet) Craib

多年生草本。叶片革质，狭倒卵形、倒卵形至椭圆形，顶端圆钝，基部楔形，边缘具波状牙齿或小牙齿，两表面无毛，叶脉不明显；叶柄盾状着生，无毛，干时暗红色。聚伞花序；花萼 5 裂，裂至近基部；花冠粗筒状，下部肿胀，蓝紫色或淡紫色。蒴果倒披针形，近无毛。花期 10 月，果期 11 月。

分布于神农架各地，生于低海拔的山谷阴湿岩壁上。少见。

全草消肿止痛。

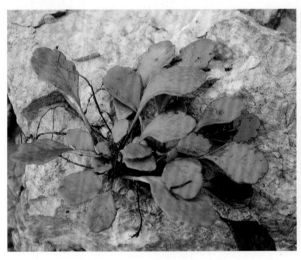 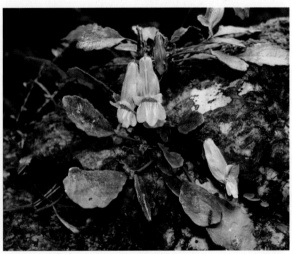

2 鄂西粗筒苣苔 Briggsia speciosa (Hemsley) Craib

多年生草本。叶全部基生，长圆形或椭圆状狭长圆形，每边具侧脉 4~5 条，在叶下表面微凹陷。聚伞花序，每花序具花 1~2 朵；苞片 2 枚，长圆形至卵状披针形；花萼 5 裂，裂至近基部；花冠粗筒状，紫红色，下部肿胀。蒴果线状披针形。花期 6~7 月，果期 10 月。

分布于神农架各地，生于山谷阴湿岩壁上。常见。

全草（鸦头还阳）用于劳伤。

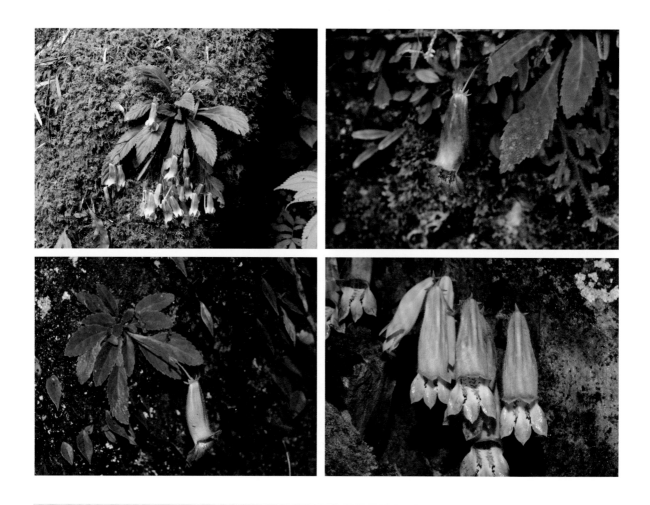

（二）珊瑚苣苔属 Corallodiscus Batalin

多年生草本。叶全部基生，莲座状，外层叶具柄，内层叶无柄，叶下表面密被淡褐色或锈色绵毛至无毛。花单生于花茎上，无苞片；萼深裂达基部；花冠圆柱状钟形，裂片内面密被白色绒毛；雄蕊 4 枚，2 长 2 短，着生于花冠管的近中部，花丝在花药开裂后螺旋状弯曲。蒴果长，裂为 2 瓣。

3~5 种；我国 3 种；湖北 1 种；神农架 1 种，可供药用。

西藏珊瑚苣苔 Corallodiscus lanuginosus (Wallich ex R. Brown) B. L. Burtt

多年生草本。叶全部基生，莲座状；外层叶具柄，叶片革质，卵形、长圆形，顶端圆形，基部楔形，边缘具细圆齿，上表面平展，有时具不明显的皱褶，疏被淡褐色长柔毛至近无毛，下表面多为紫红色，近无毛，每边具侧脉约 4 条。聚伞花序；苞片不存在；花萼 5 裂，裂至近基部，裂片长圆形至长圆状披针形，外面疏被柔毛至无毛，内面无毛；花冠筒状，淡紫色、紫蓝色。蒴果线形。花期 6 月，果期 8 月。

分布于神农架木鱼、红坪，生于山坡岩石上。少见。

全草消肿止痛。

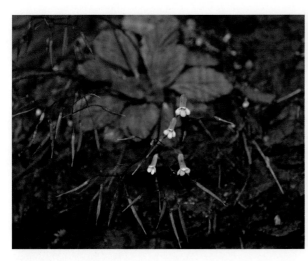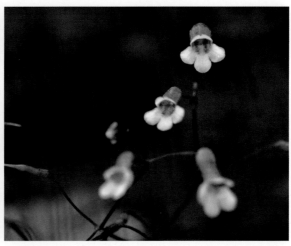

（三）半蒴苣苔属 Hemiboea C. B. Clarke

多年生草本。基部具匍匐枝，上部直立。叶对生。花序假顶生或腋生；总苞球形，顶端具小尖头，开放后呈船形、碗形或坛状；花萼5裂；花冠漏斗状筒形，白色、淡黄色或粉红色，内面常具紫斑，檐部二唇形，上唇2裂，下唇3裂；能育雄蕊2枚，药室平行，顶端不汇合，1对花药以顶端或腹面连着。蒴果长椭圆状披针形至线形。

23种；我国23种；湖北4种；神农架4种，可供药用的2种。

■ **分种检索表**

1. 对生的叶柄基部不合生……………………………………………1. 降龙草 H. subcapitata
1. 对生的叶柄基部合生成船形……………………………………2. 半蒴苣苔 H. henryi

1　降龙草 Hemiboea subcapitata C. B. Clarke

多年生草本。茎肉质，无毛或疏生白色短柔毛，散生紫褐色斑点。叶对生，叶片稍肉质，椭圆形至倒卵状披针形，顶端急尖或渐尖，基部楔形或下延。聚伞花序，无毛；总苞球形，开裂后呈船形；花梗无毛；萼片5枚，反椭圆形，长6~9mm；花冠紫色，具紫斑。蒴果线状披针形，多少弯曲，无毛。花期9~10月，果期10~12月。

分布于神农架各地，生于沟谷林下石上或沟边阴湿处。常见。

全草（降龙草）清热解毒，利尿。

笔者注意到《Flora of China》将本种并入半蒴苣苔 H. subcapitata 中，但在神农架相同生境下，本种植株较矮小；叶柄无翅，2枚对生的叶柄绝不合生，叶下表面紫红色；花冠红色，与后种区别明显，故不赞同《Flora of China》的归并处理。

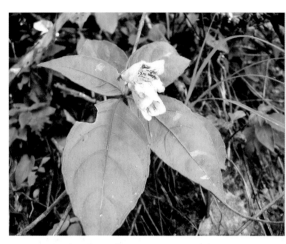
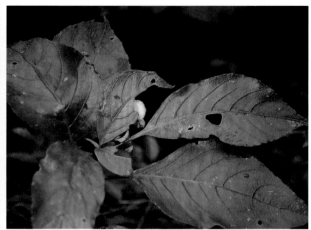

2　半蒴苣苔 **Hemiboea henryi** C. B. Clarke

多年生草本。茎散生紫斑，无毛或上部疏生短柔毛。叶对生，叶片椭圆形或倒卵状椭圆形，顶端急尖或渐尖，全缘或具波状浅钝齿；叶柄具翅，合生成船形。聚伞花序，萼片 5 枚，长圆状披针形，长 1~1.2（0.9）cm，花冠白色。蒴果线状披针形，无毛。花期 8~10 月，果期 9~11 月。

分布于神农架各地，生于低海拔的山谷林下或沟边阴湿处。常见。

全草（半蒴苣苔）清热利湿。

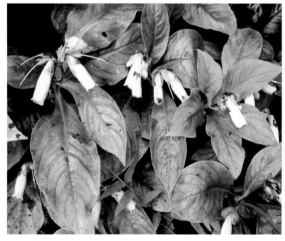
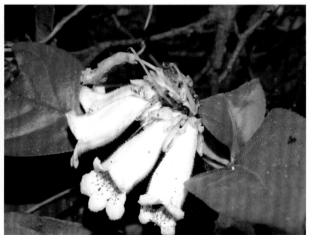

（四）唇柱苣苔属 **Chirita** Buchanan-Hamilton ex D. Don

多年生或一年生草本。叶为单叶，簇生，具羽状脉。聚伞花序腋生，有时多少与叶柄愈合；苞片 2 枚，对生、分生，稀合生；花萼 5 裂，达基部；花冠紫色、蓝色或白色，筒状漏斗形、筒状或细筒状，檐部二唇形，上唇 2 裂，下唇 3 裂；能育雄蕊 2 枚，花丝着生于花冠筒中部或上部，花药整个腹面连着或只在顶端连着，2 个药室极叉开，在顶端汇合。

约 140 种；我国 99 种；湖北 4 种；神农架 2 种，均可供药用。

■ **分种检索表**

1. 叶卵形或狭卵形，较大，侧脉约 4 对，明显··1. **牛耳朵 C. eburnea**

1. 叶圆卵形或近圆形，较小，侧脉 3 对，不明显··························2. **神农架唇柱苣苔 C. tenuituba**

---

1 | **牛耳朵** Chirita eburnea Hance

多年生草本，具粗根茎。叶均基生，肉质，叶片卵形或狭卵形，顶端微尖或钝，基部渐狭或宽楔形，边缘全缘，两表面均被贴伏的短柔毛，侧脉约 4 对。聚伞花序；苞片 2 枚，对生，卵形至圆卵形；花冠紫色或淡紫色。蒴果长 4~6cm，直径约 2mm，被短柔毛。花期 4~7 月，果期 8~9 月。

分布于神农架木鱼至兴山一带，生于林缘石上。常见。

全草清肺止咳，补虚止血。

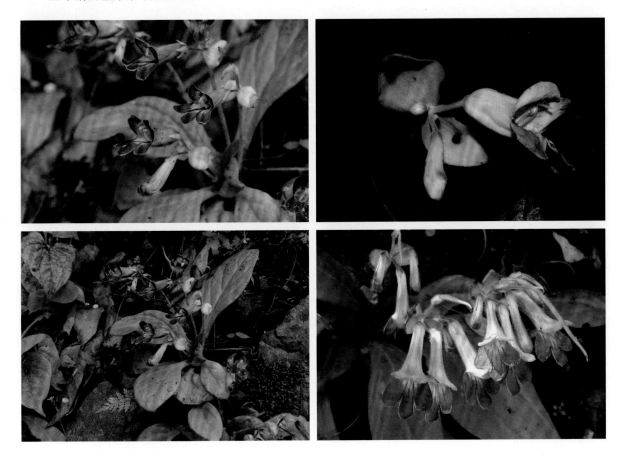

---

2 | **神农架唇柱苣苔** Chirita tenuituba (W. T. Wang) W. T. Wang

多年生小草本。叶均基生，约 5 枚，具短柄，纸质，卵形、圆卵形或近圆形，顶端钝，基部宽楔形，边缘全缘或具少数浅波状钝齿，两表面被贴伏柔毛，侧脉约 3 对。花冠紫色，外面疏被短柔毛，内面在下唇之下被短柔毛；子房柱头均密被短柔毛。蒴果线形，长 2~2.8cm。花期 3~5 月，果期 6~8 月。

分布于神农架各地，生于低海拔的悬崖岩石缝中。少见。

全草清肺止咳。

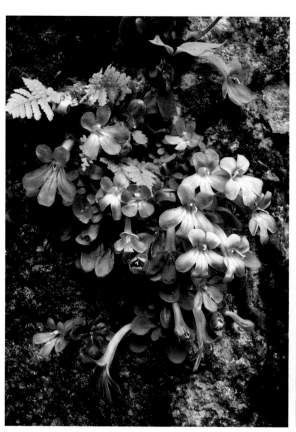
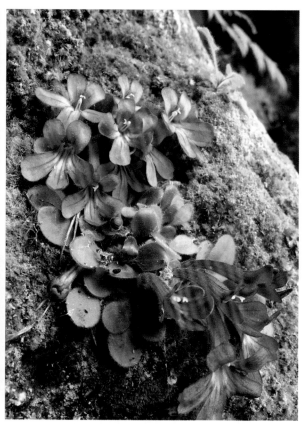

（五）石山苣苔属 Petrocodon Hance

多年生草本。根茎直。叶具柄，叶片纸质或薄革质，椭圆状倒卵形至长圆形，顶端微尖或渐尖，基部宽楔形或楔形，边缘在中部之上具小浅齿，或呈波状近全缘，或具小牙齿，上表面疏被短伏毛，下表面沿脉密被短伏毛。聚伞花序；花冠白色，坛状粗筒形，外面上部被短柔毛，内面无毛；子房具短柄，柱状小。蒴果无毛。

1 种；我国特有，神农架有分布，可供药用。

石山苣苔 Petrocodon dealbatus Hance

本种特征同石山苣苔属。花期 6~9 月，果期 9~10 月。

分布于神农架宋洛、新华等地的低海拔地区，生于山谷阴处的石上。少见。

全草止咳。

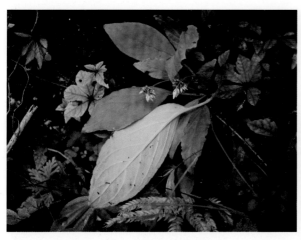
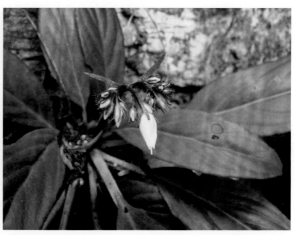

（六）蛛毛苣苔属 Paraboea (Clarke) Ridley

多年生草本，稀为亚灌木，幼时被蛛丝状绵毛。根茎木质化。叶对生，有时螺旋状排列，上表面被蛛丝状绵毛，下表面通常密被彼此交织的毡毛。聚伞花序腋生或组成顶生圆锥状聚伞花序，苞片1~2枚，花萼钟状，花冠斜钟状。蒴果通常筒形，稍扁，不卷曲或稍螺旋状卷曲。种子小，多数，无附属物。

约87种；我国18种；湖北2种；神农架2种，可供药用的1种。

蛛毛苣苔 Paraboea sinensis (Oliver) B. L. Burtt

小灌木。幼枝具褐色毡毛，节间短。叶对生，具叶柄，长圆形至披针形，顶端短尖，基部楔形或宽楔形，边缘生小钝齿或近全缘。聚伞花序伞状，成对腋生；苞片顶端钝，基部合生，全缘；花萼绿白色，常带紫色，倒披针状匙形；花冠紫蓝色，较大，长1.5~2cm。蒴果线形，螺旋状卷曲。花期6~7月，果期8月。

分布于神农架木鱼、宋洛、新华等地的低海拔地区，生于山坡林下石缝中或陡崖上。少见。

全草活血，消肿止痛。

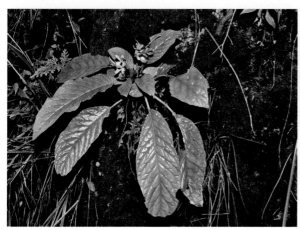
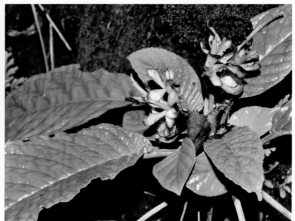

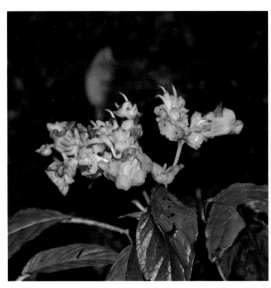 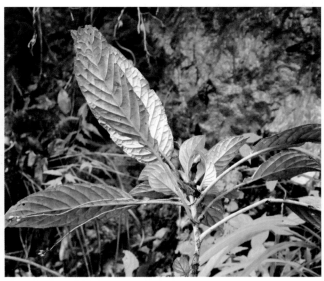

（七）旋蒴苣苔属 Boea Commerson ex Lamarck

多年生草本。叶对生，有时螺旋状，被单细胞长柔毛。聚伞花序伞状，腋生；花萼钟状，5裂，裂至基部；花冠白色、蓝色、紫色，狭钟形，5裂近相等或明显二唇形，上唇2裂，下唇3裂；雄蕊2枚，花药椭圆形，顶端连着，药室2个，汇合，极叉开；花柱细，柱头头状。蒴果螺旋状卷曲。

20种；我国3种；湖北3种；神农架2种，均可供药用。

■ 分种检索表

1. 花萼5裂至中部··1. 大花旋蒴苣苔 B. clarkeana
1. 花萼5裂至近基部··2. 旋蒴苣苔 B. hygrometrica

1 大花旋蒴苣苔 Boea clarkeana Hemsley

多年生无茎草本。叶全部基生，具柄，叶片宽卵形，顶端圆形，基部宽楔形或偏斜，边缘具细圆齿，两表面被灰白色短柔毛。聚伞花序伞状；花萼钟状，5裂，裂至中部，裂片相等；花较大，直径1.2~1.8cm，淡紫色。蒴果长圆形，外面被短柔毛，螺旋状卷曲，干时变黑色。花期8月，果期9~10月。

分布于神农架木鱼至兴山一带，生于山坡岩石缝中。常见。

全草止血消肿。

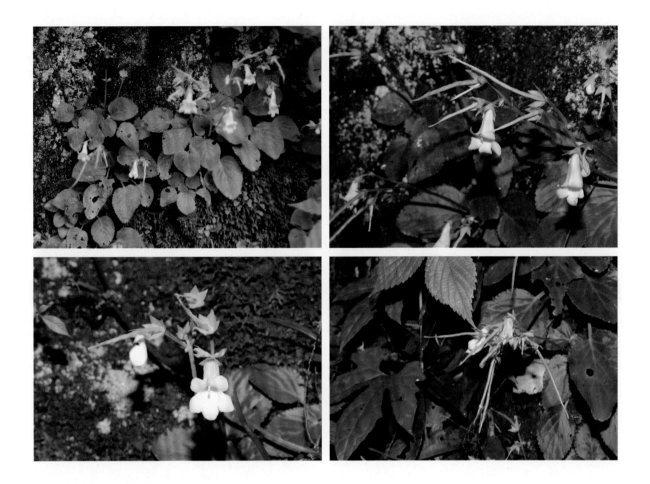

2 旋蒴苣苔 **Boea hygrometrica** (Bunge) R. Brown

　　多年生草本。叶全部基生，莲座状，无柄，近圆形、圆卵形或卵形，上表面被白色贴伏长柔毛，下表面被白色或淡褐色贴伏长绒毛，顶端圆形。聚伞花序伞状，每花序具花 2~5 朵；苞片 2 枚，极小或不明显；花萼钟状，5 裂，裂至近基部；花冠淡蓝紫色。蒴果长圆形，螺旋状卷曲。花期 7~8 月，果期 9 月。

　　分布于神农架各地，生于低海拔的山坡岩石缝中。常见。

　　全草消肿止痛。

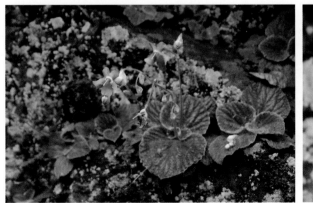
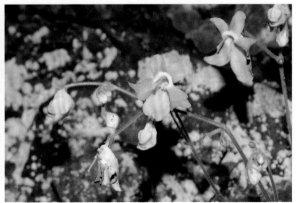

（八）吊石苣苔属 Lysionotus D. Don

常绿亚灌木或攀缘藤本，附生于岩石或大树上。叶对生。花萼辐射对称，子房线形。每个种子的末端具一毛状或钻形附属物。

约 25 种；我国 23 种；湖北 2 种；神农架 1 种，可供药用。

吊石苣苔 Lysionotus pauciflorus Maximowicz

常绿小灌木。茎无毛或上部疏被短毛。叶 3 枚轮生，具短柄或近无柄，叶片革质，形状变化大，线形、线状倒披针形至倒卵状长圆形，顶端急尖或钝，基部钝至近圆形，边缘具少数牙齿或小齿，有时近全缘，两表面无毛。花序具花 1~2（~5）朵；花冠白色，带淡紫色条纹或淡紫色，无毛；花药药隔背面具一突起的附属物。蒴果线形，无毛。花期 7~10 月；果期 10~12 月，老果常宿存至翌年。

分布于神农架各地，生于丘陵、山地林中或阴湿处的石崖上或树上。常见。

地上部分（石吊兰）清热利湿，祛痰止咳，活血调经。

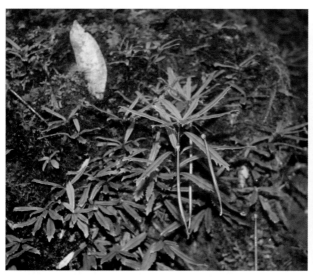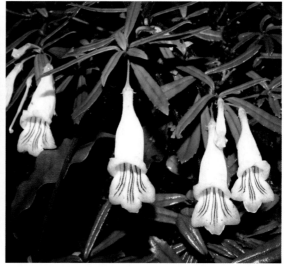

（九）直瓣苣苔属 Ancylostemon Craib

多年生草本，无地上茎。根茎短而粗。叶均基生。聚伞花序一至二歧分枝；苞片 2 枚，对生；花萼钟状，5 裂，裂达近基部至中部之上；花冠筒状，橙黄色或黄白色，檐部二唇形或稍二唇形，上唇 2 浅裂，微凹，下唇 3 深裂；能育雄蕊 4 枚，花药卵圆形，顶端成对连着，药室 2 个，基部略叉开，不汇合；柱头 2 个。蒴果长圆状披针形或倒披针形，顶端具小尖头。

12 种，我国特有；湖北 2 种；神农架 2 种，均可供药用。

分种检索表

1. 花较小，淡黄白色，下雄蕊伸出花冠外······························2. 矮直瓣苣苔 A. humilis
1. 花较大，黄色，全部雄蕊内藏······································1. 直瓣苣苔 A. saxatilis

1 直瓣苣苔 Ancylostemon saxatilis (Hemsley) Craib

多年生草本。叶全部基生，叶片卵形或宽卵形，上表面被较密的白色短柔毛和锈色疏长柔毛，下表面除被白色短柔毛外，沿主脉和侧脉被锈色长柔毛。聚伞花序二歧分枝；苞片长圆形或卵圆形；花萼5裂；花冠筒状，黄色（神农架所产花为白色）。蒴果倒披针形，被疏柔毛至近无毛。花期6~7月，果期9~10月。

分布于神农架红坪、新华，生于悬崖石壁上。常见。

全草（直瓣苣苔）止血，祛风湿。

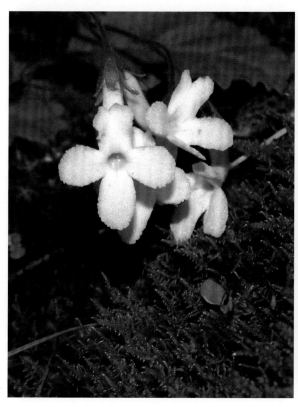
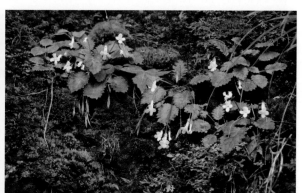
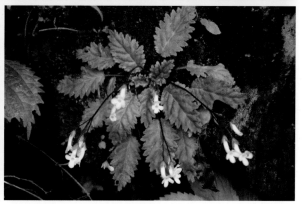

2 矮直瓣苣苔 Ancylostemon humilis W. T. Wang

多年生草本。叶全部基生，椭圆状卵形或椭圆形，上表面被锈色长柔毛至近无毛，略呈泡状，下表面近无毛，侧脉在上表面凹陷，下表面隆起，密被锈色长柔毛。聚伞花序；苞片2枚，线形；

花萼 5 裂，裂至基部；花冠筒状，淡黄白色。蒴果线状倒披针形，无毛。花期 7 月，果期 8 月。

分布于神农架木鱼（红花），生于悬崖石壁上。常见。

全草止血，祛风湿。

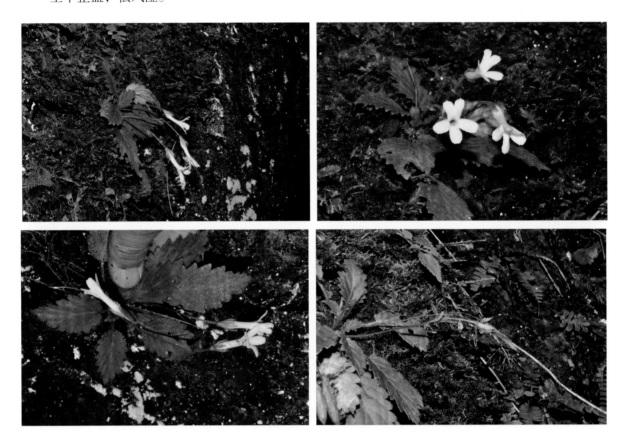

（十）马铃苣苔属 Oreocharis Bentham

近无茎草本，被锈色绵毛。叶具柄，卵形或椭圆形，下表具明显的网脉。花茎延长，花多数，排成伞房花序或伞形花序；萼小，分裂达基部；花冠管状，檐部近二唇形，裂片 5 枚；雄蕊 4 枚，花丝着生于花冠管的近基部，2 长 2 短；子房上位，线形。蒴果线形。种子平滑。

约 28 种；我国 27 种；湖北 1 种；神农架 1 种，可供药用。

长瓣马铃苣苔 Oreocharis auricula (S. Moore) C. B. Clarke

多年生草本。叶基生或对生，单叶，常不等大。花为聚伞花序；萼管状，5 裂；花冠合瓣，多少二唇形，上部偏斜，通常 5 裂；雄蕊着生于花冠上，通常 4 枚，2 长 2 短，或其中 2 枚为退化雄蕊；子房上位或下位，1 室或不完全的 2~4 室；胚珠多数，生于侧膜胎座上。果为蒴果，果瓣常旋卷。花期 6~7 月，果期 8 月。

分布于神农架各地，生于低海拔的山坡岩石缝中。少见。

全草清热解毒，凉血止血。

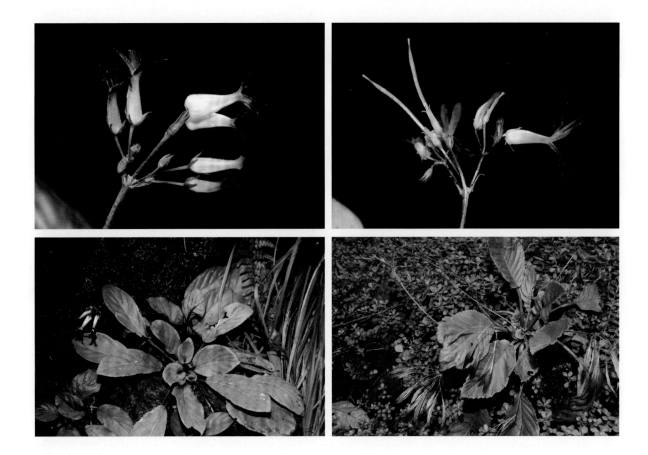

葫芦科 Cucurbitaceae

藤本。茎通常具纵沟纹，匍匐或借助卷须攀缘。叶互生；无托叶；叶片不分裂或掌裂，边缘具锯齿，具掌状脉。花单性，罕两性；总状花序、圆锥花序或近伞形花序，稀单生；雄花花萼 5 裂，花冠 5 裂，裂片全缘或边缘，呈流苏状，雄蕊 5 枚或 3 枚，花丝分离或合生，呈柱状；雌花子房下位或稀半下位，通常由 3 个心皮合生而成，1 室，侧膜胎座，胚珠通常多数。果实常为大型瓠果，肉质。种子扁压状。

约 123 属，800 余种；我国 35 属，151 种；湖北 16 属，34 种；神农架 15 属，30 种，均可供药用。

分属检索表

1. 花丝多少贴合，呈柱状。
　2. 子房 2~5 室，每室具胚珠 2 枚 ················· 1. 绞股蓝属 Gynostemma
　2. 子房 1 室，具胚珠 1 枚 ····················· 2. 佛手瓜属 Sechium
1. 花丝分离或仅在基部连合，有时花药靠合。
　3. 雄蕊 5 枚，极稀 3 枚，若为 3 枚则药室呈 "S" 字形折曲。
　　4. 胚珠和种子水平着生，果实不开裂 ············· 3. 赤瓟属 Thladiantha
　　4. 胚珠和种子下垂生。
　　　5. 子房 1 室，胚珠和种子 2~3 枚 ············· 4. 假贝母属 Bolbostemma
　　　5. 子房具 3 个胎座，胚珠多数 ··············· 5. 雪胆属 Hemsleya
　3. 雄蕊 3 枚，极稀 2 枚或 1 枚。
　　6. 花药之药室通直或稍弓曲；种子多数水平着生。
　　　7. 胚珠和种子直立或下垂；果实 3 裂爿纵裂 ········· 6. 裂瓜属 Schizopepon
　　　7. 胚珠和种子水平生 ···················· 7. 马㼎儿属 Zehneria
　　6. 花药的药室 "S" 形折曲或多回折曲。
　　　8. 花冠钟状，5 枚裂片仅裂达花冠中部或中部之上 ····· 8. 南瓜属 Cucurbita
　　　8. 花冠具 5 片分离的花瓣或深 5 裂。
　　　　9. 花冠裂片流苏状 ················· 9. 栝楼属 Trichosanthes
　　　　9. 花冠裂片全缘。
　　　　　10. 雄花萼筒伸长，筒状或漏斗状，雄蕊不伸出 ··· 10. 葫芦属 Lagenaria
　　　　　10. 雄花萼筒短，钟状、杯状或短漏斗状，雄蕊常伸出。
　　　　　　11. 花梗上具盾状苞片；果实表面常具瘤状突起 ····· 11. 苦瓜属 Momordica
　　　　　　11. 花梗上无苞片。
　　　　　　　12. 雄花组成总状花序 ············· 12. 丝瓜属 Luffa
　　　　　　　12. 雄花单生或簇生。
　　　　　　　　13. 花萼裂片叶状，具锯齿，反折 ······· 13. 冬瓜属 Benincasa
　　　　　　　　13. 花萼裂片钻形，全缘，不反折。
　　　　　　　　　14. 药隔不伸出；卷须二至三歧；叶羽状深裂 ··· 14. 西瓜属 Citrullus
　　　　　　　　　14. 药隔伸出；卷须不分歧；叶 3~7 浅裂 ····· 15. 黄瓜属 Cucumis

（一）绞股蓝属 Gynostemma Blume

多年生攀缘草本。卷须二歧。叶互生，鸟足状。花雌雄异株，组成腋生或顶生的圆锥花序；雄花花萼筒短，5 裂，裂片狭卵形，花冠绿色或白色，辐状，5 深裂，雄蕊 5 枚，着生于花被筒基部，花丝短，合生成柱，无退化雌蕊；雌花花萼与花冠同雄花，具退化雄蕊，子房球形，2~5 室，每室具胚珠 2 枚。浆果或蒴果，具种子 2~3 枚。种子阔卵形，压扁，无翅。

17 种；我国 14 种；湖北 4 种；神农架 4 种，均可供药用。

■ 分种检索表

1. 蒴果，球形或近钟状。
　2. 果钟状，顶端具 3 枚长喙状物 ·······················1. 心籽绞股蓝 G. cardiospermum
　2. 果球状，顶端无喙状物 ·····························4. 五柱绞股蓝 G. pentagynum
1. 浆果，球形。
　3. 叶具 3 枚小叶 ··································2. 光叶绞股蓝 G. laxum
　3. 叶具（3~）5~9 枚小叶 ····························3. 绞股蓝 G. pentaphyllum

1　心籽绞股蓝 Gynostemma cardiospermum Cogniaux ex Oliver

草质攀缘植物。叶片膜质，鸟足状；小叶片披针形或椭圆形，边缘具圆齿状重锯齿。雌雄异株；雄花排成狭圆锥花序，花萼裂片长圆状披针形，花冠 5 深裂，裂片披针形，花丝合生成圆柱形；雌花排成总状花序，花被同雄花，子房下位，球形，花柱 3 个，柱头半月形。蒴果球形或近钟状，顶端平截，具 3 枚冠状物。花期 6~8 月，果期 8~10 月。

分布于神农架红坪、木鱼，生于海拔 1400~2300m 的山坡林下或灌丛中。少见。

根清热利湿，解毒，镇痛。

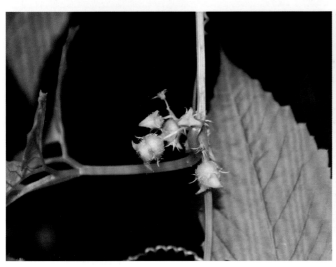
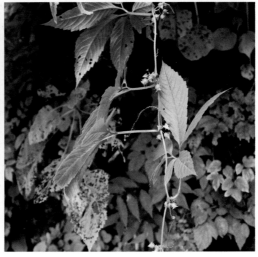

2 光叶绞股蓝 三叶绞股蓝
Gynostemma laxum (Wallich) Cogniaux

攀缘草本。叶纸质，鸟足状；中央小叶片长圆状披针形，侧生小叶卵形，边缘具阔钝齿，无毛。花雌雄异株；雄花排成圆锥花序，花萼5裂，裂片狭三角状卵形，花冠黄绿色，5深裂，裂片狭卵状披针形，雄蕊5枚，花丝合生；雌花序同雄花，花冠裂片狭三角形，子房球形，花柱3个，离生，顶端2裂。浆果球形。花期8月，果期8~9月。

分布于神农架木鱼，生于中海拔地区的沟谷密林或石灰山地的混交林中。少见。

全草解蛇毒。

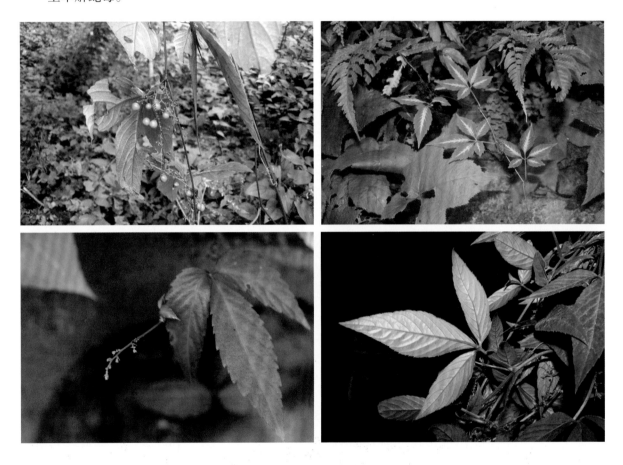

3 绞股蓝 七叶胆、遍地生根
Gynostemma pentaphyllum (Thunberg) Makino

草质攀缘植物。叶膜质或纸质，鸟足状；小叶片卵状长圆形或披针形，边缘具波状齿。花雌雄异株；雄花排成圆锥花序，花萼筒极短，5裂，裂片三角形，花冠淡绿色或白色，5深裂，裂片卵状披针形，雄蕊5枚，花丝短，联合成柱；雌花排成的圆锥花序远较雄花短小，花萼及花冠似雄花，子房球形，花柱3个，柱头2裂。浆果球形，无毛。花期3~11月，果期4~12月。

分布于神农架各地，生于海拔400~3100m的山谷密林、山坡疏林、阴湿坡地。常见。

全草（七叶胆）清热解毒，止咳祛痰。

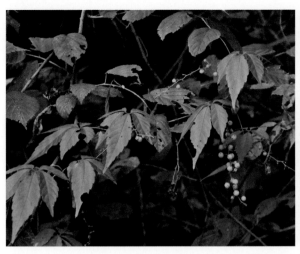
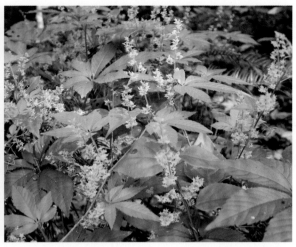

| 4 | **五柱绞股蓝** 猪娘藤 **Gynostemma pentagynum** Z. P. Wang |

多年生草质藤本。茎具纵棱及槽，密被柔毛。卷须2歧。叶鸟足状，具3~9枚小叶，通常5枚；叶片倒卵状长圆形，边缘具波状齿或圆齿状牙齿，两面均密被长柔毛。花雌雄异株，花序圆锥状，花冠淡绿色或白色，5深裂，裂片线状披针形。蒴果，扁球形，成熟后开裂。花期3~11月，果期4~12月。

分布于神农架下谷，生于海拔450m的山谷溪边。少见。

全草含人参皂苷及黄酮，但含量低于绞股蓝；用于体虚乏力、虚劳失精、白细胞减少症、高脂血症、病毒性肝炎、慢性胃肠炎、慢性支气管炎。

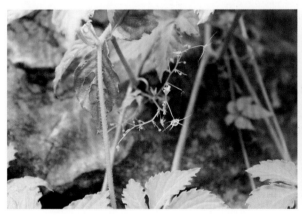
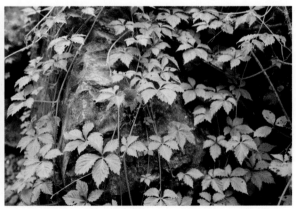

（二）佛手瓜属 Sechium P. Browne

攀缘草本。根块状。叶片膜质，心形，浅裂。雌雄同株，花白色；雄花生于总状花序上，花萼筒半球形，裂片5枚，花冠辐状，5深裂，雄蕊3枚，着生于花被筒下部，无退化雌蕊；雌花单生或双生，通常与雄花序在同一叶腋，花萼及花冠同雄花，无退化雄蕊，子房纺锤状，1室，具刺毛，具胚珠1枚。果实肉质，倒卵形，上端具沟槽。种子卵圆形，扁。

5种；我国1种；湖北1种；神农架1种，可供药用。

佛手瓜 洋丝瓜 **Sechium edule** (Jacquin) Swartz

草质藤本。叶片膜质，近圆形，边缘具小细齿。雌雄同株；雄花，呈总状花序，花萼筒短，裂片展开，花冠辐状，分裂到基部，裂片卵状披针形，雄蕊3枚，花丝合生；雌花单生，花冠与花萼同雄花，子房倒卵形，具棱5条。果实淡绿色，倒卵形，上部具纵沟5条。花期7~9月，果期8~10月。

原产于南美洲，栽培于神农架松柏等地的庭院中。

叶消肿止痛。果实健脾消食，行气止痛。

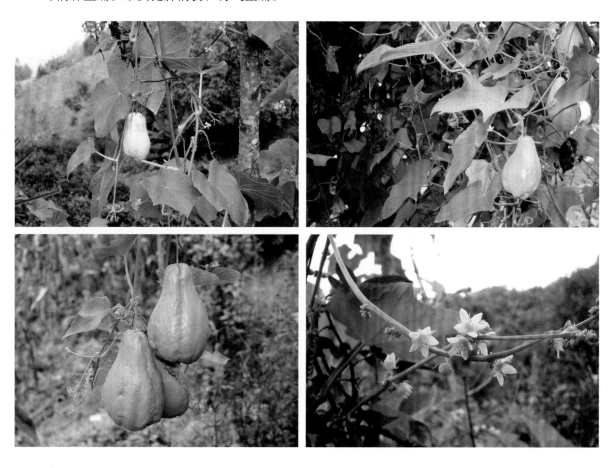

（三）赤瓟属 **Thladiantha** Bunge

多年生草质藤本。卷须单一，或二歧。叶绝大多数为单叶，心形，边缘具锯齿。雌雄异株；雄花序呈总状或圆锥状，雄花花萼筒短，裂片5枚，花冠钟状，黄色，5深裂，雄蕊5枚，着生于花萼筒部，分离，通常4枚，两两成对，第五枚分离，退化子房腺体状；雌花花萼和花冠同雄花，子房具3个胎座，胚珠多数。浆果不开裂。种子多数。

23种；我国23种；湖北8种；神农架6种，可供药用的5种。

■ **分种检索表**

1. 子房具瘤状突起；果实亦有瘤状凸起或呈皱褶状。
    2. 卷须二歧；果皮不规则隆起，呈皱褶状·····················1. 皱果赤瓟 **T. henryi**
    2. 卷须单一；果实具瘤状突起，但不呈皱褶状·····················2. 长叶赤瓟 **T. longifolia**
1. 子房和果实无瘤状凸起。
    3. 卷须不分叉···3. 长毛赤瓟 **T. villosula**
    3. 卷须二歧。
        4. 全体近无毛···4. 鄂赤瓟 **T. oliveri**
        4. 全体被柔毛或柔毛状硬毛·································5. 南赤瓟 **T. nudiflora**

1 皱果赤瓟 Thladiantha henryi Hemsley

攀缘藤本。根块状。叶片膜质，宽卵状心形，边缘具胼胝质小齿。雌雄异株；雄花排成总状花序或圆锥花序，花萼筒宽钟形，裂片披针形，花冠黄色，裂片长圆状椭圆形，雄蕊 5 枚，花丝基部具鳞片状附属物 3 枚；雌花子房长卵形，多瘤状突起，呈皱褶状，柱头极膨大，圆肾形，淡黄色，2 深裂。果实椭圆形，果皮隆起，呈皱褶状。花、果期 6~11 月。

分布于神农架各地，生于海拔 900~1900m 的山坡、沟谷或路旁。常见。

块根（米来瓜）败火，温补，调气。

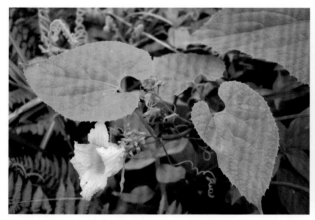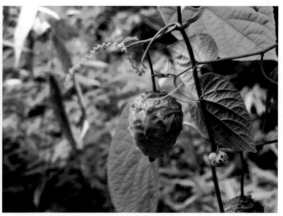

2 长叶赤瓟 Thladiantha longifolia Cogniaux ex Oliver

攀缘草本。叶片膜质，卵状披针形或长卵状三角形，边缘具胼胝质小齿。雌雄异株；雄花排成总状花序，花萼筒浅杯状，裂片三角状披针形，花冠黄色，裂片长圆形，雄蕊 5 枚，花药长圆形；雌花单生或具花 2~3 朵生于一短的总花梗上，花萼和花冠与雄花同，子房长卵形，表面多皱褶，柱头膨大，圆肾形。果实阔卵形，果皮具瘤状突起。花期 4~7 月，果期 8~10 月。

分布于神农架宋洛，生于海拔 1000~2200m 的山坡杂林、沟边或灌丛中。少见。

根、果实清热解毒，利胆，通乳；用于头痛、发热、便秘、无名肿毒。

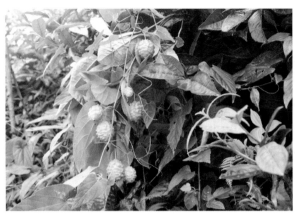 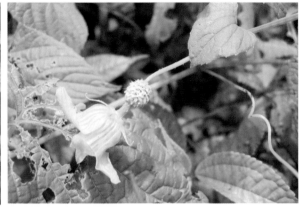

3 长毛赤瓟 *Thladiantha villosula* Cogniaux

草质攀缘藤本。叶片膜质，卵状心形或近圆形，边缘具稀疏的胼胝质小齿或锯齿，下表面被短柔毛。雌雄异株；雄花序为总状花序，花萼筒宽钟形，裂片狭披针形，黄绿色，花冠黄色，裂片卵形，雄蕊 5 枚，花药长圆形；雌花单生，花萼和花冠同雄花，两面具稀疏的腺质茸毛，子房狭长圆形，柱头膨大，肾形，2 裂。果实长圆形，干后红褐色，被柔毛。花、果期夏季。

分布于神农架木鱼（九冲）、阳日等地，生于海拔 2000~2900m 的沟边林下或灌丛中。少见。

根清热解毒，健胃止痛。

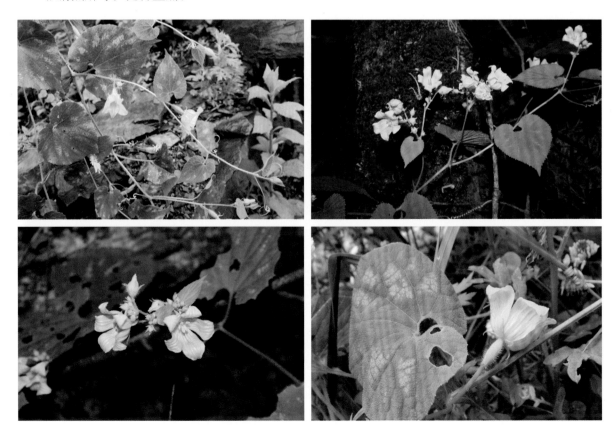

4	鄂赤瓟 苦瓜蔓、苦瓜蒌 **Thladiantha oliveri** Cogniaux ex Mottet

攀缘生或蔓生多年生草本。叶片宽卵状心形，膜质，边缘具胼胝质小齿。雌雄异株；雄花多数花聚生于花序总梗上端，花萼筒宽钟形，裂片线形，反折，花冠黄色，裂片卵状长圆形，外面生暗黄色腺点，雄蕊5枚，花药长圆形；雌花通常单生或双生，花萼和花冠同雄花，子房卵形，平滑无毛，柱头膨大，肾形。果实卵形，具暗绿色纵条纹。花、果期5~10月。

分布于神农架大九湖等地，生于海拔660~2100m的山坡、路旁、灌丛或山沟阴湿处。少见。

根（王瓜根）、果实清热利胆，通乳，消肿，排脓。茎叶杀虫。

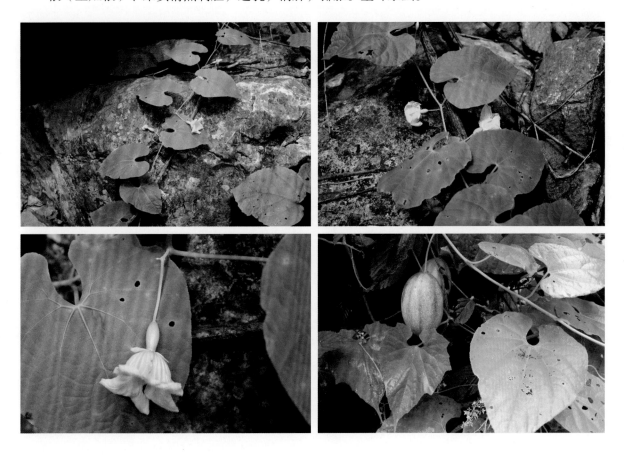

5	南赤瓟 赤瓟儿、野丝瓜 **Thladiantha nudiflora** Hemsley

攀缘草本。根块状。叶片质稍硬，卵状心形，边缘具胼胝质小尖头的细锯齿。雌雄异株；雄花排成总状花序，花萼筒部宽钟形，裂片卵状披针形，花冠黄色，裂片卵状长圆形，雄蕊5枚，花药卵状长圆形；雌花单生，花萼和花冠同雄花，子房狭长圆形，柱头膨大，圆肾形，2浅裂。果实长圆形，成熟时红色或红褐色。花期5~8月，果期8~11月。

分布于神农架各地，生于海拔900~1700m的沟边、林缘、山坡灌丛中或林下。常见。

根（王瓜根）通乳、清热利胆。果实（赤瓟）理气活血，祛痰利湿。

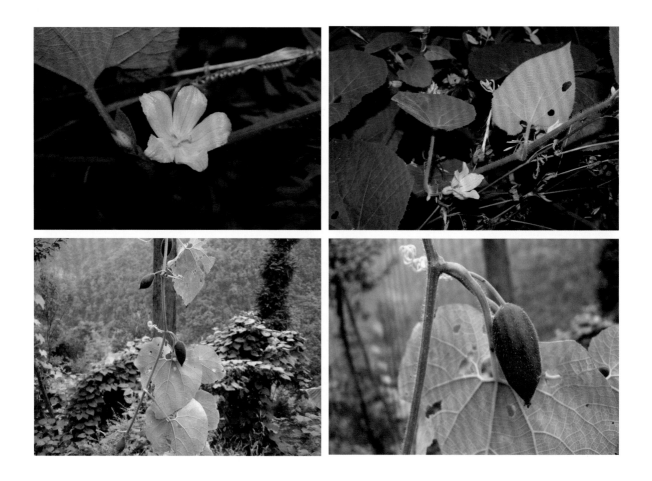

（四）假贝母属 Bolbostemma Franquet

攀缘草本。叶近圆形或心形，5 裂，基部裂片顶端具腺体 2 枚。雌雄异株，花序为疏散的圆锥花序；雄花花萼辐状，裂片 5 枚，线状披针形，花冠辐形，裂片 5 枚，狭披针形，雄蕊 5 枚，花丝分离，或者两两成对在花丝中部以下连合；雌花花萼和花冠同雄花，子房近球形，3 室，柱头 3 个，2 裂。果实圆柱形，上部环状盖裂。种子近卵形，顶端具膜质的翅。

2 种；我国特有种；湖北 1 种；神农架 1 种，可供药用。

假贝母 土贝母、地苦胆
Bolbostemma paniculatum (Maximowicz) Franquet

块茎肥厚，肉质，乳白色。茎草质，无毛，攀缘状。叶片近圆形，掌状 5 深裂，每枚裂片再3~5 浅裂。卷须丝状。雌雄花序均为疏散的圆锥状；花黄绿色；花萼与花冠相似，裂片卵状披针形，顶端具长丝状尾；雄蕊 5 枚，离生；子房近球形，3 室，每室具胚珠 2 枚，花柱 3 个，柱头 2 裂。果实圆柱状，果盖圆锥形。花期 6~8 月，果期 8~9 月。

分布于神农架新华、阳日，生于海拔 700~1500m 的山坡、山地、阴湿草丛、河谷岸边或灌丛中。常见。

块茎（土贝母）清热解毒，散结消肿。

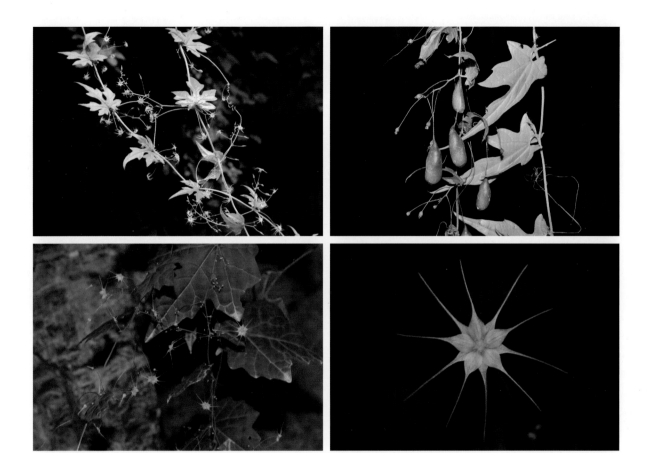

（五）雪胆属 Hemsleya Cogniaux ex F. B. Forbes & Hemsley

多年生攀缘草本。根具膨大块茎。叶由趾状小叶组成。花雌雄异株，聚伞总状花序至圆锥花序，腋生；萼筒短，裂片5枚；雄花花冠5裂，裂片草质或近肉质，基部具斑或具成对小腺体，雄蕊5枚，伸出；雌花通常与雄花同型或等大，子房近圆形至楔形。果实球形、圆锥形，具9~10条纵棱或细纹，花柱常宿存。种子轮廓椭圆形，通常外环生木栓质翅。

27种；我国25种；湖北3种；神农架2种，均可供药用。

■ 分种检索表

1. 花开放后花冠裂片向后反卷或反折 ……………………………………………1. 雪胆 **H. chinensis**

1. 花开放后花冠裂片平展或平展上翘 ……………………………………………2. 马铜铃 **H. graciliflora**

| 1 | 雪胆 | 百味莲 |
| | | **Hemsleya chinensis** Cogniaux ex F. B. Forbes & Hemsley |

多年生攀缘草本。卷须线形。趾状复叶由5~9枚小叶组成，小叶膜质，边缘具圆锯齿状。雌雄异株；雄花疏散聚伞总状花序或圆锥花序，花萼裂片5枚，卵形，反折，花冠橙红色，花瓣反折围

住花萼，呈灯笼状，裂片长圆形，无毛，雄蕊 5 枚；雌花稀疏总状花序，花萼、花冠同雄花，花柱 3 个，柱头 2 裂。果椭圆形，单生。花期 7~9 月，果期 9~11 月。

分布于神农架木鱼，生于海拔 1200~2200m 的杂木林下、林缘、沟边。少见。

块根（金龟莲）清热解毒，消肿止痛。全草解毒消疮。

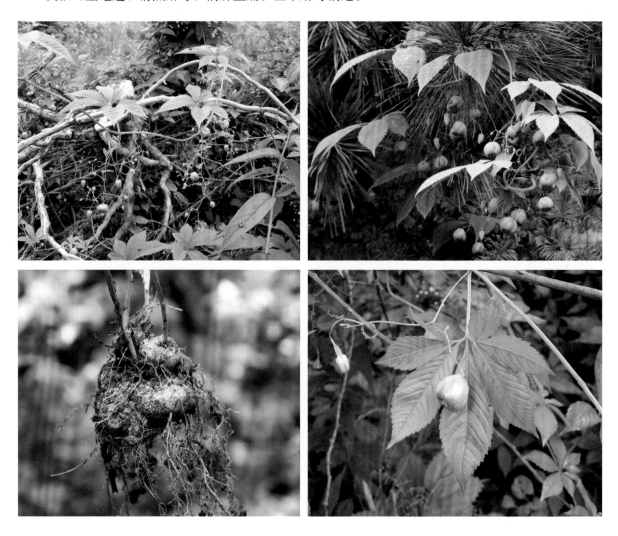

2 马铜铃 响铃子、纤花雪胆
Hemsleya graciliflora (Harms) Cogniaux

多年生攀缘草本。卷须二歧。趾状复叶多由 7 枚小叶组成，小叶披针形，边缘具圆锯齿状。雌雄异株；雄花腋生呈聚伞圆锥花序，花萼裂片三角形，平展，自花冠裂片间伸出，花冠淡黄色或淡黄绿色，平展，裂片倒卵形，薄膜质，雄蕊 5 枚，花丝短；雌花子房狭圆筒状，花柱 3 个，柱头 2 裂。果实筒状倒圆锥形。花期 6~9 月，果期 8~11 月。

分布于神农架宋洛，生于海拔 1200~2400m 的杂木林中、灌丛阴湿处及林缘。少见。

块根（金龟莲）清热解毒，消肿。果实（土马兜铃）止咳化痰。

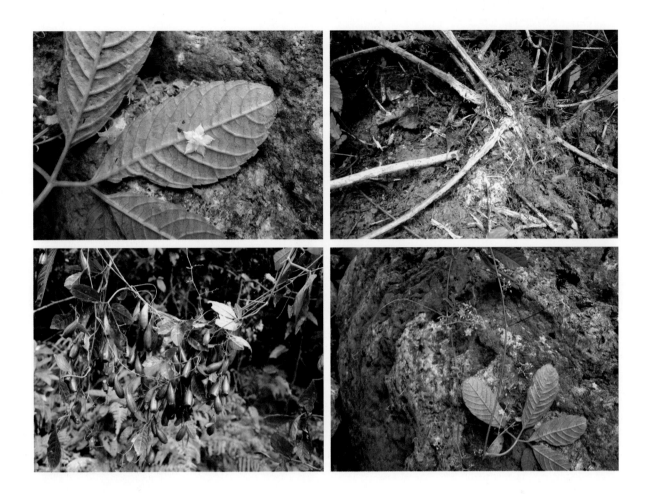

（六）裂瓜属 Schizopepon Maximowicz

攀缘草质藤本。卷须分二歧。叶片卵状心形，边缘具不规则锯齿。花小型，两性或单性，两性花或雄花生于伸长的或稀短缩的总状花序上；雌花单生或稀少数花生于缩短的总状花序上；花萼裂片 5 枚；花冠裂片 5 枚，白色；雄蕊 3 枚；子房卵形或圆锥形。果实小型，卵状或圆锥状，成熟后自顶端向下部 3 瓣裂或不开裂。种子卵形，扁压。

8 种；我国 8 种；湖北 1 种；神农架 1 种，可供药用。

1 湖北裂瓜 毛瓜
Schizopepon dioicus Cogniaux ex Oliver

■ 分变种检索表

1. 子房表面无毛；果实表面无毛⋯⋯⋯⋯⋯⋯⋯⋯⋯⋯⋯⋯**1a. 湖北裂瓜 S. dioicus** var. **dioicus**

1. 子房被毛；果实被毛⋯⋯⋯⋯⋯⋯⋯⋯⋯⋯⋯⋯⋯⋯⋯⋯**1b. 毛蕊裂瓜 S. dioicus** var. **trichogynus**

1a　**湖北裂瓜**（原变种）Schizopepon dioicus var. dioicus

一年生攀缘草本。叶片膜质，宽卵状心形或阔卵形，通常每边具 2~3 枚三角形裂片，边缘具锯齿。雌雄异株；雄花生于总状花序上，花萼裂片线状钻形或狭披针形，花冠辐状，白色，裂片披针形，雄蕊 3 枚，花丝合生；雌花在叶腋内单生或少数花聚生，子房卵形，无毛，3 室，柱头稍膨大，2 裂。果实阔卵形，表面常具疣状突起。花、果期 6~10 月。

分布于神农架大九湖、红坪、宋洛、新华等地，生于海拔 1000~2400m 的山坡林下、山沟草丛、山坡路旁及荒坡灌丛中。常见。

根茎清热解毒，祛风除湿。

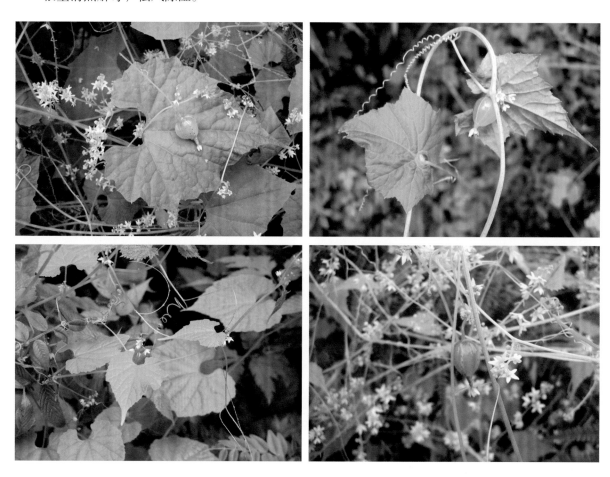

1b　**毛蕊裂瓜**（变种）Schizopepon dioicus var. **trichogynus** Handel-Mazzetti

一年生攀缘草本。叶片膜质，宽卵状心形或阔卵形，通常每边具 2~3 枚三角形裂片，边缘具锯齿。雌雄异株；雄花生于总状花序上，花萼裂片线状钻形或狭披针形，花冠辐状，白色，裂片披针形，雄蕊 3 枚，花丝合生；雌花在叶腋内单生或少数花聚生，子房卵形，具 3 室，密被毛，柱头稍膨大，2 裂。果实阔卵形，表面常具疣状突起，被毛。花、果期 6~10 月。

分布于神农架红坪、木鱼，生于海拔 1500m 左右的山坡灌丛中。少见。

根茎清热解毒。

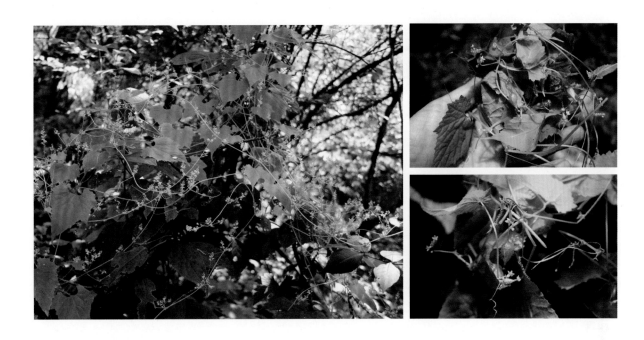

（七）马㼎儿属 **Zehneria** Endlicher

攀缘或匍匐草本。卷须单一，或稀二歧。叶片膜质或纸质，形状多变，全缘或3~5裂。雌雄同株或异株；雄花序总状或近伞房状，花萼钟状，裂片5枚，花冠钟状，黄色或黄白色，裂片5枚，雄蕊3枚，着生于花冠筒的基部；雌花单生，或几朵呈伞房状，花萼和花冠同雄花，子房卵球形或纺锤形，3室，胚珠多数。果实球形或纺锤形，不开裂。种子卵形，扁平。

55种；我国4种；湖北2种；神农架2种，均可供药用。

■ 分种检索表

1. 雄花序总状或同时有单生，花丝极短；果实具长梗·····················1. 马㼎儿 Z. japonica
1. 数朵雄花生于伸长的总梗顶端，呈伞房状花序，花丝较长·················2. 纽子瓜 Z. bodinieri

1	马㼎儿 野苦瓜 **Zehneria japonica** (Thunberg) H. Y. Liu

攀缘或平卧草本。叶片膜质，多型，边缘微波状或具疏齿，脉掌状。雌雄同株；雄花单生或稀2~3朵生于短的总状花序上，花萼宽钟形，花冠淡黄色，裂片长圆形，雄蕊3枚，花药长圆形；雌花与雄花在同一叶腋内单生或稀双生，子房狭卵形，具疣状凸起，柱头3裂。果实两端钝，表面无毛，成熟后橘红色或红色。花期4~7月，果期7~10月。

分布于神农架阳日，生于海拔500~1600m的林中阴湿处、灌丛、林缘、路旁或荒地上。少见。

根、叶（马㼎儿）清热解毒，消肿散结。全草清热解毒，利尿消肿，除痰散结。

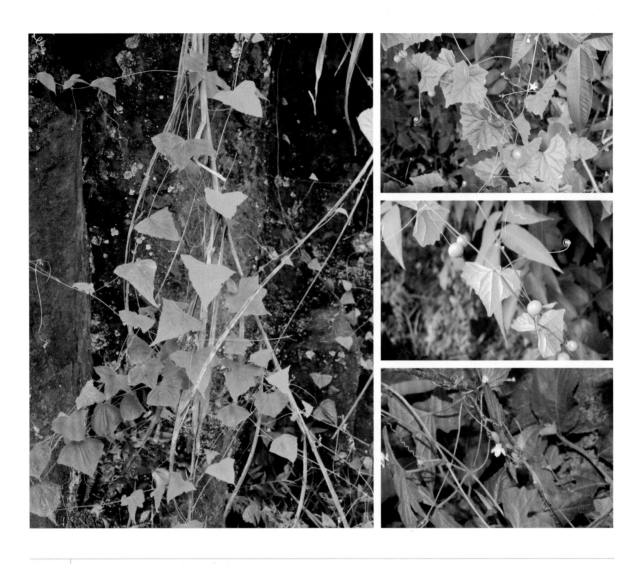

2 钮子瓜 土瓜、野杜瓜
Zehneria bodinieri (H. Léveillé) W. J. de Wilde & Duyfjes

　　草质藤本。卷须单一。叶片膜质，宽卵形或稀三角状卵形，边缘具小齿或深波状锯齿，脉掌状。雌雄同株；雄花常 3~9 朵生于总梗顶端，呈近头状或伞房状花序，花萼筒宽钟状，裂片狭三角形，花冠白色，裂片卵形，雄蕊 3 枚，花药卵形；雌花单生，稀几朵生于总梗顶端，子房卵形。浆果，光滑无毛。花期 4~8 月，果期 8~11 月。

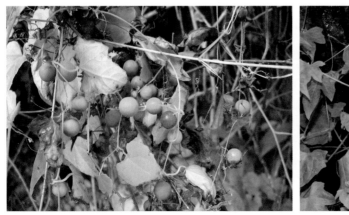
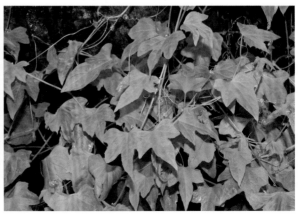

　　分布于神农架各地，生于海拔 500~1000m 的林缘、山坡路旁阴湿处、旷野、水沟边或灌丛中。少见。

　　全株、果实清热利湿，化痰，利尿。

（八）南瓜属 Cucurbita Linnaeus

　　一年生蔓生草本。卷须多歧。叶浅裂，基部心形。雌雄同株，花单生，黄色；雄花花萼筒钟状，裂片 5 枚，花冠合瓣，钟状，5 裂仅达中部，雄蕊 3 枚，花丝离生，花药靠合，呈头状，无退化雌蕊；雌花花萼和花冠同雄花，退化雄蕊 3 枚，子房长圆状或球状，侧膜胎座，胚珠多数。果实通常大型，肉质，不开裂。种子多数，扁平，光滑。

　　15 种；我国 3 种；湖北 2 种；神农架栽培 2 种，均可供药用。

分种检索表

1. 花萼裂片条形，上部扩大成叶状；瓜蒂明显扩大成喇叭状……………………………1. 南瓜 C. moschata
1. 花萼裂片不扩大成叶状；瓜蒂不扩大成喇叭状……………………………………………2. 西葫芦 C. pepo

1　南瓜 番瓜、饭瓜
Cucurbita moschata Duchesne

　　一年生蔓生草本。叶片卵形，质稍柔软，具 5 个角或 5 浅裂，边缘具小而密的细齿。雌雄同株；雄花单生，花萼筒钟形，裂片条形，上部扩大成叶状，花冠黄色，钟状，5 中裂，裂片边缘反卷，具皱褶，雄蕊 3 枚，花丝腺体状；雌花单生，子房 1 室，花柱短，柱头 3 个，膨大，顶端 2 裂。果梗粗壮，果蒂扩大成喇叭状，瓠果形状多样。花、果期 4~11 月。

　　原产于南美洲，神农架各地均有栽培。

　　根（南瓜根）清热解毒，渗湿，通乳。茎藤（南瓜藤）清热，和胃，通络。叶止痢，除疳积。花清湿热，消肿毒。卷须用于乳缩。果实补中益气，止痛，杀虫，解毒。瓜瓤用于烫伤。果柄（南瓜蒂）清热，安胎。种子（南瓜子）驱虫。

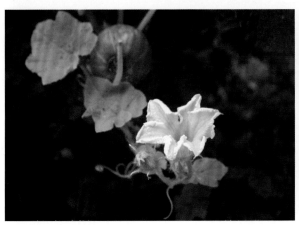
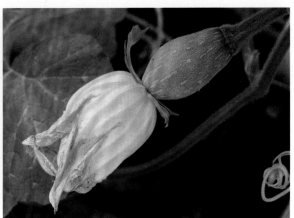

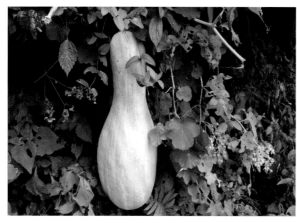 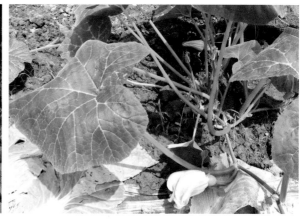

2 | 西葫芦 **Cucurbita pepo** Linnaeus

　　一年生蔓生草本。叶片质硬，挺立，三角形，边缘具不规则锐齿。雌雄同株；雄花单生，花萼筒具明显 5 个角，花萼裂片线状披针形，花冠黄色，常向基部渐狭呈钟状，雄蕊 3 枚，花药靠合；雌花单生，子房卵形，1 室。果梗粗壮，果蒂变粗但不呈喇叭状，果实形状多样。花、果期 5~11 月。

　　原产于南美洲，神农架各地均有栽培。

　　果实止咳平喘。种子驱虫。

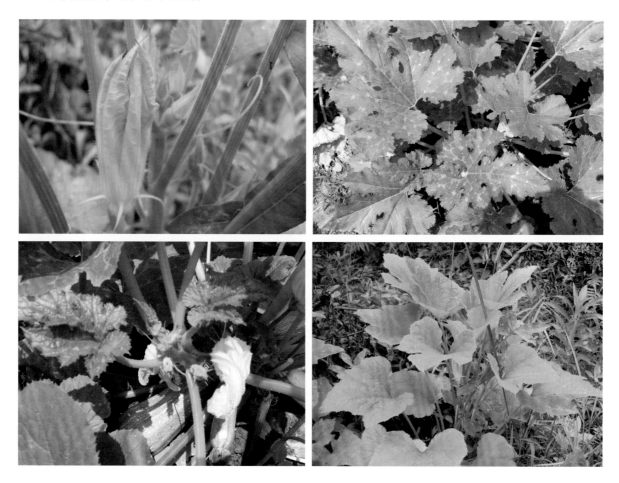

（九）栝楼属 Trichosanthes Linnaeus

攀缘或匍匐藤本。卷须二至五歧。单叶互生，叶形多变。雌雄异株或同株；雄花通常排成总状花序，花萼筒筒状，延长，5裂，花冠白色，5裂，先端具流苏，雄蕊3枚，着生于花被筒内，花丝短，分离；雌花单生，花萼与花冠同雄花，子房下位，1室，具3个侧膜胎座，胚珠多数。果实肉质。种子褐色，压扁。

约100种；我国33种；湖北4种；神农架4种，均可供药用。

■ 分种检索表

1. 叶片通常密被短而直的茸毛·····································1. 王瓜 T. cucumeroides
1. 叶片通常不被密短茸毛。
　2. 花苞片大，花萼裂片披针形。
　　3. 果瓤橙黄色·····································2. 栝楼 T. kirilowii
　　3. 果瓤墨绿色·····································4. 长萼栝楼 T. laceribractea
　2. 花苞片小，花萼裂片线形·····································3. 中华栝楼 T. rosthornii

---

1 王瓜 野西瓜、苦王瓜
Trichosanthes cucumeroides (Seringe) Maximowicz

多年生攀缘藤本。块根纺锤形。叶片纸质，轮廓阔卵形或圆形，常3~5裂，边缘具细齿或波状齿。雌雄异株；雄花组成总状花序，或单花与之并生，花萼筒喇叭形，裂片线状披针形，花冠白色，裂片长圆状卵形；雌花单生，子房长圆形。果实卵圆形或球形，成熟时橙红色，平滑，具喙。花期5~8月，果期8~11月。

分布于神农架木鱼（老君山），生于海拔400~1700m的山谷密林、山坡疏林、灌丛、草地、沟边、荒地或路边。常见。

根（王瓜根）清热解毒，利尿消肿，散瘀止痛。果实清热，生津，消瘀，通乳。种子清热，凉血。

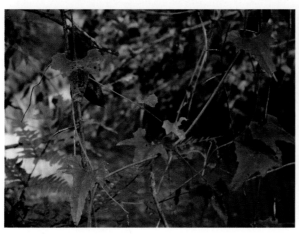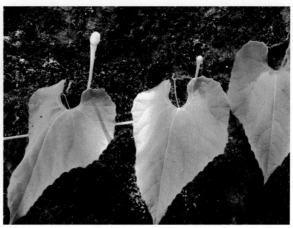

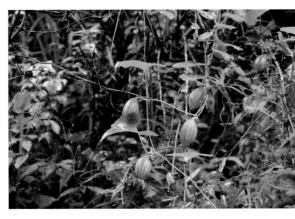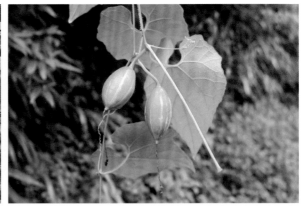

2 | 栝楼 瓜蒌、药瓜
Trichosanthes kirilowii Maximowicz

攀缘藤本。块根圆柱状。叶片纸质，轮廓近圆形，常 3~5 浅裂至中裂，边缘常再浅裂。雌雄异株；雄花成总状花序，或与单花并生，或单生，花萼筒筒状，顶端扩大，裂片披针形，花冠白色，裂片倒卵形，花药靠合，花丝分离；雌花单生，子房椭圆形，绿色，柱头 3 个。果实椭圆形，成熟时黄色。花期 5~8 月，果期 8~10 月。

分布于神农架各地，生于海拔 400~1800m 的山坡林下、灌丛、林缘、草地或阴湿山谷。常见。

根（天花粉）清热泻火，养胃生津，消肿排脓。果实（瓜蒌）润肺祛痰，滑肠散结。果皮（瓜蒌皮）润肺化痰，利气宽胸。种子（瓜蒌子）润肺化痰，滑肠通便。

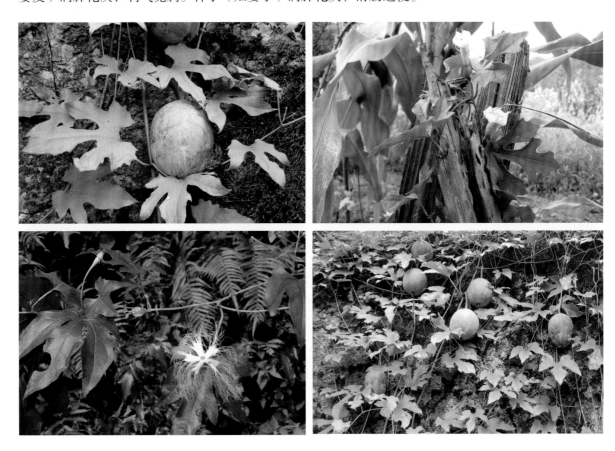

3 | 中华栝楼 Trichosanthes rosthornii Harms

攀缘藤本。块根条状。叶片纸质，轮廓阔卵形至近圆形，通常 5 深裂，裂片披针形，边缘具短尖头状细齿。雌雄异株；雄花单生，或为总状花序，或两者并生，花萼筒狭喇叭形，裂片线形，花冠白色，裂片倒卵形；雌花单生，子房椭圆形。果实球形或椭圆形，光滑无毛，成熟时果皮及果瓤均橙黄色。花期 6~8 月，果期 8~10 月。

分布于神农架下谷、阳日，生于海拔 400~1900m 的山谷密林、疏林、灌丛、荒地或草丛中。常见。

根（天花粉）清热泻火，养胃生津，消肿排脓。果实（瓜蒌）润肺祛痰，滑肠散结。果皮（瓜蒌皮）润肺化痰，利气宽胸。种子（瓜蒌子）润肺化痰，滑肠通便。

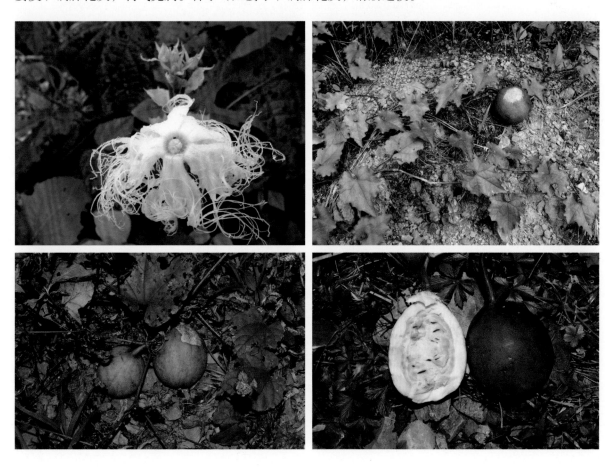

4 | 长萼栝楼 Trichosanthes laceribractea Hayata

攀缘草本。单叶互生，叶片纸质，形状变化较大，轮廓近圆形或阔卵形，常 3~7 浅至深裂，裂片三角形、卵形或菱状倒卵形，先端渐尖，基部收缩，边缘具波状齿或再浅裂，最外侧裂片耳状。花雌雄异株。雄花呈总状花序，小苞片阔卵形，花冠白色，裂片边缘具纤细长流苏；雌花单生，花冠同雄花，子房无毛。果实球形至卵状球形，具白色斑纹，成熟时橙黄色至橙红色，果瓤墨绿色。

花期 7~8 月，果期 9~10 月。

分布于神农架木鱼（九冲），生于海拔 500~600m 的山坡林缘。常见。

根（天花粉）清热泻火，养胃生津，消肿排脓。果实（瓜蒌）润肺祛痰，滑肠散结。果皮（瓜蒌皮）润肺化痰，利气宽胸。种子（瓜蒌子）润肺化痰，滑肠通便。

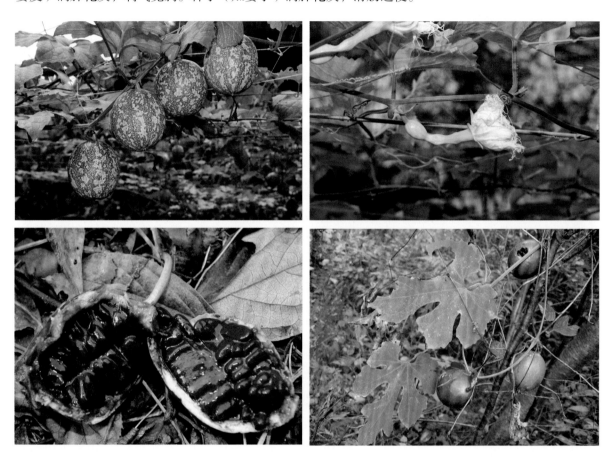

（十）葫芦属 Lagenaria Seringe

攀缘草本。卷须二歧。叶片卵状心形或肾状圆形，叶柄顶端具 1 对腺体。花雌雄同株，单生，白色；雄花花萼裂片 5 枚，花冠裂片 5 枚，微凹，雄蕊 3 枚，花丝离生，花药内藏，退化雌蕊腺体状；雌花萼筒杯状，花萼和花冠同雄花，子房卵状，侧膜胎座，胚珠多数。果实多形，不开裂，嫩时肉质，成熟后果皮木质，中空。种子多数，倒卵圆形。

6 种；我国栽培 1 种；湖北栽培 1 种；神农架栽培 1 种，可供药用。

葫芦 **Lagenaria siceraria** (Molina) Standley

一年生攀缘草本。叶片不分裂或 3~5 裂，具掌状脉，边缘具不规则的齿。雌雄同株，雌、雄花均单生；雄花花萼筒漏斗状，裂片披针形，花冠黄色，裂片皱波状，雄蕊 3 枚，花药长圆形；雌花花萼和花冠似雄花，子房中间缢细，密生柔毛，花柱粗短，柱头 3 个，膨大，2 裂。果实幼时绿色，

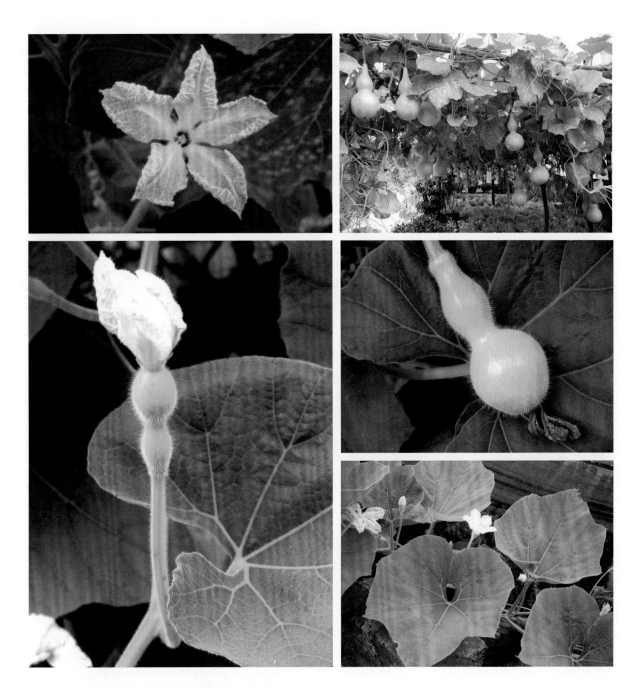

成熟后变白色至带黄色。花期夏季，果期秋季。

可能原产于非洲，神农架各地均有栽培。

果皮、种子利尿，消肿，散结。茎（苦葫芦蔓）消疮杀疥。花（苦葫芦花）用于鼠瘘。

本种果实呈棒状、瓢状、海豚状、壶状等，曾被分为多个变种，均为人工培育的结果，现皆归并于原种。

（十一）苦瓜属 Momordica Linnaeus

攀缘或匍匐草本。卷须不分歧或二歧。叶片近圆形或卵状心形，掌状，3~7 裂。花雌雄异株，或稀同株；雄花单生，或呈总状花序，萼筒短，花冠黄色或白色，5 裂，雄蕊 3 枚，着生于花萼筒喉部，花丝离生；雌花单生，花萼和花冠同雄花，子房椭圆形或纺锤形，侧膜胎座，胚珠多数。果实多形，不开裂或3瓣裂，常具瘤状、刺状突起。种子卵形或长圆形。

45种；我国3种；湖北2种；神农架1种，可供药用。

苦瓜 凉瓜、癞瓜
Momordica charantia Linnaeus

一年生攀缘状柔弱草本。叶片膜质，卵状肾形，膜质，5~7深裂，裂片卵状长圆形，边缘具粗齿。雌雄同株；雄花单生于叶腋，花萼裂片卵状披针形，花冠黄色，裂片倒卵形，雄蕊3枚，离生；雌花单生，子房纺锤形，密生瘤状突起，柱头3个，膨大，2裂。果实纺锤形或圆柱形，多瘤皱，成熟后橙黄色。花、果期5~10月。

原产于我国南部，神农架各地均有栽培。

根、藤、叶、果实清热解毒，明目。

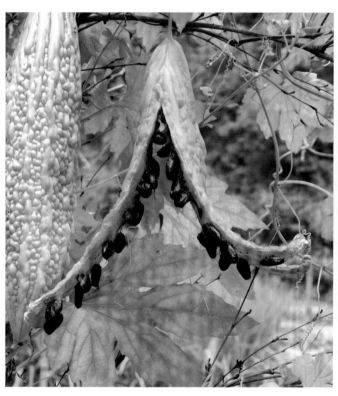
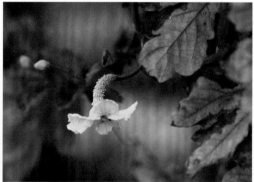
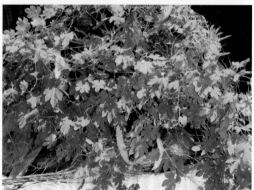

（十二）丝瓜属 Luffa Miller

一年生攀缘草本。卷须多歧。叶片通常5~7裂。花黄色或白色，雌雄异株；雄花萼筒倒锥形，裂片5枚，花冠裂片5枚，开展，雄蕊3或5枚，离生，无退化雌蕊；雌花单生，花被与雄花同，退化雄蕊3枚，子房圆柱形，柱头3个，3个胎座，胚珠多数。果实长圆形或圆柱状，未成熟时肉质，熟后变干燥，里面呈网状纤维。种子多数，长圆形，扁压。

6种；我国2种；湖北2种；神农架有栽培2种，均可供药用。

■ **分种检索表**

1. 果实表面平滑，无棱 ···1. 丝瓜 **L. aegyptiaca**

1. 果实外面具纵向的棱 8~10 条 ··2. 广东丝瓜 **L. acutangula**

---

1 丝瓜 **Luffa aegyptiaca** Miller

　　一年生攀缘藤本。叶片三角形或近圆形，掌状 5~7 裂，裂片三角形，边缘具锯齿。雌雄同株；雄花生于总状花序上部，花萼筒宽钟形，裂片卵状披针形或近三角形，上端向外反折，花冠黄色，辐状，裂片长圆形，雄蕊通常 5 枚；雌花单生，子房长圆柱状，被柔毛，柱头 3 个，膨大。果实圆柱状，表面平滑，通常具深色纵条纹。花、果期夏、秋二季。

　　原产于我国云南，神农架各地均有栽培。

　　根（丝瓜根）活血通络，消肿。藤（丝瓜藤）通经活络，止咳化痰。叶（丝瓜叶）止血，化痰止咳，清热解毒。果实的维管束（丝瓜络）清热解毒，活血通络，利尿消肿。果柄祛痘消疹，消肿止痛。果皮祛疔疗疮。种子（丝瓜子）清热化痰，润燥，驱虫。

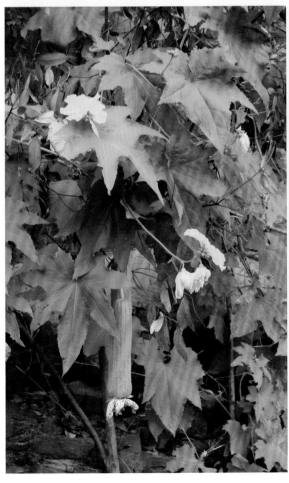

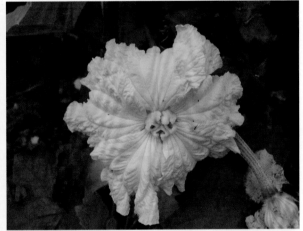

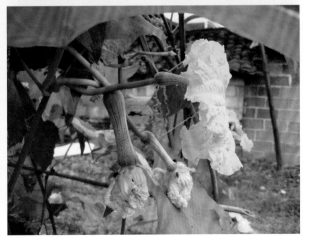

2 广东丝瓜 棱角丝瓜
Luffa acutangula (Linnaeus) Roxburgh

一年生草质攀缘藤本。叶片膜质，近圆形，常为 5~7 浅裂，边缘具疏生锯齿。花雌雄同株，呈总状花序；雄花花萼筒钟形，裂片披针形，花冠黄色，辐状，裂片倒心形，雄蕊 3 枚，离生；雌花单生，与雄花序生于同一叶腋，子房棍棒状，具 10 条纵棱，柱头 3 个，膨大，2 裂。果实圆柱状或棍棒状，具 8~10 条纵向的锐棱和沟，无毛。花、果期夏、秋二季。

原产地不详，神农架各地均有栽培。

果实的维管束（丝瓜络）通经活络，清热化痰。根活血，通络，消肿。茎叶（天罗水）消痰降火，清内热。藤舒筋活血，健脾杀虫。叶、花清热解毒。果实清热化痰，凉血，解毒。

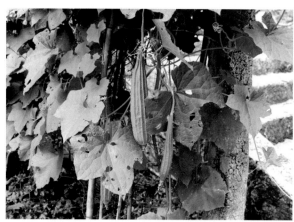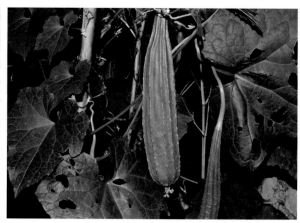

（十三）冬瓜属 **Benincasa** Savi

一年生蔓生草本，全株密被硬毛。叶掌状 5 浅裂。卷须二至三歧。花黄色，通常雌雄同株，单独腋生；雄花花萼筒宽钟状，5 裂，近叶状，反折，花冠辐状，通常 5 裂，裂片倒卵形，全缘，雄蕊 3 枚，离生，着生于花被筒上；雌花花萼和花冠同雄花，子房卵珠状，柱头 3 个，膨大，2 裂。果实大型，长圆柱状，具糙硬毛及白霜，不开裂，具多数种子。种子圆形。

1 种，神农架有栽培，可供药用。

冬瓜 白瓜猪子
Benincasa hispida (Thunberg) Cogniaux

本种特征同冬瓜属。花期 6 月，果期 7~11 月。

我国云南南部（西双版纳）有野生，神农架各地均有栽培。

茎（冬瓜藤）清热祛痰。叶（冬瓜叶）消渴，截疾，止痢。果实（苦冬瓜）利水，消痰，清热解毒。外果皮（冬瓜皮）清热利尿，消肿。瓤（冬瓜瓤）清热，止渴，利水消肿。种子（冬瓜子）润肺，除湿，化痰，消痈利水。

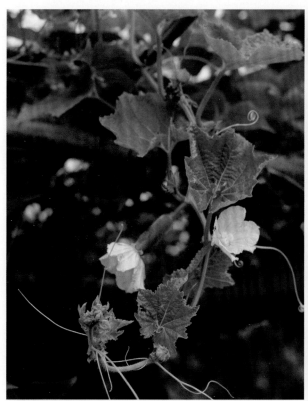
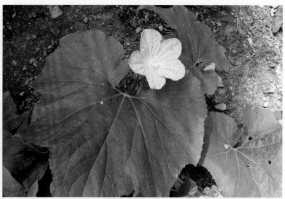
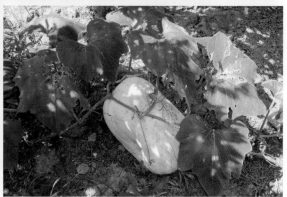

（十四）西瓜属 Citrullus Schrader ex Ecklon & Zeyher

蔓生草本。卷须二至三歧。叶片圆形或卵形，3~5深裂。雌雄同株，雌、雄花单生；黄色；雄花花萼筒宽钟形，裂片5枚，花冠辐状或宽钟状，5深裂，雄蕊3枚，着生于花被筒基部，花丝短，离生；雌花花萼和花冠与雄花同，子房卵球形，3个胎座，胚珠多数。果实大，球形至椭圆形；果皮平滑，肉质，不开裂。种子多数，长圆形，压扁。

4种；我国栽培1种；湖北栽培1种；神农架栽培1种，可供药用。

西瓜 寒瓜 **Citrullus lanatus** (Thunberg) Matsumura & Nakai

一年生蔓生藤本。卷须较粗壮。叶片纸质，轮廓三角状卵形，边缘波状或具疏齿。雌雄同株，雌、雄花均单生于叶腋；雄花花萼筒宽钟形，裂片狭披针形，花冠淡黄色，裂片卵状长圆形，被毛，雄蕊3枚，近离生；雌花花萼和花冠与雄花同，子房卵形，柱头3个，肾形。果皮光滑，色泽及纹饰各式。花、果期4~10月。

可能原产于非洲，神农架各地均有栽培。

果皮（西瓜皮）清热解暑，止渴，利尿。中果皮（西瓜翠）清热解暑，利尿。本种加工品（西瓜霜）利水消肿。瓤（西瓜）清热解暑，解烦止渴，利尿。种皮用于吐血、肠风下血。种仁清热润肠。

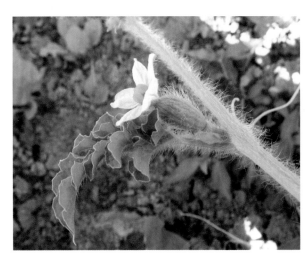 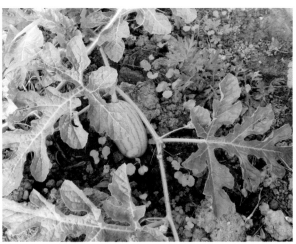

（十五）黄瓜属 Cucumis Linnaeus

一年生攀缘或蔓生草本。卷须不分歧。叶片近圆形、肾形或心状卵形，不分裂或 3~7 浅裂，具锯齿。雌雄同株；雄花簇生，花萼 5 裂，花冠黄色，5 裂，雄蕊 3 枚，离生，着生于花被筒上，退化雌蕊腺体状；雌花单生或稀簇生，花萼和花冠与雄花相同，退化雄蕊缺如，子房纺锤形或近圆筒形，具 3~5 个胎座，胚珠多数。果实多形，不开裂。种子多数，扁压。

32 种；我国 4 种；湖北 2 种；神农架栽培 2 种，均可供药用。

■ 分种检索表

1. 果皮平滑，无瘤状凸起··1. **甜瓜** C. melo
1. 果皮粗糙，通常具刺尖的瘤状凸起···································2. **黄瓜** C. sativus

---

1 甜瓜 香瓜
Cucumis melo Linnaeus

一年生匍匐或攀缘草本。叶片厚纸质，近圆形或肾形，具掌状脉。花单性，雌雄同株；雄花数朵簇生于叶腋，花萼筒狭钟形，裂片近钻形，花冠裂片卵状长圆形，雄蕊 3 枚，花丝极短；雌花单生，子房长椭圆形，柱头靠合。果实的形状、颜色多样；果皮平滑，具纵沟纹；果肉具香甜味。花、果期 5~7 月。

原产地不详，神农架各地均有栽培。

根（甜瓜根）用于风癞。全草（穿肠草）祛火败毒。茎（甜瓜茎）用于鼻息肉。叶（甜瓜叶）生发，祛瘀血。花（甜瓜花）解毒疗疮。果柄（甜瓜蒂）催吐，退黄，抗癌。果实（甜瓜）消暑热，解烦渴，利尿。果皮（甜瓜皮）清热，祛烦渴，止牙痛。种子（甜瓜子）散结，消瘀，清肺，润肠，化痰排脓。

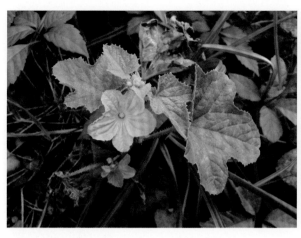
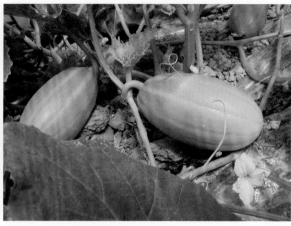

2 黄瓜 Cucumis sativus Linnaeus

　　一年生蔓生或攀缘草本。叶片膜质，宽卵状心形，3~5 个角或浅裂，裂片三角形，边缘具齿。花雌雄同株；雄花常数朵簇生于叶腋，花萼筒狭钟状，裂片钻形，开展，花冠黄白色，裂片披针形，雄蕊 3 枚，花丝近无；雌花单生或稀簇生，子房纺锤形，粗糙，具小刺状突起。果实长圆形，熟时黄绿色，表面粗糙，具突起。花、果期夏季。

　　原产于我国热带地区，神农架各地均有栽培。

　　根（黄瓜根）止泻止痢。茎藤（黄瓜藤）清热祛痰，镇静。叶止泻止痢。幼苗（黄瓜秧）降血压。果实（黄瓜）清热利尿。本种制霜（黄瓜霜）清热解毒。

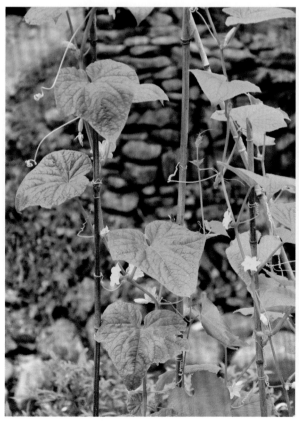
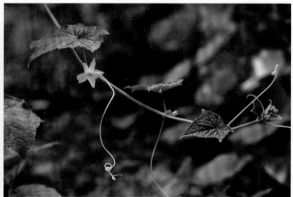
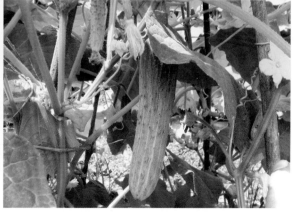

茜草科 Rubiaceae

乔木、灌木或草本。叶对生或轮生，通常全缘。花序各式，均由聚伞花序复合而成；花两性、单性或杂性，通常花柱异长；萼通常4~5裂；花冠合瓣，通常4~5裂；雄蕊与花冠裂片同数而互生，着生于花冠管的内壁上，花药2室；雌蕊通常由2个心皮合生，子房下位，通常为中轴胎座或有时为侧膜胎座，花柱顶生，子房每室具胚珠1至多数。浆果、蒴果、核果，或为分果。种子种皮膜质或革质。

660属，约11150种；我国97属，701种；湖北23属，47种；神农架20属，42种，可供药用的17属，33种。

■ 分属检索表

1. 子房每室具胚珠多数。
  2. 果干燥。
    3. 花单生，或组成聚伞花序、伞房花序、伞形花序或圆锥花序。
      4. 种子具翅，自下向上呈覆瓦状叠生······1. 香果树属 Emmenopterys
      4. 种子无翅。
        5. 花通常4基数······2. 耳草属 Hedyotis
        5. 花通常5基数，稀6基数······3. 蛇根草属 Ophiorrhiza
    3. 花组成圆球形头状花序。
      6. 营养侧枝呈钩状······4. 钩藤属 Uncaria
      6. 植物无上述特征。
        7. 托叶2深裂，达全长的2/3或过之······5. 水团花属 Adina
        7. 托叶全缘或有时微凹······6. 鸡仔木属 Sinoadina
  2. 果肉质。
    8. 花冠裂片镊合状排列。
      9. 花序上有些萼裂片中有1枚极发达，呈花瓣状······7. 玉叶金花属 Mussaenda
      9. 花序上的花萼裂片均正常，绝无花瓣状······8. 密脉木属 Myrioneuron
    8. 花冠裂片旋转状排列或覆瓦状排列。
      10. 子房1室，具侧膜胎座······9. 栀子属 Gardenia
      10. 子房通常2室或偶有多于2室······10. 茜树属 Aidia
1. 子房每室具胚珠1枚。
  11. 胚珠着生于子房基底；托叶离生。
    12. 雄蕊着生于花冠管的上部······11. 白马骨属 Serissa
    12. 雄蕊通常着生于花冠喉部。
      13. 藤状灌木；子房2室······12. 鸡矢藤属 Paederia
      13. 直立灌木；子房5室······13. 野丁香属 Leptodermis

11. 胚珠着生于隔膜上。

  14. 托叶不为叶状。

    15. 花多朵密集，呈头状······14. 巴戟天属 Morinda

    15. 花序松散，聚伞状或伞形状······15. 虎刺属 Damnacanthus

  14. 托叶叶状。

    16. 花4基数；果干燥，常被毛······16. 拉拉藤属 Galium

    16. 花5基数；果肉质，不被毛······17. 茜草属 Rubia

（一）香果树属 Emmenopterys Oliver

乔木。叶对生。圆锥状聚伞花序顶生；萼管近陀螺形，裂片5枚，覆瓦状排列；花冠漏斗形，冠管狭圆柱形，冠檐膨大，5裂，裂片覆瓦状排列；雄蕊5枚，着生于冠喉之下，内藏；花盘环状；子房2室，每室具胚珠多数。蒴果室间开裂为2果爿。种子多数；种皮海绵质，具翅及网纹。

1种，我国特有，神农架有分布，可供药用。

香果树 <small>小冬瓜</small>
Emmenopterys henryi Oliver

本种特征同香果树属。花期6~8月，果期8~11月。

分布于神农架木鱼（官门山、老君山）、红坪（阴峪河）等地，生于海拔700~900m的山坡、路旁或河边疏林下的肥沃土壤上。常见。

根、树皮止呕，止吐。

本种为国家二级重点保护野生植物。

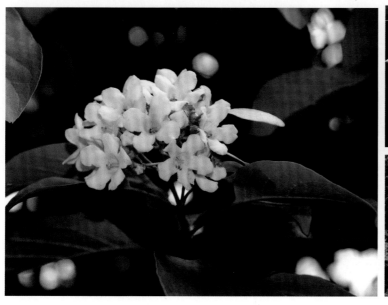
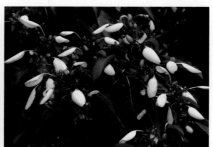
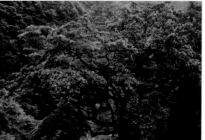

（二）耳草属 Hedyotis Linnaeus

草本、亚灌木或灌木。叶对生。花序顶通常为聚伞花序或聚伞花序再复合成各式花序；萼管通常陀螺形，萼檐宿存，通常4裂；花冠管状、漏斗状或辐状，檐部4裂或5裂，裂片镊合状排列；雄蕊与花冠裂片同数；子房2室，花柱线形，内藏或伸出，子房每室具胚珠少数或多数。果小，膜质、脆壳质。种子小，具棱角或平凸。

约500种；我国67种；湖北4种；神农架3种，均可供药用。

■ 分种检索表

1. 果室间开裂或室背开裂···1.伞房花耳草 H. corymbosa
1. 果不开裂或仅顶部开裂。
  2. 果不开裂···2.金毛耳草 H. chrysotricha
  2. 果迟迟开裂或仅顶部开裂···3.纤花耳草 H. tenelliflora

---

1 伞房花耳草
鹅不食草、蛇舌草
Hedyotis corymbosa (Linnaeus) Lamarck

一年生柔弱披散草本。茎和枝方柱形。叶对生，膜质，线形；托叶膜质，鞘状。伞房花序腋生；萼管球形，被极稀疏柔毛，萼檐裂片狭三角形；花冠白色或粉红色，管形，裂片长圆形；雄蕊生于冠管内，花药内藏，长圆形；柱头2裂，裂片略阔，粗糙。蒴果膜质，近球形或扁球形，具不明显纵棱数条。花、果期几乎全年。

分布于神农架各地，生于低海拔的路旁、溪边、山谷灌丛中或丘陵坡地草丛中。少见。

全草（水线草）清热解毒，活血，利尿，抗癌。

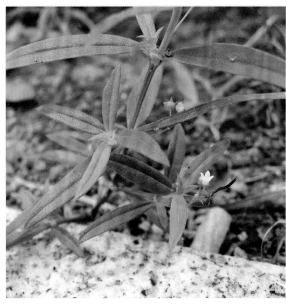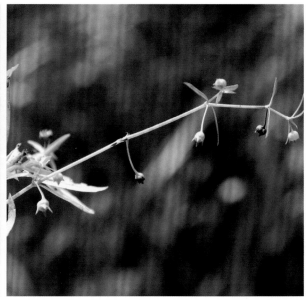

2 ｜ 金毛耳草 伤口草铺、地蜈蚣
Hedyotis chrysotricha (Palibin) Merrill

多年生披散草本。基部木质，被金黄色硬毛。叶对生，薄纸质，阔披针形或卵形；托叶短，合生。聚伞花序腋生；花萼被柔毛，萼管近球形，萼檐裂片披针形；花冠白色或紫色，漏斗形，上部深裂，裂片线状长圆形；雄蕊内藏，花丝极短或缺；柱头棒形，2裂。果近球形，被扩展硬毛，成熟时不开裂。花、果期几乎全年。

分布于神农架下谷，生于山谷林下岩石上、山坡路旁、溪边湿地或灌丛中。少见。

全草（黄毛耳草）清热利湿，消肿解毒，舒筋活血。

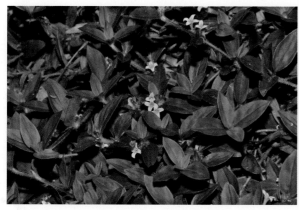 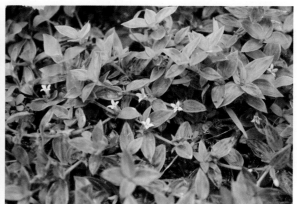

3 ｜ 纤花耳草 尖刀草、虾子草
Hedyotis tenelliflora Blume

柔弱披散多分枝草本。枝的上部方柱形，具锐棱4条，下部圆柱形。叶对生，薄革质，线形或线状披针形；托叶基部合生。花1~3朵簇生于叶腋内；萼管倒卵状，萼檐裂片4枚，线状披针形；花冠白色，漏斗形，裂片长圆形；花药伸出，长圆形；柱头2裂，裂片极短。蒴果卵形或近球形。花、果期4~12月。

分布于神农架各地，生于海拔600m的田边、路旁、山坡草丛或旷野向阳处。少见。

全草（纤花耳草）清热解毒，消肿止痛，行气活血。

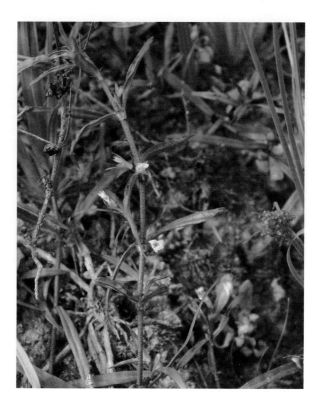

（三）蛇根草属 Ophiorrhiza Linnaeus

多年生草本。叶对生，全缘；托叶不分裂至 2 深裂。聚伞花序顶生，通常螺状或具螺状分枝；花通常二型；花萼通常小，萼檐 5 裂，偶有 6 裂；花冠管常狭长，冠檐 5 裂，偶有 6 裂；雄蕊 5 枚偶有 6 枚，长柱花中着生于冠管中部以下，短柱花中着生于喉部；子房 2 室，每室具胚珠多数。蒴果侧扁。种子小而有角。

200~300 种；我国 70 种；湖北 3 种；神农架 3 种，均可供药用。

■ 分种检索表

1. 无小苞片，或小苞片很小且很快脱落 ·····················1. 中华蛇根草 O. chinensis
1. 小苞片明显存在，且于结果时宿存。
　2. 长柱花的柱头和短柱花的花药均不露出花冠管口之外·····2. 日本蛇根草 O. japonica
　2. 长柱花的柱头和短柱花的花药均稍伸出花冠管口之外·····3. 广州蛇根草 O. cantonensis

1 中华蛇根草 Ophiorrhiza chinensis H. S. Lo

草本或亚灌木。叶纸质，披针形至卵形。花序顶生；萼管近陀螺形，具棱 5 条，裂片 5 枚，近三角形；花冠白色或微染紫红色，管状漏斗形，裂片 5 枚，三角状卵形，顶端内弯，兜状，具喙，背面具龙骨状狭翅，近顶部具角状附属体；雄蕊 5 枚；柱头 2 深裂。花期冬、春二季，果期春、夏二季。

分布于神农架各地，生于海拔 400~1500m 的阔叶林下的潮湿沃土中。少见。

全草活血化瘀，清肺化痰。

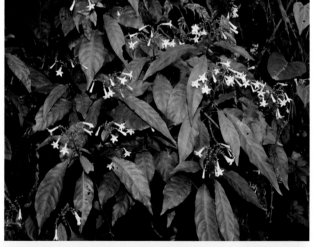

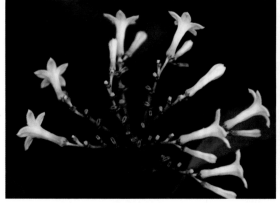

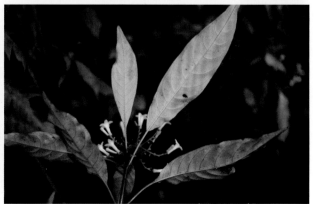

2 日本蛇根草 _{钻地风、散血草} **Ophiorrhiza japonica** Blume

草本。叶片纸质，卵形或披针形。花序顶生，具花多数；萼管近陀螺状，具棱 5 条，裂片三角形或近披针形；花冠白色或粉红色，近漏斗形，喉部扩大，裂片 5 枚，三角状卵形，顶端内弯，喙状，背面具翅，翅的顶部向上延伸成新月形；雄蕊花药线形；柱头 2 裂。蒴果近僧帽状。花期冬、春二季，果期春、夏二季。

分布于神农架木鱼（九冲）、新华、阳日等地，生于海拔 1500~2000m 的山坡、沟谷岩石上或密林下。常见。

全草（蛇根草）止咳祛痰，活血调经。

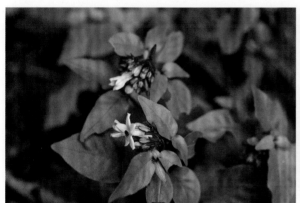 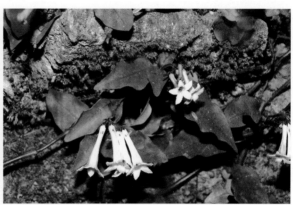

3 广州蛇根草 **Ophiorrhiza cantonensis** Hance

草本或亚灌木。叶片纸质至厚纸质，通常长圆状椭圆形。花序顶生，圆锥状或伞房状；萼被短柔毛，萼管陀螺状，裂片 5 枚，近三角形；花冠白色或微红色，近管状，喉部稍扩大，裂片 5 枚，近三角形，盛开时反折，顶端内弯，呈喙状，背部具的翅；雄蕊花药披针状线形；花盘高凸，2 全裂；柱头 2 裂。蒴果僧帽状。花期冬、春二季，果期春、夏二季。

分布于神农架木鱼（老君山）等地，生于海拔 1700~2700m 的溪边或山坡林下阴湿处。少见。

根清热解毒，消肿止痛。

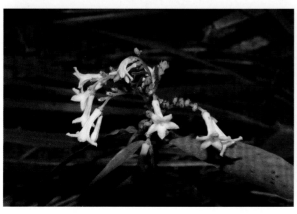 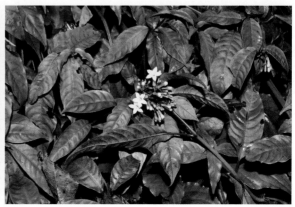

（四）钩藤属 Uncaria Schreber

木质藤本。营养侧枝常变态成钩刺。叶对生，侧脉脉腋通常有窝陷；托叶全缘或具缺刻。头状花序顶生于侧枝上，花5基数；花萼管短，萼裂片三角形至卵状长圆形；花冠高脚碟状或近漏斗状，花冠裂片近覆瓦状排列；雄蕊着生于花冠管近喉部；花柱伸出，子房2室，胚珠多数。小蒴果外果皮厚，纵裂。种子小，两端具长翅。

约34种；我国12种；湖北2种；神农架2种，均可供药用。

■ 分种检索表

1. 托叶明显2裂··1. 钩藤 U. rhynchophylla
1. 托叶全缘或微缺··2. 华钩藤 U. sinensis

---

1 **钩藤** Uncaria rhynchophylla (Miquel) Miquel ex Haviland

藤本。叶纸质，椭圆形或长圆形。头状花序单生于叶腋，或排成单聚伞状花序；花萼管被疏毛，萼裂片近三角形；花冠管外面无毛，裂片卵圆形；花柱伸出冠喉外，柱头棒形。小蒴果被短柔毛，宿存萼裂片近三角形，星状辐射。花、果期5~12月。

分布于神农架各地，生于低海拔的山谷、溪边的疏林中或湿润灌丛中。常见。

带钩茎枝（钩藤）清热平肝，息风定惊。

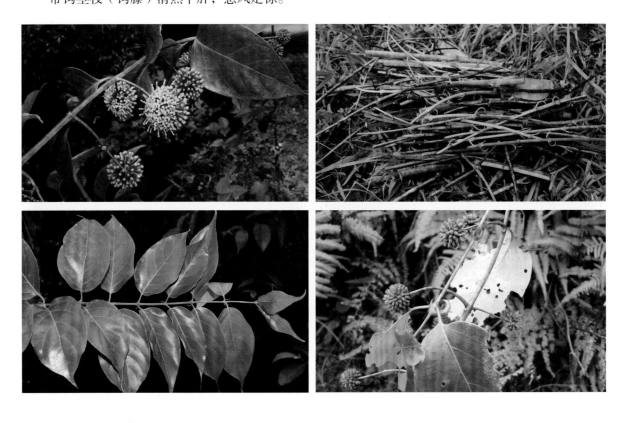

2 | 华钩藤 鹰爪风、双钩藤
Uncaria sinensis (Oliver) Haviland

藤本。叶薄纸质,椭圆形。头状花序单生于叶腋,或呈单聚伞状排列;花萼管外面被苍白色毛,萼裂片线状长圆形;花冠裂片外面被短柔毛;花柱伸出冠喉外,柱头棒状。小蒴果被短柔毛。花、果期6~10月。

分布于神农架木鱼至兴山一带,生于海拔800m以下的山地疏林中或湿润次生林中。常见。

带钩茎枝(钩藤)清热平肝,息风定惊。

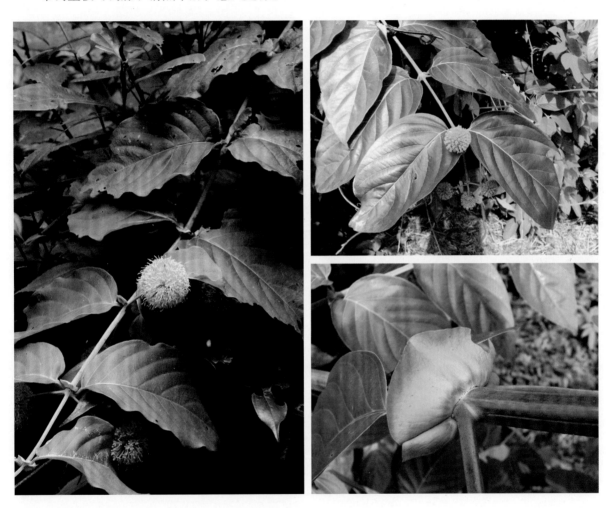

(五)水团花属 Adina Salisbury

灌木或小乔木。叶对生,托叶窄三角形。头状花序不分枝、二歧聚伞状分枝,或呈圆锥状排列,花5基数;花萼管相互分离,萼裂片多形,宿存;花冠高脚碟状至漏斗状;雄蕊着生于花冠管的上部,突出冠喉外;花柱伸出,柱头球形。小蒴果具硬的内果皮,宿存萼裂片留附于蒴果的中轴上。种子卵球状至三角形。

4种;我国3种;湖北2种;神农架1种,可供药用。

细叶水团花 水红桃、绣球柳
Adina rubella Hance

落叶小灌木。叶对生，薄革质，卵状披针形，全缘。头状花序，单生；花萼管被疏短柔毛，萼裂片匙形或匙状棒形；花冠 5 裂，裂片三角状，紫红色。小蒴果长卵状楔形。花、果期 5~12 月。

分布于神农架下谷、新华、阳日，生于海拔 500m 左右的河边。少见。

全株、花、果实（水杨梅）清热解毒，祛风解表，消肿止痛，利湿杀虫。根（水杨梅根）清热解毒，散瘀止痛。

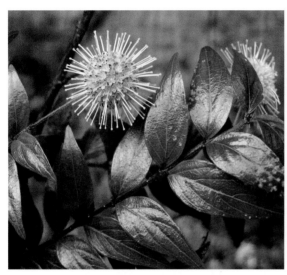 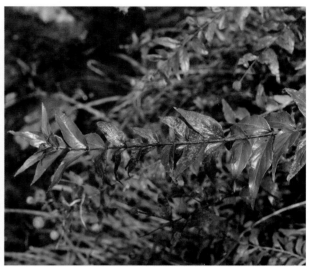

（六）鸡仔木属 Sinoadina Ridsdale

乔木。叶对生；托叶窄三角形，跨褶。花序顶生，聚伞状圆锥花序式，由头状花序组成；花 5 基数；花萼管彼此分离，宿存；花冠高脚碟状或窄漏斗形，花冠裂片镊合状排列，但在顶端近覆瓦状；雄蕊着生于花冠管的上部；花柱伸出，子房 2 室，每室具胚珠多数。小蒴果内果皮硬，宿存萼裂片留附在蒴果中轴上。种子三角形，两侧略压扁。

1 种，我国特有，神农架有分布，可供药用。

鸡仔木 Sinoadina racemosa (Siebold & Zuccarini) Ridsdale

本种特征同鸡仔木属。花期 7 月，果期 10 月。

分布于神农架下谷，生于海拔 400~600m 的山地林带、沟谷、溪旁、河边。

叶散瘀活血，清热解毒。茎清热解毒，杀虫。

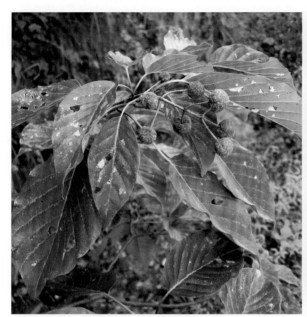 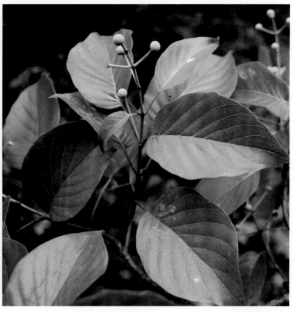

（七）玉叶金花属 **Mussaenda** Linnaeus

乔木、灌木或缠绕藤本。叶对生或轮生，托叶全缘或 2 裂。聚伞花序顶生；花萼管长圆形或陀螺形，萼裂片 5 枚，其中有些萼裂片中有 1 枚极发达，呈花瓣状；花冠裂片 5 枚；雄蕊 5 枚，内藏，花药线形；子房 2 室，花柱丝状，二型，内藏或伸出，柱头 2 个，细小；花盘大，环形。浆果肉质。种子小，种皮具小孔穴状纹。

约 200 种；我国 29 种；湖北 2 种；神农架 2 种，均可供药用。

■ **分种检索表**

1. 花萼裂片线形···1. 玉叶金花 **M. pubescens**
1. 花萼裂片披针形至卵形··2. 大叶白纸扇 **M. shikokiana**

| 1 | **玉叶金花** 山甘草、甜茶 **Mussaenda pubescens** W. T. Aiton |

攀缘灌木。叶膜质或薄纸质，卵状长圆形或卵状披针形；托叶三角形，裂片钻形。聚伞花序顶生；花萼管陀螺形，萼裂片线形；花叶阔椭圆形；花冠白色或黄色，裂片长圆状披针形，内面密生金黄色小疣突；花柱短，内藏。浆果近球形，顶部有萼檐脱落后的环状疤。花期 4~7 月，果期 6~12 月。

分布于神农架下谷，生于海拔 450m 的沟谷、溪旁或灌丛中。少见。

根、茎、叶（玉叶金花）清热解暑，凉血解毒。

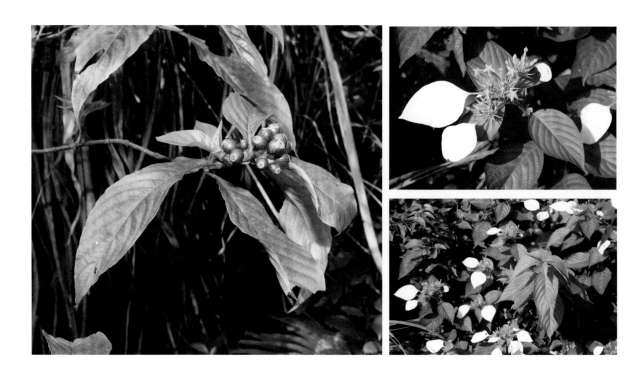

2 大叶白纸扇 合叶通草、铁尺树
Mussaenda shikokiana Makino

直立或攀缘灌木。叶对生，薄纸质，广卵形；托叶卵状披针形，常 2 裂。聚伞花序顶生；花萼管陀螺形，萼裂片近叶状，白色，披针形；花叶倒卵形；花冠黄色，裂片卵形，内面密被黄色小疣突；雄蕊花药内藏；花柱无毛，柱头 2 裂，略伸出花冠外。浆果近球形。花期 5~7 月，果期 7~10 月。

分布于神农架各地，生于低海拔的山地林下或溪旁灌丛中。少见。

根祛风，降气，化痰，消炎，止痛。茎叶清热解毒，消肿排脓。

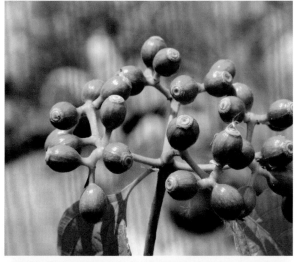

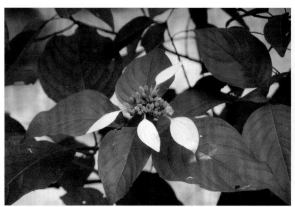

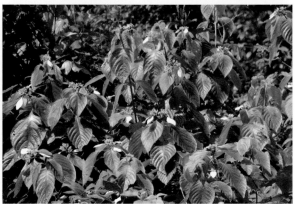

（八）密脉木属 Myrioneuron R. Brown

小灌木或高大草本。叶和托叶均较大。花序为多花的头状花序或伞房状聚伞花序；花二型，具花柱异长花；萼管卵圆形，裂片 5 枚，质坚，宿存；花冠管状，裂片 5 枚；雄蕊 5 枚，生于花冠管的内壁上；子房 2 室，每室具胚珠多数。浆果卵球状，干燥或肉质。种子多数，细小，具棱角，表面散布洼点。

14 种；我国 4 种；湖北 1 种；神农架 1 种，可供药用。

密脉木 Myrioneuron faberi Hemsley

高大草本或灌木状。叶常聚于小枝上部，纸质，倒卵形，边全缘或微波状。花序顶生，密集成球状；萼管球状至倒圆锥状，裂片钻形；花冠黄色，管状，裂片近三角形，反折；雄蕊 5 枚，长柱花着生于冠管近基部，内藏，短柱花着生于喉部，稍伸出；花柱 2 深裂，长柱花的稍伸出，短柱花的内藏。果近球形，宿存萼片 5 枚。花期 8 月，果期 10~12 月。

分布于神农架下谷，生于海拔 500m 以下的山谷密林中。少见。

全草消肿止痛。

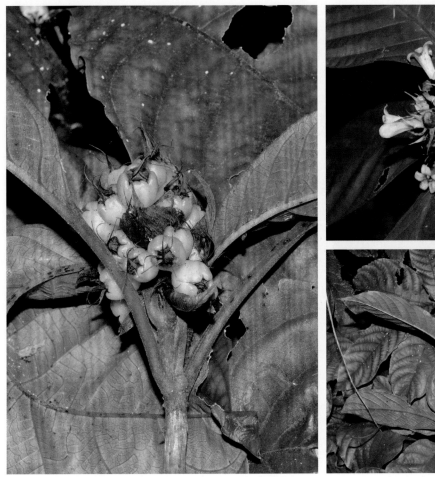
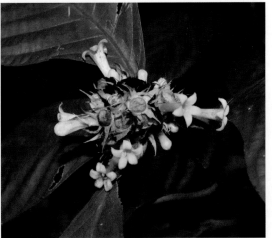
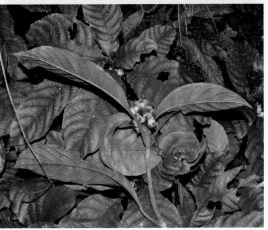

（九）栀子属 Gardenia J. Ellis

灌木，稀乔木。叶常对生；托叶生于叶柄内，三角形，基部常合生。花大，单生、簇生或组成伞房状聚伞花序；萼管顶部常 5~8 裂；花冠高脚碟状、漏斗状或钟状，裂片 5~12 枚，旋转排列；雄蕊与花冠裂片同数，着生于花冠喉部；子房下位，1 室或假 2 室，胚珠多数。浆果通常大，革质或肉质。种子多数，常与肉质的胎座胶结而呈一球状体。

约 250 种；我国 5 种；湖北 1 种；神农架 1 种，可供药用。

栀子
黄栀子、山栀子
Gardenia jasminoides J. Ellis

灌木。叶对生，革质，叶形多样，通常为长圆状披针形或椭圆形；托叶膜质。花芳香，通常单朵生于枝顶；萼管具纵棱，萼檐管形，膨大，裂片披针形，宿存；花冠白色或乳黄色，高脚碟状，通常 6 裂，裂片扩展，倒卵形；花药线形，伸出；花柱粗厚，柱头纺锤形，伸出。果卵形或长圆形，具翅状纵棱 5~9 条。花期 3~7 月，果期 5 月至翌年 2 月。

分布于神农架各地，生于山坡密林下，重瓣品种神农架各地均有栽培。常见。

果实（栀子）清热泻火，凉血止血，利尿，散瘀。根（栀子根）清热凉血，解毒。叶（栀子叶）消肿解毒。花（栀子花）清热，渗湿，凉血。

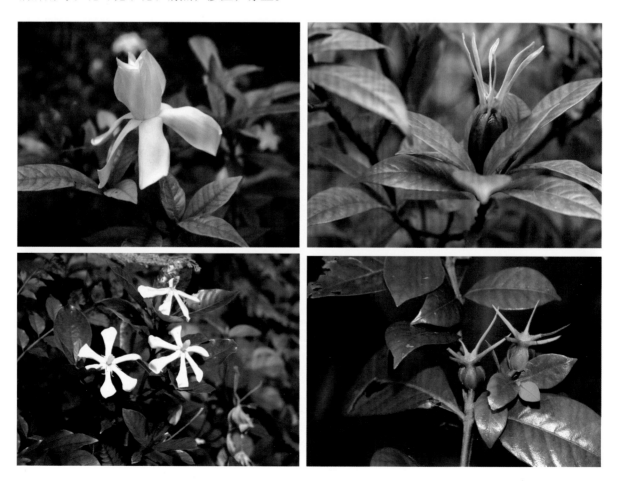

（十）茜树属 Aidia Loureiro

无刺灌木或乔木。叶对生。聚伞花序腋生，或与叶对生，或生于无叶的节上，花两性；萼管杯形或钟形，顶端 4~5 裂，裂片常小；花冠高脚碟状，喉部被毛，冠管圆柱形，花冠裂片 5 枚，旋转排列；雄蕊 4~5 枚，花药长圆形或线状披针形，伸出；子房 2 室或偶有多于 2 室，花柱细长，柱头棒形或纺锤形，2 裂。浆果平滑或具纵棱。种子形状多样，常具角，并与果肉胶结。

约 50 种；我国 8 种；湖北 1 种；神农架 1 种，可供药用。

茜树 _{山黄皮}
Aidia cochinchinensis Loureiro

无刺灌木或乔木。叶革质或纸质，对生，长圆状披针形或狭椭圆形。聚伞花序；花萼无毛，萼管杯形，檐部扩大，顶端 4 裂，裂片三角形；花冠黄色或白色，裂片 4 枚，长圆形，开放时反折；花药线状披针形；柱头纺锤形，伸出。浆果球形，紫黑色。花期 3~6 月，果期 5 月至翌年 2 月。

分布于神农架下谷，生于海拔 400~2400m 的丘陵、山坡、山谷溪边的灌丛或林中。少见。

根清热利湿，润肺止咳。茎叶解毒消肿。

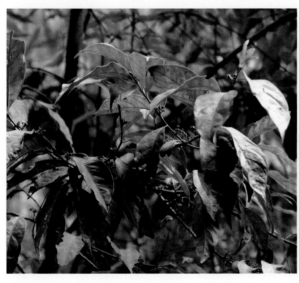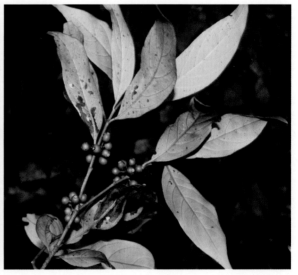

（十一）白马骨属 Serissa Commerson ex Jussieu

灌木，多分枝，揉之发出臭气。叶对生，近无柄，通常聚生于短小枝上；托叶与叶柄合生成一短鞘。花单朵或多朵丛生；萼管倒圆锥形，萼檐 4~6 裂，宿存；花冠漏斗形，顶部 4~6 裂，裂片短，扩展，内曲，镊合状排列；雄蕊 4~6 枚，生于冠管上部；花盘大；子房 2 室，每室具胚珠 1 枚。核果球形。

2 种；我国 2 种；湖北 2 种；神农架 1 种，可供药用。

六月雪 路边荆
Serissa japonica (Thunberg) Thunberg

　　小灌木。叶革质，卵形至倒披针形，边全缘，无毛。花单生或数朵丛生于小枝顶部或腋生；萼檐裂片细小，锥形，被毛；花冠淡红色或白色，裂片扩展，顶端3裂；雄蕊突出冠管喉部外；花柱长突出，柱头2个，直，略分开。花期4~7月，果期6~11月。

　　分布于神农架各地，生于山坡、路旁、溪边灌丛中。常见。

　　全株（六月雪）疏肝解郁，清热利湿，消肿拔毒，止咳化痰。

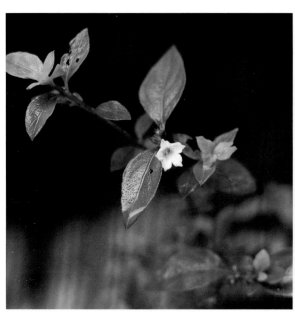 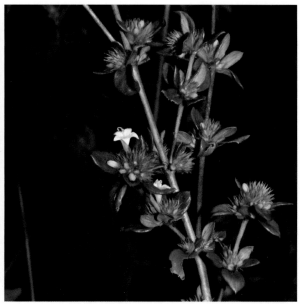

（十二）鸡矢藤属 Paederia Linnaeus

　　柔弱缠绕灌木或藤本，揉之发出强烈的臭味。叶对生；托叶生于叶柄内，三角形。花排成圆锥状聚伞花序；萼管陀螺形或卵形，萼檐4~5裂，裂片宿存；花冠管漏斗形或管形，顶部4~5裂，裂片扩展，镊合状排列，边缘皱褶；雄蕊4~5枚，生于冠管喉部，内藏；花盘肿胀；子房2室，每室具胚珠1枚。果球形，分裂为2个小坚果。种子与小坚果合生，种皮薄。

　　30种；我国9种；湖北1种；神农架1种，可供药用。

鸡矢藤 臭藤子、牛皮冻
Paederia foetida Linnaeus

　　藤本。叶对生，纸质或近革质，形状变化很大，卵形至披针形。圆锥状聚伞花序腋生或顶生；萼管陀螺形，萼檐裂片5枚，裂片三角形；花冠浅紫色，外面被粉末状柔毛，里面被绒毛，顶部5裂；花丝长短不齐。果球形，成熟时近黄色，有光泽，平滑，顶部冠以宿存的萼檐裂片和花盘。花期5~10月，果期7~12月。

分布神农架各地，生于海拔 600~2500m 的山坡、河谷、路旁、林缘灌丛中或荒山草地上。常见。本种的叶形和毛被变化较大，原神农架记录的毛鸡矢藤 *P. scandes* var. *tomentosa*、疏花鸡矢藤 *P. laxiflora* 均已经并入本种。

全株（鸡矢藤）祛风利湿，消食化积，消炎止咳，活血止痛。汁液用于冻疮。

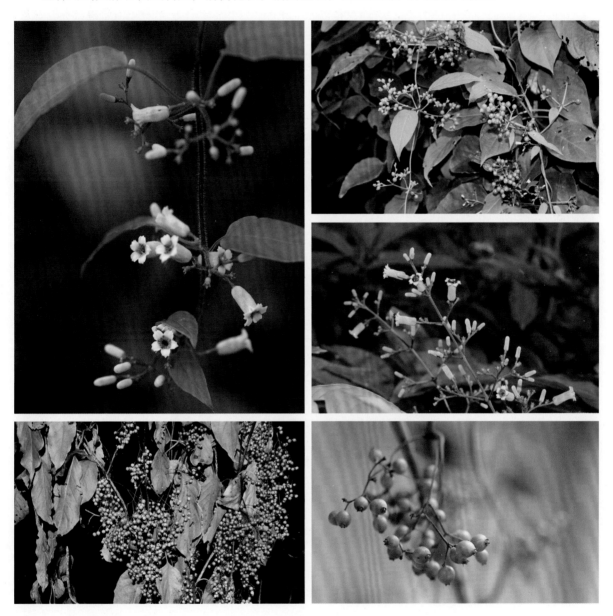

（十三）野丁香属 Leptodermis Wallich

灌木，通常多分枝。叶对生；托叶小，刺状尖，宿存。花 3 至多数，簇生或密集成头状；萼管倒圆锥状，裂片 5 枚，革质，宿存；花冠白色或紫色，通常漏斗形，裂片 5 枚，镊合状排列；雄蕊 5 枚，着生于花冠喉部，花丝短，花药线状长圆形；子房常 5 室，花柱线形，柱头 5 个或 3 个，线形，子房每室具胚珠 1 枚。蒴果 5 果爿裂至基部。种子直立，种皮薄。

约 40 种；我国 34 种；湖北 4 种；神农架 4 种，可供药用的 2 种。

■ **分种检索表**

1 野丁香 Leptodermis potaninii Batalin

灌木。叶较薄，卵形或披针形。聚伞花序顶生；萼管狭倒圆锥形，裂片 5 或 6 枚，狭三角形，顶端短尖；花冠漏斗形，内面上部及喉部密被硬毛，冠檐伸展，花冠裂片 5 或 6 枚，具膜质边檐，无色，无毛；雄蕊花药线状长圆形；雌蕊子房 3 室。蒴果成熟时自顶端 5 裂，裂至基部。花期 5 月，果期秋、冬二季。

分布于神农架各地，生于海拔 800~2400m 的山坡灌丛中。常见。

根（野丁香根）止咳化痰。

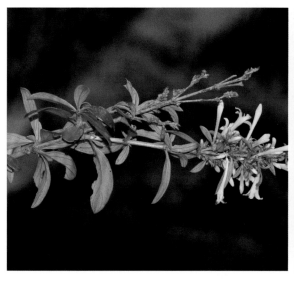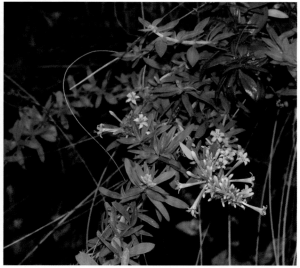

2 薄皮木 Leptodermis oblonga Bunge

灌木。叶纸质，披针形或长圆形。常具花 3~7 朵，簇生于枝顶；萼裂片阔卵形，边缘密生缘毛；花冠淡紫红色，漏斗状，冠管狭长，下部常弯曲，裂片披针形；短柱花雄蕊微伸出，花药线形，长柱花内藏，花药线状长圆形；花柱具 4~5 枚线形柱头裂片，长柱花微伸出，短柱花内藏。花期 6~8 月，果期 10 月。

分布于神农架各地，生于山坡、路边向阳处。常见。

枝、叶保肝利胆，抗肿瘤。

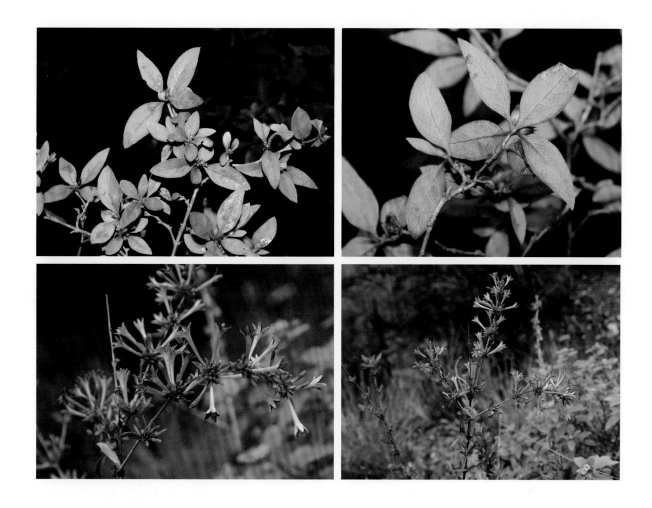

（十四）巴戟天属 Morinda Linnaeus

藤本、藤状灌木或小乔木。叶对生；托叶分离或 2 枚合生成筒状。头状花序桑果形或近球形，木本种花序单一而腋生，藤本种为数花序伞状排于枝顶，花两性；花萼下部彼此黏合，上部环状；花冠白色，漏斗状；雄蕊与花冠裂片同数，着生于喉部或裂片侧基部；雌蕊子房 2~4 室，每室具胚珠 1 枚。聚花核果桑果形或近球形。种子长圆形。

80~100 种；我国 27 种；湖北 2 种；神农架 1 种，可供药用。

羊角藤（亚种）　土巴戟、红头根
Morinda umbellata Linnaeus subsp. **obovata** Y. Z. Ruan

藤本。叶纸质或革质，卵形、倒卵状披针形或倒卵状长圆形，全缘，上表面常具蜡质；托叶筒状，干膜质。花序具花 3~11 朵，呈伞状排列于枝顶；花萼顶端平，无齿；花冠白色，稍呈钟状，冠檐 4~5 裂，裂片长圆形，顶部向内钩状弯折；花柱通常不存在，柱头圆锥状，常 2 裂，子房下部与花萼合生。聚花核果近球形或扁球形。花期 6~7 月，果熟期 10~11 月。

分布于神农架阳日、下谷等地，生于低海拔的山坡、林缘或山谷沟边灌丛中。少见。

根、根皮（羊角藤）祛风湿，补肾，止痛。全株清热泻火，解毒。叶止血，解蛇毒。

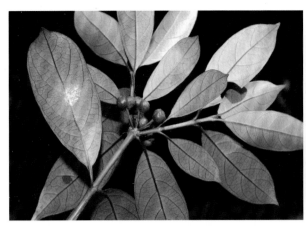
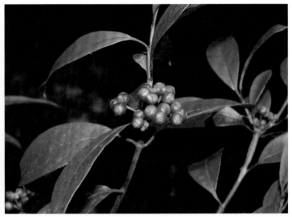

（十五）虎刺属 Damnacanthus C. F. Gaertner

灌木。叶对生，全缘。花两两成束腋生；萼小，杯状或钟状，檐部具萼齿 4（~5）个，宿存；花冠白色，管状漏斗形，内面喉部密生柔毛，檐部 4 裂；雄蕊 4 枚，着生于冠管上部，花丝短；子房 2 或 4 室，每室具胚珠 1 枚。核果红色。种子角质，腹面具脐。

约 13 种；我国 11 种；湖北 3 种；神农架 1 种，可供药用。

虎刺　绣花针、黄脚鸡
Damnacanthus indicus C. F. Gaertner

灌木，具刺。叶常大小叶对相间，卵形、心形或圆形。花两性，1~2 朵生于叶腋，2 朵者花柄基部常合生；花萼钟状，绿色或具紫红色斑纹，裂片 4 枚，常不等大；花冠白色，管状漏斗形，冠檐 4 裂，裂片椭圆形；雄蕊花药紫红色；子房 4 室，顶部（3~）4（~5）裂。核果近球形。花期 3~6 月，果熟期冬季至翌年 1 月。

分布于神农架宋洛、下谷，生于海拔 1000~3000m 的山坡灌丛中、竹林下及溪谷两旁疏林中。少见。

根、全株（虎刺）祛风利湿，清热解毒，活血消肿。花（伏牛花）祛风除湿，舒筋止痛。

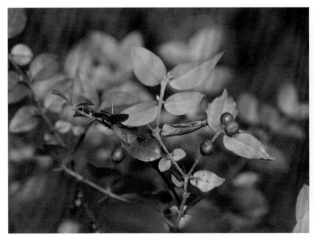
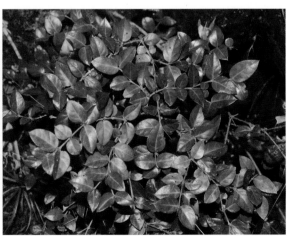

（十六）拉拉藤属 Galium Linnaeus

一年生或多年生草本。茎常具角棱4条。叶3至多枚轮生。花小，两性，组成腋生或顶生的聚伞花序，常再排成圆锥花序式；萼管卵形或球形，萼檐不明显；花冠辐状，通常4深裂，裂片镊合状排列；雄蕊花丝常短，花药双生，伸出；花盘环状；子房下位，2室，每室具胚珠1枚，柱头头状。果为小坚果。种子附着于外果皮上，背面凸，腹面具沟纹。

600余种；我国63种；湖北12种；神农架12种，可供药用的8种。

分种检索表

1. 叶具脉3~5条或不明显地具脉3条，如具脉1条时，常有2对纤细的羽状侧脉。
   2. 叶两表面被毛·······································1. 林猪殃殃 G. paradoxum
   2. 叶两表面无毛或被疏短毛·······························2. 北方拉拉藤 G. boreale
1. 叶具脉1条。
   3. 叶每轮2~6枚···3. 六叶葎 G. hoffmeisteri
   3. 叶每轮4~10枚。
      4. 叶线形，边缘常极反卷，常卷成管状·······················4. 蓬子菜 G. verum
      4. 叶非线形，边缘亦不反卷，稀稍反卷。
         5. 叶每轮通常4枚，叶顶端钝圆或尖，但不具小凸尖···········5. 四叶葎 G. bungei
         5. 叶每轮4~8枚，叶顶端锐尖或微凹而具小凸尖；花冠4裂。
            6. 聚伞花序常向下弯；果柄弓形下弯·······················6. 麦仁珠 G. tricornutum
            6. 聚伞花序直立；果柄直立。
               7. 成熟分果爿直径2.5~5mm···························7. 原拉拉藤 G. aparine
               7. 成熟分果爿直径1~3mm·····························8. 猪殃殃 G. spurium

1 | 林猪殃殃 Galium paradoxum Maximowicz

多年生矮小草本，有红色丝状根。叶膜质，4枚轮生，其中2枚较大，其余小的常缩小而呈托叶状，卵形至卵状披针形。聚伞花序顶生或生于上部叶腋，常三歧分枝，分枝常叉开；花萼密被黄棕色钩毛；花冠白色，辐状，裂片卵形；花柱顶端2裂。果爿单生或双生，近球形，密被黄棕色钩毛。花期5~8月，果期6~9月。

分布于神农架红坪（天燕），生于海拔1600~3100m的山坡、田边、路旁及林下湿地。常见。

全草清热解毒，利尿，止血，消食。

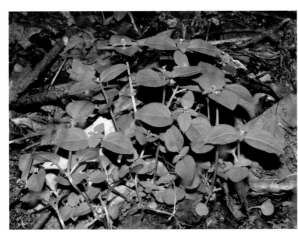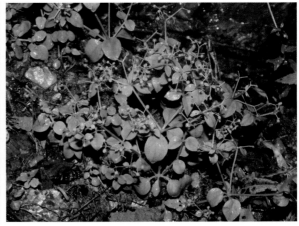

2 北方拉拉藤 Galium boreale Linnaeus

■ 分变种检索表

1. 萼管与果皮被毛·····················2a. 北方拉拉藤 G. boreale var. boreale

1. 萼管与果皮无毛·····················2b. 斐梭浦砧草 G. boreale var. hyssopifolium

2a 北方拉拉藤（原变种）Galium boreale var. boreale

多年生直立草本。叶纸质或薄革质，4 枚轮生，狭披针形或线状披针形，边缘常稍反卷。聚伞花序顶生及生于上部叶腋；花萼被毛；花冠白色或淡黄色，辐状，花冠裂片卵状披针形；花柱 2 裂，裂至近基部。果小，果爿单生或双生，密被白色稍弯的糙硬毛。花期 5~8 月，果期 6~10 月。

分布于神农架新华、红坪等地，生于海拔 2500~3000m 的山坡林下、沟谷岩石上、灌丛中。常见。

全草清热解毒，利尿渗湿，活血止痛。

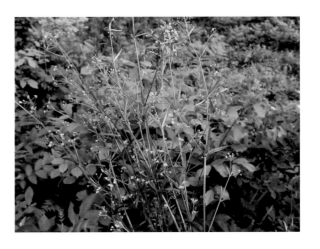

2b 斐梭浦砧草（变种）Galium boreale var. hyssopifolium (Hoffmann) Candolle

多年生直立草本。叶纸质或薄革质，4 枚轮生，狭披针形或线状披针形，边缘常稍反卷。聚伞花序顶生及生于上部叶腋；花萼无毛；花冠白色或淡黄色，辐状，花冠裂片卵状披针形；花柱 2 裂，裂至近基部。果小，果爿单生或双生，无毛。花、果期 6~8 月。

分布于神农架各地，生于海拔 1800~2300m 的山坡、草地上。少见。

全草清热解毒，利尿渗湿，活血止痛。

---

3 | 六叶葎 Galium hoffmeisteri (Klotzsch) Ehrendorfer & Schönbeck-Temesy ex R. R. Mill

一年生草本，有红色丝状的根。叶片纸质或膜质，生于茎中部以上的常 6 枚轮生，生于茎下部的常 4~5 枚轮生，倒披针形或椭圆形。聚伞花序顶生和生于上部叶腋，2~3 次分枝，常广歧式叉开；花冠白色或黄绿色，裂片卵形；雄蕊伸出；花柱顶部 2 裂。果爿近球形，单生或双生，密被钩毛。花期 4~8 月，果期 5~9 月。

分布于神农架各地，生于海拔 2000m 以下的山坡林下、旷野阴湿处。常见。

全草清热解毒，止痛，止血。

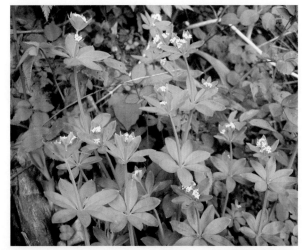

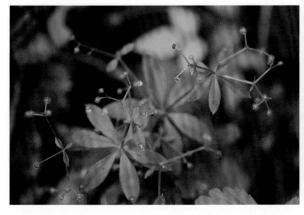

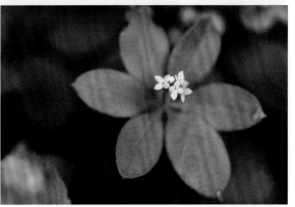

---

4 | 蓬子菜 土黄连、土茜草 Galium verum Linnaeus

多年生近直立草本，基部稍木质。叶纸质，6~10 枚轮生，线形，边缘极反卷，常卷成管状。聚伞花序顶生和腋生，通常在枝顶组成圆锥花序状；萼管无毛；花冠黄色或白色，辐状，无毛，裂片卵形或长圆形；花药黄色；花柱顶部 2 裂。果小，果爿双生，近球状，无毛。花期 4~8 月，果期 5~10 月。

分布于神农架松柏（黄连架），生于海拔 600~3000m 的山坡草地、山谷、河滩、路旁。少见。

全草（蓬子草）清热解毒，活血破瘀，利尿，通经，止痒。根清热止血，活血祛瘀。

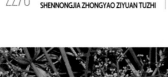

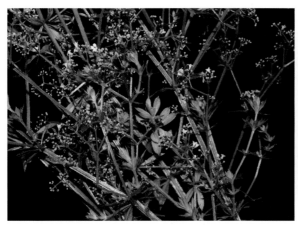
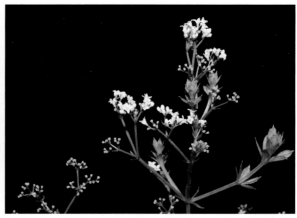

5 | 四叶葎 **Galium bungei** Steudel

■分变种检索表

1. 叶长圆状披针形或卵状长圆形·······················5a. 四叶葎 **G. bungei** var. **bungei**
1. 叶均为狭披针形或线状披针形·····················5b. 狭叶四叶葎 **G. bungei** var. **angustifolium**

5a | 四叶葎（原变种） 散血丹、四叶草 **Galium bungei** var. **bungei**

多年生丛生直立草本，具红色丝状根。叶纸质，4枚轮生，叶形变化较大，长圆状披针形或卵状长圆形。聚伞花序，常三歧分枝，再形成圆锥状花序；花冠黄绿色或白色，辐状，裂片卵形。果爿近球状，通常双生，具小疣点、小鳞片或短钩毛。花期4~9月，果期5月至翌年1月。

分布于神农架木鱼、新华、阳日等地，生于海拔600~2200m的山坡草丛中或路旁、田旁、林下阴湿地。常见。

全草（四叶葎）清热解毒，利尿消肿，止血，消食。

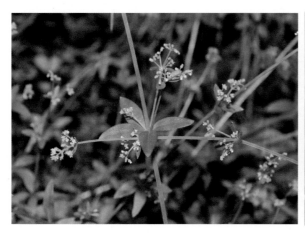
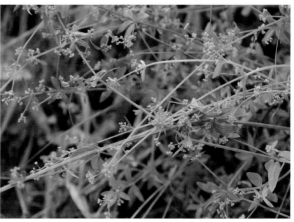

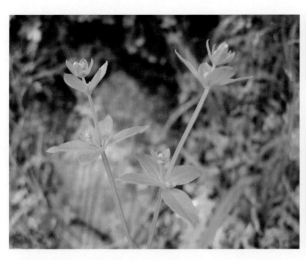
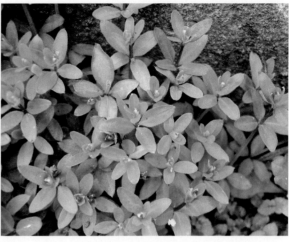

5b | 狭叶四叶葎（变种）Galium bungei var. angustifolium (Loesener) Cufodontis

本变种与四叶葎（原变种）的区别为叶均为狭披针形或线状披针形，长 1~3cm，宽 1~6mm。花期 6~7 月，果期 8~10 月。

分布于神农架木鱼、阳日，生于荒地、沟边、林下或草地上。常见。

全草清热解毒，利尿消肿。

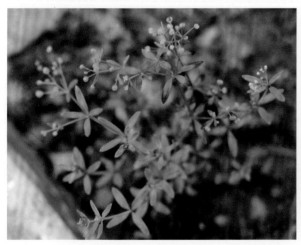
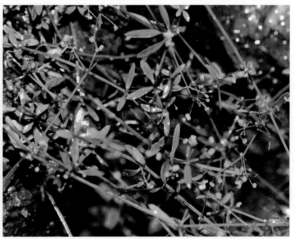

6 | 麦仁珠 弯梗拉拉藤
Galium tricornutum Dandy

一年生草本。棱上具倒生的刺。叶坚纸质，6~8 枚轮生，带状倒披针形。聚伞花序腋生，通常具花 3~5 朵，常向下弯；花小，4 数；花冠白色，辐状，裂片卵形；雄蕊伸出，花丝短；花柱 2 个，柱头头状。分果爿近球形，单生或双生，具小瘤状凸起。花期 4~6 月，果期 5 月至翌年 3 月。

分布于神农架各地，生于海拔 1500m 以上的山坡、沟谷、路旁草丛中。常见。

全草清热解毒，利尿消肿，活血通络。

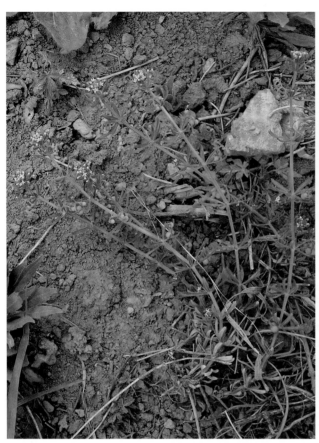
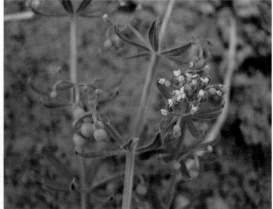
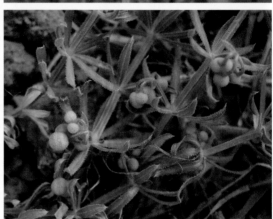

7 原拉拉藤 Galium aparine Linnaeus

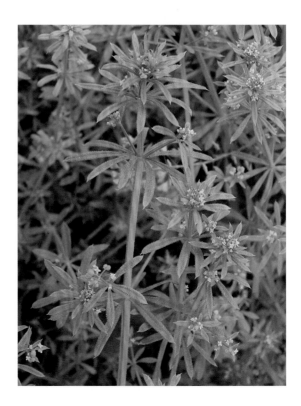

多枝、蔓生或攀缘状草本，被小刺毛。叶纸质或近膜质，6~8 枚轮生，带状倒披针形。聚伞花序，4 数；花萼被钩毛，萼檐近截平；花冠黄绿色或白色，辐状，裂片长圆形，呈镊合状排列；子房被毛，花柱 2 裂至中部，柱头头状。果干燥，分果爿呈近球状，肿胀，密被钩毛。花期 3~7 月，果期 4~11 月。

分布于神农架新华、下谷等地，生于林缘、河滩、荒地、田埂。少见。

全草（猪殃殃）清热解毒，消肿止痛，利尿，散瘀；用于淋浊、尿血、跌打损伤、肠痈、疖肿、中耳炎等。

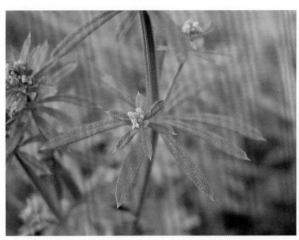 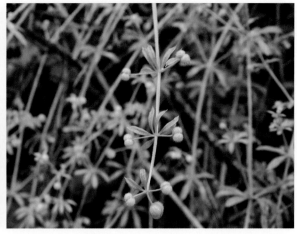

8 │ 猪殃殃 *Galium spurium* Linnaeus

　　多枝、蔓生或攀缘状草本，被小刺毛。叶纸质或近膜质，6~8 枚轮生，带状倒披针形。单花；花萼被钩毛，萼檐近截平；花冠黄绿色或白色，辐状，裂片长圆形，呈镊合状排列；子房被毛，花柱 2 裂，裂至中部，柱头头状。果干燥，具近球状分果爿，肿胀，密被钩毛。花期 3~7 月，果期 4~9 月。

　　分布于神农架各地，生于林缘、河滩、荒地、田埂。常见。

　　全草（猪殃殃）清热解毒，消肿止痛，利尿，散瘀；用于淋浊、尿血、跌打损伤、肠痈、疖肿、中耳炎等。

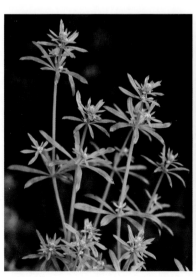 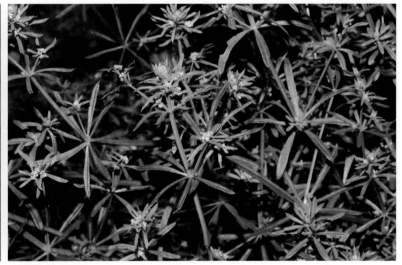

（十七）茜草属 **Rubia** Linnaeus

　　直立或攀缘草本，基部有时带木质。茎上具糙毛或小皮刺。叶轮生。花小，通常两性，聚伞花序；萼檐不明显；花冠冠檐 5 裂或稀 4 裂，裂片镊合状排列；雄蕊 5 枚或有时 4 枚，生于冠管上；

花盘小，肿胀；子房 2 室或有时退化为 1 室，花柱 2 裂，每室具胚珠 1 枚。果 2 裂，肉质浆果状。种子和果皮贴连，种皮膜质。

约 80 种；我国 38 种；湖北 4 种；神农架 4 种，可供药用的 3 种。

■ 分种检索表

1. 花冠裂片明显反折···1. 卵叶茜草 **R. ovatifolia**
1. 花冠裂片不反折，向外伸展或近直立、内弯。
  2. 花冠紫红色···2. 金线草 **R. membranacea**
  2. 花冠淡黄色或绿黄色···3. 茜草 **R. cordifolia**

1 卵叶茜草 Rubia ovatifolia Z. Y. Zhang ex Q. Lin

攀缘草本。叶 4 枚轮生，薄纸质，卵状心形至圆心形。聚伞花序排成疏花圆锥花序；萼管近扁球形，微 2 裂；花冠淡黄色或白色，质稍薄，裂片 5 枚，明显反折，卵形，内面覆有许多微小颗粒；雄蕊 5 枚，生于冠管口部。浆果球形，有时双球形，成熟时黑色。花期 7 月，果期 10~11 月。

分布于神农架各地，生于海拔 1300~2700m 的山坡林下或沟谷灌丛中。少见。

根、根茎清热解毒，利尿，消肿，退黄，止血。

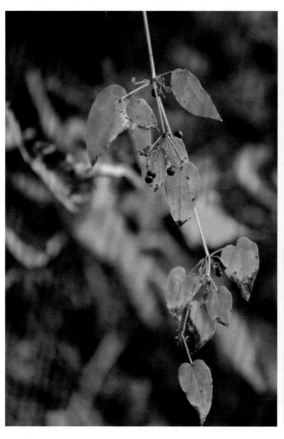
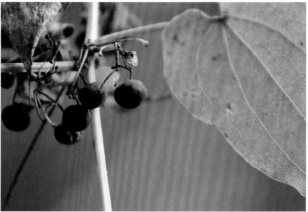
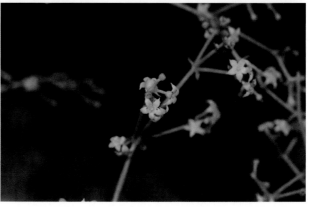

2 金线草 大活血丹、膜叶茜草
Rubia membranacea Diels

草质攀缘藤本。叶4枚轮生，叶片膜状纸质或薄纸质，披针形或近卵形，边缘通常生有极小的皮刺。聚伞花序具花3朵或排成圆锥花序；萼管2浅裂；花冠紫红色，辐状，冠檐裂片5枚，伸展，不反折；雄蕊5枚，生于花冠管近基；花柱2裂，裂至基部，柱头头状。浆果近球形，有时2个并生，成熟时黑色。花期5~6月，果期8~10月。

分布于神农架下谷，生于海拔1500~3000m的山谷、山坡林下、草坡上。常见。

根、根茎行血止血，通经活络，止咳祛痰。

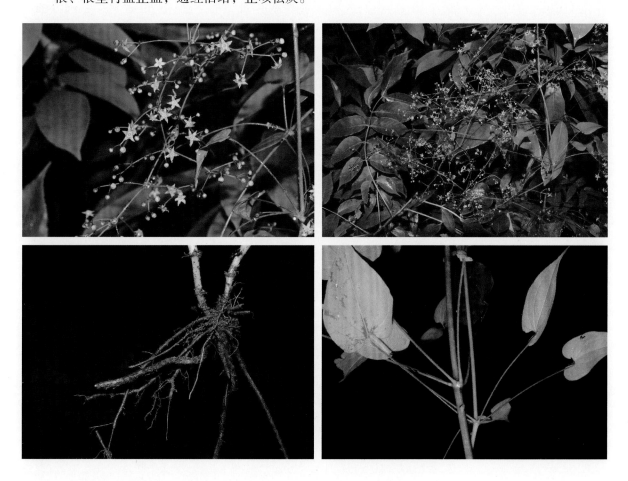

3 茜草 破血丹、锯锯藤
Rubia cordifolia Linnaeus

草质攀缘藤木。根茎和其节上的须根均红色。叶通常4枚轮生，纸质至厚纸质，披针形，边缘具齿状皮刺。聚伞花序多回分枝，花序和分枝均细瘦；花冠淡黄色或绿黄色，干时淡褐色，裂片近卵形，微伸展。果球形，成熟时橘黄色。花期8~9月，果期10~11月。

分布于神农架各地，生于2100m以下的山坡、沟谷、灌丛中及林缘。常见。

根、根茎（茜草）凉血止血，祛瘀，通经。茎、叶活血消肿，止血祛痰。

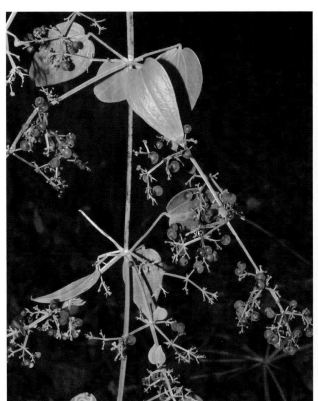
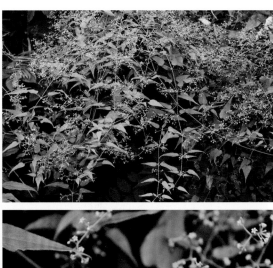
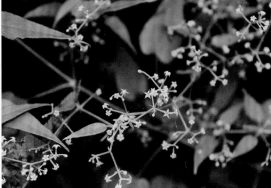

爵床科 Acanthaceae

　　草本、灌木或藤本。叶对生，无托叶，叶片和小枝上常具条形的钟乳体。花两性，左右对称，通常组成总状花序、穗状花序或聚伞花序，有时单生或簇生；苞片通常大；花萼通常 5 或 4 裂；花冠合瓣，具冠管，高脚碟形、漏斗形或钟形，冠檐通常 5 裂，整齐或二唇形；发育雄蕊 4 或 2 枚，通常为二强；子房上位，其下常具花盘，2 室，中轴胎座，每室具胚珠 2 至多枚，花柱单一。蒴果室背开裂为 2 果爿，或中轴连同爿片基部一同弹起。种子扁或透镜形。

　　约 220 属，4000 种；我国 35 属，304 种；湖北 9 属，14 种；神农架 7 属，12 种，可供药用的 5 属，9 种。

■ 分属检索表

1. 花冠裂片为覆瓦状排列或双盖覆瓦状排列。
　　2. 花冠 5 裂，裂片近相等·····················1. 十万错属 Asystasia
　　2. 花冠显著为二唇形。
　　　　3. 聚伞花序下部具苞片 2~4 枚，总苞状，内具花 1~4 朵·········2. 观音草属 Peristrophe
　　　　3. 花序下部苞片不为总苞状·····················3. 爵床属 Justicia
1. 花冠裂片为旋转排列，裂片相等或近相等。
　　4. 子房每室具多枚种子·····················4. 水蓑衣属 Hygrophila
　　4. 子房每室具种子 2~4 枚·····················5. 马蓝属 Strobilanthes

（一）十万错属 Asystasia Blume

　　草本或灌木。叶蓝色或介于黄蓝色之间，全缘或稍具齿。花排成顶生的总状花序或圆锥花序；萼 5 裂，裂至基部，裂片相等；花冠通常钟状，近漏斗形，冠檐近于 5 等裂，上面的细长裂片略凹；雄蕊 4 枚，二强，内藏，基部成对连合；花柱头状，2 浅裂或 2 齿，每室具胚珠 2 枚。蒴果长椭圆形，基部扁，上部略凹成四棱形。

　　约 40 种；我国 4 种；湖北 1 种；神农架 1 种，可供药用。

白接骨 Asystasia neesiana (Wallich) Nees

　　草本，富含黏液。根茎竹节形。叶纸质，卵形至矩圆形，边缘微波状至具浅齿。总状花序或基部有分枝，顶生；花萼裂片 5 枚；花冠淡紫红色，漏斗状，花冠筒细长，裂片 5 枚，略不等；雄蕊二强，着生于花冠喉部。蒴果，上部具种子 4 枚，下部实心细长似柄。花期 7~9 月，果期 10 月至翌年 1 月。

　　分布于神农架红坪、松柏、宋洛、新华、阳日等地，生于海拔 400~2400m 的林下或溪边。常见。

　　根茎、全草（白接骨）清热解毒，散瘀止血，利尿。

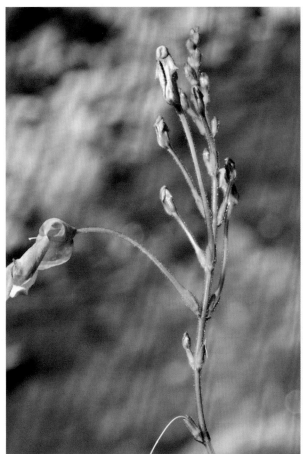
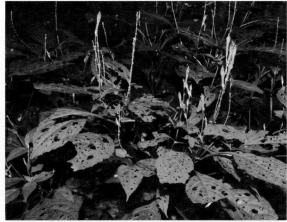
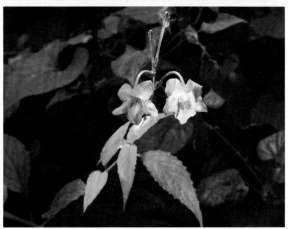

（二）观音草属 Peristrophe Nees

草本或灌木。叶通常全缘或稍具齿。常由 2 至数个聚伞花序组成其他花序；花萼小，5 深裂，裂片等大；花冠大，扭转，冠管细长，圆柱状，喉部短，稍扩大，内弯，冠檐二唇形，上唇常伸展，下唇常直立，齿状 3 裂；雄蕊 2 枚，着生于花冠喉部两侧；子房每室具胚珠 2 枚。蒴果开裂时胎座不弹起，每室具种子 2 枚。种子阔卵形，表面有多数小凸点。

约 40 种；我国 10 种；湖北 2 种；神农架 1 种，可供药用。

九头狮子草 六角英、九节篱
Peristrophe japonica (Thunberg) Bremekamp

草本。叶卵状矩圆形。花序生于上部叶腋，由 2~8 个聚伞花序组成；花萼裂片 5 枚，钻形；花冠白色、淡粉红色至淡紫色，外面疏生短柔毛，二唇形，下唇 3 裂；雄蕊 2 枚，花丝细长，伸出，花药被长硬毛，2 室叠生。蒴果疏生短柔毛，开裂时胎座不弹起，上部具种子 4 枚，下部实心。花期 7 月至翌年 2 月，果期 7~10 月。

分布于神农架红坪、宋洛等地，生于海拔 700~2000m 的沟边、草地。常见。

全草（九头狮子草）发汗解表，解毒消肿，镇痉。

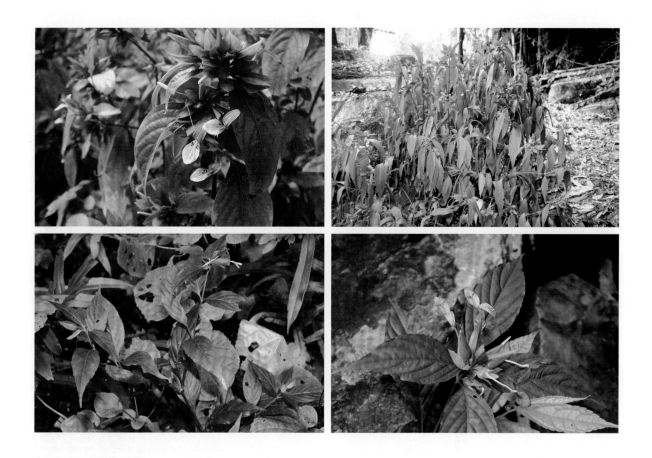

（三）爵床属 Justicia Linnaeus

草本。叶表面有散布钟乳体。花组成顶生穗状花序；苞片交互对生；花萼不等大 5 裂或等大 4 裂；花冠短，二唇形，上唇平展，2 浅裂，具花柱槽，下唇具隆起的喉凸，裂片覆瓦状排列；雄蕊 2 枚，花药 2 室；花盘坛状，每侧具方形附属物；子房被丛毛，柱头 2 裂，裂片不等长。蒴果小，基部具坚实的柄状部分，每室具种子 2 枚。种子两侧呈压扁状，种皮皱缩。

约 700 种；我国 43 种；湖北连栽培种共 3 种；神农架 3 种，均可供药用。

■ 分种检索表

1. 苞片大而鲜艳、棕红色 ···1. 虾衣花 J. brandegeana
1. 苞片较小，若宽大则不为棕红色。
　2. 花萼均等大 4 裂或不等大 5 裂 ·······································2. 爵床 J. procumbens
　2. 花萼均等大 5 裂 ···3. 杜根藤 J. quadrifaria

---

1 **虾衣花** 麒麟塔、麒麟吐珠
Justicia brandegeana Wasshausen & L. B. Smith

多分枝的草本。叶卵形，全缘。穗状花序紧密，稍弯垂；萼白色；花冠白色，在喉凸上具红色

斑点，伸出苞片之外，冠檐深裂，裂至中部，被短柔毛。花期秋季，蒴果未见。

原产于墨西哥，神农架松柏、阳日有栽培。

茎、叶散瘀消肿。

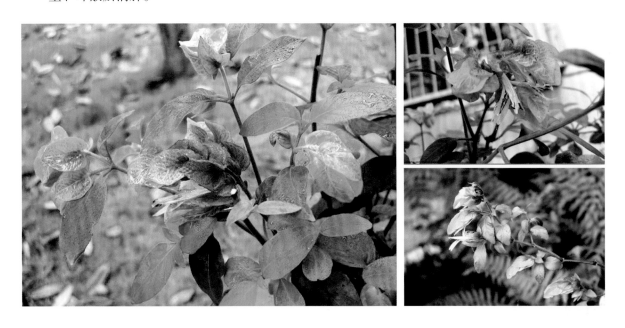

2 爵床 痨积草、毛泽兰
Justicia procumbens Linnaeus

草本。叶椭圆形至长圆形。穗状花序顶生或生于上部叶腋；花萼裂片4枚，线形，具膜质边缘

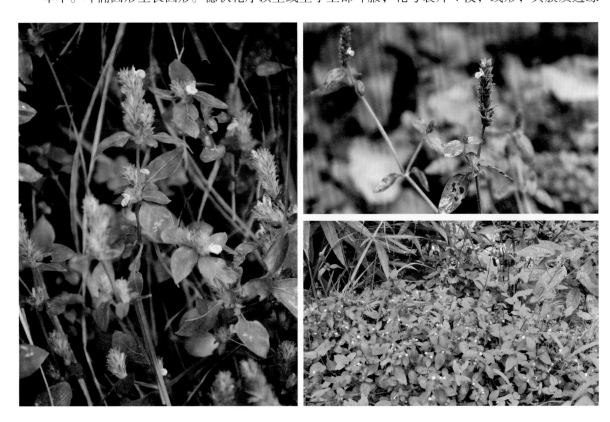

和缘毛；花冠粉红色或白色，二唇形，下唇3浅裂；雄蕊2枚，药室不等高，下方1室具距。蒴果上部具种子4枚，下部实心似柄状。花、果期全年。

分布于神农架新华等地，生于海拔600~2500m的旷野、林下、路旁阴湿地。常见。

全草（爵床）清热解毒，利尿消肿，活血止痛。

3 | 杜根藤 大青草
Justicia quadrifaria (Nees) T. Anderson

草本。叶片矩圆形或披针形，边缘常具有间距的小齿，叶片干时黄褐色。花序腋生；花萼裂片线状披针形，被微柔毛；花冠白色，具紫色斑点，被疏柔毛，上唇直立，2浅裂，下唇3深裂，开展；雄蕊2枚，花药2室，上下叠生，下方药室具距。蒴果无毛。花期7~8月，果期9~10月。

分布于神农架各地，生于低海拔的林缘、山地路旁及沟溪边。少见。

全草清热解毒。

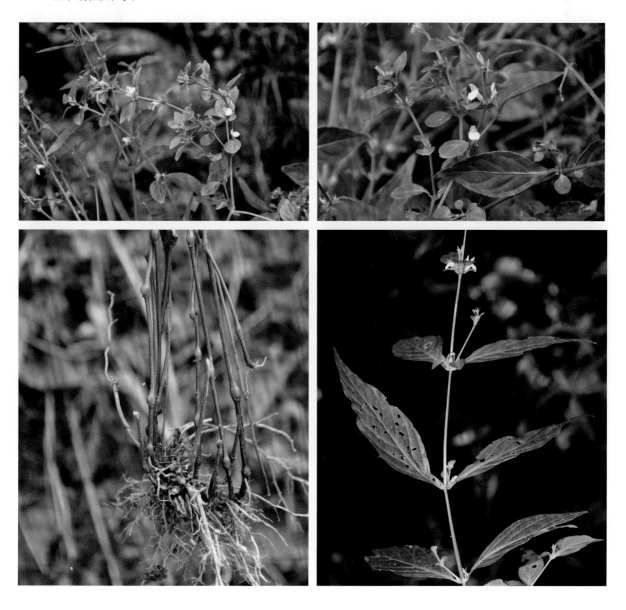

（四）水蓑衣属 Hygrophila R. Brown

灌木或草本。叶对生，全缘或具不明显小齿。花 2 至多朵簇生于叶腋；花萼圆筒状，萼管中部 5 深裂；花冠管筒状，喉部常一侧膨大，冠檐二唇形，上唇直立，2 浅裂，下唇近直立，具喉凸，3 浅裂，裂片排列成旋转状；雄蕊 4 枚，二强，花丝基部常与有下沿的膜相连；子房每室具胚珠 4 枚至多枚。蒴果圆筒状或长圆形。种子宽卵形，两侧压扁，被白毛。

约 100 种；我国 6 种；湖北 1 种；神农架 1 种，可供药用。

水蓑衣 Hygrophila ringens (Linnaeus) R. Brown ex Sprengel

草本。茎四棱形。叶纸质，长椭圆形、披针形、线形。花簇生于叶腋；花萼圆筒状，5 深裂，裂至中部，裂片稍不等大；花冠淡紫色或粉红色，上唇卵状三角形，下唇长圆形，喉凸上被疏而长的柔毛；后雄蕊的花药比前雄蕊的小一半；花柱线状，柱头 2 裂。蒴果干时淡褐色，无毛。花期 8~10 月，果期 12 月至翌年 2 月。

原产于我国，神农架松柏有栽培。

全草（大青草）清热解毒，化瘀止痛。种子（南天仙子）健胃消食，散瘀消肿。

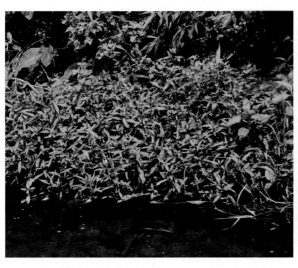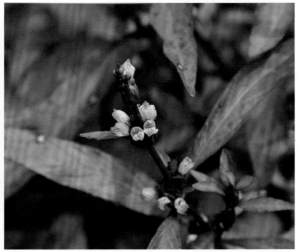

（五）马蓝属 Strobilanthes Blume

多年生草本或灌木，为一次性开花结实植物。叶等大或不等大，通常向基部骤变狭成翅状假叶柄。花序穗状或假穗状，花单生于苞腋；萼 5 裂，裂片线形；花冠紫堇色，冠管圆筒状，扭弯，喉部钟状，一面膀胱状膨大，内面有 2 列支撑花柱的毛，冠檐裂片圆形，近相等；雄蕊 4 枚，二强，内藏；子房被毛，每室具胚珠 2 枚。蒴果纺锤状，具种子 4 枚。

约 400 种；我国 128 种；湖北 6 种；神农架 3 种，均可供药用。

■ **分种检索表**

1. 小草本，有时蔓生；叶常等大；花冠无明显弯曲·····················1. 四子马蓝 S. tetrasperma
1. 草本或亚灌木；叶等大或不等大；花冠通常强烈弯曲。
　　2. 花序头状或近头状，花密集簇生·····················2. 圆苞马蓝 S. penstemonoides
　　2. 花序穗状或成对排成圆锥花序，单生于叶腋·····················3. 腺毛马蓝 S. forrestii

1 四子马蓝 Strobilanthes tetrasperma (Champion ex Bentham) Druce

　　草本，基部稍木质。叶等大，叶片卵形或长圆形，边缘具锯齿。花序顶生或腋生，短穗状花序，少花，通常减少到一个单一的花对；苞片叶状，倒卵形至匙形，小苞片线形；花萼5深裂，裂至基部，裂片线形，在果期增大，密布钟乳体；花冠紫色至蓝紫色，漏斗状，裂片长圆形；雄蕊花药长圆形；子房卵球形，柱头2裂。蒴果长圆形。花、果期7~12月。

　　分布于神农架新华等地，生于林下石头上或阴湿草地。少见。

　　全草清热解毒，消肿。

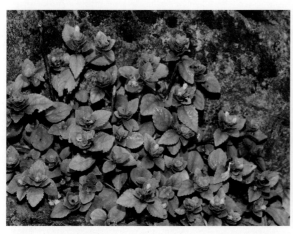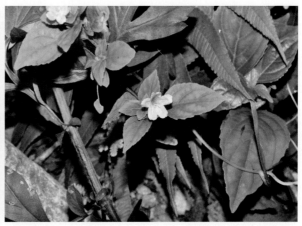

2 圆苞马蓝 温大青、头花金足草 Strobilanthes penstemonoides (Nees) T. Anderson

　　草本植物。叶近无柄，椭圆形至椭圆状披针形，边缘具细锯齿。头状花序顶生；苞片圆形，大小不等，干膜质，无小苞片；花萼在果期增大，5裂，裂达基部，裂片线形；花冠紫色，稍弯曲，管基部圆筒状，向上逐渐扩大，裂片卵形；雄蕊4枚，花丝弯曲，花药球形。蒴果棍棒状。花期8~11月，果期9~12月。

　　分布于神农架下谷、阳日，生于海拔600~1700m的林下或山谷阴湿处。少见。

　　全草滋肾养阴，清热泻火。

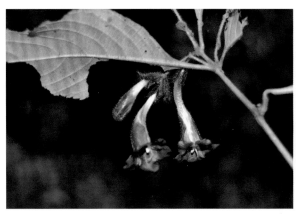
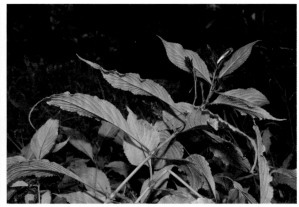

3 腺毛马蓝 味牛膝
Strobilanthes forrestii Diels

灌木或草本。叶草质，卵形至矩圆形，边缘具锯齿。穗状花序；花萼裂片 5 枚，条形；花冠蓝色或紫色，花冠管基部细狭，上部扩大呈钟状圆柱形，并弯曲，冠檐裂片 5 枚，几相等；雄蕊 4 枚，二强，花丝基部有膜相连；花柱顶端稍扩大，子房顶端被微腺毛。蒴果顶部被毛。花期 7~8 月。果期 9~10 月。

分布于神农架木鱼（老君山）、红坪（大神农架）、下谷（小神农架）等地，生于海拔 2700~3100m 的松林下或草坡上。少见。

根（味牛膝）行瘀血，消肿痛，强筋骨。

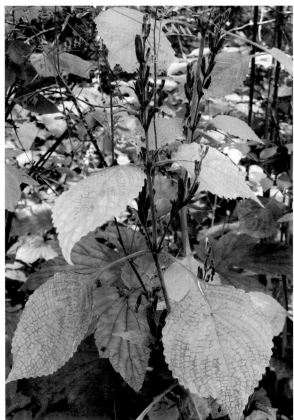
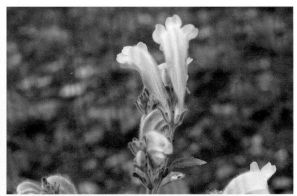
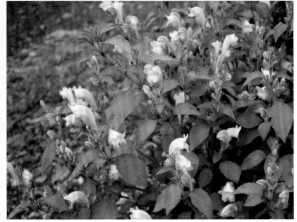

狸藻科 Lentibulariaceae

一年生或多年生食虫草本。茎及分枝常变态成根茎、匍匐枝、叶器和假根。仅捕虫堇属和旋刺草属具叶，其余无真叶而具叶器，无托叶。除捕虫堇属外均具捕虫囊。花单生或排成总状花序，花两性，虫媒或闭花受精；花萼宿存并常于花后增大；花冠合生，左右对称，冠檐二唇形，筒部粗短，基部下延成距；雄蕊2枚，着生于花冠筒下方的基部；雌蕊1枚，由2个心皮组成，子房上位，1室。蒴果球形、卵球形或椭圆球形。种子多数至少数，稀单生。

3属，约290种；我国2属，27种；湖北2属，6种；神农架1属，1种，可供药用。

捕虫堇属 Pinguicula Linnaeus

多年生陆生草本。捕虫囊不存在。叶基生，呈莲座状，无托叶，叶片椭圆形或长圆形，边缘全缘并多少内卷，绿色，脆嫩多汁，上表面密被分泌黏液的腺毛，能粘捕小昆虫。花单生；花萼二唇形；花冠多少二唇形，上唇2裂，下唇3裂；雄蕊花丝线形，花药极叉开；子房球形或卵球形，胚珠多数，柱头二唇形。蒴果室背开裂。种子多数，种皮具网伏突起。

约55种；我国2种；湖北1种；神农架1种，可供药用。

高山捕虫堇 Pinguicula alpina Linnaeus

多年生草本。叶片长椭圆形，上表面密生多数分泌黏液的腺毛，下表面无毛。花单生；花萼2深裂，无毛；花冠白色，距淡黄色，上唇2裂，裂达中部，下唇3深裂，距圆柱状；雄蕊无毛；雌蕊无毛，子房球形，柱头下唇圆形，边缘流苏状。蒴果卵状长圆形，无毛。花期5~7月，果期7~9月。

分布于神农架各地，生于海拔2300~3000m的阴湿岩壁间。少见。

2009年，以色列特拉维夫大学的研究员发表的一项研究结果表明，食虫植物的分泌物中含有抗真菌的化合物。这类化合物对已具有广泛抗药性的真菌感染依然有效，这将是抗真菌药物研发的一个新方向。

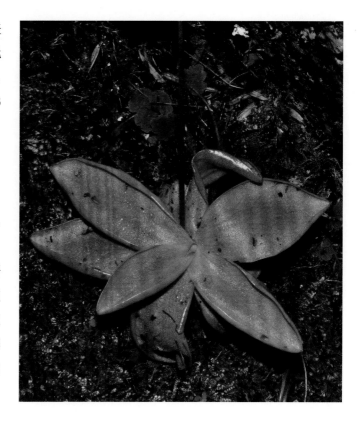

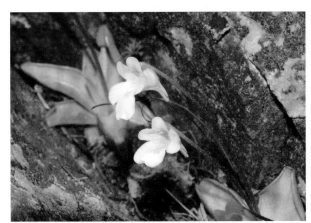
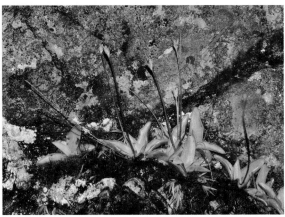

透骨草科 Phrymaceae

草本，稀亚灌木、灌木。茎四棱形。叶为单叶，对生，具齿，无托叶。穗状花序生于茎顶及上部叶腋，纤细，具苞片及小苞片，有长梗；花两性，左右对称；花萼合生成筒状，具棱5条，檐部二唇形；花冠合瓣，漏斗状筒形，冠檐二唇形，上唇直立，下唇开展；雄蕊4枚，下方2枚较长，着生于冠筒内面，内藏；雌蕊由2个背腹向心皮合生而成，子房上位，1~2室，基底胎座，具1枚直立胚珠，花柱1个，顶生，柱头2裂，唇形。果为瘦果、蒴果或浆果，狭椭圆形，包藏于宿存萼筒内。基生种子1枚。

约14属，150种；我国1属，1种；神农架1属，1种，可供药用。

透骨草属 Phryma Linnaeus

多年生直立草本。叶为单叶，对生。穗状花序生于茎顶及上部叶腋，花两性，左右对称；花萼檐部二唇形，上唇萼齿具3个，钻形，下唇萼齿具2个，三角形；花冠蓝紫色、淡紫色至白色；雄蕊4枚，下方2枚较长，花丝狭线形，花药分生，背着；雌蕊子房上位，斜长圆状披针形。瘦果。

1种，神农架有分布，可供药用。

透骨草（亚种）
仙人一把遮、老婆子针线草
Phryma leptostachya subsp. **asiatica** (H. Hara) Kitamura

本种特征同透骨草属。花期6~10月，果期8~12月。

分布于神农架各地，生于海拔1200~2800m的杂木林下湿润处。常见。

全草（老婆子针线）清热解毒，杀虫，生肌。

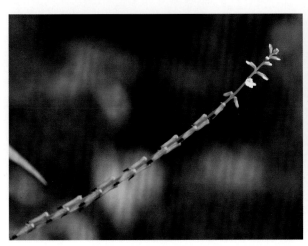
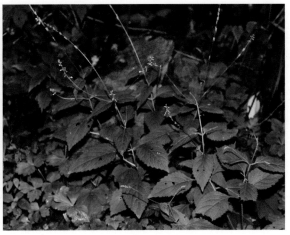

车前科 Plantaginaceae

一年生或多年生草本。叶通常基生，单叶，基部常呈鞘状，无托叶。花小，两性，辐射对称，组成头状或穗状花序，生于花葶上，花萼 4 裂，裂片覆瓦状排列，花冠合瓣，3~4 裂；雄蕊 4 枚，有时 1 或 2 枚不发育，子房上位，1~4 室，每室含胚珠 1 至多枚。蒴果盖裂。

2 属，210 种；我国 1 属，22 种；湖北 1 属，5 种；神农架 1 属，4 种，均可供药用。

车前属 Plantago Linnaeus

多年生草本。根为直根系或须根系。叶螺旋状互生，紧缩成莲座状，叶片宽卵形至倒披针形，叶柄基部常扩大成鞘状。穗状花序 1 至多个，出自莲座叶丛或茎生叶的腋部；花两性，花冠高脚碟状或筒状，至果期宿存而包裹蒴果；雄蕊 4 枚；子房 2~4 室，具 2~40 多枚胚珠。蒴果。

约 200 种；我国 22 种；湖北 4 种；神农架 3 种，均可供药用。

■ 分种检索表

1. 主根明显，圆柱状···3. 平车前 **P. depressa**
1. 主根不明显，须根状。
  2. 花具短梗；蒴果于基部上方周裂····································1. 车前 **P. asiatica**
  2. 花无梗；蒴果于中部或稍低处周裂······························2. 大车前 **P. major**

---

1 车前 **Plantago asiatica** Linnaeus

■ 分亚种检索表

1. 叶缘波状，穗状花序下部常间断·······················1a. 车前 **P. asiatica** subsp. **asiatica**
1. 叶缘具数对浅羽裂片，穗状花序通常稀疏，间断·······1b. 疏花车前 **P. asiatica** subsp. **erosa**

1a 车前（原亚种）**Plantago asiatica** subsp. **asiatica**

二年生或多年生草本。须根多数。叶基生，呈莲座状；叶片宽卵形至宽椭圆形，先端钝圆至急尖，边缘波状、全缘或中部以下具锯齿、牙齿或裂齿，基部宽楔形或近圆形，多少下延，两面疏生短柔毛，叶脉 5~7 条；叶柄基部扩大成鞘。穗状花序细圆柱状，下部常间断；花具短梗；花冠白色，无毛。花期 4~8 月，果期 6~9 月。

　　分布于神农架各地，生于草地、沟边、河岸湿地、田边、路旁或村边空旷处。常见。

　　全草（车前草）、种子（车前子）利水，清热，明目，祛痰。

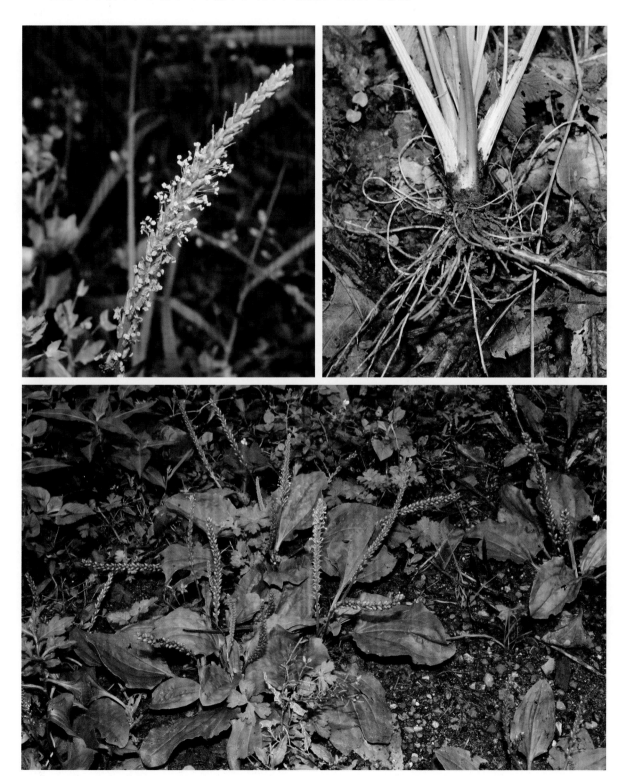

1b 疏花车前（亚种）**Plantago asiatica** subsp. *erosa* (Wallich) Z. Y. Li

二年生或多年生草本。叶脉 3~5 条。穗状花序通常稀疏，间断，花萼龙骨突通常延至萼片顶端，花冠裂片较小。蒴果圆锥状卵形，长 3~4mm。种子 6~15 枚。花期 5~7 月，果期 8~9 月。

分布于神农架各地，生于高海拔的山坡草丛中或溪边潮湿地。常见。

全草利水，清热，明目，祛痰。

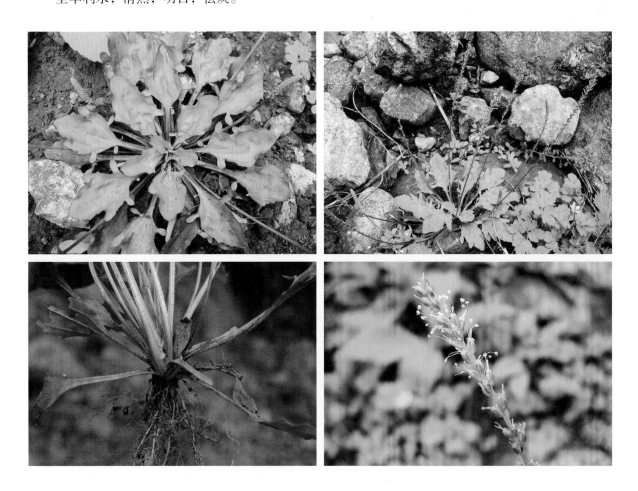

2 大车前 **Plantago major** Linnaeus

多年生草本。本种外形与车前近似，但苞片宽卵状三角形，宽等于或略超过长；花无梗；花药新鲜时常淡紫色。蒴果于中部或稍低处开裂，上果盖长宽相等或长不及宽。种子数量多且较小。

分布于神农架木鱼、松柏，生于田边、路边或屋边。常见。

全草利尿，清热，明目，祛痰。

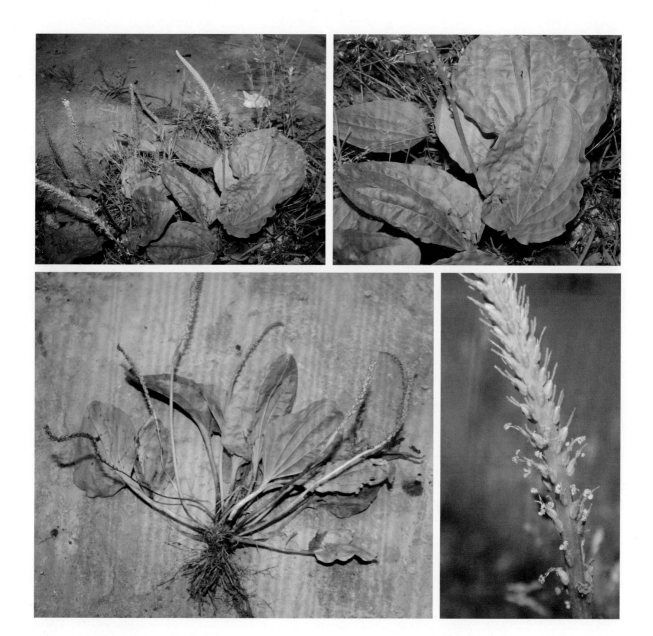

3 平车前 **Plantago depressa** Willdenow

一年生或二年生草本。直根长,具多数侧根,多少肉质。根茎短。叶基生,呈莲座状,平卧、斜展或直立;叶片纸质,椭圆形、椭圆状披针形或卵状披针形;叶柄基部扩大成鞘状。穗状花序细圆柱状;花萼无毛;花冠白色,无毛。蒴果卵状椭圆形至圆锥状卵形。种子4~5枚,椭圆形,腹面平坦,黄褐色至黑色。花期5~7月,果期7~9月。

分布于神农架松柏,生于路边、田间。常见。

全草(车前草)利尿,清热,明目,祛痰。

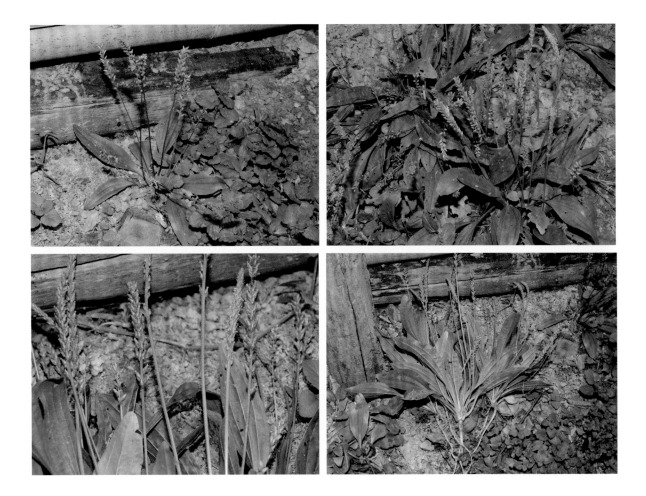